110-1

2024全国临床执业医师资格考试冲刺试卷与解析（一）

（医学综合笔试部分）

第一单元

考试日期：20××年×月×日
考试时间：16：30～18：30

考生姓名：________
准考证号：________
考 场 号：________

中国协和医科大学出版社
北 京

A_1 型选择题

答题说明

每一道考题下面有A、B、C、D、E五个备选答案，请从中选择一个最佳答案。

1. 欲比较两种药物的效果是否有差别，若疗效评定为“很有效，较有效，效果一般，基本无效”，宜采用的统计分析方法是
A. χ^2 检验
B. t 检验
C. 方差分析
D. 回归分析
E. 秩和检验

2. 哮喘发作时，肺通气功能指标中下降最明显的是
A. 功能残气量
B. 肺活量
C. 用力肺活量
D. 补呼气量
E. 补吸气量

3. 计数肋骨的骨性标志是
A. 锁骨
B. 颈静脉切迹
C. 剑突
D. 胸骨角
E. 肋角

4. 在DNA重组实验中，使用DNA连接酶的目的是
A. 使DNA片段与载体结合
B. 坚定重组DNA片段
C. 催化质粒与噬菌体的链接
D. 获得较小的DNA片段
E. 扩增特定DNA序列

5. 导致呼吸呈蒜味的毒物是
A. 阿托品
B. 地西泮
C. 乙醇
D. 有机磷农药
E. 亚硝酸盐

6. 中医学认识疾病和治疗疾病的基本原则是
A. 整体观念
B. 辨证论治
C. 辨病论治
D. 标本论治
E. 对症治疗

7. 用于检测病原体核酸的方法是
A. 聚合酶链反应（PCR）
B. 血清生化检验
C. 特异性抗体检查
D. 影像学检查
E. 放射免疫测定（RIA）

8. B细胞表面最重要的标志为
A. mIg
B. CD32
C. CD40
D. CD5
E. CD80

9. 参与胸腺依赖性抗原（TD-Ag）刺激机体产生抗体的细胞是
A. B细胞
B. T细胞和B细胞
C. 巨噬细胞和T细胞
D. 巨噬细胞和B细胞
E. 巨噬细胞、B细胞、T细胞

10. 关于肾上腺糖皮质激素生理作用的描

述，正确的是
A. 抑制肝外组织蛋白质分解
B. 加强胰岛素作用，降低血糖浓度
C. 抑制胃酸与胃蛋白酶的分泌
D. 促进骨的形成而抑制其分解
E. 增加血管对儿茶酚胺的敏感性

11. 关于细菌内毒素的描述，不正确的是
A. 由革兰阴性菌裂解产生
B. 化学成分为脂多糖
C. 毒性较弱且无特异性
D. 耐热，160℃ 2～4 小时才被破坏
E. 抗原性强，经甲醛处理可制成类毒素

12. 医疗损害责任的承担主体是
A. 医疗机构
B. 医务人员
C. 医师、护士
D. 医疗机构和医务人员
E. 医疗机构或医务人员

13. 蛋白质生物学价值的高低主要取决于
A. 所含氨基酸的数量
B. 表观消化率
C. 含量
D. 真消化率
E. 所含必需氨基酸的含量和比值

14. 在流行病学现状调查中，系统抽样的方法是
A. 按照地区系统抽取调查单位
B. 按照行政系统抽取调查单位
C. 按照一定比例或间隔抽取调查单位
D. 按照随机原则抽取调查单位
E. 按照方便原则抽取调查单位

15. 区别癌与肉瘤的主要依据是
A. 浸润性生长，无包膜
B. 异型性明显，有核分裂象
C. 通过血行转移
D. 组织来源
E. 肿瘤体积巨大

16. 公民临床用血时，交付费用的项目不包括
A. 采集血液费用
B. 检验血液费用
C. 分离血液费用
D. 储存血液费用
E. 购买血液费用

17. 长期食用罐头食品出现牙龈出血，皮下出血。从营养学角度考虑缺乏的维生素是
A. 维生素 A
B. 维生素 E
C. 维生素 B_1
D. 维生素 C
E. 烟酸

18. 医患沟通中的非语言沟通形式不包括
A. 面部表情
B. 人际距离
C. 引导话题
D. 身段姿态
E. 目光接触

19. 关于肾对葡萄糖重吸收的描述，错误的是
A. 重吸收部位仅限近端小管
B. 经过通道的易化扩散进行
C. 需要转运蛋白
D. 葡萄糖的重吸收与 Na^+ 的转运密切相关
E. 肾糖阈正常值为 10mmol/L

20. 用 16 种人格因素测验量表（16PF）测验某人的人格特征，这一方法是依据
A. 弗洛伊德的人格理论
B. 卡特尔的人格理论
C. 罗杰斯的人格理论
D. 斯金纳的人格理论
E. 艾森克的人格理论

21. 奥美拉唑的主要临床适应证是
A. 消化道功能紊乱

B. 胃肠平滑肌痉挛
C. 消化性溃疡
D. 萎缩性胃炎
E. 慢性腹泻

22. 医学史上第一次卫生革命的标志是
A. 群体预防向社会医学发展
B. 个体预防向群体预防发展
C. 个体预防向治疗与预防相结合发展
D. 疾病从单纯治疗向群体预防发展
E. 疾病从单纯治疗向治疗与预防相结合发展

23. 《中华人民共和国传染病防治法》规定，传染病暴发、流行时，当地政府应当
A. 立即组织力量进行防治，切断传染病的传播途径
B. 限制或者停止集市、集会
C. 停工、停业、停课
D. 临时征用房屋、交通工具
E. 宣布疫区

24. 对于预防接种的效果评价，用对照组与接种组发病率的差值再除以对照组发病率，结果乘以100%，所得指标为
A. 疫苗效果指数
B. 治愈率
C. 生存率
D. 疫苗保护率
E. 有效率

25. 诊断类重症肌无力的重复电刺激必须具备
A. 低频刺激电位衰减25%，高频刺激电位幅度增加200%
B. 低频刺激电位衰减20%，高频刺激电位幅度增加150%
C. 低频刺激电位衰减15%，高频刺激电位幅度增加100%
D. 低频刺激电位衰减5%，高频刺激电位幅度增加25%
E. 低频刺激电位衰减10%，高频刺激电位幅度增加50%

26. 混合血栓通常见于
A. 静脉血栓尾部
B. 心瓣膜闭锁缘
C. 毛细血管内
D. 静脉血栓体部
E. 静脉血栓头部

27. 炎性假瘤是
A. 慢性增生性炎症
B. 急性炎性增生
C. 良性细胞增生
D. 不典型细胞增生
E. 恶性细胞增生

28. 每张中成药处方可以开具的药品种类最多是
A. 5种
B. 7种
C. 3种
D. 6种
E. 2种

29. 有关肩关节的说法，错误的是
A. 囊内有肱二头肌长头肌腱通过
B. 关节囊下壁较薄弱
C. 为人体最灵活的关节
D. 肱骨头大，关节盂小
E. 关节囊整体厚而紧张

30. 医患关系的本质特征是
A. 具有互利性质的经济关系
B. 具有买卖性质的依附关系
C. 具有协作性质的买卖关系
D. 具有依附性质的非平等关系
E. 具有契约性质的信托关系

31. 不参与三羧酸循环的化合物是
A. α-酮戊二酸
B. 草酰乙酸
C. 丙二酸
D. 柠檬酸

E. 琥珀酸

32. 医务人员相互合作的基础和前提是
A. 医务人员彼此独立
B. 医务人员彼此信任
C. 医务人员彼此照顾
D. 医务人员服从院长
E. 护士高度尊重医生

33. 氨进入脑内可引起
A. 促进三羧酸循环进行
B. 还原型烟酰胺腺嘌呤二核苷酸(NADH)增多
C. 谷氨酰胺增多
D. 乙酰辅酶A增多
E. ATP产生增多

34. 床位在100张以上的医疗机构的校验期是
A. 1年
B. 2年
C. 3年
D. 4年
E. 5年

35. 健康相关行为是指任何与
A. 疾病和康复有关的行为
B. 增进健康和疾病预防有关的行为
C. 预防和控制疾病有关的行为
D. 促进健康有关的行为
E. 危害健康有关的行为

36. 目前临床常用的戒烟药物包括
A. 去甲替林
B. 可乐定
C. 阿司匹林
D. 肾上腺素
E. 尼古丁贴片

37. 医疗废物暂时贮存的时间不得超过
A. 24小时
B. 2天
C. 3天
D. 5天
E. 1周

38. 医师在执业活动中享有的权利有
A. 保护患者隐私
B. 履行医师职责
C. 从事医学研究
D. 遵守技术规范
E. 遵守职业道德

39. 根据国家免疫规划和本行政区域疾病预防、控制需要，制订本行政区域免疫规划疫苗使用计划的机构是
A. 国务院卫生主管部门
B. 国务院药品监督管理部门
C. 省级疾病预防控制机构
D. 省、自治区、直辖市人民政府药品监督管理部门
E. 县级疾病预防控制机构

40. 一碳单位代谢的辅酶是
A. 叶酸
B. 二氢叶酸
C. 四氢叶酸
D. 还原型烟酰胺腺嘌呤二核苷酸磷酸(NADPH)
E. NADH

41. 组织和细胞损伤后，周围细胞增生、修复的过程是
A. 增生
B. 再生
C. 化生
D. 肥大
E. 机化

42. 不属于环境对人类健康影响危险度的评价的是
A. 危害鉴定
B. 暴露鉴定
C. 危险度检测
D. 剂量-反应关系评定
E. 危险度特征分析

43. 休克早期“自身输液”主要是指

A. 容量血管收缩，回心血量增加
B. 毛细血管内压降低，组织液回流增多
C. 醛固酮增多，钠水重吸收增加
D. 抗利尿激素增加，重吸收水增加
E. 动-静脉吻合支开放，回心血量增加

44. 与输入血液质量有关的早期输血反应为
A. 酸碱平衡失调
B. 过敏反应
C. 出血倾向
D. 丙型病毒性肝炎
E. 疟疾

45. 不是鉴定金黄色葡萄球菌的依据为
A. 葡萄状排列的革兰阳性球菌
B. 产生金黄色色素
C. 血平板出现透明溶血环
D. 血浆凝固酶阳性
E. 发酵乳糖

46. 体温每升高1℃，基础代谢率提高
A. 3%
B. 5%
C. 10%
D. 13%
E. 15%

47. 关于共价修饰调节的叙述正确的是
A. 代谢物作用于酶的别位，引起酶构象改变
B. 该酶在细胞内合成或初分泌时，没有酶活性
C. 该酶是在其他酶作用下，某些特殊基团进行可逆共价修饰
D. 调节过程无逐级放大作用
E. 共价修饰消耗 ATP 多，不是经济有效的方式

48. 心理活动或意识对一定对象的指向或集中的现象称为
A. 注意
B. 人格
C. 记忆
D. 情感
E. 想象

49. DNA 碱基组成的规律是
A. ([A]+[T])/([C]+[G])=1
B. [A]+[T]=[C]+[G]
C. [A]=[T]、[C]=[G]
D. [A]=[C]、[T]=[G]
E. [A]=[G]、[T]=[C]

50. 兴奋-收缩偶联的结构基础是
A. 肌质网
B. 终池
C. 纵管
D. 横管
E. 三联管

51. 关于纤维素性炎的描述中，错误的是
A. 常发生于浆膜、黏膜和肺
B. 浆膜的纤维素性炎易导致浆膜粘连
C. 心外膜的纤维素性炎常形成绒毛心
D. 肺的纤维素性炎不会导致机化
E. 常伴中性粒细胞浸润

52. 决定病毒传染性的主要结构是
A. 衣壳
B. 核酸
C. 包膜
D. 刺突
E. 子粒

53. 青春期自我意识中的主要矛盾不包括
A. 理想与现实
B. 学习与恋爱
C. 原我与超我
D. 独立与依赖
E. 交往与封闭

54. 不属于肺炎链球菌致病物质的是
A. M 蛋白
B. 荚膜
C. 神经氨酸酶
D. 肺炎链球菌溶血素

E. 脂磷壁酸

55. 恶性程度最高的体表肿瘤是
A. 皮肤乳头状癌
B. 皮肤鳞状细胞癌
C. 恶性黑色素瘤
D. 纤维肉瘤
E. 皮肤基底细胞癌

56. 期望继续享有患者角色所获得的利益属于
A. 角色行为缺如
B. 角色行为冲突
C. 角色行为减退
D. 角色行为异常
E. 角色行为强化

57. 对一个地区全体居民进行血压资料的分析，可计算当地的高血压
A. 患病率
B. 发病率
C. 家庭续发率
D. 病死率
E. 罹患率

58. 国家卫生健康委员会规定，一名供精者的精子最多只能提供给
A. 8 名妇女受孕
B. 6 名妇女受孕
C. 15 名妇女受孕
D. 5 名妇女受孕
E. 10 名妇女受孕

59. 长期大量应用糖皮质激素可引起哪种不良反应
A. 高钾血症
B. 低血压
C. 低血糖
D. 高钙血症
E. 水钠潴留

60. 属于Ⅰc 类的抗心律失常药是
A. 奎尼丁
B. 利多卡因
C. 普罗帕酮
D. 胺碘酮
E. 维拉帕米

61. 在医疗实践活动中分配医疗收益与平衡时，类似的个案适用相同的准则，不同的个案适合不同的准则，这所体现的医学伦理基本原则是
A. 尊重原则
B. 不伤害原则
C. 公正原则
D. 有利原则
E. 公益原则

62. 以强制参保为原则，参保范围涵盖城镇所有用人单位和职工的保险为
A. 城镇职工基本医疗保险
B. 补充医疗保险
C. 城镇居民基本医疗保险
D. 社会医疗救助
E. 商业医疗保险

63. 为保证材料真实，也为了维护心理治疗本身的声誉及权威性，心理治疗要坚持
A. 真诚原则
B. 耐心原则
C. 保密原则
D. 中立原则
E. 回避原则

64. 肺的静态顺应性越大，表示
A. 肺的弹性阻力大，肺扩张程度小
B. 肺的弹性阻力小，肺扩张程度小
C. 肺的非弹性阻力大，肺扩张程度大
D. 肺的弹性阻力小，肺扩张程度大
E. 肺的大量弹性阻力与肺的扩张程度无变化

65. 心理评估的常用方法不包括
A. 会谈法
B. 测验法
C. 调查法
D. 观察法

E. 实验法

66. 神经纤维传导兴奋的特征不包括
A. 结构和功能的完整性
B. 绝缘性
C. 双向性
D. 不疲劳性
E. 衰减性

67. 初级卫生保健的基础原则不包括
A. 社区参与
B. 预防为主
C. 推广医学实验技术
D. 合理分配资源
E. 合理转诊

68. 抗原的免疫原性是指能够刺激机体的免疫系统发生免疫应答
A. 产生抗体的能力
B. 产生致敏淋巴细胞的能力
C. 产生抗体或致敏淋巴细胞的能力
D. 与相应抗体特异性结合的能力
E. 与相应致敏淋巴细胞特异性结合的能力

69. 下列哪一种物质的合成过程仅在肝中进行
A. 尿素
B. 糖原
C. 血浆蛋白
D. 脂肪酸
E. 胆固醇

70. 卫生领域中的公平性是指生存机会的分配
A. 以社会阶层为导向
B. 以支付能力为导向
C. 以需要为导向
D. 以市场经济规律为导向
E. 以年龄为导向

71. 医学心理学的基本观点不包括
A. 个性特征作用的观点
B. 认知评价的观点
C. 主动适应与调节的观点
D. 情绪因素作用的观点
E. 遗传决定论的观点

72. 组织细胞在绝对不应期时的兴奋性是
A. 零
B. 小于正常
C. 大于正常
D. 无限大
E. 正常

73. 进行底物水平磷酸化的反应是
A. 葡萄糖→葡糖-6-磷酸
B. 果糖-6-磷酸→果糖-1, 6-二磷酸
C. 3-磷酸甘油醛→1, 3-二磷酸甘油酸
D. 琥珀酰 CoA→琥珀酸
E. 丙酮酸→乙酰 CoA

74. 根据《中华人民共和国传染病防治法》规定，需按照甲类传染病采取预防控制措施的乙类传染病是
A. 疟疾
B. 肺炭疽
C. 登革热
D. 梅毒
E. 肺结核

75. 预防接种异常反应是指
A. 心理因素引起的个体心因性反应
B. 疫苗本身特性引起的接种后一般反应
C. 合格疫苗在实施规范接种过程中给受种者造成伤害
D. 受种者在接种时正处于某种疾病的前驱期，接种偶尔发病
E. 接种单位违反预防接种方案给受种者造成损害

76. 建立医患关系的原则是
A. 疾病性质和患者年龄
B. 疾病性质和患者的人格特征
C. 疾病病程和患者的经济状况
D. 患者的文化程度和情绪反应

E. 患者的社会地位和经济状况

A_2 型选择题

答题说明

每一道考题是以一个小案例出现的，其下面都有 A、B、C、D、E 五个备选答案，请从中选择一个最佳答案。

77. 某伤寒患者，经治疗后体温渐降，但未降至正常，此后体温再次升高，血培养阳性，属于
A. 复发
B. 再燃
C. 再感染
D. 混合感染
E. 重复感染

78. 女，19 岁。因发热伴头痛、呕吐、烦躁 2 天，于 8 月 10 日入院。查体：T 39.8℃，BP 130/80mmHg，精神差，问话不能正确回答，颈抵抗（+），克尼格征（Kerning 征）及巴宾斯基征（Babinski 征）均阳性。该患者病变最严重的部位是
A. 脑桥和小脑
B. 基底核和丘脑
C. 小脑和延髓
D. 延髓和脑桥
E. 大脑皮质及丘脑

79. 男，56 岁。反复上腹痛 10 年余，加重 3 个月，伴乏力。查体：结膜苍白，上腹部轻压痛。下列检查中，对明确诊断及指导治疗最有价值的是
A. X 线上消化道造影
B. 胃镜及活检
C. 腹部 B 型超声
D. 腹部 CT
E. 血清肿瘤标志物

80. 某疾病既往病死率很高，近年来一种新研发的药物，可以延长该病患者的生命，但不能彻底治愈该病。此时该病的
A. 患病率增加
B. 患病率减少
C. 发病率减少
D. 发病率增加
E. 对发病率和患病率无影响

81. 男，45 岁。右侧上睑下垂伴复视 2 个月。既往有蛛网膜下腔出血病史。查体：右眼球外斜位，右侧瞳孔散大，对光反射消失。增强 CT 检查示鞍旁右侧有一直径约 0.5cm 圆形高密度影，其周围无脑水肿征象。首先考虑的诊断是
A. 鞍旁脑膜瘤
B. 颈内动脉、后交通动脉瘤
C. 三叉神经鞘瘤
D. 颞叶胶质瘤
E. 颞叶脑脓肿

82. 男，57 岁。肝硬化 8 年。查体有少量腹水。若使用保钾利尿药，首选
A. 甘露醇
B. 螺内酯
C. 乙酰唑胺
D. 氢氯噻嗪
E. 呋塞米

83. 女，23 岁。突发心悸半小时，自数脉率为 180 次/分，脉律齐；将面部沉浸在冰水中心悸突然好转，自数脉率为 70 次/分，脉律齐。冷刺激使其症状缓

解的最主要机制是
A. 房室交界区不应期延长
B. 窦房结自律细胞增强
C. 异常传导的兴奋性增高
D. 房室延搁时间缩短
E. 房室交界区细胞4期自动去极化减弱

84. 男，46岁。湖北农民。反复肝功能异常10余年，1个月来出现腹胀、尿黄。查体：面色晦暗，巩膜黄染，有肝掌及蜘蛛痣，腹水征（+）。实验室检查：谷丙转氨酶（GPT）180U/L，总胆红素（TBil）37μmol/L，凝血酶原活动度（PTA）60%，乙型肝炎表面抗原（HBsAg）（-），丙型肝炎病毒抗体（抗-HCV）（-）。肝脏最可能的病理变化是
A. 肝脏呈干线状纤维化，肝脏表面有大小不等的结节
B. 肝细胞水肿，有大量炎症细胞浸润
C. 肝细胞亚大块坏死
D. 肝细胞大块坏死
E. 肝细胞水肿，假小叶形成

85. 某患者因肺部感染入院，经多种抗菌药物治疗效果不明显。主治医师值夜班时发现患者病情危重，需要使用特殊使用级抗菌药物治疗。依照《抗菌药物临床应用管理办法》规定，该医师越级使用了抗菌药物，同时详细记录用药指征，并在规定时限内补办了越级使用抗菌药物的必要手续。该时限是
A. 12小时
B. 3小时
C. 24小时
D. 6小时
E. 2小时

86. 医师张某在某上级医院学习产前诊断技术，回到所在医院后想开展该项业务。根据《中华人民共和国母婴保健法》规定，张某欲申请从事产前诊断服务的资格，对其申请有审批权的机构应当是
A. 市妇幼保健机构
B. 省妇幼保健机构
C. 省级卫生行政部门
D. 市级卫生行政部门
E. 县级卫生行政部门

87. 患儿，3岁。因发热3天到县医院就诊，接诊医师检查后拟诊为流行性出血热。因县医院不具备隔离治疗条件，接诊医师遂嘱患儿家长带患儿去市传染病医院就诊。按照《中华人民共和国传染病防治法》的规定，接诊医师应当
A. 请上级医师会诊，确诊后再转诊
B. 请上级医师会诊，确诊后隔离治疗
C. 向医院领导报告，确诊后对患儿就地进行隔离
D. 向当地疾病控制机构报告，并复印病历资料转诊
E. 向当地疾病控制机构报告，由疾病控制机构转诊

88. 男，45岁。因肝硬化（失代偿期）入院。1天前出现明显呼吸困难。查体：体温正常，双肺呼吸音清。血气分析示低氧血症。抗感染治疗无效。最可能发生的并发症是
A. 支气管哮喘
B. 肝肾综合征
C. 肝肺综合征
D. 肺炎
E. 急性左心衰竭

89. 女，45岁。在初次心理治疗中，衣着整洁，年貌相当，言语清晰，但语速较快，逻辑欠清晰，倾诉欲特别强，说话滔滔不绝，不带丝毫停顿。为了节省时间，尽快了解患者的主要问题，医师应对这位患者
A. 解释其多话原因

B. 训斥其说话无主题
C. 使用封闭式提问
D. 诊断为狂躁症
E. 继续认真地倾听

90. 女，55 岁，公务员。30 年来因丈夫有外遇，夫妻感情不佳，总想离婚，但又舍不得孩子，且怕丢面子。遂来到心理咨询门诊，想咨询离婚还是不离婚好。此时心理咨询师最应注意的原则是
A. 回避原则
B. 灵活原则
C. 耐心原则
D. 综合原则
E. 中立原则

91. 某高校心理咨询工作人员接待了一位大学生。该生告诉心理咨询员，他多次难以自控地想要杀死其女友。那么，此情况下心理咨询员的最佳做法是
A. 劝其尽快接受治疗
B. 严格保守该生的秘密
C. 告知该生女友家属对其进行保护，同时建议该生家属带其进行必要的心理诊治
D. 通知该生的家长对其妥善监管
E. 联系精神病医院并直接送该生入院

92. 男，45 岁。间断上腹痛、腹胀伴嗳气 8 年。胃镜检查：胃窦黏膜粗糙，红白相间，以白为主。黏膜活检病理提示慢性萎缩性胃炎伴中至重度肠上皮化生。快速尿素酶试验阳性。首先应采用的治疗是
A. 应用质子泵抑制药
B. 应用促胃肠动力药
C. 抗幽门螺杆菌治疗
D. 应用抗酸药
E. 应用镇痛药

93. 某患者，尸检发现肾肿大，包膜易剥，表面光滑，呈红色，可见小出血点，切面皮质增厚，皮髓分界尚清。该肾脏病变最可能是
A. 变质性炎
B. 渗出性炎
C. 出血性炎
D. 增生性炎
E. 纤维素性炎

94. 男孩，5 岁。发热、头痛、呕吐 4 天，昏迷半天，于 2 月 10 日入院。查体：T 39.6℃，HR 115 次/分，R 26 次/分，BP 60/20mmHg。神志不清，皮肤可见出血点，球结膜水肿，心肺腹（-），颈抵抗（+），双侧 Babinski 征（+）。实验室检查：血 WBC 16.4×10^9/L，N 0.88，L 0.12。患儿抢救无效于次日死亡。其脑组织病理检查最可能出现的结果是
A. 颅底多发性闭塞性动脉内膜炎，引起脑实质损害
B. 软脑膜充血、水肿、出血
C. 脑沟和脑回可见小的肉芽肿、结节和脓肿，蛛网膜下腔可见有胶样渗出物
D. 病变多发生在灰质白质交界处，引起脑室扩大、脑积水及脑蛛网膜炎
E. 脑血管高度扩张充血，蛛网膜下腔充满黄色脓性分泌物

95. 男，32 岁。水肿，进行性少尿 1 周。查体：BP 155/100mmHg，双下肢水肿。实验室检查：尿蛋白（+++），血肌酐（Scr）350μmol/L，血尿素氮（BUN）27mmol/L。诊断为急进性肾小球肾炎。治疗错误的是
A. 所有急进性肾小球肾炎必须采用强化治疗
B. 可采用甲泼尼龙冲击治疗
C. 合并感染等因素不能进行强化治疗时，可采用大剂量丙种球蛋白静脉

滴注

D. 应用各种强化治疗时，一般都要同时应用常规剂量的激素及细胞毒性药物作为基础治疗

E. 如果患者肾功能急剧恶化达到透析指征，应尽早进行透析治疗

96. 女，48岁，某乡镇企业负责人。5个月前被确诊为乳腺癌，并接受了手术治疗。术后患者仅休息了2个月，便同患病前一样从事日常工作，参加各种会议和活动。对于自己身体的康复情况并不重视，不按要求到医院复查，也不愿再接受任何其他治疗。其行为改变类型属于

A. 角色行为冲突

B. 角色行为缺如

C. 角色行为异常

D. 角色行为减退

E. 角色行为强化

97. 女，35岁。丈夫因车祸去世，令其痛不欲生，遂到心理咨询门诊寻求帮助。该女性在诉说其目前的心境时痛哭流涕。对此，心理咨询师在初始阶段一般不应采取的措施是

A. 对质其懦弱

B. 帮助其领悟

C. 增强其自控

D. 指导其放松

E. 接受其宣泄

98. 某医院抽样调查得100名健康人血清，求得平均数为4.800，标准差为0.7920。求其标准误为

A. 0.0792

B. 0.7920

C. 0.0079

D. 0.048

E. 7.92

99. 男，50岁。咳嗽伴声音嘶哑3个月。查体：右锁骨上窝触及一个肿大的淋巴结，质硬无压痛。提示该患者的诊断是

A. 喉炎

B. 肺癌

C. 胃癌

D. 鼻咽癌

E. 肺结核

100. 男，42岁。慢性肾炎病史多年，近1年经常出现双下肢水肿，一直口服双嘧达莫和氢氯噻嗪。近1周感觉腰痛、乏力、双下肢无力。首先必须考虑的是

A. 肾功能严重减退

B. 低钾血症

C. 肾盂肾炎

D. 双嘧达莫中毒

E. 氢氯噻嗪中毒

101. 女，36岁。心悸、气短2年，夜间喘憋半年，下肢水肿3个月。查体：心脏大，心音低钝，肝大，下肢水肿。胸部X线片：心影明显增大，心胸比率大于60%，肺淤血。心电图：V_1、V_2病理性Q波，低电压，ST-T段改变。以下检查中最有意义的是

A. 脑CT

B. 心脏发射计算机断层显像（ECT）

C. 食管钡剂造影

D. 脑电图

E. 超声心动图

102. 赵某，男，41岁。在某镇卫生院工作，2017年顺利通过执业医师资格考试。现赵某想申请注册，则其应当向哪个部门提出注册申请

A. 县级以上人民政府

B. 县级以上人民政府卫生健康主管部门

C. 省级人民政府

D. 省级以上人民政府卫生健康主管部门

E. 镇人民政府卫生健康主管部门

103. 女，28 岁。发热、咳嗽 2 个月。胸部 X 线片示左上肺不规则片状阴影。给予抗结核治疗 1 月余。查体：T 36.5℃，巩膜稍黄染，双肺未闻及干湿啰音。血常规：WBC 4.3×10^9/L，N 0.55。肝功能检查：谷丙转氨酶（GPT）和谷草转氨酶（GOT）正常，总胆红素 40.6μmol/L，直接胆红素 17.8μmol/L。该患者现停用的药物是

A. 利福平

B. 异烟肼

C. 吡嗪酰胺

D. 乙胺丁醇

E. 链霉素

104. 女，22 岁。受凉后出现寒战、发热、咳嗽，咳少许黏痰 3 天。自服感冒药后热退。查体：T 39.5℃，急性病容，右肺呼吸音减弱，语音震颤增强。血常规：WBC 13.4×10^9/L，N 0.87。胸部 X 线片示右下肺大片状模糊阴影。该患者抗感染治疗不宜首选的是

A. 青霉素

B. 左氧氟沙星

C. 阿莫西林

D. 头孢曲松

E. 阿米卡星

105. 男，65 岁。间断腹胀、上腹隐痛 25 年。胃镜检查示胃体黏膜变薄，血管透见，皱襞稀疏。该患者可能缺乏的维生素是

A. 维生素 B_4

B. 维生素 C

C. 维生素 B_{12}

D. 维生素 B_2

E. 维生素 D

106. 男，70 岁。与人争吵厮打后，入院检查过程中突然出现口唇发绀，四肢凉，血压下降而死亡。尸检发现，冠状动脉Ⅳ级狭窄，心肌变软。其死亡原因最可能是

A. 心肌梗死

B. 脑出血

C. 动脉瘤破裂

D. 肺动脉栓塞

E. 心力衰竭

107. 某癌症患者，心理状态较差且预后不良，治疗过程中需要家属的积极配合。对此，医师关于患者的最佳告知方式是

A. 告知家属部分病情并向患者保密

B. 告知家属实情并对患者适度告知

C. 告知患者部分病情并向家属保密

D. 直接告知患者实情

E. 告知患者及家属实情

108. 某幼儿园有 200 名儿童，近 1 周内有 30 名儿童患病，并且有相似的症状。这种情况称为

A. 散发

B. 暴发

C. 流行

D. 集聚

E. 传染

109. 男，21 岁。发热、咳嗽 3 天入院。胸部 X 线片示右下肺致密阴影。血常规：WBC 13×10^9/L。该患者最可能的病原体是

A. 肺炎克雷伯菌

B. 肺炎支原体

C. 结核分枝杆菌

D. 肺炎链球菌

E. 金黄色葡萄球菌

110. 男孩，15 岁。贫血伴尿色黄 6 年，未诊治。其弟弟有类似表现。查体：巩膜轻度黄染，脾肋下 2cm。辅助检查：血红蛋白（Hb）70g/L，平均红细胞体积

(MCV) 70fl，平均红细胞血红蛋白浓度(MCHC) 29%，网织红细胞0.09；尿胆红素（-），尿胆原强阳性。下列检查对诊断最有帮助的是

A. 酸溶血试验
B. 自体溶血试验
C. Coombs 试验
D. 血红蛋白电泳
E. 红细胞脆性试验

111. 某医院用雷尼替丁治疗十二指肠球部溃疡，用西咪替丁作为对照组，观察6周有如下结论：雷尼替丁治疗62人，治愈44人；西咪替丁治疗78人，治愈38人。用什么样方法得出两种药物疗效相同或不同的结论

A. 计算两药物的治愈率直接比较
B. 进行率的标准化处理
C. 用四格表的χ^2 检验
D. 用四格表的校正χ^2 检验
E. 用配对资料的检验

112. 某幼儿园大班11名6岁儿童接受百白破疫苗注射后，其抗体效价分别是1∶20，1∶20，1∶20，1∶40，1∶40，1∶80，1∶80，1∶160，1∶160，1∶320，1∶640。描述其抗体效价的集中趋势的指标应选用

A. 标准差
B. 极差
C. 算术平均数
D. 几何平均数
E. 四分位数间距

113. 为探索胃癌发病的危险因素，研究者选择2015年3月至2016年3月份确诊的胃癌患者206例，同时选取与病例同性别、年龄相近、居住在同村的非肿瘤居民206名进行调查。该研究属于

A. 队列研究
B. 社区试验研究
C. 病例对照研究
D. 临床试验研究
E. 现况调查

114. 某淋巴结病理切片示淋巴结内见成团的异型细胞，并有病理性核分裂象和角化珠形成。应诊断为

A. 淋巴结结核
B. 淋巴结慢性炎症
C. 淋巴结转移性腺癌
D. 恶性淋巴瘤
E. 淋巴结转移性鳞癌

115. 女，20岁。同学发现其昏迷倒地，其旁有呕吐物，有大蒜味，送来急诊。查体：昏迷，瞳孔缩小，两肺闻及湿啰音。最可能的诊断是

A. 有机磷农药中毒
B. 地西泮中毒
C. 一氧化碳中毒
D. 乙醇中毒
E. 华法林中毒

116. 男，45岁。发作性呼吸困难5年，再发3天，伴咳嗽、咳白色泡沫痰，无咯血、发热。有甲状腺功能亢进症病史1年。查体：口唇发绀，HR 90次/分，BP 135/90mmHg，呼气相延长，双肺可闻及哮鸣音。该患者发生呼吸困难最可能的机制是

A. 大支气管狭窄
B. 大支气管梗阻
C. 小支气管狭窄
D. 呼吸面积减少
E. 肺泡张力增高

A_3/A_4 型选择题

答题说明

以下提供若干个案例，每个案例下设若干道考题。请根据案例所提供的信息，在每一道考题下面的 A、B、C、D、E 五个备选答案中选择一个最佳答案。

(117～119 题共用题干)

女，28 岁。被人发现昏迷且休克，屋内有火炉，且发现有敌敌畏空瓶。查体：T 36℃，BP 90/60mmHg，四肢厥冷，腱反射消失。心电图示一度房室传导阻滞。尿常规：尿糖（+），尿蛋白（+）。血液碳氧血红蛋白（COHb）为 60%。

117. 对该患者考虑最可能的疾病诊断是
    A. 急性巴比妥类中毒
    B. 急性有机磷农药中毒
    C. 急性 CO 中毒
    D. 糖尿病酸中毒
    E. 急性亚硝酸盐中毒

118. 诊断该病后，首要的治疗方法是
    A. 20% 甘露醇 250ml 快速静脉滴注
    B. 冬眠疗法
    C. 血液透析
    D. 能量合剂
    E. 氧气疗法

119. 该病在重度昏迷期间，下列哪项并发症最不常见
    A. 肺水肿
    B. 心律失常
    C. 上消化道出血
    D. 中毒性肝炎
    E. 肾衰竭

(120～121 题共用题干)

女，18 岁。3 周前因急性化脓性扁桃体炎发热，治疗后好转，近日来出现眼睑水肿，血压增高，少尿，呼吸困难，不能平卧而就诊。

120. 最可能的诊断是
    A. 急性肾小球肾炎合并左心衰竭
    B. 急性上呼吸道感染
    C. 急性心肌炎合并左心衰竭
    D. 急进性高血压
    E. 急进性肾小球肾炎

121. 首先应选择的检查是
    A. 血常规，尿常规，便常规
    B. 血常规，尿常规，血补体 C3、C4 测定
    C. 肾脏 B 超，超声心动图检查
    D. 心电图
    E. 血脂分析

(122～124 题共用题干)

女，45 岁。体检结果示血压 180/100mmHg，体重 68kg，身高 160cm（BMI = 26.6kg/m^2），甘油三酯 4.5mmol/L，胆固醇 5.1mmol/L。

122. 该女性营养状况应判断为
    A. 消瘦
    B. 正常
    C. 超重
    D. 肥胖
    E. 严重肥胖

123. 对该女性进行非药物治疗，应告知其饮食要注意严格控制
    A. 高糖类食物的摄入
    B. 胆固醇和脂肪的摄入
    C. 胆固醇的摄入

D. 总热能和脂肪的摄入
E. 蛋白质的摄入

124. 针对该女性开出的运动处方中，不合适的是
A. 中等至高强度运动
B. 运动频率每周 2 次
C. 运动中合理补液
D. 减重同时加强肌肉力量锻炼
E. 鼓励参加自行车、游泳等下肢关节承重小的运动

(125 ~126 题共用题干)

男，16 岁。双下肢及颜面水肿 1 周。实验室检查：尿蛋白 12.2g/d，红细胞 0 ~ 2 个/高倍视野，清蛋白 18g/L，Scr 79μmol/L，抗核抗体（ANA）（-），乙型肝炎病毒标志物均（-）。

125. 该患者最可能的肾脏病理类型是
A. 毛细血管内增生性肾小球肾炎
B. 系膜增生性肾小球肾炎
C. 膜性肾病
D. 局灶节段性肾小球硬化
E. 微小病变性肾病

126. 如果经足量糖皮质激素治疗 12 周无效，其病理类型最可能是
A. 局灶节段性肾小球硬化
B. 膜性肾病
C. 微小病变性肾病
D. 系膜增生性肾小球肾炎
E. 毛细血管内增生性肾小球肾炎

B_1 型选择题

答题说明

以下提供若干组考题，每组考题共用在考题前列出的 A、B、C、D、E 五个备选答案，请从中选择一个与问题关系最密切的答案。每个备选答案可能被选择一次、多次或不被选择。

(127 ~129 题共用备选答案)
A. 主要为收缩压升高
B. 收缩压与舒张压均升高
C. 主要为舒张压升高
D. 收缩压降低，舒张压升高
E. 收缩压升高，舒张压可降低

127. 严重甲状腺功能亢进症患者的动脉血压变化特点是
128. 正常老年人动脉血压的生理性变化特点是
129. 以小动脉硬化为主患者的动脉血压变化特点是

(130 ~131 题共用备选答案)
A. 24 小时内
B. 48 小时内
C. 15 日内
D. 30 日内
E. 45 日内

130. 患者死亡，医患双方对死因有异议的，应当在患者死亡后多久内进行尸检
131. 医疗纠纷人民调解委员会应当自受理之日起多久内完成调解

(132 ~134 题共用备选答案)
A. 医疗审慎
B. 临终关怀

C. 医德认识
D. 传统习俗
E. 医德教育

132. 能够表明一个医务人员良好医德品质的是
133. 作为医德评价方式之一的是
134. 能够体现人道主义在医学领域内升华的是

(135～136 题共用备选答案)
A. 息肉状
B. 乳头状
C. 分叶状
D. 结节状
E. 囊状

135. 皮下脂肪瘤常见的肉眼特点是
136. 乳房纤维腺瘤外观常见的肉眼特点是

(137～138 题共用备选答案)
A. 硝酸盐
B. 酸雨
C. 水体富营养化
D. 甲基汞
E. 光化学烟雾

137. 空气中大量 SO_2 污染产生的二次污染物是
138. 氮氧化物与挥发性有机物在日光下生成的二次污染物是

(139～140 题共用备选答案)
A. 中介体
B. 包涵体
C. 吞噬体
D. 质粒
E. 异染颗粒

139. 在病毒增殖过程中，可出现的结构是
140. 可用于鉴别细菌的结构是

(141～142 题共用备选答案)
A. 属于Ⅰ型变应性疾病
B. 属于Ⅱ型变应性疾病
C. 属于Ⅲ型变应性疾病
D. 属于Ⅳ型变应性疾病
E. 不属于变应性疾病

141. 类风湿关节炎
142. 免疫复合物型肾小球肾炎

(143～144 题共用备选答案)
A. 腺病毒
B. 新型肠道病毒 71 型
C. 埃可病毒
D. 轮状病毒
E. 脊髓灰质炎病毒

143. 目前最常见的导致手足口病的病原体是
144. 可导致流行性角结膜炎的病原体是

(145～146 题共用备选答案)
A. 乙酰辅酶 A
B. 乙酰乙酰辅酶 A
C. 丙酰辅酶 A
D. 草酰乙酸
E. 葡萄糖

145. 体内合成胆固醇的主要原料是
146. 体内合成长链脂酸的主要原料是

(147～148 题共用备选答案)
A. 阿卡波糖
B. 格列吡嗪
C. 格列喹酮
D. 罗格列酮
E. 二甲双胍

147. 使用后可引起水肿的药物是
148. 可引起乳酸性酸中毒的药物是

(149～150 题共用备选答案)
A. 免疫球蛋白
B. 肌红蛋白
C. 脂蛋白
D. 铜蓝蛋白
E. 清蛋白

149. 具有氧化酶活性的是
150. 转运游离脂肪酸的是

参考答案与解析

1. E 【解析】χ^2 检验可用于两个及两个以上率或构成比的比较、两分类变量间相关关系分析等。t 检验常用于样本例数较小、总体标准差未知时样本与总体均数的比较、配对设计资料的比较与两个小样本均数的比较。方差分析用于两个或两个以上样本均数的比较、回归方程的假设检验等。回归分析是对具有因果关系的影响因素（自变量）和预测对象（因变量）所进行的数理统计分析处理。秩和检验用样本秩来代替样本值，属于非参数检验。比较各组疗效时，用秩和检验较为合适。故选 E。

2. C 【解析】哮喘发作时，由于呼气流速受限，表现为第一秒用力呼气量（FEV_1）、一秒率（FEV_1/FVC）、最大呼气中期流量（MMEF）均减少，用力肺活量降低，残气量、功能残气量和肺总量增加，残气量占肺总量百分比增高；其中用力肺活量减少最为明显。故选 C。

3. D 【解析】可在体表扪及胸骨角，其两侧与第 2 肋软骨相连接，是计数肋的重要标志。故选 D。

4. A 【解析】DNA 连接酶可以连接 DNA 链 3′-OH 末端和另一 DNA 链的 5′-P 末端，使二者生成磷酸二酯键，从而把两段相邻的 DNA 链连成完整的链。在基因工程中起重要作用，将由限制性核酸内切酶“剪”出的黏性末端重新组合，使 DNA 片段与载体结合，又称“基因针线”。故选 A。

5. D 【解析】有机磷农药是我国目前普遍使用的农业杀虫药，对人兽均有毒性，发生中毒时呼吸可有典型的蒜臭味。乙醇中毒者呼出气有酒味。故选 D。

6. B 【解析】辨证论治是中医学认识疾病和治疗疾病的基本原则。辨证是在认识疾病的过程中确立证的思维和实践过程，即将四诊（望、闻、问、切）所收集的有关疾病的所有资料，包括症状和体征，运用中医学理论进行分析、综合，辨清疾病的原因、性质、部位及发展趋向，然后概括、判断为某种性质的证的过程。辨证论治是运用中医学理论辨析有关疾病的资料以确立其证候，论证其治则治法与方药并付诸实施的思维和实践过程。故选 B。

7. A 【解析】聚合酶链反应（PCR）是体外酶促合成特异 DNA 片段的一种方法，由高温变性、低温退火（复性）及适温延伸等几步反应组成一个周期，循环进行，使目的 DNA 得以迅速扩增，具有特异性强、灵敏度高、操作简便、省时等特点。它不仅可用于基因分离、克隆和核酸序列分析等基础研究，还可用于疾病的诊断或任何有 DNA、RNA 的地方。故选 A。

8. A 【解析】膜免疫球蛋白（mIg）表达于所有 B 细胞，是 B 细胞的特征性表面标志，可识别和结合抗原。故选 A。

9. E 【解析】胸腺依赖性抗原（TD-Ag）刺激 B 细胞产生抗体时，依赖于 T 细胞辅助，又称 T 细胞依赖性抗原。当抗原进入体内后，首先由巨噬细胞加工和提呈抗原，传递给 B 细胞，进而需要 T 细胞的辅助，B 细胞产生抗体。故选 E。

10. E 【解析】肾上腺糖皮质激素的生理作用如下。①蛋白质代谢：促进肝外组织特别是肌肉的蛋白质代谢。②糖代谢：促进糖异生，对抗胰岛素作用，使血糖升高。③消化系统：提高胃腺细胞对迷走神经及胃泌素的反应性，增加胃酸及胃蛋白酶原的分泌。④骨骼系统：使骨细胞增殖和胶原等的合成减少，成骨细胞活性降低，骨质吸收溶解增加。⑤允许作用：可增加血管对儿茶酚胺的敏感性。故选 E。

11. E 【解析】内毒素产生于革兰阴性菌细胞壁，化学成分为脂多糖（LPS），只有在细菌死亡裂解后才被释放出来，其作用相对较弱且对组织无选择性。内毒素的理化因素稳定，加热 160℃ 2～4 小时才被灭活，但抗原性弱，不能用甲醛液脱毒而成为类毒素。故选 E。

12. A 【解析】患者在诊疗活动中受到损害，医疗机构及其医务人员有过错的，由医疗机构承担赔偿责任。由此可知，医疗损害的责任主体是医疗机构。故选 A。

13. E 【解析】蛋白质的氨基酸评分，是用被测食物蛋白质的必需氨基酸评分模式与推荐的理想模式或参考蛋白模式进行比较，因此是反映蛋白质构成和利用率的关系，即所含必需氨基酸的含量和比值主要决定了蛋白质生物学价值的高低。故选 E。

14. C 【解析】系统抽样是按照一定顺序，机械地每隔若干单位抽取一个单位的抽样方法。若总体较大时，抽到的个体分散，资料难以收集，不适合大型流行病学研究。故选 C。

15. D 【解析】癌与肉瘤都是恶性肿瘤。从上皮发生的恶性肿瘤称为癌，如皮肤癌、食管癌；从间叶或结缔组织来源的恶性肿瘤称为肉瘤，如骨肉瘤、淋巴肉瘤。故选 D。

16. E 【解析】公民临床用血时只交付用于血液的采集、储存、分离、检验等费用。无偿献血者临床需要用血时，免交前款规定的费用。故选 E。

17. D 【解析】罐头食品加工储存过程中绝大多数维生素都被破坏，尤其是维生素 C，而维生素 C 是体内的强还原剂，缺乏会造成铁吸收障碍，导致坏血病，特征表现为出血。故选 D。

18. C 【解析】非语言沟通是不用言辞表达的，包括肢体语言、面部表情、目光、手势、身体接触等。引导话题属于语言沟通。故选 C。

19. B 【解析】近端小管上皮细胞顶端膜上有 Na^+-葡萄糖与转运体结合，被转入细胞内，与 Na^+的吸收密切相关，属于继发性主动转运。肾糖阈为 180mg/100ml＝10mmol/L。故选 B。

20. B 【解析】人格测验最常用方法：①问卷法，如卡特尔 16 种人格因素测验量表（16PF）、艾森克人格问卷（EPQ）、明尼苏达多项人格调查表（MMPI）等。②投射法，如空格的文字联想测验、洛夏墨迹测验、主题统觉测验（TAT）、画人测验、视觉运动完形测验（BGT）、语句完成测验等。故选 B。

21. C 【解析】奥美拉唑为质子泵抑制药，通过抑制 H^+-K^+-ATP 酶抑制胃酸的分泌，是抑制胃酸作用最强的药物，主要用于胃十二指肠溃疡的治疗。故选 C。

22. B 【解析】由个体预防扩大到社会性群体预防，是医学史上著名的第一次革命，它使预防医学形成了较完善的体系，为降低当时严重威胁人类的各种传染病和寄生虫病发病率作出了巨大贡献。故选 B。

23. A 【解析】传染病暴发、流行时，县级以上地方人民政府应当立即组织力量，按照预防、控制预案进行防治，切断传染病的传播途径。必要时，报经上一级人民政府决定，可采取下列紧急措施并予以公告：①限制或者停止集市、影剧院演出或者其他人群聚集的活动。②停工、停业、停课。③封闭或者封存被传染病病原体污染的公共饮用水源、食品及相关物品。④控制或者扑杀染疫野生动物、家畜、家禽。⑤封闭可能造成传染病扩散的场所。故选 A。

24. D 【解析】有效率＝治疗有效例数/治疗总例数×100%；治愈率＝治愈人数/治疗总人数×100%；疫苗保护率＝（对照组发病率－接种组发病率）/对照组发病率×100%；疫苗效果指数＝对照组发病率/接种组发病率。故选 D。

25. A 【解析】类重症肌无力综合征是一组自身免疫性疾病，以 40 岁以上的男性患者居多，2/3 病例并发小细胞型肺癌，也可是其他癌症及其他自身免疫性疾病。神经重复电刺激检查，低频重复刺激时肌电图波幅衰减或变化不大，但在 10Hz 以上的高频重复刺激时肌电图波幅增在 200% 以上。故选 A。

26. D 【解析】混合血栓多发生于血流缓慢的静脉，往往以瓣膜囊或内膜损伤处为起始点，血流经过该处时在其下游形成涡流，引起血小板聚集。结构上可分为头、体、尾 3 部分，头部由白色血栓形成，体部由红色血栓与白色血栓混合组成，尾部由红色血栓组成。故选 D。

27. A 【解析】炎性假瘤为一种特发的非特异性慢性增殖性炎症，临床表现类似肿瘤，但本质上是炎症，由肉芽组织、炎症细胞、增生的实质细胞和纤维结缔组织构成，为境界清楚的瘤样病变。故选 A。

28. A 【解析】《处方管理办法》规定：开具西药、中成药处方，每一种药品应当另起一行，每张处方不得超过 5 种药品。故选 A。

29. E 【解析】肩关节的肱骨头较大，关节盂浅而小（D 对）。关节囊薄而松弛（E 错），滑膜膨出形成滑液鞘或滑膜囊，肱二头肌长头肌腱穿过关节（A 对）。关节囊上壁有喙肱韧带加强；前壁和后壁有数条肌腱纤维加强；下壁最为薄弱（B 对），脱位常发生于前下方。肩关节是全身最灵活的关节（C 对）。故选 E。

30. E 【解析】医患关系实质是一种信托关系，即在医疗活动中，医患双方都必须遵守一定的道德原则和规范。信任在先，托付在后。患者看病求医，本身就隐含着对医生的信任，相信医生会把患者的利益放在优先地位。在此前提下，患者才敢放心地把生命托付给医生。故选 E。

31. C 【解析】在三羧酸循环中，乙酰辅酶 A（CoA）与草酰乙酸结合，生成柠檬酸，放出 CoA。柠檬酸先失去一个 H_2O 而成顺乌头酸，再结合一个 H_2O 转化为异柠檬酸。异柠檬酸发生脱氢、脱羧反应，生成 α-酮戊二酸，放出一个 CO_2，生成一个 $NADH^+ + H^+$。α-酮戊二酸发生脱氢、脱羧反应，并和 CoA 结合，生成琥珀酰 CoA，放出一个 CO_2 生成一个 $NADH^+ + H^+$。本反应的化合物不含有丙二酸。故选 C。

32. B 【解析】医务人员相互合作的基础和前提是医务人员彼此信任。故选 B。

33. C 【解析】进入脑内的氨增多，可引起：①抑制丙酮酸脱氢酶的活性，妨碍丙酮酸的氧化脱羧过程，使 NADH 和乙酰辅酶 A 生成减少（D 错），进而三羧酸循环过程停滞，使 ATP 产生减少（E 错）。②抑制 α-酮戊二酸脱氢酶，使三羧酸循环反应过程不能正常进行

(A 错)，ATP 产生减少。③α-酮戊二酸经转氨基生成谷氨酸的过程消耗了大量 NADH（B 错），其大量消耗使 ATP 产生减少。④大量的氨与谷氨酸结合生成谷氨酰胺时（C 对），消耗大量 ATP。⑤Na^+-K^+-ATP 酶活化，消耗 ATP。故选 C。

34. C 【解析】床位在 100 张以上的综合医院、中医医院、中西医结合医院、民族医院及专科医院、疗养院、康复医院、妇幼保健院、急救中心、临床检验中心和专科疾病防治机构的校验期为 3 年；其他医疗机构的校验期为 1 年。故选 C。

35. B 【解析】健康相关行为是指个人和群体与健康和疾病有关的行为，即增进健康和疾病预防有关的行为。故选 B。

36. E 【解析】戒烟治疗的过程中，尼古丁替代疗法类药物（如尼古丁贴片）、盐酸安非他酮和伐尼克兰是常用的戒烟药物。联合使用一线药物可提高戒断率。故选 E。

37. B 【解析】医疗废物暂时贮存的时间不得超过 2 天。故选 B。

38. C 【解析】医师在执业活动中享有下列权利：①在注册的执业范围内，按照有关规范进行医学诊查、疾病调查、医学处置、出具相应的医学证明文件，选择合理的医疗、预防、保健方案。②获取劳动报酬，享受国家规定的福利待遇，按照规定参加社会保险并享受相应待遇。③获得符合国家规定标准的执业基本条件和职业防护装备。④从事医学教育、研究、学术交流。⑤参加专业培训，接受继续医学教育。⑥对所在医疗卫生机构和卫生健康主管部门的工作提出意见和建议，依法参与所在机构的民主管理。⑦法律、法规规定的其他权利。故选 C。

39. C 【解析】省级疾病预防控制机构应当根据国家免疫规划和本行政区域疾病预防、控制需要，制定本行政区域免疫规划疫苗使用计划，并按照国家有关规定向组织采购疫苗的部门报告，同时报省自治区、直辖市人民政府卫生健康主管部门备案。故选 C。

40. C 【解析】某些氨基酸在分解代谢过程中可以产生含有一个碳原子的基团，称为一碳单位。四氢叶酸是一碳单位的运载体，也就是辅酶。故选 C。

41. B 【解析】组织和细胞损伤后，由周围健康的细胞进行增生，以实现修复的过程称为再生，故选 B。

42. C 【解析】污染物的危险度评价是对暴露于某一特定环境条件下，该环境有毒、有害物质或因素可能引起的健康效应及其危害程度进行定性和定量评价，并预测环境有害物质对暴露人群可能产生的有害效应的概率。有害物质的危险度评价主要包括：①危害鉴定。②暴露评价。③剂量-反应关系评定。④危险度特征分析。故选 C。

43. B 【解析】休克早期回心血量增加有助于动脉血压的维持。由于毛细血管前阻力血管比微静脉收缩强度更大，致使毛细血管中流体静压下降，组织液进入血管。这种代偿变化起到了“自身输液”的作用，是“第二道防线”。故选 B。

44. B 【解析】早期与输入血液质量有关的输血反应包括非溶血性发热反应、过敏反应、溶血反应、细菌污染反应、输血相关急性肺损伤等，早期与快速输血有关的输血反应包括循环超负荷、出血倾向、酸碱失衡等。丙型病毒性肝炎和疟疾不属于早期输血反应。故选 B。

45. E 【解析】金黄色葡萄球菌的鉴别要点：①镜检符合葡萄球菌的形态和染色特征。②菌落色素为金黄色，并产生透明溶血环。③血浆凝固酶阳性。④甘露醇发酵阳性。⑤耐热核酸酶检测阳性。故选 E。

46. D 【解析】体温升高时，物质代谢加快。发热患者的物质代谢明显增多。一般认为，体温每升高 1℃，基础代谢率提高 13%。故选 D。

47. C 【解析】绝大多数受化学修饰调节的关键酶都具有无活性（或低活性）和有活性（或高活性）两种形式，排除 B。酶蛋白肽链上某些氨基酸残基侧链可在另一种酶的催化下发生可逆的共价修饰，从而改变酶活性，C 正确。一种化学修饰调节的酶，常与其他化学修饰的酶组合在一起，形成级联反应，所以有放大效应，排除 D。最常见的共价修饰是磷酸化修饰，酶的 1 分子亚基发生磷酸化，常消耗 1 分子 ATP，比合成酶蛋白所消耗的 ATP 要少得多，且作用迅速，又有放大效应，是调节酶活性经济有效的方式，排除 E。A 项为别构调节的特点。故选 C。

48. A 【解析】注意属于认知过程的一部分，是心理活动对一定对象的指向和集中。注意本身不是一种独立的心理活动，它不能单独进行或完成，它是心理活动的一种属性或特性，指向性和集中性都是注意的基本特征。故选 A。

49. C 【解析】DNA 碱基组成有一定的规律，即 DNA 分子中 A 与 T 的摩尔数相等，C 与 G 的摩尔数相等，称 Chargaff 定律。故选 C。

50. E 【解析】兴奋-收缩偶联至少包括 3 个主要步骤：①电兴奋通过横管系统传向肌细胞的深处。②三联管结构处的信息传递。③肌质网对 Ca^{2+} 的释放和再聚积。兴奋-收缩偶联的结构基础是三联管，偶联因子是 Ca^{2+}。故选 E。

51. D 【解析】纤维素性炎是以渗出物中含有大量纤维素为特征的渗出性炎症，常发生于浆膜、黏膜和肺。当纤维素性炎发生于浆膜和肺时，少量纤维素渗出可溶解吸收，多量纤维素渗出则容易发生机化，甚至浆膜腔闭塞，引起器官功能障碍，如纤维素性心包炎，由于心脏的搏动，心包的脏、壁两层相互摩擦，使渗出在心包腔内的纤维素在心包膜表面呈绒毛状，称绒毛心。故选 D。

52. B 【解析】病毒只有一种核酸（DNA 或 RNA），可以为单链或者双链，是主导病毒感染、增殖、遗传和变异的物质基础。病毒核酸具有病毒复制、决定病毒的特性和有感染性的功能。故选 B。

53. C 【解析】自我意识是一个人对自己的认识和评价，包括对自己心理倾向、个性心理特征和心理过程的认识与评价。正是由于人具有自我意识，才能使人对自己的思想和行为进行自我控制和调节，使自己形成完整的个性。处于青春期的少年正处在自我意识的形成过程中，因此会产生意识矛盾，意识矛盾大致体现在理想与现实、学习与恋爱、独立与依赖、交往与封闭等几个主要方面。而本我、自我、超我的划分是弗洛伊德人格理论的主要组成部分，与自我意识无关。故选 C。

54. A 【解析】肺炎链球菌致病物质如下。①荚膜：肺炎链球菌主要的致病因素。②肺炎链球菌溶血素：可溶解人、马、兔和羊的红细胞，并能活化补体经典途径。③脂磷壁酸：在肺炎链球菌黏附到肺上皮细胞或血管内皮细胞的表面时起重要作用。④神经氨酸酶：在新分离株中发现，能分解细胞膜糖蛋白和糖脂的 N-乙酰神经氨酸，与肺炎链球菌在鼻咽部和支气管黏膜上定植、繁殖和扩散有关。M 蛋白是化脓性链球菌的致病物质。故选 A。

55. C 【解析】皮肤乳头状癌，由皮肤乳头状瘤恶变而来，局部浸润生长，中度恶性；

皮肤鳞状细胞癌，可局部浸润和淋巴结转移，手术治疗为主，区域淋巴结应清扫，对放疗敏感，但不易根治；纤维肉瘤，低度恶性，常具假包膜；皮肤基底细胞癌，呈浸润生长，很少有血道或淋巴结转移；黑色素瘤为高度恶性，发展迅速，手术宜局部扩大切除。故选 C。

56. E 【解析】角色行为强化多发生在由患者角色向常态角色转化时。角色行为强化是由于适应了患者角色的生活，产生了对疾病的习惯心理，按医嘱办事成了自己的行为模式；也可以是因为患病前后的环境、生活内容反差较大，使患者不愿意甚至惧怕回到日常生活中。患者安心于已适应的患者生活模式，不愿重返原来的生活环境。故选 E。

57. A 【解析】患病率：是指某特定时间内，总人口中现患某病者（包括新、旧病例）所占的比例，描述病程长或发病时间不易明确的疾病的患病情况。发病率：一定期间内，特定人群中某病新病例出现的频率。续发率：也称二代发病率，是指一个家庭、病房、集体宿舍、托儿所、幼儿园班组中第一个病例发生后，在该病的最短潜伏期到最长潜伏期之间发病的人数占所有易感接触者总数的百分率。罹患率和发病率一样，也是人群新病例频率的指标。罹患率适用于小范围、短时间内疾病频率的测量。故选 A。

58. D 【解析】辅助生殖的伦理准则：医务人员不得对近亲间及任何不符合道德的精子和卵子实施人类辅助生育技术。医务人员不得实施胚胎赠送助孕技术。医务人员不得实施代孕技术。一个供精者的精子最多只能提供给 5 名妇女受孕。故选 D。

59. E 【解析】长期大剂量使用糖皮质激素，可引起物质代谢及水盐代谢紊乱，表现为皮肤变薄、肌肉萎缩、高血压、低血钾、糖尿病、高血脂、水钠潴留等，还可引起骨质疏松、肌肉萎缩、伤口愈合迟缓等，与糖皮质激素促蛋白质分解、抑制其合成及增加钙、磷排泄有关。故选 E。

60. C 【解析】Ⅰa 类抗心律失常药适度阻滞钠通道，如奎尼丁；Ⅰb 类轻度阻滞钠通道，如利多卡因；Ⅰc 类明显阻滞钠通道，如普罗帕酮。Ⅱ类阻断 β 受体，如普萘洛尔。Ⅲ类选择性延长复极过程，如胺碘酮。Ⅳ类阻滞钙通道而抑制 Ca^{2+} 内流，如维拉帕米。故选 C。

61. C 【解析】公正原则是指形式公正与内容公正的有机统一为依据，分配和实现医疗和健康利益的伦理原则。形式公正是对同样的人给予相同的待遇，对不同的人给予不同待遇；内容公正是指依据个人的地位、能力、贡献、需要等分配相应的负担和收益。故选 C。

62. A 【解析】城镇职工基本医疗保险主要覆盖城镇所有用人单位和职工，不同性质单位的职工都能享受基本医疗保险。故选 A。

63. C 【解析】心理治疗往往涉及患者的各种隐私。为保证材料的真实，保证患者得到正确及时的指导，同时也为了维护心理治疗本身的声誉及权威性，必须在心理治疗工作中坚持保密原则。医生不得将患者的具体材料公布于众。即使在学术交流中不得不详细介绍患者的材料时，也应隐去其真实姓名。故选 C。

64. D 【解析】顺应性是指弹性体在外力作用下发生变形的难易程度。肺的静态顺应性与肺的弹性阻力成反比。故选 D。

65. E 【解析】心理评估，是依据心理学的理论和方法，对人的心理品质及水平作出鉴定。评估的范围既涉及疾病，又涉及健康，而且更重视对健康的评估。其方法主要有：调查法、观察法、会谈法、心理测验法及临床评定量表。故选 E。

66. E 【解析】神经纤维传导兴奋的特征包括：①对完整的神经纤维结构和功能的依赖性，常简称为完整性。②互不干扰性，常简称为绝缘性。③双向性。④相对不疲劳性。故选 E。

67. C 【解析】初级卫生保健的基础原则包括合理分配资源、社区参与，预防为主、适宜技术、综合服务、合理转诊。推广医学实验技术不会是出现在初级卫生保健。故选 C。

68. C 【解析】抗原的免疫原性是指抗原刺激机体产生适应性免疫应答，诱导产生抗体或致敏淋巴细胞的能力。即指抗原能刺激特定的免疫细胞，使免疫细胞活化、增殖、分化，最终产生免疫效应物质抗体和致敏淋巴细胞的特性。故选 C。

69. A 【解析】合成尿素的酶氨基甲酰磷酸酶 I 只在肝中存在，所以尿素合成仅能在肝中进行，其余各项均有肝外合成途径或过程。故选 A。

70. C 【解析】卫生领域中的公平性是指生存机会的分配应以需要为导向，而不是取决于社会特权或者收入差异。故选 C。

71. E 【解析】医学心理学基本观点有 6 个：心身统一的观点，社会对个体影响的观点，认知评价的观点，主动适应与调节的观点，情绪因素作用的观点，个性特征作用的观点。故选 E。

72. A 【解析】在可兴奋细胞受刺激发生兴奋后的最初一段时间内，无论给予多大强度的刺激也不能使细胞再次暴发动作电位，即在这段时间内的阈值无限大，兴奋性降为零。这一时期称为绝对不应期。故选 A。

73. D 【解析】人体内进行的底物水平的磷酸化有 3 个，分别是 1, 3-二磷酸甘油酸生成 3-磷酸甘油酸，磷酸烯醇式丙酮酸生成丙酮酸，琥珀酰 CoA 生成琥珀酸。故选 D。

74. B 【解析】根据《中华人民共和国传染病防治法》规定，传染性非典型肺炎、炭疽中的肺炭疽等属于乙类传染病，但应按照甲类传染病采取预防控制措施。故选 B。

75. C 【解析】预防接种异常反应是指合格的疫苗在实施规范接种过程中或者实施规范接种后造成受种者机体组织器官、功能损害，相关各方均无过错的药品不良反应。故选 C。

76. B 【解析】医患关系是指医生与患者在健康与疾病问题上建立起来的真诚、信任、彼此尊重的人际关系，是一种特殊的人际关系。建立医患关系的原则是疾病性质和患者的人格特征。故选 B。

77. B 【解析】伤寒患者在临床恢复后进入恢复期，体温已完全正常一段时间，体内潜伏的病原体再度繁殖至一定程度，使初发病的症状再度出现，称为复发。如患者已进入恢复期，体温尚未下降至正常时又出现发热，称为再燃。故选 B。

78. E 【解析】患者出现 Babinski 征和 Kerning 征，说明患者神经中枢受损；患者出现精神差，说明是上行网状系统出现了问题；问话不能正确回答，说明是大脑皮质的语言中枢出现了损伤。因此是大脑皮质和丘脑出现了损伤。故选 E。

79. B 【解析】对于怀疑胃病变的患者，胃镜可以在直视的条件下取胃黏膜组织以判断病变的良、恶性。故选 B。

80. A 【解析】如果一种药物不能治愈疾病，仅能延长患者的生命，那么，人群中带病生存的人数将会不断增加，该病的患病率就会逐渐升高。故选 A。

81. B 【解析】患者右侧上睑下垂伴复视，右眼球外斜位，右侧瞳孔散大，对光反射消失，考虑动眼神经麻痹，选项中的5种疾病能影响到动眼神经的为颈内动脉、后交通动脉瘤。后交通动脉起自颈内动脉末段或其与前床突上段的交界处，沿视束下面、蝶鞍和动眼神经上方水平行向后内，与大脑后动脉吻合。后交通动脉瘤可压迫动眼神经，瘤体破裂可导致蛛网膜下腔出血。故选B。

82. B 【解析】利尿药是目前临床应用治疗腹水的方法之一。常用保钾利尿药有螺内酯、氨苯蝶啶，排钾利尿药有呋塞米、氢氯噻嗪。联合应用螺内酯和呋塞米可发挥协同作用，单独应用排钾利尿药需注意补钾。故选B。

83. A 【解析】患者心悸症状突发突止，考虑为室上性心动过速。冷刺激会导致迷走神经兴奋，导致房室交界区的不应期延长，使心房的冲动不易到达心室来控制心率。故选A。

84. E 【解析】患者为中年男性，反复肝功能异常10余年，结合其巩膜黄染、肝掌、蜘蛛痣、腹水征阳性及肝功能异常的实验室结果，考虑诊断为肝硬化。假小叶形成是肝硬化的特征性病理表现。故选E。

85. C 【解析】《抗菌药物临床应用管理办法》规定，因抢救生命垂危的患者等紧急情况，医师可以越级使用抗菌药物。越级使用抗菌药物应当详细记录用药指征，并应当于24小时内补办越级使用抗菌药物的必要手续。故选C。

86. C 【解析】《中华人民共和国母婴保健法》规定，从事本法规定的遗传病诊断、产前诊断的人员，必须经过省、自治区、直辖市人民政府卫生行政部门的考核，并取得相应的合格证书。故选C。

87. D 【解析】流行性出血热属于乙类传染病。医疗机构发现乙类或者丙类传染病患者，应当根据病情采取必要的治疗和控制传播措施。医疗机构不具备相应救治能力的，应当将患者及其病历记录复印件一并转至具备相应救治能力的医疗机构。故选D。

88. C 【解析】肝肺综合征（HPS）是终末期肝病的严重肺部并发症，肺泡气-动脉血氧分压差上升导致的低氧血症是其重要生理基础。基础肝病、肺内血管扩张和动脉血氧合功能障碍是其临床特征（需排除原发心肺疾病）。临床上主要表现为呼吸困难（直立时加剧）和发绀。故选C。

89. C 【解析】封闭式提问是指提出答案有唯一性、范围较小、有限制的问题，提问时，给对方一个框架，让对方在可选的几个答案中进行选择。这样的提问能够让回答者按照指定的思路去回答问题，而不至于跑题。诊断该患者的临床表现，使用封闭式提问可帮助医生更快了解患者的问题所在。故选C。

90. E 【解析】为保证材料真实，也为了维护心理治疗本身的声誉及权威性，因此心理治疗要坚持真诚原则、耐心原则、保密原则、中立原则、回避原则。中立原则：心理治疗者应注意在其临床服务工作中保持客观中立的立场，应对自身早期经历的影响，个人的世界观、价值观的影响有充分的了解，避免将自己的世界观、价值观带入临床工作中。故选E。

91. C 【解析】虽然心理咨询具有保密性原则，但是该病例涉及他人的人身安全和权利，不能一味遵循保密性原则而忽视了社会危害，因此最恰当的处理是顾及双方的权利和利益。故选C。

92. C 【解析】快速尿素酶试验阳性，提示胃黏膜中有幽门螺杆菌，最可能是幽门螺杆菌感染引起的慢性胃炎，首先应给予抗幽门螺杆菌治疗。故选C。

93. D 【解析】增生性炎症是以组织细胞的增生为主要特征，包括实质细胞和间质细胞的增生而变质渗出较轻的炎症。本例肾脏切面皮质增厚，考虑为增生性炎症。故选 D。

94. E 【解析】患者有感染症状、脑膜刺激征、颅内压增高的症状，并有脑膜炎链球菌感染时出现皮疹（主要见于躯干、下肢、黏膜及结膜）的表现，考虑为流行性脑脊髓膜炎。其病理改变为软脑膜炎、脑膜血管充血和炎症细胞浸润，表现为软脑膜及大脑浅表血管充血，脑表面被蛛网膜下腔的大量脓性渗出物所覆盖。故选 E。

95. A 【解析】急进性肾小球肾炎患者应尽早开始强化免疫抑制治疗，对强化治疗无效的晚期患者或肾功能已无法逆转者，则有赖于长期维持透析。故选 A。

96. D 【解析】已进入角色的患者，由于强烈的感情需要，或因环境、家庭、工作等因素，或由于正常社会角色的责任、义务的吸引，可使患者角色行为减退。此时，患者不顾病情而从事力所不及的活动，承担正常角色时的社会行为，从而影响疾病的治疗。故选 D。

97. A 【解析】心理咨询的手段包括：①接受其宣泄，是指来咨询者将其郁积已久的情绪及变态行为倾诉给咨询人员的过程。②帮助其领悟，是指来咨询者在咨询人员的帮助下，全面深刻地认识其心理不适与情绪障碍的过程。③强化自我控制，可使来咨询者解除某种不良情绪状态与行为对自我的禁锢，协调个人与环境的关系，从而获得内心的和谐。④指导其放松，调节自我与环境的不协调，以乐观的态度对待人生。故选 A。

98. A 【解析】对于抽样研究来说抽样误差是不可避免的。抽样误差的大小可用样本均数的标准误来衡量，标准误是指样本均数的标准差。$0.792/\sqrt{100}=0.0792$。故选 A。

99. B 【解析】患者为老年男性，咳嗽伴声音嘶哑，右锁骨上窝触及一个肿大的淋巴结，质硬无压痛，考虑为肺癌的淋巴结转移。故选 B。

100. B 【解析】氢氯噻嗪为排钾利尿药，长期服用可引起低钾血症而出现乏力等症状。无尿或严重肾功能减退者，若长期、大量应用本药可致药物蓄积中毒，故一般不宜过多、长久使用。题干中未见无尿或肾功能减退的提示信息。故选 B。

101. E 【解析】根据该患者心脏增大；肺淤血（左心衰竭表现）；肝大，下肢水肿（右心衰竭表现）；心电图示病理性 Q 波，低电压，ST-T 段改变，考虑可能为扩张型心肌病。超声心动图是诊断及评估扩张型心肌病最常用的重要检查手段。故选 E。

102. B 【解析】国家实行医师执业注册制度。取得医师资格的，可以向所在地县级以上人民政府卫生健康主管部门申请注册。故选 B。

103. A 【解析】异烟肼不良反应为周围神经炎、偶有肝功能损害。吡嗪酰胺不良反应为胃肠道不适、肝功能损害、高尿酸血症、关节痛。乙胺丁醇不良反应为视神经炎。链霉素不良反应为听力障碍、眩晕、肾功能损害。该患者为服用抗结核药物后出现了肝损害，而服用利福平是出现肝损害的最常见原因，应停用利福平。故选 A。

104. E 【解析】考虑为大叶性肺炎，治疗药物中阿米卡星对肺炎链球菌等革兰阳性球菌治疗效果差。故选 E。

105. C 【解析】胃镜检查示萎缩性胃炎。该患者胃体受到损伤，内因子分泌减少，故会影响维生素 B_{12} 的吸收。故选 C。

106. A 【解析】因尸检发现冠状动脉Ⅳ级狭窄，为心肌梗死高危因素，同时，该患者与人争吵后突然发病，考虑为心肌梗死。故选 A。

107. B 【解析】在医学服务过程中，患者具有知情同意的权利，医生具有如实告知和说明的义务，但应当注意避免对患者产生不利后果。该患者心理状态较差且预后不良，故不可直接告知患者实情；此时家属应是第一知情同意权代理人，且治疗过程中需要家属的积极配合，医生应告知家属实情并对患者适度告知。故选 B。

108. B 【解析】暴发是指在一个局部地区或集体单位中，短时间内突然出现大量相同患者的现象。幼儿园属于集体单位，短时间（1 周内）出现很多（30 名）症状相似的患者，属于暴发。故选 B。

109. D 【解析】肺炎克雷伯菌肺炎表现常呈多样性，肺叶或肺大叶实变，好发于右肺上叶、双肺下叶，有多发性蜂窝状肺脓肿、叶间隙下坠。支原体肺炎 X 线片示节段性分布，各种形态的浸润影。结核分枝杆菌感染依据不同的肺结核有不同的 X 线表现。金黄色葡萄球菌为易变形。患者是青壮年，发热、咳嗽，右下肺为致密阴影，考虑为大叶性肺炎，为肺炎链球菌感染。故选 D。

110. C 【解析】该患者男性、青年起病，主要表现为贫血、尿色黄，伴有脾大、巩膜黄染，平均红细胞体积（MCV）70fl，平均红细胞血红蛋白浓度（MCHC）29%，提示为单纯小细胞性贫血；实验室检查见尿胆原强阳性，且有家族史，所以要高度怀疑遗传性免疫性溶血性贫血，库姆斯（Coombs）试验是诊断该病的经典试验。酸溶血试验，又称哈姆（Ham）试验，是诊断阵发性睡眠性血红蛋白尿症的主要确诊试验。血红蛋白电泳是为了确诊是否有异常血红蛋白存在，以及各种血红蛋白的比例。红细胞脆性试验主要用于诊断遗传性球形红细胞增多症。故选 C。

111. C 【解析】χ^2 检验可用于两个及两个以上率或构成比的比较，两分类变量间相关关系分析等。故选 C。

112. D 【解析】反映集中趋势指标的有算数平均数。几何平均数、中位数和百分位数。算数均数用于呈正态或近似正态分布的定量资料，几何均数用于反应一组经对数转换后呈正态分布的资料，标准差、极差和四分位数间距属于离散趋势指标。故选 D。

113. C 【解析】病例对照研究是选择患有和未患有某特定疾病的人群分别作为病例组和对照组，调查各组人群过去暴露于某种或某些可疑危险因素的比例或水平，通过比较各组之间暴露比例或水平的差异，判断暴露因素是否与研究的疾病有关联及其关联程度大小的一种观察性研究方法。故选 C。

114. E 【解析】镜下分化好的鳞状细胞癌的癌巢中央可出现层状的角化物，称为角化珠或癌珠。在淋巴结中找到癌细胞，认为是淋巴结转移，是癌的常见转移方式。故选 E。

115. A 【解析】有机磷农药中毒患者气道分泌物增多，可出现肺部湿啰音，严重者发生肺水肿，中枢神经系统症状表现为头晕、头痛、烦躁不安、谵妄、抽搐和昏迷。呼气或呕吐物有大蒜味，瞳孔缩小是其典型表现。故选 A。

116. C 【解析】呼气性呼吸困难表现为呼气费力、呼气缓慢、呼吸时间明显延长，常伴有呼气期哮鸣音主要是由于肺泡弹性减弱和/或小支气管的痉挛或炎症所致。常见于慢性支气管炎（喘息型）、慢性阻塞性肺疾病、支气管哮喘、弥漫性泛细支气管炎等。

117. C 【解析】根据该患者屋内有火炉，表现为昏迷、心律失常、全身循环障碍等，血液 COHb 明显升高，首先考虑为急性一氧化碳中毒（重度）。故选 C。

118. E 【解析】发生急性一氧化碳中毒后，应迅速将患者转移到空气新鲜处，并给予保暖、氧疗，必要时机械通气。故选 E。

119. D 【解析】一氧化碳中毒患者由于导致细胞水平的氧输送和氧利用障碍，可造成多系统损害，常见的有肺水肿、心律失常、肾衰竭、上消化道出血等。故选 D。

120. A 【解析】患者发病前有前驱感染病史，近期出现眼睑水肿、高血压等表现，最可能是急性肾小球肾炎；患者出现少尿、呼吸困难，不能平卧，应考虑合并左心衰竭可能。故选 A。

121. B 【解析】急性肾小球肾炎的特点为急性起病，患者出现血尿、蛋白尿、水肿和高血压，并可伴有一过性氮质血症。起病初期血清 C3 及总补体下降，8 周内逐渐恢复正常，具有诊断意义。患者考虑为急性肾小球肾炎可能，首先应查血常规，尿常规，血补体 C3、C4 测定。故选 B。

122. C 【解析】身体质量指数（BMI）是评价 18 岁以上成人营养状况的常用指标。BMI<18.5kg/m^2 为体重过低，18.5～23.9kg/m^2 为体重正常，24.0～27.9kg/m^2 为超重，BMI≥28kg/m^2 为肥胖。该女性 BMI=26.6kg/m^2，应判断为超重，故选 C。

123. D 【解析】根据题干信息，该女性存在高血压、超重、血清甘油三酯增高、血清胆固醇正常，故应严格控制总能量和脂肪摄入，保持理想体重。故选 D。

124. B 【解析】单纯性肥胖患者的身体活动量，至少要达到一般成年人的推荐量。运动频率至少每周 5 次，若要使能量消耗最大化，最好每天运动。故选 B。

125. E 【解析】肾病综合征的诊断标准：①尿蛋白>3.5g/d。②血浆清蛋白<30g/L。③水肿。④血脂升高。其中①、②两项为诊断所必须。微小病变性肾病是儿童最常见的肾病综合征类型，中老年人则以膜性肾病最常见。结合该患者发病年龄为 16 岁及其实验室检查，考虑为微小病变性肾病。故选 E。

126. B 【解析】膜性肾病 60%～70% 患者早期经糖皮质激素和细胞毒药物治疗后可达临床缓解。但随疾病逐渐进展，病理变化加重，疗效则较差。故选 B。

127～129. E、E、C 【解析】严重甲状腺功能亢进症患者由于甲状腺本身产生甲状腺激素过多，导致心脏每搏输出量增加，心缩期射入主动脉的血量增多，收缩压明显升高，同时甲状腺激素也可以导致外周血管扩张，阻力下降，舒张压降低。故 127 题选 E。老年人由于动脉管壁硬化，管壁弹性纤维减少而胶原纤维增多，导致血管可扩张性降低，大动脉的弹性储器作用减弱，对血压的缓冲作用减弱，造成收缩压升高，舒张压降低，使脉压明显加大。故 128 题选 E。体循环中产生阻力的主要部位是小血管（小动脉及微动脉）。小动脉硬化患者的外周阻力增大，心脏舒张期内血液外流的速度减慢，因而舒张压明显升高。故 129 题选 C。

130～131. B、D 【解析】《医疗纠纷预防和处理条例》规定，患者死亡，如医患双方对死因有异议的，应当在患者死亡后 48 小时内进行尸检；具备尸体冻存条件的，可以延长至 7 日。故 130 题选 B。医疗纠纷人民调解委员会应当自受理之日起 30 个工作日内完成调解。需要鉴定的，鉴定时间不计入调解期限。因特殊情况需要延长调解期限的，医疗纠纷人民调解委员会和医患双方可以约定延长调解期限。超过调解期限未达成调解协议的，视为调解不成。故 131 题选 D。

132～134. A、D、B 【解析】医疗活动的审慎是指医生在行为之前的周密思考和行为过程中的小心谨慎、细心操作。医疗审慎有利于医疗质量的提高，防止医疗差错事故的发生；有利于医务人员知识的更新和技术水平的提高；有利于良好职业道德的培养。故132题选A。医德评价最一般的方式为社会舆论、内心信念和传统习俗这3种无形而深刻的伦理力量。故133题选D。临终关怀的伦理意义具体表现在：有利于医学人道主义的不断升华，有利于人类死亡观念的有序嬗变，有利于社会精神文明的进步，有利于医疗卫生资源的合理分配。故134题选B。

135～136. C、D 【解析】皮下脂肪瘤为正常脂肪样组织的瘤状物，好发于四肢、躯干。境界清楚，呈分叶状，质软可有假囊性感、无痛。故135题选C。乳房纤维腺瘤肉眼观为圆形或卵圆形结节，界限清楚，切面灰白，质韧，可见裂隙状区域。好发于乳房的外上象限，表现为一定弹性、典型的圆形，或者是有弹性的肿块，表面光滑易活动，与皮肤或胸壁无粘连。故136题选D。

137～138. B、E 【解析】二次污染物是指排到环境中的一次污染物在环境物理、化学、生物因素作用下本身发生变化，或在环境中与其他化学物质发生化学反应，形成理化性质与一次污染物不同的新污染物。形成酸雨的主要原因是大气中 SO_2、NO_X 等污染物溶于水汽中，经过氧化、凝结而成。故137题选B。光化学烟雾是由汽车尾气中氮氧化物（NO_X）和挥发性有机物在强烈日光紫外线照射下，经过一系列光化学反应而生成的浅蓝色烟雾。故138题选E。

139～140. B、E 【解析】某些受病毒感染的细胞内，用普通光学显微镜可看到有与正常细胞结构和着色不同的圆形或椭圆形斑块，称为包涵体。包涵体与病毒的增殖、存在有关，可作为诊断依据和鉴定病毒的参考，故139题选B。异染颗粒为白喉棒状杆菌所特有的胞质颗粒，它由RNA和偏磷酸盐构成，经亚甲蓝染色呈紫色，此着色特点可用于病原学的鉴别诊断。故140题选E。

141～142. C、C 【解析】Ⅰ型变态反应常见疾病有药物过敏性休克、变应性鼻炎、消化道变态反应、荨麻疹、湿疹和血管神经性水肿等。Ⅱ型变态反应常见疾病有输血反应、新生儿溶血症、自身免疫性溶血性贫血、甲状腺功能亢进等。Ⅲ型变态反应常见疾病有局部免疫复合物反应、链球菌感染后肾小球肾炎、类风湿关节炎等。Ⅳ型变态反应常见疾病有结核菌素反应、接触性皮炎等。故141题、142题均选C。

143～144. B、A 【解析】引发手足口病的肠道病毒有20多种（型），柯萨奇病毒A组的16、4、5、9、10型，B组的2、5型，以及肠道病毒71型均为手足口病较常见的病原体，其中以柯萨奇病毒A组16型和肠道病毒71型最为常见。流行性角结膜炎是由病毒感染所致的传染性眼病，是一种急性结膜和角膜疾患，在世界各地和各季节均可流行。流行性角结膜炎的致病病原体是腺病毒，以腺病毒8型最常见，常造成暴发流行。故143题选B，144题选A。

145～146. A、A 【解析】胆固醇和脂酸合成的主要原料都是乙酰CoA，主要来自糖的有氧氧化。故145题、146题都选A。

147～148. D、E 【解析】罗格列酮的不良反应：轻、中度水肿，贫血，低血糖反应，肝功能异常，血脂增高。故147题选D。二甲双胍的不良反应：可引起糖尿病昏迷、急性发热，胃肠道反应，少见恶心、腹痛、腹泻等消化道症状，如在餐时或餐后服用会减少，在过量时，可能蓄积会出现乳酸性酸中毒。故 148 题选 E。

149～150. D、E **【解析】**血红蛋白中的铁是三价铁，而来源于食物中的是二价铁，二价铁要转化成三价铁，有赖于含铜的活性物质——铜蓝蛋白的氧化作用。因此，铜蓝蛋白具有氧化酶活性。故 149 题选 D。血浆清蛋白具有结合游离脂肪酸的能力（每分子清蛋白可结合 10 分子游离脂肪酸），能将脂肪酸运送至全身，主要由心、肝、骨骼肌等摄取利用。故 150 题选 E。

110-2

2024 全国临床执业医师资格考试
冲刺试卷与解析（一）

（医学综合笔试部分）

第二单元

考试日期：20××年×月×日
考试时间：9：00～11：00

考生姓名：________
准考证号：________
考 场 号：________

中国协和医科大学出版社
北 京

A_1 型选择题

答 题 说 明

每一道考题下面有 A、B、C、D、E 五个备选答案，请从中选择一个最佳答案。

1. B 细胞活化过程中的第一信号是
   A. B 细胞受体（BCR）识别 Ag
   B. IL-1 的作用
   C. 识别主要组织相容性复合体（MHC）分子
   D. IL-2 受体的产生
   E. 黏附分子受体与配体的相互作用
2. 慢性阻塞性肺疾病（COPD）及慢性肺源性心脏病患者发生Ⅱ型呼吸衰竭的治疗，不恰当的是
   A. 无创通气
   B. 持续高浓度吸氧
   C. 静脉滴注抗生素
   D. 雾化吸入支气管舒张药
   E. 静脉滴注化痰药物
3. 急性心肌梗死合并休克时禁用
   A. 间羟胺
   B. 多巴胺
   C. 去甲肾上腺素
   D. 异丙肾上腺素
   E. 硝普钠、多巴胺
4. 骨筋膜室综合征的主要发病机制是
   A. 骨筋膜室内压高
   B. 细菌繁殖过盛
   C. 肌肉痉挛
   D. 主要神经损伤
   E. 血管内膜损伤
5. 链球菌感染后急性肾小球肾炎与 IgA 肾病的根本不同是
   A. 链球菌感染史
   B. 病程长短
   C. 起病缓急
   D. 起病时间
   E. 肾组织病变
6. 吸入性肺脓肿最常见的病原体是
   A. 铜绿假单胞菌
   B. 表皮葡萄球菌
   C. 金黄色葡萄球菌
   D. 肺炎链球菌
   E. 厌氧菌
7. 最不可能出现右心室肥大的疾病是
   A. 房间隔缺损
   B. 小型室间隔缺损
   C. 肺动脉狭窄
   D. 艾森门格综合征
   E. 法洛四联症
8. 股骨颈骨折引起股骨头坏死的主要原因是
   A. 骨质疏松
   B. 骨折畸形愈合
   C. 患者年龄大
   D. 股骨头血供受损
   E. 长期卧床
9. 关于慢性阻塞性肺疾病酶系统改变的叙述，正确的是
   A. α_1-抗胰蛋白酶减少
   B. 腺苷酸环化酶增多
   C. 真性胆碱酯酶活性正常
   D. 磷酸二酯酶减少
   E. 蛋白分解酶减少
10. 剧烈运动时，少尿的主要原因是
   A. 肾小球毛细血管血压增高
   B. 抗利尿激素分泌增多
   C. 肾小动脉收缩，肾血流量减少

D. 醛固酮分泌增多
E. 肾小球滤过膜面积减少

11. 临床发现早期肾癌最简便的检查方法是
A. CT
B. B 超
C. 排泄性尿路造影
D. 腹部 X 线摄片
E. 尿常规

12. 关于股骨的叙述，错误的是
A. 股骨头上有凹陷
B. 股骨干后方有粗线
C. 股骨下端有髁间隆起
D. 粗线下端有腘面
E. 大转子与小转子之间前方为转子间线

13. 提示支气管哮喘患者病情危重的是
A. 呼气相延长
B. 脉压增加
C. 呼吸性碱中毒
D. 胸腹矛盾运动
E. 烦躁不安

14. 特发性肺纤维化肺功能测定中，不合理的是
A. 肺活量降低
B. 肺总量降低
C. 残气量降低
D. FEV_1/FVC 降低
E. 弥散能力降低

15. 硝酸甘油与普萘洛尔合用产生的协同作用是
A. 增加心肌收缩力
B. 加快心率
C. 增大心室容积
D. 降低心肌耗氧量
E. 延长射血时间

16. 诊断肾病综合征必须具备的依据是
A. 大量蛋白尿与血尿
B. 高脂血症与水肿
C. 大量蛋白尿与低蛋白血症
D. 低蛋白血症与高脂血症
E. 水肿与低蛋白血症

17. 关于上尿路结石的治疗，不正确的是
A. 结石引起肾病前应手术
B. 双侧肾结石应先对简单安全一侧手术
C. 双侧输尿管结石，先取梗阻严重一侧
D. 一侧肾结石一侧输尿管结石，先取输尿管结石
E. 结石引起梗阻，肾功能严重受损时应手术

18. 特发性肺动脉高压不常见的症状是
A. 头晕或晕厥
B. 呼吸困难
C. 胸痛
D. 咳痰
E. 咯血

19. 脊柱骨折搬运时禁用的方法是
A. 平托将伤员移至木板
B. 平托将伤员移至担架
C. 多人用手同时平托搬运
D. 将患者躯干成一整体滚动
E. 一人抬头一人抬足搬运

20. 四肢出血时，连续使用止血带不能超过
A. 20 分钟
B. 30 分钟
C. 1.0 小时
D. 1.5 小时
E. 2 小时

21. 反复感染的支气管扩张患者，在抗感染治疗时应覆盖的病原体是
A. 军团菌
B. 金黄色葡萄球菌
C. 肺炎链球菌
D. 白念珠菌
E. 铜绿假单胞菌

22. 鉴别肺癌空洞、肺结核空洞及肺脓肿空洞最主要的方法是

A. 病史、症状和体征
B. 胸部正、侧位摄片加体层摄片
C. 放射性核素肺扫描
D. 磁共振成像检查
E. 痰细胞学和细菌学检查

23. 急性肺损伤/急性呼吸窘迫综合征最早出现的症状是
A. 代谢性酸中毒
B. X线片示大片状浸润阴影
C. 低氧血症
D. 呼吸加快，并呈进行性加重
E. 咳粉红色泡沫样痰

24. 消化道淤血和肝淤血，软组织水肿，考虑为
A. 左心衰竭
B. 右心衰竭
C. 肝硬化
D. 心律失常
E. 动脉硬化

25. 胫骨中、下段多段闭合性骨折功能复位后发生骨折端不愈合，最可能的原因是
A. 骨折端血液供应差
B. 未用促进骨折愈合药物
C. 未达到解剖复位
D. 功能锻炼不够
E. 骨折端软组织嵌入

26. 主要作用于髓袢升支粗段皮质部和髓质部的利尿药是
A. 螺内酯
B. 氨苯蝶啶
C. 甘露醇
D. 呋塞米
E. 氢氯噻嗪

27. 急性肾衰竭造成死亡的常见电解质紊乱是
A. 高钾血症
B. 高镁血症
C. 低钾血症
D. 低钙血症
E. 低钠血症

28. 稳定性股骨颈骨折是
A. 头下骨折
B. 经颈骨折
C. 基底骨折
D. 内收骨折
E. 外展骨折

29. 肠结核腹痛多位于
A. 上腹部
B. 脐周
C. 左下腹
D. 右下腹
E. 全腹部

30. 前列腺增生症鉴别诊断下列哪项无意义
A. 前列腺癌
B. 神经源性膀胱功能障碍
C. 膀胱颈挛缩
D. IgA 肾病
E. 尿道狭窄

31. 左心衰竭的临床表现主要是由于
A. 肺淤血、肺水肿所致
B. 左心室扩大所致
C. 体循环静脉压增高所致
D. 肺动脉压增高所致
E. 心室重塑所致

32. 早期发现肺结核的最主要方法是
A. 询问病史
B. X线检查
C. 痰菌检查
D. 红细胞沉降率检查
E. 结核变态反应

33. 关于尿路结石预防机制的叙述，正确的是
A. 口服维生素 B_6，以增加尿中草酸盐溶解
B. 口服氧化镁，以减少尿中草酸盐排出
C. 别嘌醇可使尿酸结石形成减少
D. 草酸盐结石患者应多吃菠菜、西红

柿，多吃高蛋白、高糖食物

E. 碱化尿液以利于磷酸盐的溶解

34. 膀胱肿瘤早期症状哪个是正确的

A. 镜下血尿

B. 终末血尿

C. 间歇性无痛性肉眼血尿终末加重

D. 腰痛伴血尿

E. 血尿伴膀胱刺激征

35. 中央型肺癌伴纵隔肺门多发淋巴结肿大最常见于

A. 鳞癌

B. 大细胞癌

C. 小细胞癌

D. 腺癌

E. 类癌

36. 患者无心力衰竭的症状，但已出现心脏结构的改变，其心力衰竭分期是

A. C 期

B. 不能分期

C. A 期

D. B 期

E. D 期

37. 最易发生血栓并发症的肾病综合征病理类型是

A. 微小病变性肾病

B. 非 IgA 系膜增生性肾炎

C. 系膜增生性 IgA 肾病

D. 膜性肾病

E. 局灶节段性肾小球硬化

38. 双胍类降血糖药物的降糖作用机制是

A. 抑制肝糖原的分解

B. 增加基础胰岛素的分泌量

C. 改变餐时胰岛素的分泌模式

D. 延缓肠道碳水化合物的吸收

E. 激活过氧化物酶增殖体活化因子受体

39. 肾性贫血最主要的原因是

A. 铁及叶酸摄入不足

B. 消化道出血

C. 蛋白质摄入量不足

D. 红细胞寿命缩短

E. 促红细胞生成素合成不足

40. 细支气管不完全阻塞所致的阻塞性通气障碍可造成

A. 气胸

B. 肺纤维化

C. 支气管扩张

D. 肺不张

E. 肺气肿

41. 心肺复苏的首选药物是

A. 肾上腺素

B. 去甲肾上腺素

C. 阿托品

D. 异丙肾上腺素

E. 多巴胺

42. 急性肾炎患者的尿沉渣中不应见到的成分是

A. 上皮细胞

B. 脓细胞

C. 红细胞

D. 管型

E. 蛋白质

43. Ⅱ型呼吸衰竭的血气诊断标准是

A. $PaO_2<50mmHg$，$PaCO_2>45mmHg$

B. $PaO_2<50mmHg$，$PaCO_2>60mmHg$

C. $PaO_2<60mmHg$，$PaCO_2>50mmHg$

D. $PaO_2<40mmHg$，$PaCO_2>40mmHg$

E. $PaO_2<70mmHg$，$PaCO_2>55mmHg$

44. 不符合慢性肺心病心电图表现的是

A. 电轴右偏

B. $S_{V_1}+R_{V_5}\geq 1.05mV$

C. 右束支传导阻滞

D. V_1 和 V_2 导联出现 QS 波

E. 肺性 P 波

45. 下列属于非二氢吡啶类钙通道阻滞药的是

A. 硝苯地平

B. 氨氯地平

C. 非洛地平
D. 吲达帕胺
E. 维拉帕米

A_2 型选择题

答题说明

每一道考题是以一个小案例出现的，其下面都有 A、B、C、D、E 五个备选答案，请从中选择一个最佳答案。

46. 男，25 岁。工地高空坠落受伤，出现血压下降、腹胀、腹痛。查体：髂骨挤压分离试验阳性，双下肢不等长，会阴部瘀斑。首先考虑的诊断是
A. 股骨颈骨折
B. 股骨干骨折
C. 髋关节脱位
D. 骨盆骨折
E. 脊柱骨折

47. 女，35 岁。寒战、发热伴腰痛、尿频 1 天。查体：T 39.2℃，左肾区叩击痛（+）。血白细胞计数明显升高。尿常规：RBC 25 ~ 30 个/HP，WBC 50 ~ 60 个/HP，尿蛋白（+），亚硝酸盐（+）。最可能的诊断是
A. 肾结核
B. 肾乳头坏死
C. 急性肾小球肾炎
D. 急性间质性肾炎
E. 急性肾盂肾炎

48. 男，55 岁。间断咳嗽、咳痰，反复发作 30 年，近 2 年来渐觉气短。吸烟 36 年，40 支/日。发现高血压 3 年。查体：BP 140/90mmHg，心、肺无明显阳性体征。心脏彩超未发现异常。为明确诊断，首选的检查是
A. 胸部 CT
B. 肺功能
C. 运动心肺功能
D. 冠状动脉造影
E. 核素心肌显像

49. 女，29 岁。查体：BP 160/95mmHg。实验室检查：Hb 80g/L，蛋白（+），颗粒管型 2 ~ 3 个/HP，BUN 10mmol/L，Scr 230μmol/L。对该患者不宜采取
A. 低蛋白饮食
B. 高蛋白饮食
C. 低钠饮食
D. 根据尿量多少适当限水
E. 低磷饮食

50. 男，56 岁。反复咳嗽 30 年伴间断咯血，发作时使用“头孢菌素”及止血治疗可缓解。查体：左下肺可闻及湿啰音。胸部 X 线片示左下肺纹理增粗、紊乱。为明确咯血的病因，宜首先采取的检查是
A. 支气管镜
B. 血培养
C. 痰找癌细胞
D. 肺动脉造影
E. 胸部高分辨率 CT

51. 男，56 岁。2 年来间断出现活动时胸闷，休息时可缓解，近 4 个月无胸闷发作。查体：BP 130/85mmHg，HR 72 次/分，心脏各瓣膜区未闻及杂音。最有助于明确诊断的检查是
A. 放射性核素静态心肌造影

B. 动态心电图
C. 超声心动图
D. 心电图运动负荷试验
E. 胸部X线检查

52. 男，25岁，学生。近2周来因“备考”较劳累后感觉乏力，今日突发寒战、发热、全身肌肉酸痛，咯血1日就诊。查体：T 39℃，右上肺可闻及少许湿啰音，叩诊呈浊音、语颤中强。血常规：WBC 10.8×10^9/L，N 0.85。胸部X线片示右上肺大片状浓淡不均、密度增高阴影。最可能的诊断是
A. 右上肺肺炎链球菌肺炎
B. 右上肺干酪性肺炎
C. 右上肺过敏性肺炎
D. 右上肺支原体肺炎
E. 右上肺肺癌

53. 男，73岁。拔牙术后1周，寒战、发热、咳脓痰2天。查体：T 39.4℃，右下肺可闻及湿啰音。胸部X线片示右下肺大片状浓密模糊阴影。血常规：WBC 20.3×10^9/L，N 0.96。该患者感染的病原菌最可能是
A. 肺炎克雷伯菌
B. 肺炎链球菌
C. 厌氧菌
D. 表皮葡萄球菌
E. 金黄色葡萄球菌

54. 女，30岁。转移性右下腹痛5天，加重伴畏寒、发热2天。查体：全腹肌紧张，有明显压痛和反跳痛，麦氏点压痛明显，肠鸣音消失。腹腔穿刺抽出脓性液体。细菌培养结果最可能是
A. 粪链球菌
B. 铜绿假单胞菌
C. 变形杆菌
D. 金黄色葡萄球菌
E. 大肠埃希菌

55. 某高血压患者，突起心悸、气促，咳粉红色泡沫样痰。查体：血压200/124mmHg，心率136次/分。下列药物中首选
A. 肾上腺皮质激素
B. 硝苯地平
C. 普萘洛尔（心得安）
D. 氢氯噻嗪
E. 硝普钠

56. 女，78岁。跌倒时左肩部着地受伤。既往脑梗死病史8年，遗留左侧肢体偏瘫。查体：左肩部肿痛，活动受限。X线片检查示左肱骨大结节与肱骨干交界处可见多个骨碎块，对位线尚可，略有侧方移位。首选治疗方法是
A. 耻骨鹰嘴外展位骨牵引
B. 手法复位，外固定
C. 切开复位内固定
D. 小夹板固定、皮牵引
E. 三角巾悬吊、对症治疗

57. 女，32岁。购物时感头晕、恶心、乏力，随即意识消失，摔倒在地，约1分钟自行苏醒，无大小便失禁，无遗留意识或肢体功能障碍。其意识丧失最可能的病因为
A. 游离转换障碍
B. 低血糖症
C. 迷走神经张力异常增高
D. 短暂性脑缺血发作
E. 局限性癫痫

58. 男，14岁。平素喜踢足球，近1周右小腿上端前侧疼痛。查体：右小腿上端前侧隆起，皮肤无红肿、发热及静脉怒张，压痛明显。X线片示胫骨结节骨骺增大、致密。首先考虑的诊断是胫骨结节
A. 撕脱骨折
B. 骨髓炎
C. 骨结核
D. 骨软骨瘤
E. 骨软骨病

59. 女，60 岁。反复咳嗽、咳脓痰、咯血 30 年，再发伴发热 3 天。近 3 天静脉滴注“头孢菌素”，仍有较多脓痰及痰中带血。查体：T 37.5℃，左下肺可闻及湿啰音，杵状指。该患者最可能的诊断是

A. 支气管扩张
B. 支气管肺癌
C. 肺结核
D. 慢性支气管炎
E. 肺脓肿

60. 女，56 岁。10 天来咳嗽、发热。T 38℃，自服感冒药不见好转，黄痰逐渐增多，量为 30～50ml/d，偶尔有脓血痰。WBC 19×10^9/L。胸部 X 线片示右肺有大片模糊阴影，其中有一带液平面的薄壁空洞。首先考虑的诊断是

A. 肺脓肿
B. 中央型肺癌
C. 肺炎链球菌肺炎
D. 空洞型肺结核
E. 周围型肺癌

61. 女，28 岁。下肢关节肿痛，心、肺无异常，心电图检查正常。X 线片示溶骨性破坏，肥皂泡样改变。诊断为

A. 骨肉瘤
B. 骨巨细胞瘤
C. 骨囊肿
D. 骨软骨瘤
E. 尤因肉瘤

62. 女，68 岁。清晨锻炼时突发心肌梗死，心搏骤停 3 分钟后实施心肺复苏，5 分钟后心搏、呼吸恢复，10 分钟后送到医院。查体：HR 100 次/分，BP 100/65mmHg，浅昏迷，两侧瞳孔不等大。不必要的治疗措施是

A. 足量抗生素静脉滴注
B. 高压氧疗
C. 呋塞米 20mg 静脉滴注
D. 物理降温使体温降至 33～35℃
E. 20% 甘露醇 250ml 快速静脉滴注

63. 女，35 岁。诊断风湿性心脏病、重度二尖瓣狭窄，突发心悸，呼吸困难，咳粉红色泡沫样痰。查体：BP 90/70mmHg，端坐呼吸，双肺满布湿啰音，HR 155 次/分，第一心音强弱不等，节律不齐。给予毛花苷 C 0.4mg 静脉注射，目的是

A. 减慢窦率
B. 增加心肌收缩力
C. 纠正心房颤动
D. 降低心室自律性
E. 减慢心室率

64. 男，56 岁。膀胱左侧壁有直径 1.5cm、带蒂的乳头状肿瘤，局限于黏膜固有层。最佳的治疗方法是

A. 膀胱部分切除术
B. 膀胱全切除术
C. 膀胱切开肿瘤单纯切除术
D. 经尿道膀胱肿瘤电切术
E. 经尿道灌注抗癌药物治疗

65. 女，38 岁。因婚后 3 年不孕，伴月经稀少，继而闭经 3 个月就诊。尿妊娠试验阴性。在常规体格检查时，下列哪一项检查最不可忽略

A. 双下肢是否水肿
B. 扁桃体是否肿大
C. 挤压双侧乳房是否有乳汁溢出
D. 面肌叩击试验
E. 皮肤划痕试验

66. 男，60 岁。左上肢摔伤急诊来院。X 线片示肱骨干横形骨折，并有移位。经手法复位不理想，后改为牵引治疗。X 线片示骨折端有分离。其最可能的后果是

A. 桡神经损伤
B. 肩关节强直
C. 肘关节强直
D. 损伤性骨化

E. 骨折不愈合

67. 女，35 岁。肺结核患者，肺内有空洞性病变。最符合的 X 线表现是
A. 上叶尖后段空洞，内壁光整，周围有卫星灶
B. 下叶空洞周围大片炎性浸润
C. 空洞内壁不规则，凹凸不平
D. 厚壁空洞、偏心
E. 厚壁空洞伴有液平面

68. 男，47 岁。阵发性胸痛 4 月余，近 1 周于夜间睡眠时发作，持续约 20 分钟自行缓解。发作时心电图示 $V_1 \sim V_4$ 导联 ST 段抬高。查体：心界不大，未闻及心包摩擦音。首先考虑的诊断是
A. 恶化型劳力性心绞痛
B. 初发型劳力性心绞痛
C. 急性心包炎
D. 变异型心绞痛
E. 急性心肌梗死

69. 男，20 岁。因阵发性心悸 2 年，急性发作 2 小时入院。心电图：心率 180 次/分，节律规则，QRS 波群时限 0.11 秒，可见逆行 P 波。该患者最可能的诊断为
A. 阵发性室上性心动过速
B. 阵发性室性心动过速
C. 窦性心动过速
D. 心房扑动
E. 非阵发性房室交界区心动过速

70. 男孩，13 岁。剧烈运动后右膝关节前方疼痛 1 周。查体：右胫骨结节处有明显隆起，压痛阳性。X 线片示胫骨结节骨骺增大、破裂。最合适的处理方法是
A. 局部封闭
B. 钻孔植骨
C. 膝关节短期制动
D. 穿刺活检
E. 切除活检

71. 女，20 岁。爬山时左踝部扭伤，导致局部肿胀、疼痛，立即来医院就诊。正确的处理措施是
A. 按摩患处
B. 热湿敷
C. 局部用冰块冷敷
D. 局部用热水袋热敷
E. 用红外线烤灯照射

72. 女，49 岁。因肾病综合征入院做肾活检，病理检查示膜性肾病。治疗过程中突然出现双侧肾区疼痛，尿量减少，低热，蛋白尿显著增多伴肉眼血尿，下肢水肿加重，肾功能较前稍有减退。此时最可能发生的情况是
A. 伴发尿路结石
B. 原有膜性肾病加重
C. 伴发泌尿系肿瘤
D. 肾静脉血栓形成
E. 泌尿系结核病

73. 男，40 岁。胸部 X 线片示透亮度增加，肺纹理增粗，膈肌降低，肋间隙扩大，肺功能为阻塞性通气功能障碍，肺部有散在湿啰音。诊断可能为
A. 双侧肺大疱
B. 双侧自发性气胸
C. 支气管哮喘
D. 慢性阻塞性肺疾病
E. 肺囊肿

74. 男，64 岁。胆结石术后 5 天突发呼吸困难 1 小时，有慢性阻塞性肺疾病史 20 余年。查体：血压 110/80mmHg，端坐呼吸，烦躁不安，大汗，口唇发绀，双肺可闻及少量干湿啰音，心率 120 次/分。该患者呼吸困难最可能的原因是并发
A. 急性呼吸窘迫综合征
B. 急性左心衰竭
C. 继发肺部感染
D. 自发性气胸
E. 右心衰竭

75. 男，44 岁。因外伤致股骨内外髁骨折，关节面不平，相差 0.8cm，虽经治疗，骨折移位未见改变。最可能出现的晚期并发症是
A. 骨化性肌炎
B. 压疮
C. 膝关节创伤性关节炎
D. 膝关节僵硬
E. 膝关节外翻畸形

76. 女，43 岁。右颈部肿物伴低热 2 周。抗生素治疗无效，经查体临床诊断为亚急性甲状腺炎。下列不支持该诊断的检查结果是
A. 红细胞沉降率增快
B. 可有三碘甲腺原氨酸（T_3）增高，促甲状腺激素（TSH）降低
C. 可有游离 T_3（FT_3）增高，TSH 降低
D. 促甲状腺激素受体刺激性抗体（TSAb）阳性
E. 甲状腺摄碘率降低

77. 男，58 岁。右腰痛 2 年，无痛性全程肉眼血尿 3 天。查体：右肾区叩痛，右肾可触及季肋下 3 指。尿常规：红细胞充满/高倍镜视野。肾盂静脉造影可见右肾中盏移位拉长变形。应诊断为
A. 肾癌
B. 肾囊肿
C. 肾结核
D. 肾盂癌
E. 肾胚胎瘤

78. 女，28 岁。低热、干咳2 周。胸部 X 线片示右侧中等量胸腔积液。胸腔积液检查：有核细胞总数 1460×10^6/L，单核细胞计数 0.85。给予四联抗结核药物治疗。为防止该患者出现胸膜肥厚，最重要的措施是
A. 胸腔内注射糖皮质激素
B. 胸腔内注射抗结核药物
C. 口服糖皮质激素
D. 胸腔内注射尿激酶
E. 反复胸腔穿刺抽取胸腔积液

79. 男，60 岁，突发意识丧失。心电监护示心电波形、振幅与频率均不规则，无法辨认 QRS 波群、ST 段与 T 波。该患者应首选
A. 利多卡因 1.0 ~ 1.5mg/kg 静脉注射
B. 美托洛尔 5mg 静脉注射
C. 胺碘酮 150mg 静脉注射
D. 阿托品 0.1mg 静脉注射
E. 360J 直流电除颤

80. 女，15 岁。肉眼血尿伴水肿 1 周。20 天前患皮肤脓疱疮，抗感染治疗好转。查体：BP 150/90mmHg，颜面及双下肢水肿。实验室检查：血 Hb 112g/L，WBC 6.8×10^9/L，N 0.70；Scr 130μmol/L；ASO 效价升高，C3 降低。尿沉渣镜检示 RBC 满视野，WBC 5 ~ 8 个/HP，尿蛋白 (++)。最可能的诊断是
A. 肾病综合征
B. 急进性肾小球肾炎
C. 急性肾盂肾炎
D. 急性肾小球肾炎
E. IgA 肾病

81. 男，28 岁，吸烟患者。因低热、咳嗽 2 个月，痰中带血 1 周来院门诊。查体：T 37.5℃，双侧颈部触及多个淋巴结，可活动，右上肺闻及少许湿啰音。X 线胸片示右上肺云雾状阴影。最可能的诊断是
A. 原发性肺结核
B. 右肺肺炎
C. 继发性肺结核
D. 支气管肺癌
E. 颈淋巴结炎

82. 男，28 岁。既往患有风湿性心脏病，近半个月来发热，T 38.3℃，右下睑结膜见一出血点，双肺无啰音，脾肋下可扪及边缘，双下肢皮肤少数紫癜。血常

规：Hb 100g/L，WBC 12×10^9/L，N 0.75，PLT 150×10^9/L。可能的诊断是
A. 脾功能亢进
B. 过敏性紫癜
C. 急性白血病
D. 再生障碍性贫血
E. 亚急性感染性心内膜炎

83. 男，69 岁。吸烟，反复咳嗽、咳白色泡沫痰 28 年，气促 10 年，近 2 天因受凉后出现发热伴咳黄脓痰，气喘不能平卧。查体：双肺语音震颤减弱，可闻及散在干湿啰音，心界缩小，心率 115 次/分。下列治疗措施哪项不妥
A. 沙丁胺醇雾化吸入
B. 低流量吸氧
C. 高流量吸氧
D. 口服头孢呋辛
E. 口服泼尼松龙

84. 男，35 岁。左股骨干骨折内固定术后 2 天，突发右胸痛、咳嗽。氧饱和度 92%。心、肺查体未见明显异常。首先考虑的诊断是
A. 脂肪栓塞
B. 急性呼吸窘迫综合征
C. 肺不张
D. 肺血栓栓塞症
E. 胸膜炎

85. 男，40 岁。因创伤致心搏、呼吸停止，经复苏后恢复，继而出现体温升高、抽搐、惊厥。该患者可能并发
A. 肺水肿
B. 心力衰竭
C. 肾衰竭
D. 脑水肿
E. 脑死亡

86. 男，35 岁。入院诊断为扩张型心肌病，心功能Ⅳ级。心电图示心率 96 次/分，心房颤动。血清钾 6.5mmol/L，血清钠 130mmol/L。该患者不宜应用
A. 硝普钠
B. 呋塞米
C. 螺内酯
D. 地高辛
E. 阿司匹林

87. 男，50 岁。晨起刷牙时左口角流水，伴左耳后痛。查体：左额纹消失，左眼闭合无力，左鼻唇沟浅，口角右歪。最可能的诊断是
A. 左面神经麻痹
B. 吉兰-巴雷综合征
C. 左三叉神经第 1 支受损
D. 中枢性面瘫
E. 左三叉神经第 3 支受损

88. 女孩，7 岁。左髋疼痛，跛行 60 余天，伴乏力、低热、消瘦。左腹股沟可触及 3cm×3cm 质软肿物，无压痛。X 线片示左髋关节间隙变窄，边缘性骨质破坏。最可能的诊断是
A. 髋关节骨关节炎
B. 股骨上端慢性骨髓炎
C. 风湿性髋关节炎
D. 髋关节结核
E. 急性化脓性髋关节炎

89. 女，23 岁。胸部隐痛 5 天，伴低热、气促。查体：心界明显扩大，心尖搏动位于心浊音界内 2cm，肝位于肋下 5cm。心电图示窦性心动过速、低电压、广泛性 T 波低平。本例最可能的诊断为
A. 病毒性心肌炎
B. 感染性心内膜炎
C. 急性心包炎
D. 扩张型心肌病
E. 风湿性心肌炎

90. 女，45 岁。2 年来常突然出现头痛、头晕、出汗、呼吸困难，发作时血压 200/120mmHg，均于 2 小时后症状自行消失，血压恢复正常。最可能的诊断是
A. 高血压危象

B. 嗜铬细胞瘤
C. 肾动脉狭窄
D. 皮质醇增多症
E. 高血压

91. 男，40 岁。陈旧性心肌梗死 3 年，原发性高血压病史 4 年。查体：BP 150/95 mmHg，HR 90 次/分。降压治疗宜首选
A. α 受体阻断药
B. β 受体阻断药
C. 利尿药
D. 二氢吡啶类钙通道阻滞药
E. 神经节阻断药

92. 男，18 岁。运动员常规体检时心电图示心室率 50 次/分，PR 间期 0.21 秒，PR 间期及 RR 间期恒定不变，QRS 波群形态和时限正常。最可能的诊断为
A. 二度Ⅰ型房室传导阻滞
B. 二度Ⅱ型房室传导阻滞
C. 三度房室传导阻滞
D. 心房颤动伴差异性传导
E. 一度房室传导阻滞

93. 男，19 岁。约 2 周前曾咳嗽、流涕，近 3 天感心悸。查体：心界不大，$P_2>A_2$，心率 96 次/分，可闻及频发期前收缩，心脏各瓣膜区未闻及杂音和附加音。心电图示室性期前收缩。血清肌钙蛋白升高。该患者最可能的诊断是
A. 感染性心内膜炎
B. 扩张型心肌病
C. 急性心肌梗死
D. 急性心包炎
E. 病毒性心肌炎

94. 男，45 岁，糖尿病患者。肥胖体型，空腹血糖 7.8mmol/L。治疗时首先考虑
A. 饮食控制
B. 磺酰脲类药物
C. 双胍类药物
D. 胰岛素
E. 中药

95. 男，25 岁。2017 年 10 月 8 日因车祸被抬入急诊室。CT 检查示颅内有血肿，量约 30ml，合并下颌骨开放性骨折，并有舌后坠。抢救原则首先是
A. 降低颅内压
B. 下颌骨结扎固定
C. 积极扩容
D. 保持呼吸道通畅
E. 开颅手术

96. 女，32 岁。发热伴乏力、胸痛、气促 1 周。查体：体温 38℃，右下肺叩诊实音，呼吸音消失。胸腔积液呈草黄色，比重 1.030，白细胞计数 800×10^6/L，淋巴细胞占比 0.82，总蛋白 35g/L，乳酸脱氢酶 300U/L。最可能的诊断是
A. 类肺炎性胸腔积液
B. 胸膜间皮瘤
C. 结核性胸膜炎
D. 结缔组织瘤
E. 肺癌胸膜转移

97. 男，58 岁。6 个月前急性心肌梗死，心电图示 V_1 ~ V_5 导联 ST 段持续抬高 3mm。近 3 个月偶尔快跑时出现胸闷，持续 1 小时。查体：心界向左侧扩大，心尖搏动弥散。该患者最可能的诊断是
A. 急性心包炎
B. 心室壁瘤
C. 急性心肌梗死
D. 梗死后心绞痛
E. 变异型心绞痛

98. 男，26 岁。右侧腹股沟区发现可复性肿块 4 年，6 小时前患者发现肿块突然增大、剧烈疼痛。查体：右侧腹股沟区有 6cm×5cm 大小椭圆形肿块，触痛明显，腹部无压痛、反跳痛、腹肌紧张。首选的有效治疗是
A. 禁食、补液
B. 手法复位
C. 应用镇痛或镇静药

D. 急诊手术
E. 应用抗生素

99. 男，63 岁。2 型糖尿病 14 年，血压升高 5 年。尿蛋白定量 2.6g/d，血肌酐 132μmol/L。其蛋白尿性质为
A. 肾小球性
B. 功能性
C. 肾小管性
D. 溢出性
E. 分泌性

100. 女，25 岁。乏力 3 个月。查体：BP 170/105mmHg。血常规：Hb 84g/L。尿常规：蛋白（++），颗粒管型 2～3 个/低倍视野。血液生化检查示 BUN 12.3mmol/L，Scr 276.8μmol/L。对该患者不应采取的措施是
A. 低磷饮食
B. 控制血压
C. 根据尿量适当限水
D. 高蛋白饮食
E. 低钠饮食

101. 男，30 岁。突发上腹剧痛 2 小时。怀疑消化道穿孔，无休克表现。针对该患者下一步处理错误的是
A. 胃镜检查
B. 腹部立位平片
C. 胃肠减压
D. 抗感染治疗
E. 维持水与电解质平衡

102. 男，70 岁。高血压 20 年，血压最高 180/80mmHg，服用福辛普利血压控制在（150～160）/（60～70）mmHg。为了有效控制血压，最佳的联合用药方案是
A. 利尿药+β 受体阻断药
B. β 受体阻断药+钙通道阻滞药
C. 血管紧张素转化酶抑制药+钙通道阻滞药
D. α 受体阻断药+β 受体阻断药
E. 利尿药+钙通道阻滞药

103. 男，68 岁。因脑梗死住院半个月。近 1 周出现高热、咳嗽、咳脓血痰。查体：T 39.2℃，意识模糊，呼吸急促，口唇发绀，双肺散在湿啰音。血常规：WBC 20.3×10^9/L，N 0.92。胸部 X 线片示右肺大片状阴影，其中可见多个气囊腔。该患者可能的诊断是
A. 金黄色葡萄球菌性肺炎
B. 肺炎链球菌肺炎
C. 肺炎支原体肺炎
D. 干酪性肺炎
E. 真菌性肺炎

104. 男，52 岁。突发胸痛 6 小时。胸痛为持续性，呈刀割痛，向背部和腹部放射。既往有高血压病史 20 年。查体：左上肢血压 170/100mmHg，右上肢血压 100/60mmHg，双肺呼吸音清晰，心脏听诊 $A_2>P_2$。心电图正常。该患者最可能的诊断是
A. 不稳定型心绞痛
B. 急性心肌梗死
C. 急性心包炎
D. 主动脉夹层
E. 气胸

105. 男，50 岁。近半年出现尿频、尿急、尿流缓慢、尿流中断，直肠指检发现前列腺结节，质地坚硬。血清前列腺特异性抗原（PSA）升高，诊断为前列腺癌 T_{1b} 期。最恰当的治疗方法是
A. 内分泌治疗
B. 姑息性放疗
C. 化疗
D. 根治性前列腺切除术
E. 一般观察

106. 男，35 岁。车祸致腰背部受伤，腰部活动明显受限，双下肢出现弛缓性瘫痪，大小便失禁。伤后 1 小时双下肢感觉、运动功能好转。最可能的诊

断是
A. 马尾神经损伤
B. 脊髓挫伤
C. 脊髓受压
D. 脊髓震荡
E. 脊髓出血

107. 男，55 岁。剧烈胸痛 4 小时入院。心电图示窦律，心率 55 次/分，Ⅱ、Ⅲ、aVF 导联 ST 段抬高 0.3mV，余 ST 段正常。介入治疗前植入临时起搏器保护，以 60 次/分启动起搏器时，监测动脉血压从 100/70mmHg 降至 85/60mmHg。导致血压变化的原因最可能是
A. 起搏心率时心肌收缩力较弱致心排血量降低
B. 起搏心率时外周血管阻力下降
C. 起搏心率时心率增快，舒张期缩短致回心血量减少
D. 起搏心率时失去心房收缩对心室的充盈作用，左心室充盈减少
E. 合并右心室梗死，右心室排血量减少致左心室充盈减少

108. 男，26 岁。右小腿受伤 12 小时。查体：右小腿中段前方皮肤有一 10cm 长创口，软组织挫伤严重，胫骨断端外露，双侧足背动脉搏动对称，感觉正常。彻底清创后，最适宜的进一步治疗方法是
A. 螺丝钉固定
B. 髓内针固定
C. 石膏固定
D. 钢板固定
E. 外固定架固定

109. 女，35 岁。间断咳嗽、咳痰伴咯血 20 年。行高分辨率 CT（HRCT）检查示右中叶支气管囊状扩张，其余肺叶未见异常。今日再次咯血，量约 200ml，给予静脉滴注垂体后叶激素治疗，效果欠佳。该患者宜选择的最佳治疗措施为
A. 静脉滴注鱼精蛋白
B. 换用酚妥拉明静脉滴注
C. 支气管动脉栓塞
D. 支气管镜下止血
E. 手术切除病变肺叶

A_3/A_4 型选择题

答题说明

以下提供若干个案例，每个案例下设若干道考题。请根据案例所提供的信息，在每一道考题下面的 A、B、C、D、E 五个备选答案中选择一个最佳答案。

（110～111 题共用题干）

某建筑工人不慎坠楼，腰部剧痛，双下肢感觉、运动障碍，二便功能障碍。经 X 线检查，诊断为胸腰段压缩性骨折，高度怀疑脊髓损伤。

110. 下列哪项检查最有价值
A. MRI
B. CT
C. ECT
D. 脊髓造影
E. X 线断层摄影

111. 除手术治疗外，早期最重要的治疗措施是
A. 抗生素
B. 吗啡镇痛

C. 大剂量糖皮质激素和甘露醇脱水
D. 防治压疮
E. 留置导尿

(112～113 题共用题干)

男，27 岁。发热 1 个月，体温波动于 37.5～38.5℃，无咳嗽症状。查体：睑结膜略苍白，双肺呼吸音清，可闻及干湿啰音，脉搏 136 次/分，脉律齐，肋骨左缘第 4 肋间可闻及 3/6 级收缩期杂音。腹平软，肝肋下未触及异物，脾肋下 2cm，可见杵状指。

112. 最可能的诊断是
A. 早产
B. 感染性心内膜炎
C. 风湿性心脏病（风心病）风湿活动
D. 白血病
E. 结缔组织病

113. 为明确诊断首选
A. 骨髓穿刺
B. T_3、T_4、TSH
C. ASO、C3
D. 抗核抗体
E. 超声

(114～115 题共用题干)

男，78 岁，吸烟患者。反复咳嗽、咳痰伴气促 40 余年，加重 3 天入院。查体：T 38.3℃，BP 160/90mmHg。呼吸急促，口唇发绀，双肺散在哮鸣音和湿啰音，P_2 亢进，三尖瓣区可闻及 3/6 级收缩期杂音，双下肢水肿。血常规：WBC 9.3×10^9/L，N 0.78。

114. 该患者最可能的诊断是
A. 老年性心脏病
B. 心肌病
C. 冠心病
D. 风心病
E. 肺心病

115. 为进一步明确诊断最需要的检查是
A. 心电图
B. 心脏彩超
C. X 线检查
D. 动脉血气检查
E. 通气/灌注 ECT

(116～117 题共用题干)

女，38 岁。1 年前因左肾盂癌已行左侧肾、输尿管及部分膀胱壁切除术，近 2 个月反复出现无痛性肉眼血尿，排尿不畅及尿频，尿中找到脱落的肿瘤细胞。

116. 诊断应考虑
A. 右肾盂癌
B. 右肾癌
C. 右输尿管癌
D. 膀胱癌
E. 膀胱结核

117. 最有诊断价值的检查是
A. B 超
B. 膀胱尿道造影
C. 排泄性尿路造影
D. 膀胱镜检及活检
E. 腹部 X 线摄片

(118～119 题共用题干)

男，30 岁。头晕、乏力 2 年。查体：血压 160/100mmHg。实验室检查：血红蛋白 80g/L；尿比重 1.014，尿蛋白（++），颗粒管型 0～2 个/HP；尿素氮 16.4mmol/L，血肌酐 309.4μmol/L；眼底视网膜动脉细窄迂曲。

118. 可能性最大的诊断是
A. 高血压Ⅲ期
B. 肾性高血压
C. 慢性肾小球肾炎尿毒症晚期
D. 慢性肾小球肾炎氮质血症期
E. 慢性肾盂肾炎

119. 最佳治疗方案是
A. 血液透析
B. 腹膜透析
C. 应用降压药
D. 应用促红细胞生成素
E. 饮食和对症治疗等非透析综合治疗

(120～121 题共用题干)

女，28 岁。向心性肥胖，多血质外观，

皮肤紫纹。CT 示双侧肾上腺增生，垂体 CT 正常。行一侧肾上腺全切术，另一侧 3/4 切除术。术后 2 年患者皮肤色素逐渐加深，考虑为 Nelson 综合征。

120. 该患者所患疾病为
   A. 肾动脉狭窄
   B. 主动脉缩窄
   C. 嗜铬细胞瘤
   D. 原发性醛固酮增多症
   E. 库欣综合征

121. 下列哪项是本病最常见的病因
   A. 肾上腺皮质腺瘤
   B. 肾上腺皮质腺癌
   C. 垂体促肾上腺皮质激素（ACTH）分泌过多
   D. 异位 ACTH 综合征
   E. 医源性皮质醇增多症

（122～123 题共用题干）

男，50 岁。有 10 年吸烟史，发作性咳嗽、咳痰 6 年，伴有喘息症状，多于冬季发作，持续 3 个月以上。纤维支气管镜检查未见异常，X 线胸片示肺纹理增粗，结核菌素（PPD）试验阴性。

122. 该患者行肺功能检查，下列符合患者病情的是
   A. 肺总量（TLC）降低
   B. 肺活量（VC）升高
   C. VC 降低
   D. 残气量（RV）降低
   E. RV/TLC 降低

123. 该患者适宜选用的治疗是
   A. 抗结核治疗
   B. 手术治疗
   C. 放疗
   D. 支气管舒张药
   E. 长年抗生素治疗

（124～125 题共用题干）

男，55 岁。刺激性咳嗽、痰中带血 2 周。胸部 X 线片示左肺门增大。

124. 最可能的诊断是
   A. 肺癌
   B. 肺结核
   C. 肺良性肿瘤
   D. 转移癌
   E. 支气管扩张

125. 进一步需做
   A. 纵隔镜检查
   B. 结核菌素试验
   C. 支气管镜检查
   D. 晨痰培养加药敏试验
   E. 放射性核素检查

（126～128 题共用题干）

女，40 岁。近 4 年来逐渐出现活动后心悸、气短。查体：心尖部可闻及舒张期隆隆样杂音。

126. 最可能的诊断是
   A. 二尖瓣狭窄
   B. 二尖瓣关闭不全
   C. 主动脉瓣狭窄
   D. 主动脉瓣关闭不全
   E. 梗阻性肥厚型心肌病

127. 进一步查体发现心尖部 S_1 亢进，可闻及开瓣音，提示
   A. 病变瓣膜弹性良好
   B. 病变瓣膜钙化
   C. 肺动脉高压
   D. 肺淤血
   E. 病变瓣膜赘生物形成

128. 最有助于确诊的检查是
   A. 心电图
   B. 超声心动图
   C. 胸部 X 线检查
   D. 心脏核素检查
   E. 冠状动脉造影

（129～131 题共用题干）

男，20 岁。意识不清 2 小时入院。既往患 1 型糖尿病 5 年，长期皮下注射胰岛素。近 3 天因腹泻停用。查体：血压 70/50

mmHg，皮肤中度失水征，呼吸深大，有烂苹果味，心率130次/分。

129. 最可能的诊断为
   A. 非酮症高渗性糖尿病昏迷
   B. 糖尿病酮症酸中毒
   C. 糖尿病乳酸性酸中毒
   D. 低血糖昏迷
   E. 感染性休克

130. 最可能与诊断无关的检查是
   A. 血气分析
   B. 血电解质测定
   C. 血糖
   D. 尿糖、尿酮
   E. 血培养

131. 需立即采取的治疗措施是
   A. 静脉滴注5%碳酸氢钠
   B. 纠正水与电解质紊乱
   C. 补液并恢复皮下注射胰岛素
   D. 补液加有效抗生素
   E. 补液同时静脉滴注胰岛素

（132～134题共用题干）

女，29岁。半小时前从高处跌落，右下肢疼痛，活动受限。查体：神志清楚，右侧大腿、小腿压痛（+），畸形，异常活动。

132. 为明确诊断，首先应进行的检查是
   A. B超
   B. 肌电图
   C. MRI
   D. X线
   E. CT

133. 若患者生命体征平稳，现场急救首选的处理是
   A. 切开复位
   B. 皮牵引
   C. 临时固定
   D. 闭合复位
   E. 镇静镇痛

134. 若患者生命体征稳定，影像学检查示右股骨干多段粉碎性骨折，右胫腓骨多段骨折、明显移位，右侧坐骨及耻骨支骨折、轻度移位。首选的治疗方法是
   A. 外敷中药
   B. 石膏管型固定
   C. 夹板固定
   D. 切开复位内固定
   E. 下肢皮牵引

B_1 型选择题

答 题 说 明

以下提供若干组考题，每组考题共用在考题前列出的A、B、C、D、E五个备选答案，请从中选择一个与问题关系最密切的答案。每个备选答案可能被选择一次、多次或不被选择。

（135～136题共用备选答案）
   A. 非同步直流电除颤
   B. 同步直流电复律
   C. 心室抑制型按需起搏器临时起搏
   D. 体外反搏术
   E. 胺碘酮

135. 房室传导阻滞发展到Ⅱ度或Ⅲ度时宜用

136. 室性心动过速药物疗效不满意时应及早用

(137～138 题共用备选答案)

A. 高血压眼底Ⅰ级改变

B. 高血压眼底Ⅱ级改变

C. 高血压眼底Ⅲ级改变

D. 高血压眼底Ⅳ级改变

E. 正常眼底

137. 男，65 岁。有 30 年吸烟史，有高血脂、冠心病，血压升高 6 年，最高达 160/90mmHg。眼底检查为眼底出血、棉絮状渗出，符合

138. 女，60 岁。血压升高 17 年，最高达 200/120mmHg。眼底检查为出血、渗出物伴视盘水肿，符合

(139～141 题共用备选答案)

A. 肌无力

B. 干燥综合征

C. 黏液性水肿面容

D. 皮肤紫癜

E. 发热伴甲状腺肿痛

139. 与 Graves 病有关的症状为

140. 与亚急性甲状腺炎有关的症状为

141. 与甲状腺功能减退症有关的症状为

(142～143 题共用备选答案)

A. β 受体阻断药

B. 呋塞米

C. 血管紧张素转化酶抑制药

D. 钙通道阻滞药

E. α 受体阻断药

142. 慢性肾小球肾炎，主要原因为水钠潴留的高血压，治疗可首选

143. 治疗慢性肾小球肾炎，可引起高血钾的药物是

(144～145 题共用备选答案)

A. 尿细菌培养加药物敏感试验

B. 尿红细胞形态分析

C. 尿脱落细胞检查

D. 尿道分泌物涂片

E. 尿液成分分析

144. 有助于肾小球肾炎诊断的检查是

145. 有助于膀胱肿瘤诊断的检查是

(146～148 题共用备选答案)

A. 抗组蛋白抗体

B. 抗 Sm 抗体

C. 抗 SSB 抗体

D. 抗 Scl-70 抗体

E. 抗 Jo-1 抗体

146. 系统性红斑狼疮（SLE）的标志性抗体是

147. 干燥综合征的标志性抗体是

148. 多发性皮肌炎的特异性抗体是

(149～150 题共用备选答案)

A. 应用广谱抗生素

B. 胸腔闭式引流

C. 消除致病原因和脓腔

D. 胸膜纤维板剥除术

E. 彻底排净脓液，使肺早日复张

149. 急性脓胸的治疗原则是

150. 慢性脓胸的治疗原则是

参考答案与解析

1\. A 【解析】BCR结合抗原提供B细胞活化的第一信号，而Th细胞和B细胞表面的共刺激分子对（CD28-B7、CD40L-CD40）相互作用提供B细胞充分活化必需的第二信号。故选A。

2\. B 【解析】COPD及慢性肺源性心脏病患者发生Ⅱ型呼吸衰竭时严禁高浓度给氧，患者多伴有高碳酸血症，呼吸中枢对CO_2反应性差，呼吸主要根据低氧血症对颈动脉体、主动脉体化学感受器的刺激来维持。若给予高浓度氧，使血氧浓度迅速上升，解除了低氧对外周化学感受器的刺激，会抑制患者呼吸，甚至导致CO_2麻醉。故选B。

3\. D 【解析】心肌梗死合并休克时，要及时控制休克，可应用升压药；补充血容量后血压仍不升，而肺动脉楔压和心排血量正常时，提示周围血管张力不足，可加用多巴胺或去甲肾上腺素静脉滴注。二者可以合用，也可选用多巴酚丁胺。若经上述处理血压仍不升，而肺动脉楔压增高，心排血量低或周围血管显著收缩以致四肢厥冷并有发绀时，可试用血管扩张药，如硝普钠、硝酸甘油、酚妥拉明，同时应严密监测血压。心肌梗死属于异丙肾上腺素的禁忌证。故选D。

4\. A 【解析】骨筋膜室的室壁坚韧而缺乏弹性，如果其内容物体积骤增，则室内压力急剧增加，阻断室内血液循环，使骨筋膜室内的肌肉和神经组织缺血，产生骨筋膜室综合征。故选A。

5\. E 【解析】链球菌感染后急性肾小球肾炎与IgA肾病的根本不同是肾组织病变，前者病理类型是毛细血管内增生性肾小球肾炎，后者的主要病理改变特征是系膜区显著性IgA沉积、系膜增殖。故选E。

6\. E 【解析】肺脓肿病原体常为上呼吸道、口腔的定植菌，包括需氧、厌氧和兼性厌氧菌。90%的患者合并有厌氧菌感染，毒力较强的厌氧菌在部分患者中可单独致病。肺脓肿分为吸入性肺脓肿（病原体多为厌氧菌）、继发性肺脓肿、血源性肺脓肿（致病菌以金黄色葡萄球菌、表皮葡萄球菌及链球菌常见）。故选E。

7\. B 【解析】肺动脉狭窄时，肺动脉压力升高，需要右心室更强的射血，可出现右心室肥大。房间隔缺损、室间隔缺损、动脉导管未闭等先天性心脏病，由于进行性肺动脉高压发展至器质性肺动脉阻塞性病变，可由原来的左向右分流变为右向左分流，皮肤黏膜从无青紫发展至有青紫，称为艾森门格综合征，可见右心房、右心室均明显增大。法洛四联症出现肺动脉狭窄、心室间隔缺损、升主动脉开口向右侧偏移、右心室向心性肥厚。小型室间隔缺损时，心、肺无明显变化。故选B。

8\. D 【解析】股骨颈骨折引起股骨头坏死的主要原因是股骨头血供受损。股骨头的血液供应：①股骨滋养血管升支经股骨颈至股骨头。②旋股内、外侧动脉的分支在股骨颈基底关节囊滑膜返折处进入股骨头。③圆韧带内的小凹动脉。股骨颈骨折时损伤了①和②，股骨头仅靠供血量很少的小凹动脉供应，故易发生股骨头坏死，也易发生骨折不愈合。故选D。

9. A 【解析】蛋白酶和抗蛋白酶维持平衡是保证肺组织正常结构免受损伤和破坏的主要因素。蛋白水解酶对组织有损伤、破坏作用；抗蛋白酶对弹性蛋白酶等多种蛋白酶具有抑制功能。其中 α_1-抗胰蛋白酶是活性最强的一种。慢性阻塞性肺疾病时，蛋白酶和抗蛋白酶失衡，α_1-抗胰蛋白酶减少。故选 A。

10. C 【解析】当人体剧烈运动的时候，交感神经兴奋，肾血管收缩，从而导致肾血流量减少，故导致尿量减少。故选 C。

11. B 【解析】B 超发现肾癌的敏感性高，超声表现为不均质的中低回声实性肿块，可发现临床无症状、静脉尿路造影无改变的早期肿瘤。故选 B。

12. C 【解析】髁间隆起是胫骨内侧髁和外侧髁上关节面之间的粗糙隆凸。股骨头中央有一小窝，称为股骨头凹。股骨干背面有一纵嵴，称为粗线。粗线下端分为内、外两线，两线间的骨面为腘面。粗线中点附近，有口朝下的滋养孔。大转子凸向上外，其内侧有凹陷的转子窝。小转子在大转子的下、内、后方。在后方连接两个转子的明显隆起为转子间嵴。在前方有将两个转子连接起来的转子间线。故选 C。

13. D 【解析】A 是哮喘发作的体征。B 发生于中至重度哮喘时。C 为哮喘严重发作，过度通气导致的呼吸性碱中毒。E 在中至重度哮喘时可发生。D 是危重哮喘患者的表现。故选 D。

14. D 【解析】特发性肺纤维化肺功能主要表现为限制性通气功能障碍、弥散量降低伴低氧血症或 I 型呼吸衰竭。早期静息肺功能可以正常或接近正常，但运动肺功能表现为 $P_{(A-a)}O_2$ 增加和氧分压降低。限制性通气功能障碍表现为肺总量、肺活量、残气量均降低，FEV_1/FVC 正常或升高。故选 D。

15. D 【解析】硝酸甘油与普萘洛尔合用时通过不同作用方式降低心肌耗氧量，因此获得协同效应，同时可取长补短，如普萘洛尔可以消除硝酸甘油引起的反射性心率加速作用，硝酸甘油则能缩小普萘洛尔所增加的心室容积。故选 D。

16. C 【解析】肾病综合征的诊断标准：①尿蛋白定量超过 3.5g/d。②血浆白蛋白低于 30g/L。③水肿。④高脂血症。其中①、②两项为诊断所必需。故选 C。

17. A 【解析】非手术疗法一般适合于结石直径小于 0.6cm、周边光滑、无明显尿流梗阻及感染者，对某些临床上不引起症状的肾内较大鹿角形结石，也可暂行非手术处理。非手术治疗常选择水化疗法、食物疗法、药物疗法、对症治疗（抗感染、镇痛）等。故选 A。

18. D 【解析】特发性肺动脉高压（IPAH）早期症状不明显。主要是肺动脉高压和右心功能衰竭的表现，具体表现取决于病情的严重程度。常见的初始症状有呼吸困难、疲乏、胸痛、眩晕、水肿、晕厥、心悸、咯血。故选 D。

19. E 【解析】脊柱骨折急救搬运至关重要，首先一人抬头，一人抬足或用搂抱的搬运方法是十分危险的，因为这些方法会增加脊柱的弯曲，可能将骨碎片挤入骨髓内加重损伤。正确的方法是用担架、木板甚至门板运送，先使伤员双下肢伸直，2～3 人采用滚动法使伤员躯干保持平直状态，成一整体滚动至木板上。故选 E。

20. C 【解析】使用止血带时，不必缚扎过紧，以能止住出血为度。每隔 1 小时放松 1～2 分钟，且使用时间一般不应超过 4 小时。故选 C。

21. E 【解析】支气管扩张反复感染的病原体以铜绿假单胞菌最常见，其次为金黄色葡萄球菌、流感嗜血杆菌、肺炎链球菌、卡他莫拉菌等。因此，对于反复感染的支气管扩张患者，抗感染治疗应覆盖铜绿假单胞菌。故选 E。

22. E 【解析】肺结核由结核分枝杆菌感染引起，肺脓肿由细菌感染引起，肺癌属于恶性肿瘤。痰细胞学和细菌学检查是鉴别三者的金标准。三者胸部正、侧位摄片加体层摄片在影像学上都表现为空洞，部分不典型病例在影像学上特征都很类似，临床上很难区分。故选 E。

23. D 【解析】急性呼吸窘迫综合征的症状为呼吸频数和窘迫，进行性呼吸困难，吸氧治疗难以缓解，烦躁不安，发绀和心率增快，早期肺部体征不明显，或可闻及肺泡呼吸音减低和干湿啰音，后期可闻及水泡音，可有管状呼吸音。故选 D。

24. B 【解析】右心衰竭以体循环淤血为主要表现，引起消化道淤血和肝淤血，由于体静脉压力升高使软组织水肿。左心衰竭以肺循环淤血及心排血量降低为主要表现，可有不同程度的呼吸困难，咳嗽、咳痰、咯血，乏力、头晕、少尿及肾功能损害症状。肝硬化代偿期可有腹部不适、消化不良等症状，肝硬化失代偿期主要为肝功能减退和门静脉高压症状。心律失常时胃肠道症状少见。动脉硬化是动脉的一种非炎症性病变，可使动脉管壁增厚、变硬，失去弹性，管腔狭窄。故选 B。

25. A 【解析】由于胫骨干主要靠从其中、上 1/3 交界处后侧面进入髓腔内的滋养动脉从上而下来的血液供应。骨折后，滋养动脉断裂，远端骨折段仅靠骨膜下小血管维持，血液供应明显减少，骨折愈合受影响。故选 A。

26. D 【解析】常用的利尿药根据其作用部位分为：①主要作用于髓袢升支皮质部的利尿药，如呋塞米等，为高效利尿药。②主要作用于远曲小管的利尿药，如噻嗪类、氯噻酮、螺内酯（醛固酮拮抗药）、氨苯蝶啶等，为中效利尿药。③尚有不归属于利尿药而又具有利尿作用的药物，即黄嘌呤类（如氨茶碱）、酸性盐类（如氯化铵）及渗透性利尿药（该类药物现分类为脱水药，如甘露醇），故选 D。

27. A 【解析】严重高钾血症可以导致心搏骤停，是急性肾衰竭主要死因之一。故一经诊断，应积极治疗。故选 A。

28. E 【解析】股骨颈骨折按骨折线部位不同分类为股骨头下骨折、经股骨颈骨折、股骨颈基底骨折，按 X 线表现分类为内收骨折和外展骨折。外展骨折其远端骨折线与两侧髂嵴连线的夹角$<30°$，由于骨折面接触多，不容易再移位，故属于稳定性骨折。故选 E。

29. D 【解析】肠结核好发于回盲部，故腹痛多位于右下腹。常有上腹或脐周疼痛，系回盲部病变导致的牵涉痛，查体仍可发现压痛点位于右下腹。疼痛多为钝痛或隐痛。有时进餐可诱发便意，排便后疼痛可有不同程度的缓解。故选 D。

30. D 【解析】前列腺增生症的主要临床诊断为 50 岁以上男性出现典型排尿不畅，直肠指诊可扪及前列腺体积增大。其中排尿困难需与膀胱颈挛缩、尿道狭窄、神经源性膀胱功能障碍鉴别，前列腺肿大需与前列腺癌相鉴别。故选 D。

31. A 【解析】左心衰竭主要是由于心排血量减少和肺淤血引起的一系列临床表现，严重者引起肺水肿，表现为呼吸困难、咳嗽、咳痰、咯血等。右心衰竭的临床表现主要是由于体循环淤血所致。故选 A。

32. B 【解析】胸部 X 线检查是诊断肺结核十分有用的辅助方法，典型 X 线改变有诊断价值。正侧位片可以发现早期轻微的结核病变，确定病变范围、部位、形态、密度等。故选 B。

33. C 【解析】草酸盐结石患者应限制高钙饮食（如奶类、巧克力）和高草酸饮食（如浓茶、西红柿、菠菜、芦笋），少食高糖、高动物蛋白及高脂肪食物；可口服维生素 B_6，以减少草酸盐排出；可口服氧化镁，以增加尿中草酸溶解度。尿酸结石患者可口服别嘌醇和碳酸氢钠，以抑制结石形成。磷酸盐结石属于感染性结石，可口服氯化铵酸化尿液，抑制结石生长。故选 C。

34. C 【解析】膀胱肿瘤的早期和最常见的症状是间歇性、无痛性、全程肉眼血尿。血尿常间歇出现并可自行停止或减轻，容易造成“治愈”或“好转”的错觉。一般为全程血尿，终末加重。故选 C。

35. A 【解析】鳞状细胞癌在肺癌中常见，大多数为中央型肺癌，通常经淋巴转移，出现淋巴结肿大。故选 A。

36. D 【解析】心力衰竭分期：①A 期，患者有发生心力衰竭的高度危险性，但尚无器质性改变。②B 期，患者有器质性改变，但从未有过心力衰竭症状。③C 期，器质性心脏病，既往或目前有心力衰竭症状。④D 期，需要特殊干预治疗的难治性心力衰竭。故选 D。

37. D 【解析】由于血液浓缩及高脂血症造成血液黏稠度增加，加上机体凝血、抗凝和纤溶系统失衡，血小板功能亢进、应用利尿药和糖皮质激素均可导致高凝状态。膜性肾病为中老年发生的肾病综合征，极易发生血栓栓塞，肾静脉血栓发生率可高达 40%~50%。故选 D。

38. A 【解析】双胍类降血糖药物的降糖作用机制为促进外周组织利用葡萄糖，抑制糖异生和糖原分解。磺酰脲类药物的降糖作用机制为增加基础胰岛素的分泌量。故选 A。

39. E 【解析】慢性肾衰竭患者血液系统异常主要表现为肾性贫血和出血倾向。一般均有轻、中度贫血，其原因主要由于促红细胞生成素（EPO）缺乏，故称为肾性贫血。故选 E。

40. E 【解析】慢性支气管炎时由于炎性渗出物和黏液造成支气管阻塞，细支气管炎使其管壁增厚，管腔狭窄。呼气时因管腔阻塞，气体流出受阻，使肺内残气量增多，导致肺组织过度膨胀，肺泡扩张，形成肺气肿。故选 E。

41. A 【解析】肾上腺素是 α、β 受体激动药，使心肌收缩力增强，增加心脑灌注量，可帮助自主心律恢复，有利于恢复心肺功能，是心肺复苏的首选药物。故选 A。

42. B 【解析】血尿为急性肾炎的重要表现，肉眼血尿或镜下血尿，尿中红细胞多为严重变形红细胞。此外，还可见红细胞管型，提示肾小球有出血渗出性炎症，是急性肾炎的重要特点。尿沉渣还常见肾小管上皮细胞、大量透明和颗粒管型。尿蛋白通常为（+）~（++），尿蛋白多属非选择性。可排除 A、C、D、E，故选 B。

43. C 【解析】呼吸衰竭是各种原因引起的肺通气和/或换气功能严重障碍，以致不能进行有效的气体交换，导致缺氧伴（或不伴）二氧化碳潴留，从而引起一系列生理功能和代谢紊乱的临床综合征。其中Ⅱ型呼吸衰竭为缺氧伴 CO_2 潴留，血气分析为 PaO_2 < 60mmHg，$PaCO_2$ > 50mmHg。故选 C。

44. B 【解析】慢性肺心病的心电图表现为右心室肥大改变，如电轴右偏、额面平均电轴≥+90°、重度顺钟向转位、$R_{V_1}+S_{V_5}\geq 1.05mV$ 及肺性 P 波。也可见右束支传导阻滞。在 V_1、V_2 甚至是 V_3，可见酷似陈旧性心肌梗死图形的 QS 波。故选 B。

45. E 【解析】钙通道阻滞药：①二氢吡啶类，如硝苯地平、尼卡地平、非洛地平、氨氯地平。②苯并噻氮䓬类，如地尔硫䓬、克仑硫䓬。③苯烷胺类，如维拉帕米、戈洛帕米。吲达帕胺属于噻嗪类利尿药。故选 E。

46. D 【解析】骨盆骨折患者多有强大暴力外伤史，主要是车祸、高空坠落和工业意外。多存在严重的多发伤，常有低血压或休克表现。主要体征有骨盆分离试验或挤压试验阳性。肢体长度不对称，会阴部瘀斑是耻骨和坐骨骨折的特有特征。故选 D。

47. E 【解析】尿液存在亚硝酸盐，间接提示泌尿系统存在细菌感染。患者有尿频表现，血白细胞计数升高，出现血尿、蛋白尿、脓尿，结合肾区叩痛及寒战、高热等全身表现，最可能为急性肾盂肾炎。故选 E。

48. B 【解析】间断咳嗽、咳痰，反复发作 30 年，有长期吸烟史，近来气短，高度怀疑慢性阻塞性肺疾病（COPD）。COPD 的诊断依赖于肺功能检查。故选 B。

49. B 【解析】患者处于肾功能不全阶段，高蛋白饮食可引起 BUN 水平升高，加重临床症状，不利于降低血镁和减轻酸中毒，增加健存肾单位的负荷，加快肾功能的减退。故选 B。

50. E 【解析】患者长期反复咳嗽伴间断咯血，左下肺湿啰音。胸部 X 线片示左下肺纹理增粗、紊乱，考虑支气管扩张可能。胸部高分辨率 CT 扫描可在横断面上清楚地显示扩张的支气管，且兼具无创、易重复、易接受的特点，是支气管扩张的主要诊断方法。故选 E。

51. D 【解析】如果 ST 段水平型或者是下斜型压低≥0. 1mV 持续 2 分钟，就是运动负荷试验阳性。患者出现活动后胸闷，休息后缓解，考虑为稳定型心绞痛。诊断需要有特异性的心电图改变。A、B、C、E 均不能确诊稳定型心绞痛，故选 D。

52. A 【解析】肺炎链球菌肺炎患者常有受凉淋雨、疲劳、醉酒、精神刺激、病毒感染史，常有口角或鼻周单纯性疱疹。有败血症者，皮肤和黏膜可有出血点。实变时有典型的体征，如叩诊呈浊音、语颤增强和支气管呼吸音。消散期可闻及湿啰音。胸部 X 线片可见大片实变影。患者符合肺炎链球菌肺炎的临床表现，故选 A。

53. C 【解析】患者有感染史，并且出现寒战、高热、白细胞计数升高和 X 线片示肺部炎性病变，可以考虑为急性肺脓肿。吸入性肺脓肿多为厌氧菌感染，血源性肺脓肿多为葡萄球菌感染。故选 C。

54. E 【解析】根据患者转移性右下腹痛、发热，麦氏点压痛阳性，腹膜刺激征阳性，腹腔穿刺抽出脓性液体，考虑为急性阑尾炎继发化脓性腹膜炎。引起继发性腹膜炎的细菌主要是胃肠道内的常驻菌群，其中以大肠埃希菌最为多见，其次为厌氧拟杆菌、链球菌、变形杆菌等。故选 E。

55. E 【解析】高血压危象引起急性左心衰竭，治疗的首要目标是把血压控制到安全范围。硝普钠起效快，可迅速降压，且可降低心脏后负荷，可作为首选，因此选 E。肾上腺皮质激素能一定程度地减轻肺水肿，但不作为首选。硝苯地平虽然可以降压，但能增加心肌梗死事件的发生率。普萘洛尔具有负性肌力作用，急性左心衰竭发作时应为禁忌。氢氯噻嗪为口服利尿药，起效慢。

56. E 【解析】患者为肱骨外科颈骨折，无明显移位，且左侧肢体瘫痪，所以不需要进行复位，仅需要三角巾悬吊和对症治疗。故选 E。

57. C 【解析】迷走神经兴奋可由恶心诱发，可延缓房室结的传导，引起三度房室传导阻滞，导致四肢冰冷，心搏缓慢，伴随短时间的意识丧失，持续几秒钟至几分钟自行恢复。短暂性脑缺血发作多伴有高血压、动脉粥样硬化、糖尿病或高血脂等脑血管病危险因素。分离转换障碍多有心理致病证据。低血糖症多有心悸、饥饿感、出冷汗等症状。局限性癫痫一般出现肢体抽搐或发麻。故选 C。

58. E 【解析】胫骨结节骨软骨病的临床表现：常见于 12 ~ 14 岁好动的男孩，多为单侧性，常有近期参加剧烈运动史；检查可见胫骨结节明显隆起，皮肤无炎症，局部质硬，压痛明显；X 线片示胫骨结节骨骺增大、致密或碎裂，周围软组织肿胀。故选 E。

59. A 【解析】支气管扩张患者表现为反复咳嗽、咳脓痰、咯血、痰分层，肺部听诊可有固定性湿啰音，慢性患者可以有杵状指，故该患者最可能为支气管扩张。肺脓肿为突发的高热、咳嗽、咳大量脓臭痰，本例中患者无高热，可以排除。肺结核患者有低热、盗汗、乏力、消瘦等结核中毒症状，并且干啰音多位于上肺局部，可以排除。慢性支气管炎无反复咯血史。支气管肺癌不会有湿啰音，并且病史不会这么长，可以排除。故选 A。

60. A 【解析】该患者有发热、咳嗽、咳脓痰，白细胞计数升高，胸部 X 线片示大片模糊阴影，其中有一带液平面的薄壁空洞，考虑为急性肺脓肿可能。中央型肺癌多为见一侧肺门类圆形阴影，边缘毛糙，可有分叶或切迹；周围型肺癌常见呈偏心、壁较厚、内壁凹凸不平的空洞，一般无液平面；空洞型肺结核常有低热、乏力等结核毒血症状；肺炎链球菌肺炎常咳铁锈色痰。故选 A。

61. B 【解析】骨巨细胞瘤的好发年龄为 20 ~ 40 岁，女性多于男性，好发部位为股骨下端和胫骨上端。典型 X 线表现为骨端偏心位、溶骨性囊性破坏而无骨膜反应，病灶膨胀性生长，骨皮质变薄，呈肥皂泡样改变。侵袭性强的肿瘤可致病理性骨折。故选 B。

62. A 【解析】此题考查急性肌梗死与心肺复苏后的后续治疗，因患者仍处于浅昏迷，应给予甘露醇或呋塞米降颅内压治疗，低温、氧疗有助于促进脑细胞的恢复。如患者无感染存在，无须使用足量抗生素。故选 A。

63. E 【解析】风湿性心脏病（风心病）患者突发心悸、呼吸困难，咳粉红色泡沫样痰，低血压，双肺满布湿啰音，第一心音强弱不等，节律不齐，考虑诊断为风心病、心房颤动，并发急性左心衰竭，使用毛花苷 C 减缓心室率，减轻心脏负荷。故选 E。

64. D 【解析】膀胱癌肿瘤侵及上皮下结缔组织为 T_1 期，肿瘤侵犯肌层为 T_2 期。患者肿瘤局限于黏膜固有层，为 T_1 期，首选经尿道膀胱肿瘤电切术。故选 D。

65. C 【解析】催乳素瘤的典型表现是停经-泌乳。该女性患者不孕，月经稀少，继而闭经，病史较长，怀疑催乳素瘤的可能，应该挤压双侧乳房观察是否有乳汁溢出，以辅助诊断。双下肢是否水肿通常与心、肾、下肢静脉疾病相关；扁桃体是否肿大通常检查是否有扁桃体炎；面肌叩击试验可辅助甲状旁腺功能减退的诊断；皮肤划痕试验用于检查变应性皮肤病。故选 C。

66. A 【解析】在肱骨干下 1/3 段后外侧有桡神经沟，其内有桡神经走行。当发生肱骨干横形骨折时，骨折端分离，紧贴肱骨骨面走行的桡神经容易出现损伤。故选 A。

67. A 【解析】X 线表现为上叶尖后段空洞，内壁光整，周围有卫星灶，多见于结核球性空洞；下叶空洞周围大片炎性浸润多见于肺脓肿急性期；空洞内壁不规则，凹凸不平多见于癌性空洞；厚壁空洞伴有液平面可见于纤维空洞型肺结核。故选 A。

68. D 【解析】变异型心绞痛的特征为静息心绞痛，表现为一过性 ST 段动态改变，发作时伴有 ST 段抬高，症状缓解后 ST 段迅速回落到等电位线，且心肌损伤标志物不升高。故选 D。

69. A 【解析】QRS 波群时限正常可排除阵发性室性心动过速；逆行 P 波可排除窦性心动过速和心房扑动。故选 A。

70. C 【解析】胫骨结节骨软骨病，多发于儿童，有剧烈运动史。休息、局部制动直至骨骺融合即可。故选 C。

71. C 【解析】踝部急性扭伤应立即冷敷，以减少局部出血及肿胀程度。48 小时后可局部理疗，促进组织愈合。故选 C。

72. D 【解析】肾病综合征患者由于促凝因子增加，而抗凝和纤溶机制受损，以及静脉淤血、高脂血症、低蛋白血症、血液浓缩、激素和利尿药的使用等因素，血液处于高凝状态。故肾病综合征容易发生血栓及栓塞并发症，其中以肾静脉血栓最为常见。本病突然出现双侧肾脏病变，加之水肿加重，双肾增大，所以肾静脉血栓最有可能。故选 D。

73. D 【解析】患者胸部 X 线片示透亮度增加，肋间隙扩大，说明存在肺气肿，肺纹理增粗且有湿啰音，提示有感染，加之肺功能为阻塞性通气功能障碍，故诊断为慢性阻塞性肺疾病。故选 D。

74. B 【解析】左心衰竭主要表现为疲倦乏力、呼吸困难，初起为劳力性呼吸困难，最终演变为休息时呼吸困难，只能端坐呼吸。夜间阵发性呼吸困难是左心衰竭的典型表现，有胸闷、气急、咳嗽、哮鸣，特别严重的可演变为急性肺水肿而表现为剧烈的气喘、端坐呼吸、极度焦虑和咳吐含泡沫的黏液痰（典型表现为咳粉红色泡沫样痰）、发绀等症状。患者首先考虑急性左心衰竭。故选 B。

75. C 【解析】根据题干描述，患者有骨折外伤史，现关节面相差 0.8cm，不平整，长期磨损后晚期发生膝关节创伤性关节炎的可能性较大。故选 C。

76. D 【解析】亚急性甲状腺炎甲状腺毒症期，血清 T_3、甲状腺素（T_4）升高，TSH 降低，^{131}I 摄取率减低，红细胞沉降率可加快。TSAb 是格雷夫斯（Graves）病的致病抗体。故选 D。

77. A 【解析】根据该患者为中年男性，有腰痛、无痛性全程肉眼血尿、肾增大和镜下血尿，考虑可能为肾癌。肾盂静脉造影见肾中盏移位拉长变形等受肿瘤挤压的表现，进一步证实诊断。故选 A。

78. E 【解析】患者中等量胸腔积液，可反复胸腔穿刺抽取胸腔积液，以减轻或解除胸腔积液对心、肺的压迫症状，减少纤维蛋白沉着和减轻胸膜增厚。胸腔内注射糖皮质激素适用于有炎症反应的胸膜炎治疗。胸腔内注射抗结核药物适用于结核性胸膜炎治疗。口服糖皮质激素适用于抗炎和免疫抑制治疗。胸腔内注射尿激酶适用于脓胸治疗。故选 E。

79. E 【解析】电除颤的指征：适于转复各类异位快速心律失常，尤其是药物治疗无效者。转复心室颤动、心房颤动和心房扑动，可首选电除颤；转复室性和室上性心动过速，则多先用药物或其他治疗，无效或伴有显著血流动力障碍时应用本法；性质未明或并发于预激综合征的异位快速心律失常，选用药物常有困难，宜用同步电复律治疗。心室颤动心电图表现为波形、振幅与频率均不规则，无法辨认 QRS 波群、ST 段与 T 波。故该患者为心室颤动，治疗首选电除颤。故选 E。

80. D 【解析】急性肾小球肾炎多见于儿童，常于感染后 2 周起病，临床均有血尿，部分为肉眼血尿，可伴有轻、中度蛋白尿。多数患者可有晨起眼睑及下肢水肿，可有一过性高血压。起病初期血清 C3 及总补体下降，8 周内逐渐恢复正常，对本病具有诊断意义。血清抗链球菌溶血素 O 效价升高，提示近期内曾有链球菌感染。根据该患者表现，可诊断为急性肾小球肾炎。故选 D。

81. C 【解析】根据吸烟史，低热、咳嗽 2 个月，痰中带血 1 周，双侧颈后可触及多个可活动的淋巴结，右上肺可闻及湿啰音，X 线胸片示云雾状阴影，考虑为浸润型肺结核，也属于继发性肺结核。故选 C。

82. E 【解析】该患者具备风湿性心脏病病史，症状有发热，体征有贫血、心脏杂音、脾大，周围体征（出血点、紫癜），且血常规白细胞总数偏高而肺部无明显感染体征，考虑为亚急性感染性心内膜炎。故选 E。

83. C 【解析】根据题意该患者反复咳白色泡沫痰，急性发作伴有细菌感染时咳黄色脓性痰，可有肺部散在干湿啰音。所以本例诊断为 COPD 急性发作。治疗原则为在控制感染的基础上，可使用支气管扩张药（如沙丁胺醇、异丙托溴铵等），低流量吸氧，抗生素及糖皮质激素合理使用。高流量吸氧可以引起 CO_2 蓄积，进一步加重呼吸困难。故选 C。

84. A 【解析】患者下肢骨折手术后，出现氧饱和度下降，突发胸痛、咳嗽，最可能为脂肪栓塞。急性呼吸窘迫综合征表现为进行性加重的呼吸困难、发绀。肺血栓栓塞症有肺部哮鸣音和/或细湿啰音。胸膜炎可有胸膜摩擦音。肺不张表现为胸痛、呼吸困难、高热及发绀。故选 A。

85. D 【解析】脑复苏是心肺复苏成功的关键，体温升高、抽搐、惊厥都是脑缺氧性损伤的体征。此时因为脑血管自动调节功能丧失，循环恢复后，脑血管被动扩张、微循环淤血、微血管壁通透性增高、水渗出致脑间质水肿。故选 D。

86. C 【解析】扩张型心肌病的治疗原则是，针对充血性心力衰竭和各种心律失常，一般是限制体力劳动，低盐饮食，应用洋地黄类药物（地高辛）和利尿药。此外，常用扩血管药物、血管紧张素转化酶抑制药等长期口服。硝普钠可以扩血管，呋塞米可以利尿排钾，阿司匹林可以预防血栓。而螺内酯是保钾利尿药，会造成血钾增高，考虑该患者血清钾为 6.5mmol/L，已经大于正常范围，所以不宜应用。故选 C。

87. A 【解析】面神经麻痹的主要症状为一侧面部表情肌瘫痪，不能皱额蹙眉，眼裂不能闭合或闭合不全；试闭眼时，瘫痪侧眼球转向上外方，露出白色巩膜，称为贝尔现象；病侧鼻唇沟变浅，口角下垂，露齿时口角歪向健侧，鼓气或吹口哨时漏气，可有累及鼓索神经等的相应表现。故选 A。

88. D 【解析】乏力、低热、消瘦为结核中毒症状。左髋疼痛，X 线片示左髋关节间隙变窄，边缘性骨质破坏证实髋关节结核。故选 D。

89. C 【解析】急性心包炎是由心包脏层和壁层急性炎症引起的综合征，临床特征包括胸痛、心包摩擦音和一系列异常心电图变化。该患者有胸部隐痛、低热、气促；查体心界明显扩大，心尖搏动位于心浊音界内 2cm，提示可能有积液；心电图示窦性心动过速，低电压，广泛性 T 波低平，符合急性心包积液的特征。故选 C。

90. B 【解析】嗜铬细胞瘤多见于青壮年，高发年龄为 30～50 岁；由于大量的儿茶酚胺间歇地进入血液循环，使血管收缩，末梢阻力增加，心率加快，心排血量增加，导致血压阵发性急骤升高，收缩压可达 200mmHg 以上，舒张压也明显升高。发作时，可伴有心悸、气短、胸部压抑、头痛、面色苍白、大量出汗、视物模糊等；发作缓解后，患者极度疲劳、衰弱，可出现面部等皮肤潮红。该患者表现符合上述特征，诊断为嗜铬细胞瘤。故选 B。

91. B 【解析】心肌梗死后的患者可选择无内在拟交感作用的 β 受体阻断药或 ACEI。有临床试验证明，β 受体阻断药能显著降低心肌梗死后高血压患者的再梗死、卒中、冠状动脉搭桥、截肢及死亡的发生危险。故选 B。

92. E 【解析】此病例中 PR 间期大于 0.20 秒的正常值，出现了传导阻滞。RR 间期恒定不变，说明没有出现脱落的 QRS 波群，排除二度房室传导阻滞。PR 间期恒定不变，排除三度房室传导阻滞。故选 E。

93. E 【解析】感染性心内膜炎会出现发热和新增的心脏杂音，可以排除。扩张型心肌病患者会有全心衰竭的表现，可以排除。急性心肌梗死患者会出现胸前区疼痛和冠心病的危险因素，可以排除。急性心包炎会出现胸痛、心包摩擦音、全心衰竭的表现，可以排除。该患者有上呼吸道感染病史，2 周后出现频发室性期前收缩，并有心肌受损的参考指标升高，符合病毒性心肌炎的特点。故选 E。

94. A 【解析】糖尿病患者空腹血糖 7.8mmol/L，首选饮食控制治疗，合理分配餐次，可按每日三餐分配为 1/5、2/5、2/5 或 1/3、1/3、1/3 等模式。如血糖控制情况不佳再选用药物治疗。故选 A。

95. D 【解析】急救首先要保持呼吸道通畅，故选 D。

96. C 【解析】大多数结核性胸膜炎是急性病程，其症状主要表现为结核的全身中毒症状和胸腔积液所致的局部症状。本例患者发热伴乏力、胸痛、气促，胸腔积液呈草黄色，比重 1.030，白细胞计数升高，乳酸脱氢酶升高，均符合结核性胸膜炎的表现，故选 C。

97. B 【解析】心肌梗死的并发症：①乳头肌功能失调或断裂。②心脏破裂。③栓塞。④心室壁瘤，主要见于左心室，发生率为 5%～20%；查体可见左侧心界扩大，心脏搏动范围较广，可有收缩期杂音。心电图示 ST 段持续抬高。⑤心肌梗死后综合征。故选 B。

98. D 【解析】患者有腹股沟疝病史，6 小时前疝块突然增大、剧烈疼痛，无腹膜刺激征，考虑嵌顿性疝可能，需急诊手术治疗，以免耽误病情。故选 D。

99. A 【解析】糖尿病肾病多见于 10 年以上的糖尿病患者。该患者 2 型糖尿病 14 年，血压升高 5 年，蛋白尿，血肌酐升高，提示患者目前为糖尿病肾病的可能性大，存在肾小球损伤。故选 A。

100. D 【解析】各种原因引起的慢性肾结构和功能障碍（肾病损伤大于 3 个月），包括肾小球滤过率（GFR）正常和不正常的病理损伤、血液或尿液成分异常及影像学检查异常，或不明原因的 GFR 下降（GFR<60ml/min）超过 3 个月，称为慢性肾病。本例患者患有慢性肾病，如果大量蛋白质饮食会加重肾负担、加重氮质血症。故选 D。

101. A 【解析】消化道穿孔时，80% 患者腹部立位平片检查可见右膈下游离气体，处理上应禁食水、胃肠减压，维持水与电解质平衡，必要时抗感染治疗。故选 A。

102. C 【解析】该患者为老年高血压。ACEI 和钙通道阻滞药的联合应用可提供良好的血压控制、更好的耐受性，比任何一种药物单独使用时不良反应都要少。相对于其他种类降压药物，钙通道阻滞药还具有以下优势：对老年患者有较好的降压疗效，高钠摄入不影响降压疗效，非甾体抗炎药不干扰降压作用，对嗜酒的患者也有显著降压作用，可用于合并糖尿病、冠心病或外周血管病的患者，长期治疗时还具有抗动脉粥样硬化作用。故选 C。

103. A 【解析】金黄色葡萄球菌肺炎起病多急骤，寒战、高热，体温多高达 39 ~ 40℃，胸痛，痰呈脓性，量多，带血丝或呈脓血状。毒血症状明显，全身肌肉、关节酸痛，精神萎靡，病情严重者可早期出现周围循环衰竭。胸部 X 线片示肺段或肺叶实变，可形成空洞，或呈小叶状浸润，其中有单个或多发的液气囊腔。故选 A。

104. D 【解析】主动脉夹层表现为突发剧烈疼痛，一开始即达高峰，常放射到背、肋、腹、腰和下肢，难以忍受，疼痛呈撕裂样、刀割样或搏动样，常为持续性；查体可发现两上臂血压明显差别（>20mmHg），上、下肢血压差距缩小（<10mmHg），心电图无特异性改变。该患者表现符合主动脉夹层的诊断。故选 D。

105. D 【解析】局限在前列腺包膜内的癌（T_{1b}、T_2 期）可行根治性前列腺切除术或根治性放疗，是治疗 T_{1b}、T_2 期前列腺癌的最佳方法，适用于老年患者中年龄较轻、能耐受手术者。故选 D。

106. D 【解析】脊髓震荡是脊髓遭受强烈震荡后立即发生弛缓性瘫痪，损伤的平面以下感觉、运动、反射及括约肌功能全部丧失。因为在组织形态学上并没有病理变化发生，只是暂时性功能抑制，可以在数分钟或数小时内完全恢复。故选 D。

107. E 【解析】心肌必须具备有兴奋、传导和收缩功能，心脏起搏方能发挥其作用。由题干得知，该患者Ⅱ、Ⅲ、aVF 导联 ST 段抬高 0.3mV，提示有心肌梗死，所以血压下降的原因在于合并心肌梗死。故选 E。

108. E 【解析】该患者有严重软组织损伤，为开放性骨折。由于患者软组织挫伤严重，不可能行局部肌皮瓣转移，故不宜行内固定术。选用外固定架进行固定，既可稳定骨折，又方便术后换药。故选 E。

109. E 【解析】支气管扩张表现为反复咳嗽、咳痰、咯血及肺部感染。该患者反复出现咳嗽、咳痰伴咯血，行 HRCT 检查示右中叶支气管囊状扩张，诊断为局限性支气管扩张。局限性的支气管扩张，经充分的内科治疗无效，可考虑外科切除病变肺组织。故选 E。

110. A 【解析】X 线摄片是脊柱骨折首选的检查方法。CT 检查可以显示椎体的骨折情况、有无碎骨片突出于椎管内。MRI 检查可了解椎体骨折出血所致的信号改变和脊髓损伤所表现出的异常高信号，疑有脊髓损伤时应行 MRI 检查，故选 A。

111. C 【解析】脊髓损伤的治疗包括：①合适的固定。②减轻脊髓水肿和继发性损害的方法，如地塞米松静脉滴注，20% 甘露醇静脉滴注，甲泼尼龙（甲基泼尼松龙）冲击疗法，高压氧治疗等。③手术治疗。故选 C。

112. B 【解析】根据发热、贫血、心脏杂音、脾大，考虑为感染性心内膜炎。故选 B。

113. E 【解析】如果超声心动图发现赘生物、瓣周并发症等支持感染性心内膜炎的证据，可帮助明确感染性心内膜炎诊断。故选 E。

114. E 【解析】题干中给出肺部症状和体征，且有右心衰竭表现，首先考虑肺心病。故选 E。

115. C 【解析】X 线检查：除肺、胸基础疾病和急性肺部感染的特征外，还可有肺动脉高压征象：①右下肺动脉干扩张，其横径≥15mm。②其横径与气管横径比值≥1.07。③肺动脉段明显突出或其高度≥3mm。④中央动脉扩张，外周血管纤细，形成“残根”样表现。⑤右心室增大征。具有上述任一条均可诊断肺心病。故选 C。

116. D 【解析】该患者因左肾盂癌已行左侧肾、输尿管及部分膀胱壁切除术，现出现无痛性肉眼血尿，排尿不畅及尿频，患者新鲜尿液中，易找到脱落的肿瘤细胞，简便易行，可作为血尿的初步筛选。考虑为肾盂癌转移至膀胱。故选 D。

117. D 【解析】对于肿瘤病灶，多采用病灶部位镜检并进行活检，以进行定性诊断。故选 D。

118. D 【解析】患者发现血压高时已经有蛋白尿、血肌酐升高和贫血，尿蛋白（++），有颗粒管型，故慢性肾小球肾炎可能性大。慢性肾功能不全失代偿期 GFR 25～50ml/min，血肌酐浓度>178μmol/L，血尿素氮>9mmol/L，这期又称氮质血症期。故选 D。

119. E 【解析】该患者未到尿毒症期，可不予透析，应用综合治疗。故选 E。

120. E 【解析】库欣综合征是肾上腺皮质长期过量分泌皮质醇引起的综合征，临床表现为向心性肥胖、多血质、皮肤紫纹。库欣综合征采取双侧肾上腺全切除手术，虽可消除高皮质醇血症，术后需终身补充皮质激素，应激状态易出现肾上腺危象，以及术后反馈性垂体增大（Nelson 综合征）等问题，需要注意。故选 E。

121. C 【解析】库欣综合征为各种病因造成肾上腺分泌过多糖皮质激素（主要是皮质醇）所致病症的总称，其中最多见者为垂体 ACTH 分泌亢进所引起的库欣综合征。故选 C。

122. C 【解析】慢性支气管炎以咳嗽、咳痰为主要症状，或有喘息，每年发病持续 3 个月或更长时间，连续 2 年或 2 年以上，并排除具有咳嗽、咳痰、喘息症状的其他疾病。该患者最可能为慢性支气管炎，早期肺功能检查无异常，存在阻塞性通气障碍时 VC 正常或轻度降低。故选 C。

123. D 【解析】该患者最可能为慢性支气管炎，支气管舒张药可松弛支气管平滑肌、扩张支气管、缓解气流受限，是控制慢性支气管炎症状的主要治疗措施。故选 D。

124. A 【解析】该患者为 55 岁男性，主要表现为刺激性咳嗽、痰中带血。X 线胸片示左肺门增大，考虑恶性肿瘤的可能性大。转移性肺癌时，一般双肺均有转移癌病灶。故选 A。

125. C 【解析】支气管镜能直视病变，还能做活检，有利于明确病灶性质及诊断。故选 C。

126. A 【解析】风湿性二尖瓣狭窄多有活动后心悸、气短表现，听诊心尖部可闻及舒张中、晚期隆隆样杂音，呈递增性，杂音以左侧卧位、呼吸末及活动后更明显。此杂音为风湿性二尖瓣狭窄的最典型体征，出现此杂音应首先考虑风湿性二尖瓣狭窄。故选 A。

127. A 【解析】风湿性二尖瓣狭窄患者胸骨左缘 3～4 肋间或心尖区内侧闻及二尖瓣开瓣音，此音紧跟第二心音后，高调短促而响亮，呼气时明显，是隔膜型瓣膜口的主瓣（二尖瓣前叶）在开放时发生震颤所致，拍击样第一心音和二尖瓣开瓣音的存在，高度提示二尖瓣狭窄及瓣膜仍有一定的柔顺性和活动力。故选 A。

128. B 【解析】超声心动图可以直接观察心脏与大血管的结构形态与搏动情况，了解房室收缩、舒张时瓣膜关闭、开放活动规律，在临床中具有重要价值。由于超声心动图对诊断心脏疾病提供了直观的、动态的、连续的观察，对某些心脏疾病的准确性较高，且对患者是无损伤和无痛苦的。故选 B。

129. B 【解析】该患者有 1 型糖尿病病史，存在意识障碍，血压低且有皮肤中度失水征，呼吸深大，有烂苹果味，可诊断为糖尿病酮症酸中毒。故选 B。

130. E 【解析】该患者考虑为糖尿病酮症酸中毒，血气分析、血电解质测定有助于了解是否存在酸碱失衡、电解质紊乱；血糖、尿糖、尿酮的测定，有利于了解病情及确定诊断。血培养常用于考虑存在败血症或感染的情况，与该患者的诊断无太大关系。故选 E。

131. E 【解析】对糖尿病酮症酸中毒应立即抢救，主要治疗措施是补液的同时静脉滴注胰岛素。补液是治疗的关键环节。只有在有效组织灌注改善、恢复后，胰岛素的生物效应才能充分发挥。故选 E。

132. D 【解析】患者高处跌落后，右下肢疼痛，活动受限，畸形，异常活动，考虑骨折可能。X 线检查是骨折患者初步诊断的主要辅助检查。凡疑为骨折者应常规进行 X 线检查，可显示临床上难以发现的不完全性骨折、深部的骨折、关节内骨折、小的撕脱性骨折等。故选 D。

133. C 【解析】骨折患者的处理包括抢救（首先要抢救休克）、包扎伤口、妥善固定、迅速转运。该患者生命体征平稳，闭合性骨折，首先给予临时固定，再迅速转移到医院进一步处理。故选 C。

134. D 【解析】切开复位的指征：不稳定性骨折，如四肢斜形、螺旋形、粉碎性骨折及脊柱骨折合并脊髓损伤者；多处骨折，为便于护理和治疗，防止并发症，应行切开复位。患者右股骨干及右胫、腓骨多段骨折，均为不稳定型骨折，首选切开复位内固定。故选 D。

135～136. C、B 【解析】房室传导阻滞发展到Ⅱ度或Ⅲ度，伴有血流动力学障碍者宜用人工心脏起搏器作临时起搏治疗，待传导阻滞消失后撤除。故 135 题选 C。发生心室颤动时，立即采用非同步直流电除颤；室性心动过速药物疗效不满意时应及早用同步直流电复律。故 136 题选 B。

137～138. C、D 【解析】高血压眼底Ⅰ级为视网膜动脉功能性狭窄，有轻度硬化表现。Ⅱ级为视网膜动脉有肯定的局部狭窄，有动静脉交叉征病理性改变。Ⅲ级为视网膜动脉明显硬化狭窄收缩，并有出血、渗出等高血压视网膜病变。Ⅳ级为视网膜病变加重，合并有视盘水肿。故 137 题选 C，138 题选 D。

139～141. A、E、C 【解析】Graves 病是甲状腺功能亢进症最常见的类型，青壮年男性患甲状腺功能亢进症常发生低血钾性周期性瘫痪，少数伴有重症肌无力及 1 型糖尿病；亚急性甲状腺炎表现为甲状腺突然肿胀、发硬、吞咽困难及疼痛，患者可有发热，红细胞沉降率增快。黏液性水肿面容是指表情呆滞，反应迟钝，面色苍白，颜面和/或眼睑水肿，唇厚舌大，常有齿痕，眉发稀疏，见于甲状腺功能减退症患者。故 139 题选 A，140 题选 E，141 题选 C。

142～143. B、C 【解析】呋塞米为高效利尿药，通过抑制 NaCl 的重吸收产生强大利尿作用；还可以扩张肾血管，增加肾血流量和肾小球滤过率，对改善肾功能有一定的好处，故142题选B。ACE抑制药类不良反应有低血压、咳嗽、高血钾、低血糖等，由于其能减少血管紧张素Ⅱ的生成，使依赖血管紧张素Ⅱ醛固酮分泌减少，因此造成血钾升高，故143题选C。

144～145. B、C 【解析】肾小球源性血尿见于肾小球肾炎，相差显微镜尿红细胞形态检查和/或尿红细胞容积分布曲线测定可判定血尿性质为肾小球源性血尿，故144题选B。在新鲜尿液中易发现脱落的肿瘤细胞，故尿细胞学检查是膀胱肿瘤诊断和术后随诊的主要方法之一，故145题选C。

146～148. B、C、E 【解析】抗Sm抗体是诊断SLE的标志性抗体之一。特异性较高，有助于早期和不典型SLE患者的诊断或回顾性诊断。故146题选B。干燥综合征患者抗SSA抗体阳性率为70%，对诊断有意义，敏感性高，有系统性损害的患者阳性率更高。故147题选C。抗Jo-1是多发性皮肌炎患者的特异性抗体，检出率较高。故148题选E。

149～150. E、C 【解析】急性脓胸的治疗原则为抗感染，排净脓液、促进肺复张以消灭脓腔，给予全身支持治疗。故149题选E。慢性脓胸的治疗原则是改善患者全身状况，消灭造成慢性脓胸的原因，闭合脓腔，尽力使受压的肺复张。故150题选C。

110-3

2024全国临床执业医师资格考试冲刺试卷与解析（一）

（医学综合笔试部分）

第三单元

考试日期：20××年×月×日

考试时间：13：30～15：30

考生姓名：________

准考证号：________

考 场 号：________

中国协和医科大学出版社

北 京

A_1 型选择题

答 题 说 明

每一道考题下面有 A、B、C、D、E 五个备选答案，请从中选择一个最佳答案。

1. 下列情况可以行乳腺癌保乳手术的是
   A. 不同象限的多个病灶
   B. 患侧乳腺内有弥漫钙化灶
   C. 合并硬皮病的患者
   D. 外上象限肿瘤直径 2cm
   E. 曾接受过胸部放疗的患者
2. 切口“乙级愈合”的表现不包括
   A. 积液
   B. 红肿
   C. 血肿
   D. 硬结
   E. 化脓
3. 关于十二指肠溃疡的治疗，最重要的是
   A. 卧床休息
   B. 及早行胃大部分切除术
   C. 抑制胃酸分泌，并清除幽门螺杆菌
   D. 睡前再加一餐饮食
   E. 氢氧化铝凝胶口服
4. 下列控制梭状芽孢杆菌生长繁殖的方法中，错误的是
   A. 用氧化剂冲洗创口
   B. 用止血带防止感染扩散
   C. 用 3 个大气压的纯氧治疗
   D. 给予大剂量青霉素
   E. 可使用四环素
5. 因分泌不足而引起呆小病的激素是
   A. 甲状腺激素
   B. 生长激素
   C. 生长抑素
   D. 甲状旁腺激素
   E. 胰岛素
6. 腹部闭合性损伤诊断的关键在于确定有无
   A. 休克
   B. 脏器损伤
   C. 腹壁损伤
   D. 腹膜后血肿
   E. 颅脑损伤
7. 下列预防儿童营养性缺铁性贫血的措施，不正确的是
   A. 铁强化婴幼儿食品
   B. 牛乳喂养应加热
   C. 提倡母乳喂养
   D. 早产儿早期补铁
   E. 早产儿补足维生素 B_{12}
8. 骨髓中不出现幼红细胞的疾病是
   A. 溶血性贫血
   B. 急性出血后贫血
   C. 骨髓纤维化
   D. 低增生性的白血病
   E. 再生障碍性贫血
9. 滑动性斜疝行疝修补术时易误伤
   A. 空肠
   B. 盲肠
   C. 肠系膜血管
   D. 回肠
   E. 大网膜血管
10. 甲胎蛋白（AFP）升高的临床意义是
    A. AFP 大于 400μg/L 时可确诊肝癌
    B. 肝转移癌患者 AFP 常显著增高
    C. 手术后 AFP 又升高提示肝癌复发
    D. 消化道其他肿瘤 AFP 不会升高
    E. 谷丙转氨酶（GPT）和 AFP 同时增高更支持肝癌诊断
11. 胃溃疡底部常见动脉内血栓机化，该处血栓形成的最主要机制是
    A. 溃疡组织释放出多量组织凝血酶原

B. 溃疡处动脉内膜炎致内膜粗糙
C. 溃疡处动脉血流缓慢
D. 溃疡处纤维化使动脉内血流不规则
E. 胃液促进凝血过程

12. 我国最常见的肠道传染病是
A. 沙门菌肠炎
B. 霍乱
C. 副溶血性弧菌性肠炎
D. 阿米巴痢疾
E. 细菌性痢疾

13. 胆囊结石的疼痛特点不包括
A. 多数为轻微隐痛
B. 可有明显的胆绞痛
C. 常为夜间发作
D. 疼痛向腰背部呈束带状放射
E. 疼痛与体位有关

14. 肝外胆管的解剖特点中，下列哪项是错误的
A. 胆囊管常有变异
B. 胆囊动脉常有变异
C. 胆总管末端多与主胰管汇合
D. 奥迪（Oddi）括约肌由胆胰管壶腹部括约肌构成
E. 胆囊分为颈、体、底 3 部分

15. 确诊系统性红斑狼疮最有价值的自身抗体是
A. 抗核抗体（ANA）
B. 抗 SSB 抗体
C. 抗 RNP 抗体
D. 抗 SSA 抗体
E. 抗双链 DNA（dsDNA）抗体

16. 结肠癌最早出现的临床症状是
A. 腹部肿块
B. 全身症状如贫血、消瘦、低热等
C. 肠梗阻症状
D. 排便习惯和粪便性状的改变
E. 阵发性绞痛

17. 诊断化脓性腹膜炎的主要依据是
A. 患者是否有脉快和休克
B. 白细胞计数升高
C. 腹部有无压痛、反跳痛、肌紧张
D. 腹腔穿刺结果
E. 腹部 X 线摄片结果

18. 消化性溃疡并发出血时，首选的治疗药物是
A. 氨甲环酸
B. 法莫替丁
C. 奥美拉唑
D. 垂体后叶激素
E. 维生素 K

19. 符合十二指肠球后溃疡的临床特征的是
A. 多发生在十二指肠球部后壁
B. 易导致幽门梗阻
C. 易并发出血
D. 易发生癌变
E. 临床症状多不明显

20. 破伤风患者发生阵发性肌肉强烈痉挛，通常最先受影响的肌群是
A. 面部表情肌
B. 咀嚼肌
C. 胸部肌群
D. 背部肌群
E. 四肢肌

21. 外科急诊不适合做内镜检查的是
A. 上消化道出血
B. 下消化道出血
C. 梗阻性黄疸
D. 上消化道异物
E. 多种炎性急腹痛

22. 有关直肠癌的描述，错误的是
A. 多有里急后重、肛门下坠感
B. 常以完全性肠梗阻就诊
C. 组织学类型为腺癌
D. 多有带黏液的血便
E. 早期可表现为大便习惯改变

23. 原发性肝癌常见的临床表现不包括
A. 便秘
B. 肝区疼痛

C. 肝大
D. 黄疸
E. 消瘦

24. 绞窄性腹股沟斜疝在行肠切除吻合术后应行
A. Ferguson 疝修补术
B. Bassini 疝修补术
C. McVay 疝修补术
D. 疝囊高位结扎
E. Shouldice 疝修补术

25. 淋巴瘤最有诊断意义的临床表现是
A. 肝、脾大
B. 长期周期性发热
C. 盗汗、体重减轻
D. 无痛性淋巴结肿大
E. 局限性淋巴结肿大并有粘连

26. 下列哪项可用于流行性乙型脑炎的早期诊断
A. 补体结合试验
B. 血凝抑制试验
C. 中和试验
D. 特异性 IgM 抗体检测
E. 病毒分离

27. 关于急性中毒的治疗原则，不正确的是
A. 酸性毒物污染皮肤、黏膜后应用碱性液体冲洗、中和
B. 立即终止接触毒物
C. 迅速清除进入体内已经被吸收或尚未被吸收的毒物
D. 及早使用特效药、解毒药和拮抗药
E. 根据患者不同情况进行对症治疗

28. 应激性溃疡形成最基本的条件是
A. 胃黏膜缺血
B. H^+向黏膜内的反向弥散
C. 酸中毒
D. 胆汁逆流
E. 胃黏膜屏障遭到破坏

29. 腹部实质性脏器手术的切口属于
A. 清洁伤口
B. 可能污染伤口
C. 污染伤口
D. 感染伤口
E. 轻度污染伤口

30. 胃溃疡最少见的并发症是
A. 癌变
B. 呕血
C. 幽门梗阻
D. 穿孔
E. 黑粪

31. 恶性程度最高的乳腺癌类型是
A. 浸润性导管癌
B. 浸润性小叶癌
C. 湿疹样癌
D. 炎性乳腺癌
E. 髓样癌

32. 胃溃疡急性穿孔，最理想的治疗方法是
A. 非手术治疗（包括胃肠减压）
B. 穿孔修补术
C. 溃疡楔形切除术
D. 胃大部切除术
E. 迷走神经切断和穿孔修补术

33. 患有以下哪种疾病死亡的患者尸体，进行卫生学处理后必须火化
A. 艾滋病、鼠疫、严重急性呼吸综合征
B. 鼠疫、霍乱、炭疽
C. 人感染高致病性禽流感、炭疽、肺结核
D. 艾滋病、人感染高致病性禽流感、霍乱
E. 严重急性呼吸综合征、炭疽、霍乱

34. 下列各种脑脊液的改变中，单独存在即可确诊化脓性脑膜炎并发脑室管膜炎的是
A. 白细胞计数$>50\times10^6/L$
B. 糖<1.6mmol/L
C. 蛋白定量>400mg/L
D. 炎性改变较脑脊液明显
E. 细菌培养、涂片阳性，与腰椎穿刺

脑脊液检查结果一致

35. 生殖道沙眼衣原体感染治疗的有效药物是
A. 头孢曲松
B. 大观霉素
C. 环孢素
D. 阿奇霉素
E. 制霉菌素

36. 甲状腺功能亢进症（甲亢）患者的手术禁忌证是
A. 中度 Graves 病
B. 胸骨后甲状腺肿伴甲亢
C. 高功能腺瘤
D. 妊娠早期重度甲亢
E. 青少年患者

37. 不稳定型心绞痛的危险分层不包括
A. 年龄≥65 岁
B. 3 个或 3 个以上冠心病危险因素
C. 心电图有 ST 段改变
D. 近 24 小时内有严重的心绞痛发作至少 2 次
E. 使用青霉素 1 周

38. 代谢性酸中毒在没有发展到循环衰竭程度时，首选治疗应该是
A. 使用碳酸氢钠
B. 使用乳酸钠
C. 使用枸橼酸钾
D. 使用三羟甲基氨基甲烷
E. 实施病因治疗

39. 休克代偿期表现不包括
A. 血压下降
B. 兴奋
C. 过度通气
D. 烦躁
E. 舒张压升高

40. 除有关节肿痛外，对类风湿关节炎诊断最有意义的表现
A. 足跟、足掌部位疼痛
B. 关节隆起部与受压部皮下出现无痛性结节
C. 弥漫性肺间质病变
D. 胸腔积液（糖含量正常）
E. 小腿痛性皮下结节

41. 倾倒综合征常发生于
A. 毕Ⅱ式胃切除术后
B. 毕Ⅰ式胃切除术后
C. 迷走神经干切断术后
D. 幽门成形术后
E. 高选择性胃迷走神经切断术后

42. 急性糜烂性胃炎的确诊应依据
A. X 线胃肠钡剂检查
B. 胃液分析
C. 上消化道出血的临床表现
D. 急诊胃镜检查
E. 腹部 B 超检查

43. 血清铁减低、总铁结合力增高及转运铁蛋白饱和度减低见于
A. 地中海贫血
B. 感染性贫血
C. 缺铁性贫血
D. 再生障碍性贫血
E. 铁粒幼细胞性贫血

44. 下列不属于特殊型胃癌的是
A. 未分化癌
B. 鳞状细胞癌
C. 腺鳞癌
D. 类癌
E. 印戒细胞癌

45. 关于老年人胃溃疡特点的描述，不正确的是
A. 可无症状
B. 溃疡常较大
C. 易合并幽门梗阻
D. 多位于胃体上部
E. 易误诊为胃癌

46. 诊断胎儿遗传性疾病，准确性较差的产前诊断技术
A. 孕妇血提取胎儿细胞
B. 羊水穿刺

C. 胎儿镜下活检
D. 经皮脐血穿刺技术
E. 绒毛穿刺取样

47. 男，40 岁。转移性右下腹疼痛 5 天。体温 37℃，右下腹肌稍紧张，可触及 8cm×5cm 包块，边界不清，伴压痛。下列处理不合适的是
A. 抗生素应用
B. 可食流质饮食
C. 中药辅助治疗
D. 行阑尾切除术
E. 针灸或理疗

48. 关于营养支持的叙述，下列哪项不正确
A. 不超过 2 周的选用全胃肠外营养
B. 消化道功能正常时选择用胃肠内营养
C. 首选胃肠外，次选胃肠内途径
D. 肌肉、皮下、腹腔内也可进行营养支持治疗
E. 全胃肠外营养支持有持续和循环输注两种方法

49. 关于单纯性下肢静脉曲张的治疗，描述错误的是
A. 非手术治疗适用于病变局限，症状轻微又不愿手术者
B. 非手术治疗仅能改善症状，不适用于妊娠期发病
C. 非手术治疗适用于症状虽然明显，但手术耐受力极差者
D. 硬化剂注射和压迫疗法，利用硬化剂注入曲张静脉后引起的炎症反应使之关闭
E. 手术治疗是根本的治疗方法，凡有症状且无禁忌证者都应手术治疗

A_2 型选择题

答 题 说 明

每一道考题是以一个小案例出现的，其下面都有 A、B、C、D、E 五个备选答案，请从中选择一个最佳答案。

50. 男，70 岁。右腹股沟区可复性肿块 4 年，不能还纳 8 小时，伴腹痛。诊断为右腹股沟斜疝嵌顿。急诊手术发现嵌顿段小肠色暗，无蠕动，行部分肠切除术。此时如果在高位结扎疝囊的同时行疝修补术，易导致修补失败。其主要原因是
A. 术前准备不充分
B. 术后患者过早起床活动
C. 患者高龄，低蛋白血症影响伤口愈合
D. 术后易发生上呼吸道感染
E. 术后易发生切口感染

51. 男，49 岁。寒战、高热伴肝区疼痛半个月。既往体健。查体：T 38.5℃，HR 110 次/分，BP 100/70mmHg。皮肤无黄染，肝肋下可触及，肝区叩击痛阳性。血常规：WBC 16×10^9/L，N 0.89。B 超示肝左叶 10cm×7cm 液性暗区。最可能的诊断是
A. 肝血管瘤
B. 肝癌
C. 细菌性肝脓肿
D. 肝囊肿
E. 肝包虫病

52. 男，70 岁。右腹股沟区肿块 3 年，平卧

消失。查体：右耻骨结节外上方有一半球形肿块，未进入阴囊，可用手回纳，压住腹股沟韧带中点上方咳嗽时仍可见肿块突出。最可能的诊断是

A. 股疝
B. 腹股沟斜疝
C. 腹股沟直疝
D. 精索鞘膜积液
E. 交通性鞘膜积液

53. 女，20岁。发热、腹痛、腹泻伴里急后重2天。查体：T 39℃，BP 120/80mmHg。神志清楚，腹软，脐周压痛（+），无反跳痛。实验室检查：血 WBC 20.1×10^9/L，N 0.89，L 0.11。粪便镜检示 WBC 20~30个/HP，RBC 10~15个/HP。最可能的诊断是

A. 霍乱
B. 急性肠炎
C. 伤寒
D. 急性细菌性痢疾
E. 肾综合征出血热

54. 男，36岁。近半年来，时有腹泻与便秘，3个月来腹部有隐痛，近2天大量便鲜血。直肠指诊和腹部触诊没有发现异常。X线钡剂检查见距肛门约25cm处肠腔有直径约4cm的充盈缺损，近端肠腔有扩张。诊断应考虑为

A. 直肠壶腹癌
B. 升结肠结核
C. 乙状结肠癌
D. 降结肠结核
E. 溃疡性结肠炎

55. 男孩，10岁，因车祸来医院就诊。查体：血压90/60mmHg，心率80次/分，呼吸22次/分，左上腹轻度压痛。CT示脾上极血肿，无其他损伤。最合适的处理措施是

A. 住院观察
B. 回家，1周后复查
C. 剖腹探查，脾修补术
D. 剖腹探查，脾切除术
E. 血管造影脾动脉栓塞治疗

56. 女孩，11岁。食蚕豆后突感畏寒、发热、皮肤发黄。辅助检查：血红蛋白68g/L，网织红细胞0.20，尿胆原阳性，胆红素阴性。对明确诊断最重要的检查是

A. 血总胆红素测定
B. 酸化血清溶血试验
C. 抗人球蛋白试验
D. 葡萄糖-6-磷酸脱氢酶（G6PD）活性测定
E. 高铁血红蛋白还原试验

57. 男，70岁。体检时B超发现胆囊内有一约0.8cm直径结石，随体位活动。口服胆囊造影，充盈缺损不明显。既往无胃病史，无胆囊炎发作史，无心脏病、糖尿病病史。目前的治疗建议是

A. 观察随诊
B. 溶石疗法
C. 中药排石
D. 择期行开腹胆囊切除术
E. 择期行经腹腔镜胆囊切除术

58. 女，28岁。皮疹伴关节痛3个月。查体：BP 150/95mmHg，面部蝶形红斑，下肢凹陷性水肿。实验室检查：血常规正常，尿蛋白（++++），ANA阳性（效价1：320），抗dsDNA抗体阳性。肾病理检查为弥漫增生性肾小球肾炎。最佳的治疗方案是

A. 泼尼松+环磷酰胺
B. 氢化可的松+布洛芬
C. 泼尼松+青霉素
D. 泼尼松龙+柳氮磺吡啶
E. 地塞米松+氢氯喹

59. 男，48岁。尿少、双下肢水肿半年，低热、消瘦2个月，慢性乙型肝炎病史20年。最重要的实验室检查是

A. 血γ-谷氨酰转肽酶
B. 血清蛋白

C. 血胆红素

D. 血甲胎蛋白

E. 血谷丙转氨酶

60. 女，26 岁。右下腹痛、腹泻 3 个月，伴低热。结肠镜检查在回盲部可见环形溃疡。X 线钡剂结肠造影可见回盲部“跳跃征”。最可能的诊断是

A. 溃疡性结肠炎

B. 肠淋巴瘤

C. 肠结核

D. 克罗恩病

E. 阿米巴肠病

61. 女，50 岁。间断腹泻 10 年，大便每日 3～5 次，黄稀便，无脓血。便前左下腹痛，便后缓解，紧张时症状加重，体重无变化，大便常规正常。最可能的诊断是

A. 溃疡性结肠炎

B. 肠结核

C. 肠易激综合征

D. 克罗恩病

E. 结肠癌

62. 男，60 岁。阑尾切除术后第 6 天起上腹隐痛，伴发热、寒战，体温高达 39.5℃，无腹泻。查体：右下胸叩痛，呼吸音减弱；腹稍胀，右上腹压痛，腹肌软，未及肿块，肠鸣音不亢进。最可能的诊断是

A. 右侧肺炎

B. 右侧肺不张

C. 膈下脓肿

D. 盆腔脓肿

E. 小肠梗阻

63. 女，45 岁。2 天前聚餐后突发右上腹疼痛，持续 2 天，伴恶心，呕吐胃内容物 1 次。查体：T 37℃，BP 130/80mmHg，右上腹压痛（+），墨菲（Murphy）征阳性。血常规：WBC 14.1×10^9/L，N 0.82。进一步检查首选

A. 腹部 B 超

B. 磁共振胰胆管成像

C. 腹部 CT

D. 经内镜逆行胆胰管成像（ERCP）

E. 腹部立位平片检查

64. 女，36 岁。心悸、怕热、多汗 3 个多月，体重下降 5kg。查体：无突眼，双手细颤，甲状腺Ⅱ度肿大，可闻及血管杂音，心率 108 次/分，结合实验室检查确诊为 Graves 病伴甲亢。实验室检查：白细胞计数 3.0×10^9/L，肝功能谷丙转氨酶 46U/L，谷草转氨酶 36U/L。该患者能否用核素 ^{131}I 治疗的关键检查是

A. 肝功能

B. 血白细胞计数

C. 抗甲状腺抗体水平

D. 甲状腺核素扫描

E. 甲状腺 ^{131}I 摄取率

65. 男，36 岁。上腹部周期性疼痛、反酸、嗳气。胃钡剂透视检查见胃窦小弯侧有一直径 2cm 的溃疡，边缘整齐，溃疡周围黏膜呈放射状。应诊断为

A. 胃腐蚀性炎症

B. 胃黏膜糜烂

C. 胃溃疡

D. 溃疡型胃癌

E. 应激性溃疡

66. 男孩，10 岁。反复低热伴头痛 3 月余，头痛加剧伴视力障碍 1 周。眼科检查发现视神经盘水肿。脑脊液沉渣涂片墨汁染色可见厚荚膜的发亮圆形菌体。最可能的诊断是

A. 结核性脑膜炎

B. 病毒性脑炎

C. 隐球菌性脑膜炎

D. 化脓性脑膜炎

E. 中毒性脑病

67. 女，21 岁。1 天来寒战、高热、咳嗽伴

右胸痛，咳砖红色胶冻痰，量多。胸部X线片示右肺呈多发性蜂窝状阴影。选用正确的抗生素为

A. 青霉素
B. 青霉素+链霉素
C. 青霉素+庆大霉素
D. 庆大霉素+头孢曲松钠
E. 青霉素+头孢曲松钠

68. 女，45岁。反复腹痛、发热、黄疸1年。近3天上述症状加重，高热、黄疸不退。查体：T 40℃，HR 120次/分，BP 70/50 mmHg。该患者首选的治疗为

A. 大剂量抗生素治疗感染后择期手术
B. 全胃肠外营养后手术
C. 立即手术
D. 积极抗休克同时及早手术
E. 应用血管收缩药，血压升至正常后及早手术

69. 女，50岁。间断上腹痛8个月，以进食半小时后为重，近2个月转为持续性上腹胀痛伴恶心，持续粪便隐血试验强阳性。首先考虑的诊断是

A. 十二指肠溃疡
B. 胃癌
C. 应激性溃疡
D. 门静脉高压症
E. 慢性胃炎

70. 女，45岁。脐周痛12小时伴恶心、呕吐，呕吐物为胃内容，量少，2小时前扩散至全腹痛，右下腹部压痛、反跳痛，腹肌紧张，以右下腹为著。结肠充气试验（+），白细胞计数 26×10^9/L。应考虑诊断为

A. 急性阑尾炎穿孔
B. 急性胆囊炎
C. 右输尿管结石
D. 右输卵管妊娠破裂
E. 急性胰腺炎

71. 男，45岁。进行性消瘦，贫血，乏力，右下腹扪及包块。粪便隐血试验阳性。最可能的诊断是

A. 降结肠癌
B. 结肠息肉
C. 溃疡性结肠炎
D. 升结肠癌
E. 慢性细菌性痢疾

72. 男，33岁。有溃疡性结肠炎病史，1天前又出现高热伴明显腹胀。查体：腹膨隆，明显压痛和反跳痛，肠鸣音减弱。腹部X线平片可见结肠扩张，结肠袋形消失。此患者最可能出现了下列哪种情况

A. 结核性腹膜炎
B. 自发性腹膜炎
C. 中毒性巨结肠
D. 肠穿孔
E. 肠梗阻

73. 男，72岁。突发头痛10小时，昏迷8小时。头颅CT：右颞叶出血，1小时来呕暗红色血2次，共约350ml，无慢性肝病史。最可能的呕血原因是

A. 急性胃黏膜病变
B. 胃癌
C. 十二指肠溃疡
D. 贲门黏膜撕裂
E. 食管胃底静脉曲张破裂

74. 男，50岁。体重50kg，上腹隐痛不适，并不思进食已3个月。胃镜检查证实为胃体癌。实验室检查：血红蛋白80g/L，血浆清蛋白30g/L，血清钠130mmol/L，血清钾4.5mmol/L，动脉血pH为7.35。该患者可能存在

A. 高渗性脱水
B. 等渗性脱水
C. 低渗性脱水
D. 高钾血症
E. 稀释性低钠血症

75. 男孩，1岁。因抽搐入院。上呼吸道感

染2天，昨夜发热、嗜睡。查体有颈强，体温40℃。白细胞计数17×10^9/L，腰椎穿刺脑脊液细胞数4000×10^6/L，中性粒细胞占比0.88，诊断为细菌性脑膜炎。细菌培养时发现在预加的金黄色葡萄球菌菌落周围生长旺盛，出现卫星现象。革兰染色为革兰阴性杆菌。可能感染

A. 肺炎克雷伯菌

B. B群链球菌

C. D群链球菌

D. 流感嗜血杆菌

E. 铜绿假单胞菌

76. 男，70岁。右腹股沟区可复性肿物15年。查体：HR 84次/分，R 20次/分，BP 160/110mmHg。糖尿病病史7年，口服降糖药治疗，空腹血糖近1个月维持在6.2～9.0mmol/L。吸烟20余年，20～30支/日。欲行右腹股沟无张力疝修补术，围手术期处理错误的是

A. 术前戒烟2周

B. 练习床上排便

C. 术前应用胰岛素降低血糖

D. 术前禁食12小时

E. 口服降压药控制血压

77. 女，26岁。妊娠16周，心悸、怕热、多汗、易饿4周。查体：BP 130/60mmHg，中等体型，皮肤潮红，手有细颤，轻度突眼，甲状腺弥漫性Ⅱ度肿大，血管杂音（+），HR 110次/分。血TSH 0.005（正常范围0.27～4.20）μU/ml，FT_3 13.34（正常范围2.00～4.40）pg/ml，FT_4 5.18（正常范围0.93～1.70）ng/dl。诊断为妊娠合并甲状腺功能亢进症（甲亢）。甲亢的治疗选用

A. 甲状腺大部切除术

B. 放射性核素^{131}I

C. 丙硫氧嘧啶

D. 大剂量普萘洛尔

E. 复方碘溶液

78. 初孕妇，32岁。妊娠20周，合并子宫肌壁间肌瘤，剧烈腹痛1天，无阴道流血。查体：T 38.2℃。血常规：WBC 10×10^9/L，N 0.75。最可能的诊断是

A. 子宫肌瘤囊性变

B. 子宫肌瘤蒂扭转

C. 子宫肌瘤合并急性阑尾炎

D. 子宫肌瘤合并感染

E. 子宫肌瘤红色变性

79. 一职工从沿海城市归来，腹泻1天，排便10余次，水样便，到市医院求治。疑为肠炎，后粪便培养出El-Tor型细菌。诊断后11小时医师上报疫情，国家要求上报此类传染病最迟不超过

A. 2小时

B. 6小时

C. 12小时

D. 24小时

E. 48小时

80. 男，42岁。既往有慢性肝炎史，近2个月右上腹持续闷痛，低热，消瘦明显。查体：贫血貌，肝于右肋弓下触及边缘，质硬，轻度压痛。Hb 80g/L，AFP（+），粪便隐血试验阳性。最可能是

A. 慢性胆囊炎急性发作

B. 肝脓肿合并胆道出血

C. 阿米巴性肝脓肿

D. 慢性肝炎，肝硬化

E. 晚期肝癌

81. 女，25岁。家人发现患者昏迷在床上而急送医院。据家属反映患者近来工作很不顺利，既往体健。查体：BP 90/60mmHg，双瞳孔等大，直径3mm。呼吸时有酒味，心肺正常。应立即采取的抢救措施是

A. 吸氧

B. 大量输液

C. 洗胃

D. 利尿

E. 静脉滴注维生素 C

82. 男，53 岁。右季肋部胀痛 1 月余。查体：无黄疸，肝肋下 3cm，质硬，无腹水征。B 超示肝右叶低回声病灶，约 11cm，肝左叶见多个小低回声区。AFP>1000μg/L。最佳的治疗措施是

A. 放射治疗

B. 抗感染治疗

C. 肝动脉插管栓塞化疗

D. 剖腹探查

E. 中草药治疗

83. 女，21 岁。3 天来左膝关节肿胀。自幼于外伤后易出血不止。查体：皮肤、黏膜未见出血及紫癜。凝血功能检查：出血时间 1 分钟，凝血时间 35 分钟，凝血酶原时间正常。疾病分类应为

A. 纤维蛋白生成障碍

B. 凝血酶生成障碍

C. 血小板异常

D. 凝血活酶生成障碍

E. 血管壁功能异常

84. 男，70 岁。吞咽困难 3 个月，既往有心力衰竭病史。食管钡剂造影：上段有 3cm 的不规则食管充盈缺损，取活体组织病检为鳞癌。心电图检查：ST 段下降，T 波倒置。肺功能检查：严重障碍。其治疗方法为

A. 药物疗法

B. 根治性手术切除

C. 姑息性手术

D. 胃造瘘术+放射治疗

E. 冷冻治疗

85. 男，40 岁。2 年前出现左下肢行走 10 余分钟后胀痛，休息片刻缓解，再行走后疼痛又出现。无吸烟史，发病前半年左足部外伤已治愈。查体：左下肢皮色较苍白，左足背动脉未触及。首先考虑的诊断是

A. 血栓闭塞性脉管炎

B. 动脉粥样硬化性闭塞症

C. 结节性动脉周围炎

D. 雷诺病

E. 多发性大动脉炎

86. 女，30 岁。肛周疼痛 3 天，排便时加重。查体：肛门左侧局部压痛，有波动感。血 WBC 11.9×10^9/L。首选的治疗方法是

A. 广谱抗生素静脉滴注

B. 高锰酸钾坐浴

C. 对症镇痛、镇静

D. 手术切开引流

E. 肛门应用吲哚美辛栓

87. 男，35 岁，温度计厂工人。主诉：易激惹（提示情感障碍）；2 年前有唇、手指等细小震颤，现发展到全身震颤，并出现书写震颤，有口腔炎反复发作。该患者的可能诊断为

A. 汞中毒

B. 铅中毒

C. 苯中毒

D. 镉中毒

E. 砷中毒

88. 男，18 岁。挫伤后左膝关节逐渐肿大，关节腔抽出血性积液。下一步最重要的检查是

A. 血常规

B. 出血时间（BT）

C. 活化部分凝血活酶时间（APTT）

D. 凝血酶原时间（PT）

E. 血小板相关免疫球蛋白（PAIg）

89. 男孩，13 岁。脐周痛 12 小时，伴恶心，无呕吐，转移至右下腹 4 小时。查体：体温 38℃，右下腹明显压痛、反跳痛。白细胞计数 18×10^9/L。首选治疗为

A. 给予抗生素，继续观察

B. 给予镇痛药
C. 物理降温
D. 急诊手术
E. 口服肠道抗生素

90. 男，34 岁。腹部砸伤 4 小时。查体：四肢湿冷，腹肌紧张，全腹压痛反跳痛，有移动性浊音，肠鸣音消失。该患者目前应进行的处理不包括
A. 诊断性腹腔穿刺
B. 密切监测基本生命体征
C. 补充血容量，抗休克治疗
D. 给予镇痛药和镇静药
E. 抗感染治疗

91. 男，34 岁。上腹灼痛 3 个月，柏油样便 2 天。为确诊首选检查是
A. X 线钡剂透视
B. 粪便隐血试验
C. 血常规
D. 胃镜
E. B 超

92. 女，58 岁。进行性黄疸 15 天。恶心、食欲缺乏、腹胀，无腹痛。近 5 天大便发白，呈陶土样；尿呈浓茶样。查体：巩膜、皮肤黄染，可触及肿大胆囊，无压痛。首选的影像学检查是
A. 内镜逆行性胰胆管造影
B. 经皮肝穿刺胆道造影
C. 腹部 B 超
D. 磁共振胰胆管成像
E. 静脉胆道造影

93. 男，50 岁。3 个月来经常上腹不适、食欲缺乏。近 1 个月来，出现黄疸并进行性加重。查体：全身黄染明显，肝大肋下 3cm，并能触到胆囊。尿胆红素阳性。最大可能是
A. 病毒性肝炎
B. 胆石症
C. 胰头癌
D. 慢性胆囊炎
E. 肝内胆汁淤积症

94. 男，29 岁。排便时肛门剧痛 1 周。有鲜血滴入便池，排便后肛门疼痛加重。造成便后肛门疼痛加重的机制是
A. 截石位的 12 点处神经敏感
B. 肛门括约肌痉挛
C. 肛管皮肤全层裂开并形成慢性溃疡
D. 粪便干燥，排便用力过度
E. 继发肛窦炎

95. 男，25 岁。尿道流脓伴尿痛 2 天。起病前 3 天有冶游史。查体：尿道口轻度红肿，可见中量的黄色分泌物，内裤有污秽。本病最可能的诊断是
A. 非淋球菌性尿道炎
B. 非特异性尿道炎
C. 淋病
D. 前列腺炎
E. 化脓性包皮龟头炎

96. 男，37 岁。2 天前突发腰部疼痛入院。查体：左腰部轻度压痛和叩痛，无肌紧张。实验室检查提示镜下血尿。最可能的诊断是
A. 肾肿瘤
B. 肾结核
C. 肾积水
D. 肾输尿管结石
E. 急性肾盂肾炎

97. 男，28 岁。急性化脓性阑尾炎接受阑尾切除术后 5 小时，再次出现腹痛，伴烦躁、焦虑。查体：T 37.8℃，HR 130 次/分，BP 80/60mmHg，面色苍白，皮肤湿冷，双肺呼吸音清，未闻及啰音，腹胀，全腹轻度压痛，轻度肌紧张，未闻及肠鸣音。该患者首先要注意排除的危急情况是
A. 术后出血
B. 肠瘘
C. 粘连性肠梗阻
D. 盆腔脓肿

E. 切口裂开

98. 女，45 岁。有输血史，因上消化道大出血住院。输血治疗 7 天后出现原因不明的发热、贫血、巩膜轻度黄染。实验室检验结果为胆红素升高、结合珠蛋白降低。可能为

A. 延迟性溶血反应
B. 非溶血性发热反应
C. 变态反应
D. 荨麻疹反应
E. 细菌污染血液

99. 女，54 岁。肝硬化 20 年。腹部 B 超检查：腹水最大液深 18cm。实验室检查：血清钠 142mmol/L，血清钾 6.3mmol/L，血尿素氮 23mmol/L，血肌酐 224μmol/L。治疗措施错误的是

A. 10% 葡萄糖酸钙 20ml 缓慢静脉注射
B. 口服螺内酯
C. 输清蛋白
D. 控制液体入量
E. 葡萄糖加胰岛素静脉滴注

100. 男，45 岁。1 年前开始乏力、消瘦，曾检查发现脾大，仅服过中药，未系统检查。近 1 周来出现发热伴皮肤出血点，双颈部各触及一个 2.0cm×1.5cm 大小淋巴结，无压痛，胸骨压痛（+），心肺检查未见异常，肝肋下 2.5cm，脾肋下平脐，腹水征（-），骨髓中原始和幼稚淋巴细胞达 80%。最可能的诊断是

A. 急性淋巴细胞白血病
B. 慢性肝病合并急性淋巴细胞白血病
C. 慢性髓系白血病急淋变
D. 慢性淋巴细胞白血病急淋变
E. 肝硬化合并急性淋巴细胞白血病

101. 男，32 岁。十二指肠溃疡病史 1 年，口服药物治疗。因 12 小时前呕吐鲜血来诊。BP 80/50mmHg，输血 1000ml 后，血压仍有波动。查体：贫血貌，腹软，剑突下压痛。此患者最适宜的治疗方法是

A. 快速补液、输血
B. 静脉注射止血药
C. 胃镜电凝止血
D. 急诊剖腹手术
E. 应用血管活性药物

102. 男，35 岁。诊断为肝炎肝硬化失代偿期，1 周来出现轻微腹痛，腹水增多。查体：T 38.5℃，腹水常规淡黄色，比重 1.016，蛋白 25g/L，WBC 500×10^6/L，N 0.85。最可能的并发症是

A. 原发性肝癌
B. 脾栓塞
C. 自发性腹膜炎
D. 门静脉血栓形成
E. 结核性腹膜炎

103. 女，42 岁。双手指间关节疼痛半年，左腕关节肿痛 4 周。查体：左腕关节肿胀，压痛（+），双手第 2、4、5 近端指间关节压痛（+），无肿胀。实验室检查：红细胞沉降率（ESR）45mm/h，C 反应蛋白（CRP）187mg/L（正常小于 8mg/L），类风湿因子（RF）（-），抗环瓜氨酸肽抗体（抗 CCP）阳性。首先考虑的诊断是

A. 强直性脊柱炎
B. 风湿性关节炎
C. 系统性红斑狼疮
D. 类风湿关节炎
E. 骨关节炎

104. 女，48 岁。发热伴对称性多关节肿痛，晨僵 3 个月。查抗核抗体（ANA）低效价阳性，类风湿因子（RF）（+），IgG 和补体升高。最可能的诊断是

A. 多发性肌炎
B. 系统性红斑狼疮
C. 类风湿关节炎
D. 干燥综合征

E. 混合性结缔组织病

105. 男，38 岁。突然呕血 1 天。呕吐物为血混有食物，共 4 次，每次约 100ml，伴头晕。既往消化性溃疡病史 6 年。查体：HR 110 次/分，BP 100/70mmHg，贫血貌，巩膜无黄染，腹平软，无压痛，未触及包块。腹水征（-）。临床确定出血部位应特别注意检查

A. 贲门部和十二指肠前壁
B. 胃底部和十二指肠球后壁
C. 胃小弯和十二指肠后壁
D. 幽门和十二指肠前壁
E. 胃大弯和十二指肠侧壁

106. 男，65 岁。上腹部无规律性隐痛 2 个月，因饮酒后呕咖啡样物 150ml，柏油便 300ml 来诊，无肝病史。查体：血压 90/60mmHg，脉搏 100 次/分，血红蛋白 90g/L，上腹部轻度压痛，肝、脾肋下未触及。其止血措施最好选择

A. 维生素 K_1 静脉滴注
B. 奥美拉唑静脉注射
C. 氨基己酸静脉滴注
D. 三腔二囊管压迫
E. 垂体后叶激素静脉滴注

A_3/A_4 型选择题

答 题 说 明

以下提供若干个案例，每个案例下设若干道考题。请根据案例所提供的信息，在每一道考题下面的 A、B、C、D、E 五个备选答案中选择一个最佳答案。

（107～108 题共用题干）

男，64 岁。胸骨后烧灼样疼痛 2 周，伴嗳气，偶有吞咽不畅。口服奥美拉唑治疗 2 周后疼痛缓解。

107. 首先考虑的诊断是

A. 消化性溃疡
B. 食管癌
C. 心绞痛
D. 贲门失弛缓综合征
E. 胃食管反流病

108. 具有降低下食管括约肌压力作用的药物是

A. 钙通道阻滞药
B. 质子泵抑制药
C. H_2 受体阻断药
D. β 受体阻断药
E. 促胃肠动力药

（109～111 题共用题干）

男，59 岁。半个多月来双颈部淋巴结无痛性进行性肿大，不规则发热体温达 38℃以上。查体见双颈部各 1 个 3cm×2cm 肿大淋巴结，左腋下和右腹股沟各 1 个 2cm×1cm 肿大淋巴结，均活动，无压痛。临床考虑为非霍奇金淋巴瘤。

109. 为了明确诊断，采用的最佳检查方法是

A. 骨髓穿刺
B. 骨髓活检
C. 淋巴结活检
D. 胸部 CT
E. 腹部 CT

110. 根据提供的资料，临床分期和分组是

A. Ⅱ期 A 组
B. Ⅱ期 B 组
C. Ⅲ期 A 组

D. Ⅲ期B组

E. Ⅳ期B组

111. 该患者首选的化疗方案是

A. COP

B. COPP

C. CHOP

D. B-CHOP

E. ABVD

（112～113 题共用题干）

男，22 岁。因黑粪 1 天来诊。既往无胃病及肝病史。查体：面色稍苍白，BP 100/60mmHg，P 92 次/分，腹软，肝、脾未触及，肠鸣音活跃。

112. 最可能的诊断是

A. 食管静脉曲张破裂出血

B. 十二指肠溃疡并发出血

C. 胃癌出血

D. 佐林格-埃利森（Zollinger-Ellison）综合征并发出血

E. 食管贲门撕裂综合征

113. 药物治疗首选

A. 质子泵抑制药

B. 硫糖铝

C. 生长抑素制剂

D. 枸橼酸铋钾

E. 米索前列醇

（114～115 题共用题干）

女，37 岁。患胆囊结石 6 年。饱餐后持续上腹疼痛 12 小时，向腰背部放射，伴恶心、呕吐、发热。查体：上腹明显压痛，墨菲征阴性，肋脊角无压痛、叩痛。

114. 诊断首先考虑为

A. 急性胃炎

B. 泌尿系结石

C. 消化性溃疡

D. 肠梗阻

E. 急性胰腺炎

115. 首选下列哪项检查

A. 胃镜

B. 尿常规

C. 血脂肪酶

D. 血淀粉酶

E. X 线钡剂检查

（116～117 题共用题干）

男，30 岁。上腹部周期性、节律性疼痛 3 年，再发 2 周。为空腹及夜间痛，进食后缓解。既往体健。查体：心、肺无异常。腹软，上腹部有压痛，未触及包块，肝、脾肋下未触及，肠鸣音正常。腹部 B 超未见异常。

116. 该患者最可能的诊断是

A. 慢性胃炎

B. 十二指肠溃疡

C. 胃癌

D. 慢性胆囊炎

E. 胃溃疡

117. 对明确诊断最有价值的检查是

A. 腹部 X 线摄片

B. 腹部 CT

C. 腹部 B 超

D. 胃液分析

E. 胃镜

（118～119 题共用题干）

男，22 岁。饥饿性上腹痛伴反酸 1 月余。2 小时前呕血 1 次，暗红色，量约 200ml。体重无明显变化。否认慢性肝病史。查体：贫血貌，腹软，上腹部有压痛，无反跳痛，肝、脾肋下未触及。

118. 首先考虑的出血原因是

A. 消化性溃疡

B. 急性糜烂性胃炎

C. 胃黏膜脱垂

D. 食管胃底静脉曲张破裂

E. 胃癌

119. 最有助于确诊的检查是

A. 腹腔血管造影

B. 腹部 CT

C. 腹部 B 超

D. 胃镜

E. 腹部X线平片

（120～121题共用题干）

女，29岁。结婚2年未育，现停经8周，自觉下腹隐痛伴阴道少许流血3天。妇科检查：阴道少许血液，宫颈口未扩张，子宫约妊娠50天大小，软，双附件正常。

120. 最可能的诊断是

A. 子宫肌瘤

B. 慢性盆腔炎

C. 功能失调性月经紊乱

D. 先兆流产

E. 异位妊娠

121. 最佳治疗方案是

A. 诊断性刮宫

B. 药物人工周期治疗

C. 保胎治疗

D. 抗感染治疗

E. 剖腹探查术

（122～123题共用题干）

女，28岁。胸部及上腹部被方向盘挤压后疼痛10小时。查体：体温37.8℃，呼吸20次/分，脉搏120次/分，血压100/70mmHg。面色苍白，胸廓挤压征阳性，中上腹压痛，腹壁肌紧张，有反跳痛，肠鸣音1次/分。腹腔穿刺阴性。

122. 损伤可能性最大的是

A. 胃

B. 十二指肠及胰腺

C. 小肠

D. 肝

E. 脾

123. 手术前对诊断有较大帮助的检查是

A. 胃镜

B. B超

C. 胸、腹部CT

D. X线胸片

E. 心电图

（124～126题共用题干）

男，46岁。身高172cm，体重91kg。自发性或运动后心悸、出汗、饥饿伴精神症状8个月。严重时曾发生昏迷，进食糖水后清醒，发作时血糖1.8～2.2mmol/L。

124. 发生该情况最可能的原因是

A. 自主神经功能紊乱

B. 1型糖尿病

C. 2型糖尿病

D. 胰岛素瘤

E. 反应性低血糖

125. 确诊最有价值的检查是

A. 胰岛素和C肽释放试验

B. 肝功能

C. 头颅CT

D. 糖耐量试验

E. 血和尿皮质醇测定

126. 确诊后该患者的最佳治疗是

A. 饮食控制

B. 口服普萘洛尔

C. 口服二氮嗪

D. 口服双胍类药物

E. 手术治疗

（127～128题共用题干）

女，28岁。左乳皮肤水肿、发红2个月，口服抗生素未见好转。查体：T 37.0℃，左乳皮肤发红、水肿，呈“橘皮样”，乳头内陷，乳房质地变硬，无触痛。未扪及肿块。左腋下扪及多个肿大淋巴结、质硬、融合，无触痛。血常规：WBC 8.0×10^9/L，N 0.67。

127. 首先考虑的诊断是

A. 乳汁淤积

B. 急性乳腺炎

C. 乳腺囊性增生

D. 乳房后脓肿

E. 炎性乳腺癌

128. 最佳治疗方案是

A. 局部按摩

B. 静脉应用广谱抗生素

C. 穿刺活检后行左乳房切除术

D. 局部热敷、理疗

E. 穿刺后活检化疗

(129～130 题共用题干)

男，33 岁。急性腹膜炎术后 7 天。发热，为弛张热，伴乏力、盗汗、食欲缺乏，右上腹、肋下持续性钝痛，深呼吸及咳嗽时疼痛加重。腹部 B 超及 CT 示肝右叶上方，膈肌下见 6cm×4cm 气液平面，诊断性穿刺可抽出脓液。

129. 如决定行切开引流，为防止脓液流入腹腔再次引起弥漫性腹膜炎，最主要的措施是

A. 进入脓腔分离时，不要破坏粘连层

B. 切开引流同时应用有效抗生素

C. 选择合理切口，显露充分

D. 吸净脓液，低压灌洗后留置负压引流

E. 麻醉效果良好，便于操作

130. 最常用的抗生素是

A. 半合成青霉素

B. 克林霉素

C. 第二代头孢菌素

D. 氨基糖苷类抗生素

E. 第三代头孢菌素

(131～132 题共用题干)

男，46 岁。发热 5 天，于 9 月 16 日入院。体温维持在 39℃ 以上，伴寒战，全身乏力，头痛明显。近 2 天出现腹泻，每天 3～5 次，水样便。既往体健。查体：T 39.5℃，P 102 次/分，R 22 次/分，BP 135/78mmHg。结膜充血，巩膜轻度黄染，咽红。腹股沟淋巴结轻度肿大，有压痛，质软。心、肺未见异常，腹软，压痛及反跳痛（-）。肝肋下触及边缘，有触痛，脾肋下未触及。腓肠肌压痛明显，双侧 Babinski 征（-）。实验室检查：血 WBC 10.4×10^9/L，N 0.80，L 0.20。GPT 210U/L，TBil 40μmol/L。尿蛋白（+）。

131. 该患者最可能的诊断是

A. 败血症

B. 伤寒

C. 钩端螺旋体病

D. 病毒性肝炎急性黄疸性

E. 肾综合征出血热

132. 引起本病的病原是

A. 汉坦病毒

B. 伤寒杆菌

C. 肝炎病毒

D. 钩端螺旋体

E. 志贺菌

(133～135 题共用题干)

女，23 岁。既往有 HBsAg 阳性史。7 天前无诱因发热，体温逐渐上升，波动于 37.5～39℃，近 2 天体温持续在 38.5～39.5℃不降。查体：T 39.5℃，P 88 次/分，BP 110/70mmHg，神清，表情淡漠，巩膜轻度黄染，心肺未见异常，腹软，右下腹压痛（+），肝右肋下 2cm，脾未触及，肝浊音区不小，移动性浊音阴性，双下肢无水肿。实验室检查：WBC 3.5×10^9/L，N 0.60，L 0.40，血 HBsAg（+），抗-HAV IgG（+）。

133. 该患者最可能的诊断是

A. 乙型肝炎，慢性轻度

B. 甲型肝炎，急性黄疸性，乙型肝炎表面抗原携带者

C. 伤寒，乙型肝炎，急性黄疸性

D. 伤寒，甲型肝炎，亚急性重型

E. 伤寒，乙型肝炎表面抗原携带者

134. 为确诊该病例，首选的检查是

A. 肝功能检查

B. 肝炎病毒血清学

C. 血培养

D. 肥达反应

E. 肝、胆、脾彩色超声

135. 该患者治疗的首选方案是

A. 卧床休息，保肝治疗

B. 卧床休息避免用肝损伤药物，戒酒

C. 用激素退热，减轻中毒症状

D. 用喹诺酮类药物进行病原学治疗

E. 用干扰素治疗

B_1 型选择题

答 题 说 明

以下提供若干组考题，每组考题共用在考题前列出的 A、B、C、D、E 五个备选答案，请从中选择一个与问题关系最密切的答案。每个备选答案可能被选择一次、多次或不被选择。

（136～137 题共用备选答案）

A. 甲氨蝶呤

B. 多柔比星

C. VP 方案

D. 环磷酰胺

E. DA 方案

136. 急性髓系白血病治疗首选

137. 急性淋巴细胞白血病治疗首选

（138～139 题共用备选答案）

A. 减少肠道内氨的形成和吸收

B. 纠正电解质紊乱

C. 降低门静脉压力

D. 纠正氨基酸不平衡

E. 纠正酸碱平衡紊乱

138. 肝性脑病口服乳果糖的主要作用是

139. 肝性脑病注射支链氨基酸的主要作用是

（140～142 题共用备选答案）

A. 外痔剥离术

B. 注射疗法

C. 冷冻疗法

D. 痔切除术

E. 痔环形切除术

140. 较大的孤立的出血性痔应行

141. 疼痛严重的血栓性外痔应行

142. 小的出血性痔应行

（143～144 题共用备选答案）

A. 患者

B. 鼠类

C. 蚊

D. 猪

E. 犬

143. 流行性乙型脑炎的主要传染源是

144. 甲型肝炎的主要传染源是

（145～146 题共用备选答案）

A. 苍白密螺旋体

B. 人乳头状瘤病毒

C. 沙眼衣原体

D. 解脲支原体

E. 人类免疫缺陷病毒

145. 梅毒的病原体是

146. 艾滋病的病原体是

（147～148 题共用备选答案）

A. 腹部 B 超

B. 腹部 CT

C. 粪便隐血

D. 胃镜

E. 消化道 X 线钡剂造影

147. 胃溃疡诊断最有意义的检查方法是

148. 克罗恩病诊断最有意义的检查方法是

（149～150 题共用备选答案）

A. 列兵样排列

B. 形成管状结构

C. 形成乳头状结构

D. 有角化珠

E. 有假菊形团结构

149. 最符合小细胞癌组织学特点的是

150. 最符合高分化鳞癌组织学特点的是

参考答案与解析

1. D 【解析】乳腺癌保乳术的目的是完整切除肿块，该手术适用于临床Ⅰ期、Ⅱ期乳腺癌且乳房有适当体积，术后能保持外观效果者。以下情况为保乳手术的禁忌证：患侧乳腺曾有放疗史，乳房的不同象限存在多个病灶，乳腺X线片示弥漫可疑的或有恶性征象的微小钙化灶，同时患某些结缔组织病（如硬皮病）等。故选D。

2. E 【解析】乙级愈合，是指愈合处有炎症反应，如红肿、硬结、血肿、积液等，但未化脓；丙级愈合，指切口化脓，需要做切开引流等处理。故选E。

3. C 【解析】胃蛋白酶是消化性溃疡发病的重要因素，抑制胃酸可同时抑制胃蛋白酶的活性，促进溃疡愈合。幽门螺杆菌也是消化性溃疡的重要致病因素，根除幽门螺杆菌是彻底治愈溃疡病的关键。凡有幽门螺杆菌感染的消化性溃疡，无论初发或复发、活动或静止、有无并发症，均应予以根除幽门螺杆菌治疗。故选C。

4. B 【解析】梭状芽孢杆菌属于革兰阳性厌氧菌，感染后的处理方法为：氧化剂冲洗伤口；清除坏死组织，敞开伤口；高压氧治疗；足量敏感抗生素，常用大剂量青霉素，大环内酯类、氨基糖苷类、尼立达唑类，四环素类也可用。选项B用止血带防止感染扩散做法不对，因为这样更有利于制造厌氧环境。故选B。

5. A 【解析】若胚胎期及幼儿期缺乏甲状腺激素，可导致不可逆的神经系统发育障碍，以及骨骼的生长发育与成熟延迟或停滞，出现明显的智力发育迟缓、身材矮小、牙齿发育不全等症状，称为呆小病。故选A。

6. B 【解析】由于腹部闭合性脏器损伤绝大多数需要早期手术治疗，因此要认真考虑内脏是否受损伤、何种脏器受损伤、是否为多发性损伤。故选B。

7. E 【解析】营养性缺铁性贫血的主要预防措施包括做好喂养指导，提倡母乳喂养，及时添加含铁丰富且铁吸收率高的辅助食品，并注意合理搭配膳食。婴儿如以鲜牛乳喂养，必须经加热处理，以减少因过敏引起的肠道出血。婴幼儿食品（牛乳制品、谷类制品等）应加入适量铁剂进行强化。对早产儿、低出生体重儿，宜自2个月左右即给予铁剂预防。故选E。

8. E 【解析】幼红细胞增多见于溶血性贫血、急性失血性贫血、骨髓增生异常综合征（MDS）、巨幼细胞贫血、缺铁性贫血、特发性血小板减少性紫癜（ITP）急性期、红血病、红白血病、脾功能亢进等，是骨髓造血功能旺盛的征象；减少可见于再生障碍性贫血（AA）、单纯红细胞再生障碍性贫血、放射线病、急性白血病及部分MDS等疾病。再生障碍性贫血幼红细胞明显减少，甚至消失。故选E。

9. B 【解析】滑动性斜疝虽不多见，但滑入疝囊的盲肠或乙状结肠可能在疝修补术时被误认为疝囊的一部分而被切开，应特别注意。故选B。

10. C 【解析】放射性免疫法测定持续血清甲胎蛋白（AFP）$\geq 400\mu g/L$，或逐渐升高、持续不降，或$>200\mu g/L$持续8周并能排除妊娠、活动性肝病、生殖细胞肿瘤等，即可考虑原发性肝癌的诊断。与原发性肝癌相比，继发性肝癌的病情发展较为缓慢，症状较轻，AFP 检测一般为阴性。在其他消化系统肿瘤（如胰腺癌或胃癌）及肝硬化等，AFP 也可升高。AFP 和谷丙转氨酶（ALT）动态曲线曲线分离，AFP 升高而 ALT 正常或由高降低，则应多考虑原发性肝癌。肝癌术后若 AFP 又升高，常常提示复发。故选 C。

11. B 【解析】溃疡底部从表层到深层可分为以下几层：①炎症渗出层，以中性粒细胞为主。②坏死层，由坏死的细胞碎片和渗出的纤维素组成。③肉芽组织层。④瘢痕层，其内的小动脉常呈增殖性动脉内膜炎，管壁增厚，管腔狭窄，常有血栓形成。故选 B。

12. E 【解析】肠道传染病好发于炎热的夏、秋季节，主要包括病毒感染性腹泻、霍乱、细菌性痢疾、伤寒、副伤寒及其他细菌感染性腹泻。在我国最常见的肠道传染病是细菌性痢疾。故选 E。

13. D 【解析】胆绞痛是胆囊结石的典型表现，常发生在饱餐、进食油腻食物后或睡眠中体位改变时，疼痛位于上腹部或右上腹部，呈阵发性疼痛或持续疼痛阵发性加剧，可向右肩胛部和背部放射，多伴恶心、呕吐；但多数胆囊结石患者仅感到上腹部或右上腹部隐痛。疼痛向腰背部呈束带状放射多见于急性胰腺炎。故选 D。

14. D 【解析】奥迪（Oddi）括约肌由 3 部分组成：胆总管括约肌、胰管括约肌、肝胰壶腹括约肌。其他选项均正确。故选 D。

15. E 【解析】有助于诊断系统性红斑狼疮（SLE）的自身抗体有：①抗 Sm 抗体，是 SLE 的标志性抗体，特异性高、敏感性低。②抗双链 DNA（dsDNA）抗体，是诊断 SLE 的重要抗体，与疾病活动性密切相关。③抗核抗体（ANA），阳性率高，但特异性不高。④抗 RNP 抗体，阳性常与雷诺现象有关。⑤抗 SSA 抗体，常与皮肤病变有关。故选 E。

16. D 【解析】排便习惯和粪便性状的改变，常是结肠癌最早出现的症状。腹痛也是早期症状之一，常为定位不确切的持续性隐痛。腹部肿块多为瘤体本身，也可为梗阻近侧肠腔内的积粪，不是早期症状。肠梗阻症状一般属结肠癌的晚期症状。全身症状由于慢性失血、癌肿溃疡、感染、毒素吸收引起。故选 D。

17. D 【解析】化脓性腹膜炎的典型表现为腹痛、恶心、呕吐、发热及全身感染中毒症状等。化脓性腹膜炎的确诊依赖于病原学检查，即腹腔穿刺液中查出病原体，既可明确诊断，也可为进一步治疗提供依据。故选 D。

18. C 【解析】消化性溃疡并发大出血时，止血措施主要有抑制胃酸分泌的药物、内镜治疗、手术治疗和介入治疗。临床上，对消化性溃疡和急性胃黏膜损害所引起的出血，常规给予 H_2 受体阻断药或质子泵抑制药，后者提高及维持胃内 pH 的作用优于前者。急性出血期采取静脉途径给药。故选 C。

19. C 【解析】十二指肠球后溃疡是指发生十二指肠球部以下的溃疡，溃疡多发生于十二指肠乳头的近端。夜间痛和背部放射痛更明显，较易并发出血，对药物治疗的反应差。故选 C。

20. B 【解析】破伤风梭菌在缺氧环境中迅速繁殖并产生大量外毒素，主要是痉挛毒素，毒素吸收至脊髓、脑干处，与联络神经细胞的突触结合，抑制突触释放抑制性神经递质，运动神经元因失去中枢抑制，兴奋性增强，导致肌肉痉挛。全身肌肉痉挛的顺序依次为咀嚼肌，面部表情肌，颈项、背、腹、四肢肌，膈肌。故选 B。

21. E 【解析】外科急腹症除伴有消化道出血或低位肠梗阻外，一般不适合做内镜检查，因为阳性率低，且有加重创伤及感染的可能。故选 E。

22. B 【解析】直肠癌的病理类型多为腺癌，C 正确。常见表现：①直肠刺激症状，便意频繁，排便不尽感，肛门坠下感，A、E 正确。②肠壁狭窄症状，大便变形、变细，严重时出现不完全性肠梗阻的症状，B 错误。③癌肿破溃感染症状，大便表面带血，严重时出现脓血便，D 正确。④晚期，侵犯前列腺可发生尿频、尿痛；侵犯髓前神经则发生持续性剧烈疼痛；有肝转移者出现肝大、腹水、黄疸、贫血、消瘦、水肿等表现。故选 B。

23. A 【解析】原发性肝癌的常见临床表现有肝区疼痛、肝大、黄疸、全身和消化道症状（乏力、消瘦、食欲缺乏、腹胀等）、转移灶表现。故选 A。

24. D 【解析】绞窄性疝因肠管坏死而局部有严重感染，通常采取单纯疝囊高位结扎、坏死肠段切除、肠造瘘术，此时不宜行疝修补术，因为感染常使修补失败，继发手术感染。故选 D。

25. D 【解析】淋巴瘤是一组起源于淋巴结或其他淋巴组织的恶性肿瘤，可分为霍奇金病（简称 HD）和非霍奇金淋巴瘤（简称 NHL）两大类，组织学可见淋巴细胞和/或组织细胞的肿瘤性增生，临床以无痛性淋巴结肿大最为典型，常有肝、脾大，晚期有恶病质、发热及贫血。故选 D。

26. D 【解析】流行性乙型脑炎早期诊断可测定 IgM 抗体及 IgG 抗体，敏感性高，方法简便快速，但试验要求严格，偶见假阳性反应。双份血清效价增长 4 倍以上可确诊；单份血清抗体效价 1∶100 为可疑，1∶320 可作出诊断，1∶640 可确诊。故选 D。

27. A 【解析】中毒是指有毒化学物质进入人体，达到中毒量而造成损害的全身性损伤。可分为急性和慢性中毒。急性中毒治疗原则：①立即中止毒物接触，脱离中毒现场。②清除进入体内已被或尚未被吸收的毒物。③促进已吸收的毒物排出体外。④使用特效解毒剂。⑤对症支持治疗。酸性毒物污染皮肤、黏膜后不应用碱性液体冲洗，中和反应可产生热量使皮肤黏膜损伤更重。故选 A。

28. A 【解析】应激性溃疡形成最基本的条件是胃黏膜缺血，其黏膜的缺血程度与病变程度呈正相关。故选 A。

29. A 【解析】腹部实质性脏器主要包括肝、脾、肾等，由于实质性脏器血流较丰富，故易发生内出血及休克，但是切口属于清洁切口。腹腔空腔脏器，如胃肠道等，由于胃肠道中存在大量细菌，故空腔脏器的切口属于可能污染切口或污染切口。故选 A。

30. A 【解析】溃疡侵蚀血管可引起出血，是消化性溃疡最常见的并发症。少数（1%以下）胃溃疡可发生癌变，癌变发生于溃疡边缘。一般发生在有长期慢性胃溃疡病史、年龄在 45 岁以上、溃疡顽固不愈的患者。故选 A。

31. D 【解析】乳腺癌的病理分型包括：非浸润性癌、早期浸润性癌、浸润性特殊癌、浸润性非特殊癌、其他罕见癌，其恶性程度由低到高依次为非浸润性癌、早期浸润性癌、浸润性癌。髓样癌属于浸润性特殊癌，浸润性导管癌、浸润性小叶癌属于浸润性非特殊癌。乳头湿疹样乳腺癌为大导管来源，低度恶性，相当于原位癌（T_{is}）；炎性乳腺癌恶性极高，故选 D。

32. D 【解析】胃溃疡急性穿孔应选择彻底性溃疡手术，即胃大部切除术，该术式适用于患者一般情况良好、腹腔污染不严重者。穿孔修补术适用于腹腔内炎症、水肿明显者，或不能耐受急诊彻底性溃疡手术者。故选 D。

33. B 【解析】患甲类传染病（鼠疫、霍乱）、炭疽死亡的，应当将尸体立即进行卫生处理，就近火化。患其他传染病死亡的，必要时应当将尸体进行卫生处理后火化或者按照规定深埋。故选 B。

34. E 【解析】化脓性脑膜炎并发脑室管膜炎的确诊依赖脑脊液检查，病原学检查是鉴别诊断的关键。如脑脊液细菌培养、涂片阳性，与腰椎穿刺脑脊液检查结果一致，即可确诊化脓性脑膜炎并发脑室管膜炎。故选 E。

35. D 【解析】沙眼衣原体是一种在人体内长期生存并又广泛传播的病原体，属于机会致病菌，可引起宫颈黏膜炎、子宫内膜炎、输卵管炎、盆腔炎等，最后导致不孕或输卵管妊娠。生殖道沙眼衣原体感染治疗可选用阿奇霉素（妊娠期首选）、多西环素（孕妇禁用）或红霉素（非孕妇常用）。故选 D。

36. E 【解析】手术禁忌证：青少年患者、症状较轻者、老年患者或有严重器质性疾病不能耐受手术治疗者。故选 E。

37. E 【解析】不稳定型心绞痛的危险分层包括：①年龄≥65 岁。②3 个或 3 个以上冠心病危险因素（冠心病家族史、高血压、高胆固醇血症、糖尿病或吸烟等）。③已知有冠状动脉狭窄≥50%。④心电图有 ST 段改变。⑤24 小时内有心绞痛发作至少 2 次。⑥发病前服用阿司匹林超过 7 天。⑦心肌损伤标志物（cTnI 或 cTnT）水平升高。故选 E。

38. E 【解析】病因治疗应放在代谢性酸中毒的首位。由于机体可通过加快肺部通气以排出更多的 CO_2，又可通过肾排出 H^+、保留 Na^+ 及 HCO_3^-，即具有一定的调节酸碱平衡的能力。因此只要能消除病因，再辅以补充液体、纠正脱水，则较轻的代谢性酸中毒常可自行纠正。故选 E。

39. A 【解析】休克是机体遭受强烈的致病因素侵袭后，由于有效循环血量锐减，机体失去代偿，组织缺血缺氧，神经-体液因子失调的一种临床症候群。血压进行性下降是休克抑制期的表现，其他均为休克代偿期表现。故选 A。

40. B 【解析】类风湿结节临床上可分浅表结节和深部结节两种类型。类风湿结节是类风湿关节炎比较特异的改变，多位于关节隆起与受压部位的皮下，为质硬、无压痛的结节，对称性分布。它的存在表示本病的活动。故选 B。

41. A 【解析】胃大部切除术后，由于失去了幽门的节制功能，导致胃内容物排空过快，产生一系列临床症状，称为倾倒综合征，多见于毕Ⅱ式胃切除术后。故选 A。

42. D 【解析】急性糜烂性胃炎确诊依赖急诊胃镜检查。内镜可见以弥漫分布的多发性糜烂、出血和浅表性溃疡为特征的胃黏膜病变。故选 D。

43. C 【解析】血清铁减低、总铁结合力增高及转运铁蛋白饱和度减低是缺铁性贫血（IDA）的铁代谢检查的典型表现。地中海贫血是溶血性贫血的表现，呈小细胞低血素性，主要特点是血红蛋白的组成成分改变。再生障碍性贫血主要表现为三系细胞减少，为正细胞正色素性，也可呈大细胞性。铁粒幼细胞性贫血是铁失利用性贫血，铁粒幼细胞增多，并出现特征性的环形铁粒幼细胞，其血清铁和铁蛋白升高。慢性感染性贫血表现为血清铁降低，总铁结合力不增高，血清铁蛋白和运铁蛋白受体升高，骨髓铁粒幼细胞减少，而巨噬细胞内铁增高。故选 C。

44. E 【解析】胃癌的分型可分为大体分型和组织学分型，大体分为早期胃癌和进展期胃癌，前者又分为隆起型、浅表型、凹陷型。而组织学分型主要分为普通类型和特殊类型：普通类型包括乳头状腺癌、管状腺癌、低分化腺癌、黏液腺癌、印戒细胞癌；特殊类型包括腺鳞癌、鳞状细胞癌、类癌、未分化癌等。故选 E。

45. C 【解析】老年人溃疡临床表现多不典型，常无症状或症状不明显，疼痛多无规律，较易出现体重减轻和贫血。胃溃疡多位于胃体上部，溃疡常较大，易误认为胃癌。故选 C。

46. A 【解析】胎儿细胞必须经过胎盘屏障才能到达母体血液，从孕妇血提取胎儿细胞，这项技术还处于临床研究阶段，准确性较差。故选 A。

47. D 【解析】该患者有典型的转移性右下腹疼痛，右下腹可触及包块伴压痛，边界不清，考虑为急性阑尾穿孔形成阑尾周围脓肿。宜应用抗生素治疗或中药治疗促进脓肿吸收消退，也可在 B 超引导下穿刺抽脓。阑尾周围脓肿应在治愈后 3 个月左右择期手术切除阑尾。故选 D。

48. C 【解析】肠外营养是从静脉内供给营养作为手术前后及危重患者的营养支持，全部营养从肠外供给称为全胃肠外营养。对于患者的营养支持，应首选胃肠内途径，其是符合生理过程的途径，一旦患者肠蠕动恢复后，应及时改为胃肠内途径，减少并发症的发生。故选 C。

49. B 【解析】非手术治疗仅能改善症状，适用于：①病变局限，症状轻微又不愿手术者。②妊娠期发病。③症状虽然明显，但手术耐受力极差者。硬化剂注射和压迫疗法，利用硬化剂注入曲张静脉后引起的炎症反应使之关闭。手术治疗是根本的治疗方法，凡有症状且无禁忌证者（如手术耐力极差等）都应手术治疗。故选 B。

50. E 【解析】该患者为右腹股沟斜疝嵌顿，术中发现嵌顿段肠坏死，考虑发生绞窄性疝。绞窄性疝因肠坏死严重，而局部有严重感染，通常也采取单纯疝囊高位结扎，避免施行修补术，因感染常使修补失败。故选 E。

51. C 【解析】本例患者寒战、高热伴肝区疼痛半个月；体温升高，白细胞计数升高，中性细胞占比增高，结合症状、实验室检查提示肝脏存在细菌感染病灶。B 超示肝左叶有液性暗区，排除 A、D、E。肝癌合并感染也会出现发热，但一般为低热，无寒战、高热，B 超无液性暗区。故选 C。

52. C 【解析】腹股沟直疝常见于年老体弱者，其主要临床表现是当患者直立时，在腹股沟内侧端、耻骨结节上外方出现一半球形肿块，并不伴有疼痛或其他症状。直疝囊颈宽大，疝内容物又直接从后向前顶出，故平卧后疝块多能自行消失。直疝绝不进入阴囊，极少发现嵌顿。根据本题患者的症状，可判断为腹股沟直疝，故选 C。

53. D 【解析】细菌性痢疾多发于夏、秋季，急性期临床表现为发热、腹痛、腹泻、里急后重及黏液血便，左下腹明显压痛等；粪便镜检有大量白细胞（≥15 个/HP）、脓细胞和红细胞。大便培养检出志贺菌为确诊依据。根据题干信息，最可能为急性细菌性痢疾。故选 D。

54. C 【解析】结肠癌最早期可有排便习惯与粪便性状的改变，如便次增多，腹泻或便秘，粪便中带血、脓液或黏液。腹痛也是早期症状，常为持续性隐痛。乙状结肠癌发病部位位于降结肠与直肠之间的一段结肠处。直肠是自肛缘起向上 15cm 的一段大肠。该患者距肛门约 25cm 处肠腔有约 4cm 充盈缺损，考虑为乙状结肠癌。故选 C。

55. A 【解析】根据 CT 示脾上极血肿，该患者为被膜下破裂，但需要密切观察生命体征的变化，警惕出现真性脾破裂。故选 A。

56. D 【解析】根据题干明确地提示：皮肤发黄，中度贫血，网织红细胞 0.20，尿胆原阳性，胆红素阴性提示为血管内溶血；再结合发病前特殊食蚕豆史，考虑本病为蚕豆病，是红细胞葡萄糖-6-磷酸脱氢酶（G6PD）缺乏症之一。常用检查有以下 3 个：高铁血红蛋白还原试验适用于过筛试验，红细胞形态学检查出现海因小体为蚕豆病特异征象，G6PD 活性测定是最可靠的诊断依据。故选 D。

57. A 【解析】老年男性患者，体检发现直径 0.8cm 的单发胆囊结石，无相关临床症状及并发症。胆囊造影示其功能正常，结石数量少、直径小，胆囊壁无钙化、无息肉、不增厚，建议观察随诊。故选 A。

58. A 【解析】该患者有面部蝶形红斑等系统性红斑狼疮表现，尿蛋白阳性，肾病理检查为弥漫增生性肾小球肾炎，考虑为狼疮肾炎Ⅳ型。应给予积极治疗，首选泼尼松联合免疫抑制药治疗，如环磷酰胺。故选 A。

59. D 【解析】根据低热、消瘦的表现，以及慢性乙型肝炎病史可考虑该患者可能有癌变，而甲胎蛋白（AFP）可以在大约 80% 的肝癌患者血清中升高，而其余 4 项均会有异常，与乙型肝炎癌变的关系不大。故选 D。

60. C 【解析】溃疡性肠结核常表现为右下腹痛、腹泻，可有发热、盗汗等全身表现。消化道钡剂造影可见病变肠段呈激惹征象、充盈不佳、排空很快，而在病变的上、下肠段则钡剂充盈良好，称为跳跃征。结肠镜检查可见病变肠黏膜充血、水肿、溃疡形成（常呈环形，边缘呈鼠咬状），大小及形态各异的炎性息肉，肠腔变窄等。故选 C。

61. C 【解析】肠易激综合征是一种常见的以腹痛伴排便习惯改变为特征而无器质性病变的功能性肠病。精神、饮食等因素常诱使症状复发或加重。故选 C。

62. C 【解析】腹部阑尾手术 6 天后出现上腹隐痛、发热、寒战、右下胸叩痛、呼吸音减弱可考虑膈下脓肿。CT 检查可确诊。故选 C。

63. A 【解析】右上腹痛+恶心、呕吐+右上腹压痛+Murphy 征阳性可考虑胆囊炎，首选 B 超。故选 A。

64. E 【解析】该患者在治疗前应行甲状腺 ^{131}I 摄取率检查，如摄碘率低则无法行 ^{131}I 治疗。此外，需进行甲状腺估重，并结合甲状腺摄 ^{131}I 率，并考虑增加剂量因素和减少剂量的因素，最后决定治疗剂量。所以该患者能否用放射性核素 ^{131}I 治疗的关键检查是甲状腺 ^{131}I 摄取率。故选 E。

65. C 【解析】上腹部疼痛是胃溃疡的主要症状。常呈隐痛、钝痛、胀痛、烧灼样痛。胃溃疡的疼痛多在餐后 1 小时内出现，经 1 ~ 2 小时后逐渐缓解，直至下餐进食后复现上述节律。病理表现为胃溃疡，多位于胃小弯侧，直径多在 2cm 以内，溃疡边缘整齐，状如刀切。溃疡周围的胃黏膜皱襞因受溃疡底瘢痕组织的牵拉而呈放射状。故选 C。

66. C 【解析】隐球菌性脑膜炎起病缓慢，不同程度发热、阵发性头痛并逐渐加重、恶心、呕吐、眩晕。数周或数月后可出现颅内压增高症状及脑神经受累表现，常伴有眼底渗出和视网膜渗出性改变。确诊有赖于脑脊液沉渣涂片墨汁染色找到厚荚膜的发亮圆形菌体，或培养找到新型隐球菌生长。根据患儿表现，最可能为隐球菌性脑膜炎。故选 C。

67. D 【解析】该患者为青年女性，寒战、高热、咳嗽伴右胸痛，咳砖红色胶冻痰，右肺呈多发性蜂窝状阴影，考虑诊断为肺炎克雷伯菌肺炎。选用针对革兰阴性杆菌的抗菌药物，剂量要充分，疗程要长，常两种药物联合用药，如第二、第三代头孢菌素（如头孢曲松钠）联合氨基糖苷类抗生素（如庆大霉素）。故选 D。

68. D 【解析】该患者为中年女性，胆道疾病发作史 1 年，腹痛、高热、黄疸、休克征象（心率 120 次/分，血压 70/50mmHg），首先考虑诊断为急性梗阻性化脓性胆管炎。治疗原则为紧急手术解除胆道梗阻并引流，及早而有效地降低胆管内压力。通常采取的措施是联合适用足量有效的抗生素，纠正水与电解质紊乱，恢复血容量，对症治疗，抗休克的同时及时行手术治疗（通常采用胆总管切开减压术、T 形管引流术）。故选 D。

69. B 【解析】该患者间断性上腹痛，进餐后加重，考虑为胃溃疡。近 2 个月病情加重，粪便隐血试验强阳性，结合患者年龄偏大，考虑胃溃疡发展为胃癌。故选 B。

70. A 【解析】该患者右下腹部压痛，结肠充气试验阳性，最可能为急性阑尾炎；突发全腹痛，腹肌紧张，提示腹膜炎，考虑急性阑尾炎穿孔可能。故选 A。

71. D 【解析】结肠癌的临床表现包括排便习惯与粪便性状的改变、腹痛、腹部肿块、肠梗阻症状、全身症状等。一般右侧结肠癌以全身症状、贫血、腹部肿块为主，左侧结肠癌以肠梗阻、便秘、腹泻、便血等症状为显著。患者进行性消瘦，贫血、乏力，右下腹扪及包块，恶性肿瘤的可能性较大，故排除结肠息肉、溃疡性结肠炎、慢性细菌性痢疾。包块位于右下腹，可排除降结肠癌。故选 D。

72. C 【解析】该患者有溃疡性结肠炎病史，又出现腹部膨隆、压痛，肠鸣音消失及 X 线片示结肠扩张，考虑并发中毒性巨结肠。故选 C。

73. A 【解析】根据病史考虑脑出血引起急性胃黏膜病变，导致应激性溃疡出血。故选 A。

74. C 【解析】血清钾正常值为 3.5 ~ 5.5mmol/L，该患者为 4.5mmol/L，属于正常范围内，故不选 D。该患者不思进食，不存在水潴留的情况，无稀释性低钠血症的病因，不选 E。脱水按性质分为：①等渗性脱水，血清钠 135 ~ 150mmol/L。②低渗性脱水，血清钠<135mmol/L。③高渗性脱水，血清钠>150mmol/L。该患者血清钠为 130mmol/L，符合低渗性脱水的诊断。故选 C。

75. D 【解析】卫星现象为流感嗜血杆菌与金黄色葡萄球菌一起培养时，可见金黄色葡萄球菌周围的流感嗜血杆菌菌落较大，而远离葡萄球菌的流感嗜血杆菌菌落较小。故选 D。

76. C 【解析】本例行腹股沟无张力疝修补术，属于清洁手术，常规术前戒烟 2 周，术后需严格卧床，术前需要练习床上解大、小便，术前常规禁食 12 小时。对于糖尿病患者，围手术期血糖维持在 5.6 ~ 11.2mmol/L 即可。其中仅以饮食控制者，术前无须特殊准备；口服降糖药的患者应继续服用至手术的前一天晚上；禁食患者需静脉注射葡萄糖加胰岛素维持血糖轻度升高状态，患者血糖维持在 6.2 ~ 9.0mmol/L，不必应用胰岛素降低血糖，故选 C。血压在 160/100mmHg 以下可不必做特殊准备，血压过高者术前应选用合适的降压药物，使血压平稳在一定水平，故 E 正确。

77. C 【解析】妊娠期甲亢的治疗目的是使母体达到轻微甲亢或甲状腺功能正常上限，并预防胎儿甲亢或甲状腺功能减退（甲减）。药物首选丙硫氧嘧啶，但剂量不宜过大。妊娠期甲亢一般不做手术，如需手术，一般在妊娠 4 ~6 个月进行。故选 C。

78. E 【解析】子宫肌瘤红色变性多见于妊娠期或产褥期，为肌瘤的一种特殊类型坏死。患者可有剧烈腹痛伴恶心、呕吐、发热，白细胞计数升高，检查发现肌瘤增大、压痛。肌瘤剖面为暗红色，质软，漩涡状结构消失。根据患者表现，最可能的诊断为子宫肌瘤红色变性。故选 E。

79. A 【解析】E1-Tor 型细菌为新型的霍乱弧菌，该患者腹泻次数多，水样便，故考虑霍乱可能性大。霍乱为我国甲类传染病，《中华人民共和国传染病防治法》规定甲类传染病城市必须 2 小时内上报。故选 A。

80. E 【解析】该患者为中年男性，有慢性肝炎病史，现出现腹痛、低热及消瘦，并且甲胎蛋白阳性；而甲胎蛋白对于肝癌的诊断有较高的特异性，故最可能诊断为肝癌。考虑该患者出现粪便隐血阳性及恶病质的体征，应诊断为晚期肝癌。故选 E。

81. C 【解析】该患者近来工作很不顺利，被家属发现昏迷，呼吸时有酒味，应首先考虑为酒精中毒，同时不排除患者服用两种及两种以上毒物的可能，故应首选彻底洗胃，清除胃内毒物。故选 C。

82. C 【解析】根据题干信息，考虑该患者为肝癌。肝右叶巨大肝癌（>10cm），左叶多发小肝癌，不能手术切除。局限的癌肿适用于放射治疗。本例最佳方法是肝动脉插管栓塞化疗。故选 C。

83. D 【解析】根据该患者幼年发病，关节出血而无皮肤出血及紫癜，出血时间正常，凝血时间延长，提示患者可能为凝血因子Ⅷ缺乏的血友病 A，凝血因子Ⅷ缺乏或活性降低影响内源性凝血途径，应为凝血活酶生成障碍。故选 D。

84. D 【解析】70 岁患者，心肺功能差，不能耐受手术，为改善生活质量，可行姑息性减状手术，如食管腔内置管术、胃造瘘术等。根治性放疗多用于颈段或胸上段食管癌，也可用于有手术禁忌证且患者尚可耐受放疗者。故选 D。

85. A 【解析】血栓闭塞性脉管炎表现为患肢怕冷，皮肤温度降低；皮肤色泽苍白或发绀；感觉异常；患肢疼痛，间歇性跛行或静息痛；长期慢性缺血导致组织营养障碍改变；患肢的远侧动脉搏动减弱或消失；患肢在发病前或发病过程中反复发生的游走性浅静脉炎，患肢末端严重缺血，产生干性坏疽，脱落后形成经久不愈的溃疡。故选 A。

86. D 【解析】根据该患者肛周疼痛，有压痛和波动感，血白细胞计数升高，首先考虑为肛周脓肿。脓肿形成有波动感，需手术切开引流。引流要充分、通畅。故选 D。

87. A 【解析】题干可概括为易兴奋症、震颤、口腔炎，这是汞中毒的典型表现（温度计主要材料是汞）；铅中毒——低色素性贫血；苯中毒——白血病；镉中毒——肾损害；砷中毒——肺癌和皮肤癌。故选 A。

88. C 【解析】血友病以阳性家族史、幼年发病、自发或轻度外伤后出血不止、血肿形成及关节出血为特征。患者轻度外伤后左膝关节出血，考虑血友病可能。检查可见出血时间（BT）、凝血酶原时间（PT）、血小板计数及血小板聚集功能正常，活化部分凝血活酶时间

（APTT）延长。故选 C。

89. D 【解析】该患者出现发热、转移性右下腹痛，查体可见右下腹明显压痛及反跳痛，实验室检查白细胞计数升高，考虑最可能的诊断是急性阑尾炎。急性阑尾炎首选的治疗方式为手术治疗。故选 D。

90. D 【解析】该患者为中年男性，腹部外伤史，有休克体征、腹膜刺激征阳性、有移动性浊音、肠鸣音消失，考虑诊断为休克、腹腔内脏器破裂导致内出血。在查明疼痛部位、性质、原因前，不宜使用镇痛药和镇静药，以免掩盖病情影响诊断。密切监测基本生命体征、补充血容量抗休克治疗、抗感染治疗都是正确的初步治疗措施，诊断性腹腔穿刺可进一步了解受损脏器。故选 D。

91. D 【解析】根据题干，该患者有上腹灼痛和柏油样便，可考虑为上消化道出血，临床上对于消化道出血首选检查为胃镜，在出血时行胃镜检查的同时还可以止血。故选 D。

92. C 【解析】根据病史及临床表现可考虑胰腺癌引起的梗阻性黄疸，B 超是诊断梗阻性黄疸病因的首选方法，对晚期胰腺癌的诊断阳性率可达 90%。故选 C。

93. C 【解析】该患者黄疸进行性加重，查体可触及肿大的肝脏和胆囊。尿胆红素阳性，可疑为梗阻性黄疸。患者为中老年男性，上腹不适、食欲缺乏，无痛性胆囊肿大，进行性黄疸，应高度怀疑胰头癌。故选 C。

94. B 【解析】该患者具有肛裂患者典型的临床表现，即疼痛、便秘和出血。肛裂可因排粪引起周期性疼痛，这是肛裂的主要症状。排粪时，粪块刺激溃疡面的神经末梢，立刻感到肛门的灼痛，但便后数分钟疼痛缓解，此期称为疼痛间歇期。以后因内括约肌痉挛，又产生剧痛，此期可持续半小时至数小时，使患者坐立不安，很难忍受，直至括约肌疲劳后，肌肉松弛，疼痛缓解。但再次排便，又发生疼痛。以上临床称为肛裂疼痛周期。因此，主要机制是肛门内括约肌痉挛。故选 B。

95. C 【解析】淋病是淋病奈瑟菌引起的以泌尿生殖系统化脓性感染为主要表现的性传播疾病，发病前多有冶游史。临床表现为尿道口灼痒、红肿及外翻，排尿时灼痛，伴尿频，尿道口有脓性分泌物，龟头及包皮红肿显著。该患者符合淋病的诊断。故选 C。

96. D 【解析】肾输尿管结石的主要症状是疼痛和血尿，患者可出现腰腹部疼痛，多为镜下血尿。肾肿瘤常见间歇无痛肉眼血尿、疼痛和肿块。肾结核常有尿频、尿急、尿痛等表现。肾积水时可出现腰腹部包块。急性肾盂肾炎常有发热等全身症状和尿频、尿急、尿痛等泌尿系统症状。故选 D。

97. A 【解析】阑尾切除术后患者有脉快、血压低、面色苍白、皮肤湿冷等休克征象，考虑最可能的诊断为术后出血。粘连性肠梗阻主要表现为腹痛、呕吐、腹胀、排气排便停止。盆腔脓肿是阑尾炎未及时治疗形成的，表现为腹胀、压痛性包块和全身中毒症状。术后肠瘘少见，且无明显休克表现。切口裂开表现为往往在患者一次腹部突然用力时自觉切口疼痛和突然松开，有淡红色液体自切口溢出。故选 A。

98. A 【解析】延迟性溶血反应通常发生在输血后 7 ~ 14 天，患者主要表现为原因不明的发热、贫血、黄疸等，实验室检查可有血清结合珠蛋白降低、非结合胆红素升高等。故选 A。

99. B 【解析】根据题干信息，该患者为肝硬化腹水，存在肾功能损害。腹水的一般治疗包括卧床休息，限制水、钠摄入，D 正确。腹水患者必须限制盐摄入量。输注清蛋白可提高血浆胶体渗透压，减少腹水生成，C 正确。该患者血钾高，A、E 选项为治疗高血钾的有效措施。螺内酯为保钾利尿药，不能应用。故选 B。

100. C 【解析】慢性髓系白血病可分为 3 期，即慢性期、加速期和急变期。在慢性期，有乏力、低热、体重减轻等表现，常以脾大为最显著特征，脾大可到达脐或脐以下，部分患者有肝大、胸骨后压痛。急变期多数为急粒变，少数为急淋变或急单变，表现为外周血或骨髓中原始细胞>20%或出现髓外原始细胞浸润。故选 C。

101. D 【解析】结合病史、体征诊断为十二指肠溃疡出血，其手术指征为：①出血量大，短时间出血休克。②短期快速输血、输液，休克不能纠正。③不久前出现过大出血。④患者 60 岁以上或有动脉硬化者，血管弹性差。⑤正在内科治疗的大出血。⑥有其他并发症，如幽门梗阻或有出血史者。故选 D。

102. C 【解析】该患者为肝硬化失代偿期，出现腹痛、发热；腹水检查为渗出液，白细胞计数升高且以中性粒细胞为主，提示腹腔内感染。由于腹水是细菌的良好培养基，肝硬化患者出现腹水后容易并发自发性细菌性腹膜炎，表现为发热、腹痛及腹膜刺激征。故选 C。

103. D 【解析】类风湿关节炎（RA）多为慢性起病，关节痛与压痛往往是最早的症状，最常出现的部位为腕、掌指、近端指间关节，多呈对称性、持续性，但时轻时重，疼痛的关节往往伴有压痛。红细胞沉降率（ESR）和 C 反应蛋白（CRP）常升高，是反映病情活动度的主要指标。抗 CCP 对 RA 诊断敏感性和特异性高，可在疾病早期出现。故选 D。

104. C 【解析】类风湿关节炎的特点就是对称性多关节肿痛和晨僵，以近端指间关节、掌指关节、腕关节等小关节为著，并可在关节隆起部与受压部皮下出现无痛性结节。风湿性关节炎、系统性红斑狼疮、痛风一般无晨僵表现。骨关节炎虽有晨僵，持续时间一般较短，且关节损害多见于老年人下肢关节，活动后改善。患者临床表现符合类风湿关节炎，故诊断首先考虑类风湿关节炎。故选 C。

105. C 【解析】考虑该患者此次呕血为消化性溃疡所致，胃小弯和十二指肠后壁是溃疡的好发部位。故选 C。

106. B 【解析】根据题干，考虑该患者最可能为消化性溃疡所致出血。而消化性溃疡的少量出血可用抑制胃酸分泌的药物，其中质子泵抑制药的抑酸效果最好，题中只有 B 属于此类药。故选 B。

107. E 【解析】根据胸骨后烧灼样疼痛、嗳气、口服奥美拉唑治疗有效，支持胃食管反流病的诊断。食管癌表现为进行性吞咽困难。心绞痛主要表现为发作性胸痛，多有体力劳动或情绪激动等诱因。贲门失弛缓综合征的主要症状是咽下困难、胸骨后沉重感或阻塞感，症状时轻时重，发作常与精神因素有关。消化性溃疡以上腹痛或不适为主要症状，呈周期性发作、节律性上腹痛，腹痛可被抑酸药缓解。故选 E。

108. A 【解析】降低下食管括约肌压力作用的因素：某些激素（如缩胆囊素、胰高血糖素、血管活性肠肽）、食物（如巧克力）、药物（如钙通道阻滞药、地西泮）等。故选 A。

109. C 【解析】该患者为 59 岁男性，主要表现为无痛性进行性多处浅表淋巴结肿大，考虑为非霍奇金淋巴瘤，需做淋巴活检以确诊。骨髓穿刺及活检适用于白血病的确诊，胸、腹部 CT 只能观察胸腹部淋巴结肿大的情况，而不能进行细胞学分析。故选 C。

110. D 【解析】该患者淋巴结肿大位于双颈部、左腋下和右腹股沟，为“膈上膈下均有淋巴结病变”，所以为Ⅲ期。同时，患者伴有全身症状（不规则发热达 38℃以上），所以为 B 组。故选 D。

111. C 【解析】COP 方案：环磷酰胺+长春新碱+泼尼松；COPP 方案：COP 方案+丙卡巴肼；CHOP 方案：COP 方案+多柔比星，B-CHOP 方案：平阳霉素+CHOP 方案；ABVD 方案：多柔比星+博来霉素+长春新碱+达卡巴嗪。ABVD 方案主要用于霍奇金淋巴瘤的治疗，COP 方案、COPP 方案、CHOP 方案、B-CHOP 方案均可用于非霍奇金淋巴瘤，但 CHOP 方案为侵袭性非霍奇金淋巴瘤的标准治疗方案。故选 C。

112. B 【解析】消化性溃疡是上消化道出血最常见的原因，该患者无病史，查体无特异性体征。故选 B。

113. A 【解析】除食管与胃底静脉曲张破裂出血之外的其他原因引起的上消化道出血，治疗首选质子泵抑制药。故选 A。

114. E 【解析】急性胰腺炎常见病因是胆道疾病，饱餐可刺激胰腺大量分泌胰液，结合该患者表现，诊断考虑为急性胰腺炎。故选 E。

115. D 【解析】血淀粉酶是最常用的检查方法，发病 2 ~6 小时开始升高，24 小时达到高峰，4 ~5 天降至正常。故选 D。

116. B 【解析】消化性溃疡为慢性病程，周期性发作的节律性上腹疼痛是诊断的重要线索，胃溃疡以餐后痛多见，十二指肠溃疡以饥饿痛或夜间痛、进餐缓解多见。根据该患者表现，考虑为十二指肠溃疡。故选 B。

117. E 【解析】胃镜检查是消化性溃疡诊断的首选方法，可以确定有无病变及部位，鉴别良、恶性溃疡，对合并出血者给予止血治疗等。故选 E。

118. A 【解析】消化性溃疡是上消化道出血最常见的病因。该患者既往有饥饿性上腹痛伴反酸病史，否认慢性肝病史，体重无明显变化，出血原因最可能是消化性溃疡。故选 A。

119. D 【解析】胃镜检查是目前明确上消化道出血病因的首选检查方法。该患者最可能是消化性溃疡导致的上消化道出血，出血后 24 小时内行内镜检查，阳性率高，有助于明确出血的部位和性质，并可同时进行止血。故选 D。

120. D 【解析】先兆流产是指妊娠 28 周前先出现少量阴道流血，常为暗红色或血性白带，无妊娠物排出，随后出现阵发性下腹痛或腰背痛。妇科检查可见宫颈口未开，胎膜未破，子宫大小与停经周数相符。故选 D。

121. C 【解析】先兆流产经休息及治疗后症状消失，可继续妊娠，治疗方案为保胎治疗。故选 C。

122. B 【解析】根据该患者受伤部位为中上腹，肠鸣音减弱，腹膜刺激征阳性，腹腔穿刺阴性，生命体征基本平稳等，考虑为十二指肠及胰腺损伤。胰头损伤多合并十二指肠损伤，损伤的程度直接影响患者的预后。轻度胰腺损伤，大多数症状轻微，患者可有轻度上腹不适，轻微的腹膜刺激症状。胰腺损伤早期或轻度损伤的患者，腹腔穿刺可为阴性。故选 B。

123. C 【解析】CT 检查对胰腺损伤的早期诊断有很高的价值，因其不受肠胀气的影响。CT 表现为胰腺弥漫性或局限性增大，胰腺边缘不清或包裹不全的非均匀性液体积聚，CT 值在 20～50Hu，胰腺水肿或胰周积液，左肾前筋膜增厚。在增强 CT 片上可见断裂处呈低密度的线状或带状缺损。合并十二指肠损伤者还可见肠外气体或造影剂。CT 能够清晰地显示病变的部位及范围，为选择治疗方案提供重要依据。故选 C。

124. D 【解析】胰岛素瘤的常见临床表现是空腹低血糖，可以表现为自主神经症状，包括心悸、出汗及发抖和神经元低血糖症状如认知障碍、遗忘，精神症状、癫痫样发作，部分患者可以出现体重增加。根据题干中的描述，该患者有低血糖及相应症状，进食糖水后症状缓解，且病史较长，可排除反应性低血糖的可能性，故最可能的诊断是胰岛素瘤。故选 D。

125. A 【解析】胰岛素瘤为胰岛 B 细胞肿瘤，也称内源性高胰岛素血症。临床表现为胰岛素过多或低血糖综合征；测定患者的空腹或发作时周围静脉血胰岛素水平，是确诊胰岛素瘤的直接依据。因此，可选用胰岛素和 C 肽释放试验进行测定。故选 A。

126. E 【解析】胰岛素瘤的诊断一经明确，应及早手术治疗，切除肿瘤。因为长期反复发作低血糖昏迷，可使脑组织尤其是大脑出现不可逆的损害。故选 E。

127. E 【解析】该患者为年轻女性，表现为乳房迅速增大、发红、持续瘙痒；查体左乳皮肤呈橘皮样改变，左腋下扪及多个肿大淋巴结、质硬、融合，无触痛，可考虑炎性乳腺癌可能。其余 4 项不会出现左腋下多个淋巴结肿大。故选 E。

128. E 【解析】手术治疗适用于 TNM 分期 0、Ⅰ、Ⅱ期及部分Ⅲ期而无手术禁忌证患者。本例考虑炎性乳腺癌，应首先活检明确诊断。化疗是乳腺癌有效的治疗手段之一，炎性乳腺癌发展迅速、预后差，本例属于 TNM 分期的Ⅲ期。故选 E。

129. D 【解析】绝大多数的继发性腹膜炎需要及时手术治疗，去除病灶、彻底清洁腹腔、充分引流是关键步骤，以防渗出物或脓液流入腹腔。故选 D。

130. E 【解析】该患者术后再次脓肿形成，因 CT 示存在气液平面，考虑产气杆菌感染，应选用第三代头孢菌素抗感染治疗。故选 E。

131. C 【解析】钩端螺旋体病临床特点为起病急骤，早期有高热、全身酸痛、软弱无力、结膜充血、腓肠肌压痛、表浅淋巴结肿大等钩体毒血症状；中期可伴有肺出血，肺弥漫性出血、心肌炎、溶血性贫血、黄疸、全身出血倾向、肾炎、脑膜炎、呼吸衰竭、心力衰竭等靶器官损害表现；晚期多数病例恢复，少数病例可出现后发热，眼葡萄膜炎及脑动脉闭塞性炎症等多与感染后的变态反应有关的后发症。根据题意可知最可能的诊断是 C。

132. D 【解析】钩端螺旋体病是由各种不同型别的致病性钩端螺旋体（简称钩体）所引起的一种急性全身性感染性疾病，属于自然疫源性疾病，鼠类和猪是两大主要传染源。故选 D。

133. E 【解析】抗-HAV IgG 持续时间较长，不能据此抗体诊断甲型肝炎。HBsAg（+）只能说明该患者目前携带乙型肝炎病毒。有稽留热、表情淡漠、右下腹压痛、白细胞计数降低，应考虑存在伤寒。故选 E。

134. C 【解析】血培养明确沙门菌是伤寒诊断的金标准。故选 C。

135. D 【解析】病原学治疗为首选治疗，喹诺酮类药物为伤寒首选药物。故选 D。

136～137. E、C 【解析】急性髓系白血病最常用的诱导缓解方案为 DA 方案。故 136 题选 E。VP 方案是急性淋巴细胞白血病诱导缓解治疗的基本方案。故 137 题选 C。

138～139. A、D 【解析】肝性脑病的药物治疗：①减少肠道内氨的形成和吸收，有乳果糖、乳梨醇、新霉素等。②促进体内氨的代谢。③GABA/BZ 复合受体拮抗药。④减少或拮抗假性神经递质，支链氨基酸可以纠正氨基酸不平衡，竞争性抑制芳香族氨基酸进入大脑，减少假性神经递质的形成。故 138 题选 A，139 题选 D。

140～142. D、A、C 【解析】痔切除术适用于混合痔及较大的出血的内痔。故 140 题选 D。对于疼痛严重的血栓性外痔采用血栓性外痔剥离术。故 141 题选 A。对于出血严重的痔及环状痔多用吻合器痔上黏膜环切术。冷冻疗法主要适应证为Ⅰ期、Ⅱ期内痔，对混合痔的外痔部分及外痔绝对禁用。故 142 题选 C。

143～144. D、A 【解析】流行性乙型脑炎是人畜共患的自然疫源性疾病，受感染的动物如猪是本病主要的传染源，人作为传染源的意义不大。故 143 题选 D。甲型肝炎的主要传染源是急性期患者和亚临床感染者。故 144 题选 A。

145～146. A、E 【解析】梅毒是由苍白密螺旋体（即梅毒螺旋体）引起的慢性全身性传播疾病。故 145 题选 A。艾滋病是由人免疫缺陷病毒（HIV）引起的性传播疾病。故 146 题选 E。

147～148. D、E 【解析】胃溃疡诊断最有意义的检查方法是胃镜，直观且可取得活检标本。故 147 题选 D。克罗恩病是炎症性肠病的一种，病变多见于末端回肠和邻近结肠，诊断主要根据临床表现和 X 线钡剂检查与结肠镜检查所见进行综合分析。故 148 题选 E。

149～150. E、D 【解析】小细胞癌过去称为小细胞未分化癌，是一种高度恶性肿瘤，多为中央型，男性多见，生长快、转移早。镜下癌细胞小，呈圆形淋巴细胞样，或短梭形似燕麦样，胞质少似裸核，称为燕麦细胞癌，有时也可围绕小血管形成假菊形团结构。故 149 题选 E。鳞状细胞癌（鳞癌）发生在身体原有鳞状上皮被覆的部位，如皮肤、口腔、宫颈、食管、喉、阴茎等处。高分化者，癌巢中有角化珠形成，常可见到细胞间桥；中分化者，癌巢中有细胞角化，但无角化珠形成，可有细胞间桥；低分化者，癌巢界限不甚明显，细胞异型性大，无细胞内角化及角化珠。故 150 题选 D。

110-4

2024 全国临床执业医师资格考试
冲刺试卷与解析（一）

（医学综合笔试部分）

第四单元

考试日期：20××年×月×日
考试时间：16：30～18：30

考生姓名：________
准考证号：________
考　场　号：________

中国协和医科大学出版社
北　京

A_1 型选择题

答 题 说 明

每一道考题下面有 A、B、C、D、E 五个备选答案，请从中选择一个最佳答案。

1. 高血压脑出血破裂的血管多为
   A. 大脑中动脉
   B. 豆纹动脉
   C. 大脑基底动脉
   D. 内囊动脉
   E. 大脑前动脉
2. 艾滋病的传染源是
   A. 猪
   B. 蚊
   C. 鼠
   D. 人
   E. 螨
3. 卵巢表面的组织为
   A. 腹膜
   B. 卵巢白膜
   C. 生发上皮
   D. 结缔组织
   E. 卵巢皮质
4. 关于产前筛查，不正确的是
   A. 产前筛查试验不是确诊试验
   B. 阳性筛查结果意味患病风险升高
   C. 阴性结果提示正常
   D. 胎儿结构异常常用超声影像学筛查
   E. 胎儿非整倍体常在早/中孕期行母血清学筛查
5. 关于卵巢性激素，正确的是
   A. 孕激素使宫颈黏液分泌增加，性状变稀薄
   B. 雄激素主要由颗粒细胞分泌，促进乳房发育
   C. 孕激素有促进水钠潴留作用，雌激素则促进水钠排泄
   D. 雌激素使增生期子宫内膜转化为分泌期
   E. 孕激素可使基础体温在排卵后升高
6. 关于骨盆内测量的叙述，不正确的是
   A. 对角径减去 1.5 ~ 2.0cm 即为骨盆的真结合径
   B. 坐骨结节间径为 7.5cm 时，必须剖宫产终止妊娠
   C. 对角径测量时间为妊娠 24 ~ 36 周
   D. 对角径为耻骨联合下缘至骶岬上缘中点
   E. 对角径正常值为 12.5 ~ 13.0cm
7. 子宫内膜癌已累及宫颈间质，其分期应为
   A. ⅠB 期
   B. Ⅲ期
   C. ⅠA 期
   D. Ⅱ期
   E. Ⅳ期
8. 贫血伴轻度黄疸最可能的诊断是
   A. 再生障碍性贫血
   B. 脾功能亢进
   C. 特发性血小板减少性紫癜
   D. 溶血性贫血
   E. 急性白血病
9. 采用吲哚美辛治疗动脉导管未闭的最佳年龄段是
   A. 新生儿期
   B. 学龄期
   C. 青春期

D. 幼儿期
E. 学龄前期

10. 除生殖器官外，各器官外形已接近成人的时期是
A. 幼儿期
B. 学龄前期
C. 学龄期
D. 婴儿期
E. 青春期

11. 与大脑半球肿瘤临床表现不符的是
A. 多尿
B. 进行性感觉障碍
C. 癫痫发作
D. 精神症状
E. 视野缺损

12. 诊断结核性脑膜炎首要的检查是
A. 结核菌素试验（PPD）
B. 头颅 CT
C. X 线胸片
D. 腰椎穿刺（腰穿）
E. 结核抗体检测

13. 卵巢肿瘤最常见的并发症是
A. 恶变
B. 破裂
C. 瘤体内出血
D. 感染
E. 蒂扭转

14. 颅内压增高的常见病因不包括
A. 硬膜外血肿
B. 脑水肿
C. 梗阻性脑积水
D. 颅骨缺损
E. 脑肿瘤

15. 关于外阴阴道假丝酵母菌病（VVC）的临床分类，下列哪项是正确的
A. 根据微生物学分为单纯性 VVC 和复杂性 VVC
B. 单纯性 VVC 宿主免疫功能正常
C. 单纯性 VVC 和复杂性 VVC 治疗方案相同，都是全身和局部用药
D. 妊娠合并 VVC 的治疗同严重 VVC
E. 复杂性 VVC 的病原体多为白假丝酵母菌

16. 不属于短效口服避孕药禁忌证的为
A. 哺乳期
B. 慢性宫颈炎
C. 乳腺癌根治术后
D. 血栓性静脉炎
E. 乙型病毒性肝炎

17. 对于妊娠滋养细胞疾病，下列哪项不恰当
A. 葡萄胎时人绒毛膜促性腺激素（hCG）水平比正常妊娠高
B. 葡萄胎时多数子宫大于停经月份
C. 葡萄胎时 hCG 水平越高，提示病情越重
D. 10% 葡萄胎出现轻度甲亢
E. 侵蚀性葡萄胎以肺转移最多见

18. 脑挫裂伤的临床表现不包括
A. 伤后昏迷持续数小时到数周
B. 迟发性瞳孔散大而无脑疝表现
C. 常有生命体征改变
D. 可有肢体瘫痪、失语等
E. 腰椎穿刺脑脊液有血液

19. 提示结核性脑膜炎进入晚期的临床表现是
A. 昏迷、频繁惊厥
B. 脑膜刺激征
C. 脑神经障碍
D. 性格改变
E. 肢体瘫痪或偏瘫

20. 妊娠晚期出血的处理错误的是
A. 在排除前置胎盘之前，应禁止肛指检查

B. 有必要用阴道拉钩或窥阴器协助下窥视宫颈有无息肉或糜烂出血
C. 密切观察阴道流血量，监护胎儿宫内状况
D. 应常规做 B 超检查
E. 如胎儿已死亡，原则上尽量阴道分娩

21. 患者在回答问题时对前一个问题的答案要重复多次才能转入后一个问题。该症状为
A. 赘述症
B. 持续言语
C. 模仿言语
D. 刻板言语
E. 思维散漫

22. 下列哪项不是导致小儿腹泻病的内在因素
A. 消化系统发育不成熟
B. 消化道负担过重
C. 肠道内感染
D. 胃内酸度低
E. 血中免疫球蛋白及胃肠道分泌型 IgA 低

23. 急性白血病诊断的主要依据是
A. 发热、贫血、出血
B. 白细胞计数$>50\times10^9/L$
C. 骨髓增生极度活跃
D. 胸骨压痛（+）
E. 骨髓中原始细胞明显增高

24. 有关小儿肠道菌群建立的论述，正确的是
A. 肠道菌群受食物成分影响
B. 母乳喂养以大肠埃希菌为主
C. 出生<24 小时后肠道开始出现细菌
D. 肠道菌群可以合成维生素 D
E. 人工喂养者以双歧杆菌为主

25. 最常见的生殖细胞肿瘤为
A. 无性细胞瘤
B. 胚胎性癌
C. 卵黄囊瘤
D. 未成熟畸胎瘤
E. 成熟畸胎瘤

26. 关于脑出血最确切的诊断依据是
A. 60 岁以上发病
B. 均有偏瘫
C. 脑脊液血性
D. 头颅 CT 检查发现脑实质内有高密度影
E. 均有脑膜刺激征

27. 室间隔缺损伴艾森门格综合征的临床表现为
A. 全身性青紫
B. 暂时性青紫
C. 持续性青紫
D. 不出现青紫
E. 差异性青紫

28. 界限性遗忘常见于
A. 脑外伤
B. 颅内器质性疾病
C. 精神分裂症
D. 游离转换障碍
E. 情感性精神障碍

29. 交叉性瘫痪病变部位在
A. 小脑
B. 内囊
C. 大脑半球
D. 脑干
E. 脊髓

30. 脑血管畸形中最常见的类型是
A. 毛细血管扩张
B. 静脉畸形
C. 动静脉瘘
D. 海绵状血管畸形
E. 动静脉畸形

31. 阿谢曼（Asherman）综合征属于
A. 子宫性闭经

B. 卵巢性闭经
C. 垂体性闭经
D. 下丘脑性闭经
E. 精神性闭经

32. 关于女性生殖道的自然防御功能，下列哪项是错误的
A. 两侧大阴唇自然合拢，遮掩阴道口、尿道口
B. 阴道菌群可抑制其他细菌生长
C. 子宫内膜周期性剥脱，消除宫腔感染
D. 输卵管黏膜上皮细胞的纤毛向伞端摆动阻止病原体侵入
E. 生殖道黏膜有不同数量的淋巴细胞，发挥抗感染作用

33. 女性最常见的骨盆类型是
A. 女型
B. 扁平型
C. 男型
D. 类人猿型
E. 漏斗型

34. 关于胎儿电子监测，提示胎头受压的是
A. 无应激试验（NST）异常型
B. 胎心率加速
C. 早期减速
D. 变异减速
E. 晚期减速

35. 当某一感官处于功能状态时，另一感官出现幻觉，此现象是
A. 功能性幻觉
B. 内脏性幻觉
C. 假性幻觉
D. 反射性幻觉
E. 原始性幻觉

36. 关于小儿年龄分期，错误的是
A. 婴儿期是指自出生 28 天后到满 1 周岁前
B. 胎儿期是指从受精卵开始到胎儿出生为止
C. 学龄前期是指自 3 周岁到 6 ~ 7 周岁入小学前
D. 新生儿期是指自胎儿出生脐带结扎到满 28 天
E. 幼儿期是指自 1 周岁后到满 3 周岁前

37. 1 岁以内婴儿每天每千克体重所需总能量约为
A. 70kcal
B. 90kcal
C. 100kcal
D. 130kcal
E. 150kcal

38. 佝偻病活动早期口服法补充维生素 D，给药时间是
A. 1 周后改预防量
B. 2 ~ 4 周后改预防量
C. 2 个月后改预防量
D. 3 个月后改预防量
E. 4 个月后改预防量

39. 关于营养性维生素 D 缺乏性手足搐搦症的钙剂疗法，下述哪项是错误的
A. 10% 葡萄糖酸钙 5 ~ 10ml
B. 用生理盐水或葡萄糖稀释
C. 缓慢静脉注射
D. 惊厥者每日注射 2 ~ 3 次
E. 惊厥者连用 5 天后停用

40. 中度缺氧缺血性脑病的临床表现是
A. 出生 24 小时内症状最明显
B. 淡漠与激惹交替
C. 肌张力增加
D. 瞳孔扩大
E. 出现惊厥、肌阵挛

41. 输卵管的组织解剖及生理作用是
A. 长 6 ~ 8cm
B. 峡部为输卵管腔的最狭窄部

C. 伞部有“拾卵”作用
D. 内膜为复层柱状上皮
E. 输卵管黏膜不受性激素影响

42. 超声检查时，哪种表现可确诊异位妊娠
A. 附件区显示形状不规则包块
B. 宫腔空虚
C. 腹腔内肠管漂浮
D. 直肠子宫陷凹有积液
E. 宫旁包块内可见妊娠囊

43. 对能量的需要，为小儿特有的所需是
A. 基础代谢
B. 活动
C. 食物特殊动力作用
D. 排泄损失能量
E. 生长发育所需

44. 婴儿从母体获得的抗体开始消失的月龄是
A. 1 ~2 个月以后
B. 3 ~4 个月以后
C. 5 ~6 个月以后
D. 7 ~8 个月以后
E. 9 ~10 个月以后

45. 下列不属于髂内动脉脏支的是
A. 膀胱下动脉
B. 脐动脉
C. 闭孔动脉
D. 子宫动脉
E. 直肠下动脉

46. 应用高效孕激素和假孕疗法治疗效果较差的是
A. 卵巢巧克力囊肿
B. 直肠子宫陷凹病灶
C. 膀胱的子宫内膜异位
D. 远处转移的子宫内膜
E. 子宫腺肌病

47. 额叶中央区（前回）胶质瘤最常见的临床表现是
A. 肢体无力
B. 弱视
C. 象限盲
D. 命名性失语
E. 失认

48. 子宫肌瘤最常见的并发症是
A. 红色变性
B. 继发性贫血
C. 浆膜下肌瘤蒂扭转
D. 肌瘤压迫输尿管引起肾盂积水
E. 肌瘤恶变

49. 不属于器官特异性自身免疫病的是
A. 特发性血小板减少性紫癜
B. 恶性贫血
C. 重症肌无力
D. 慢性甲状腺炎
E. 类风湿关节炎

50. 支气管哮喘与心源性哮喘一时难以鉴别时，可采用的药物是
A. 呋塞米
B. 吗啡
C. 氨茶碱
D. 毛花苷 C
E. 肾上腺素

A_2 型选择题

答题说明

每一道考题是以一个小案例出现的，其下面都有 A、B、C、D、E 五个备选答案，请从中选择一个最佳答案。

51. 女，42 岁。G_4P_1。继发性痛经，进行性加重 8 年，痛经剧烈，服用镇痛药物不能缓解。伴性交痛。查体：子宫后倾后屈，如妊娠 60 天大小，质硬不活动；子宫后壁触及米粒大小触痛结节，子宫右后方扪及约 8cm×8cm 大小包块，不活动，张力较大。该患者可能的诊断是
A. 阑尾周围脓肿
B. 卵巢子宫内膜异位囊肿
C. 输卵管卵巢脓肿
D. 卵巢系膜囊肿
E. 子宫肌瘤

52. 女，32 岁。月经周期正常，经量多。已婚未育，有生育要求，目前避孕中。妇科检查及 B 超提示子宫前壁肌瘤，直径 8cm。血红蛋白 95g/L。该患者应采取的最佳治疗方案是
A. 先行肌瘤切除术，待恢复后再考虑妊娠
B. 先解决生育问题，然后行肌瘤切除术
C. 行子宫次全切除术
D. 密切随访
E. 药物治疗，待肌瘤缩小后妊娠

53. 初产妇，妊娠 39 周。估计胎儿体重 3800g，临产 10 小时入院待产。查体：宫底剑突下 1 指，枕左前位，胎心率 150 次/分，宫缩强，宫口开大 4cm，胎头跨耻征阳性。应采取何项处理
A. 等待自然分娩
B. 人工破膜
C. 剖宫产术
D. 缩宫素静脉滴注
E. 三联注射

54. 男，45 岁。3 天前因车祸受伤，3 小时前出现右侧肢体活动受限。受伤当日在县医院行 CT 检查未见异常。此时，最大的可能是
A. 出现亚急性硬脑膜下血肿
B. 迟发性外伤性脑挫裂伤
C. 迟发性外伤性脑内血肿
D. 因 CT 质量问题而误诊
E. 出现亚急性硬脑膜外血肿

55. 男，18 岁。反复喘息发作 2 年，常在春季发病，为突然发作呼吸困难，每次发作 1～2 小时，经咳出白色黏痰后症状缓解。血嗜酸粒细胞增多，IgE 增高。应诊断为
A. 感染性支气管哮喘
B. 心源性哮喘
C. 变应性哮喘
D. 阿司匹林哮喘
E. 慢性支气管炎

56. 男，17 岁。某日上课时听到女教师朗诵诗句："伟大的女性引导我们上升"，突然产生该教师是想引诱他的想法，并很快发现老师的目光和表情都是在诱惑他，下课后感到同学们的表情和举止都在暗示他：老师就是对他"有意思"。

此症状是

A. 错听

B. 超价观念

C. 原发性妄想

D. 思维逻辑障碍

E. 思维被洞悉感

57. 男孩，3 岁。因发热 1 周伴手足硬性水肿住院。查体：球结膜充血，皮疹，颈部淋巴结肿大。给予阿司匹林后体温正常，后续阿司匹林治疗方案是

A. 热退后 15 天停药

B. 热退后 7 天开始逐渐减量，维持 2～3 周

C. 热退后 7 天停药

D. 热退后 3 天停药

E. 热退后 3 天开始逐渐减量，维持 6～8 周

58. 女，18 岁。经历一场重大火灾被人救起后，整日提心吊胆，郁郁寡欢，噩梦缠身，容易激惹，听到消防车的呼啸声就恐慌不安。最恰当的临床判断是

A. 很可能逐渐演变为精神分裂症

B. 很可能逐渐演变为抑郁症

C. 症状能够缓解，但会残留一些症状如幻听

D. 症状虽可缓解，但复发相当频繁

E. 很有可能演变为创伤后应激障碍

59. 男孩，2 岁。4 天前发热，流涕、咳嗽，结膜充血，畏光。今晨发现耳后及颈部有淡红色斑丘疹，体温 39℃，两颊黏膜充血。最可能的诊断是

A. 风疹

B. 幼儿急疹

C. 猩红热

D. 肠道病毒感染

E. 麻疹

60. 男，32 岁。因患再生障碍性贫血需要输血，当输入红细胞悬液约 200ml 时，突然畏寒、发热，呕吐 1 次，尿呈酱油样。血压 75/45mmHg。该患者最有可能是下列哪一种输血不良反应

A. 非溶血性发热性输血反应

B. 溶血性输血反应

C. 变态反应

D. 细菌污染反应

E. 循环超负荷

61. 男，62 岁。6 小时前劳动中突然头痛，右侧偏瘫，6 分钟后意识不清。血压 200/110mmHg。头颅 CT 示基底节有一类圆形高密度影。不正确的治疗是

A. 抗炎

B. 抗凝治疗

C. 脱水

D. 降血压

E. 止血

62. 男，65 岁。活动中突感头痛，右侧肢体不能活动 1 天。高血压病史 10 年。查体：左侧中枢性面舌瘫，左侧肢体完全瘫痪，左侧肢体感觉减退，左侧偏盲。该患者最可能的诊断是

A. 脑室出血

B. 脑叶出血

C. 脑桥出血

D. 小脑出血

E. 基底节出血

63. 初产妇，28 岁。妊娠 39 周，临产后宫缩强，产程进展较快，6 小时后宫口开大 9cm，自然破膜后不久出现寒战、呛咳、气急、呼吸困难、血压下降。血涂片见羊水有形物质。此时首选的应急措施是

A. 立即气管切开正压给氧

B. 静脉缓注氨茶碱 250mg

C. 静脉推注地塞米松 20mg
D. 静脉滴注多巴胺 20mg
E. 静脉滴注低分子右旋糖酐 500ml

64. 女，32 岁。2 周前患感冒，10 天前主诉背部疼痛，继之出现肢体麻木，双下肢瘫痪，尿潴留。查体：双下肢肌力 1 级，肌张力正常，腱反射对称，T_2 节段平面以下深浅感觉消失，双侧 Babinski 征（+）。诊断首先应考虑为
A. 急性炎症性脱髓鞘性多发性神经病
B. 急性脊髓炎
C. 脊髓粘连性蛛网膜炎
D. 视神经脊髓炎
E. 脊髓空洞症

65. 女，30 岁，已婚。停经 48 天，剧烈腹痛 2 天，阴道不规则流血 1 天，今晨从阴道排出三角形膜样组织。查体：贫血外貌，下腹部压痛、反跳痛明显。正确的治疗措施应选择
A. 立即行刮宫术
B. 静脉滴注缩宫素
C. 肌内注射麦角新碱
D. 行剖腹探查术
E. 应用止血药

66. 初产妇，21 岁。妊娠 38 周，双胎妊娠，第二胎儿娩出后 10 分钟，突然大量阴道流血，色暗红。本例阴道流血最可能的原因是
A. 胎盘剥离不全
B. 凝血功能障碍
C. 胎盘植入
D. 子宫收缩乏力
E. 软产道裂伤

67. 女孩，2 岁。发热，腹泻、腹痛 1 天，大便 5 ~ 6 次，黏液胶冻便。镜检示 RBC 25 个/高倍镜视野，WBC 25 ~ 30 个/高倍镜视野。首先不考虑的疾病是
A. 细菌性痢疾
B. 产毒性大肠埃希菌肠炎
C. 空肠弯曲菌肠炎
D. 金黄色葡萄球菌肠炎
E. 侵袭性大肠埃希菌肠炎

68. 女，20 岁。发作性左侧头痛 3 年，性质呈搏动性，发作前常有眼前闪光，以后出现头痛，常伴呕吐，1 天左右缓解，一般半年左右发作 1 次，近半年来发作次数增加，几乎每月发作 2 ~ 3 次。作为预防治疗，下列药物最为适宜的是
A. 罗通定
B. 20% 甘露醇
C. 麦角胺咖啡因
D. 苯噻啶
E. 地西泮

69. 男，50 岁。因胃癌伴重度贫血入院。既往体健，无输血史。术前实验室检查 Hb 56g/L。为纠正贫血，下列最合适的输血治疗是
A. 输全血
B. 输悬浮红细胞
C. 输洗涤红细胞
D. 输去白细胞的红细胞
E. 输冷冻红细胞

70. 男，40 岁。车祸外伤后 10 小时，当时无昏迷。入院时查体：神志清楚，答话切题。右侧肢体肌力 4 级，霍夫曼征（Hoffmann 征）阳性。头颅 X 线片及 CT 均提示左顶骨青枝骨折，直径 3cm，深度 2cm。正确的治疗是
A. 抗感染治疗
B. 手术摘除凹陷的骨折碎片，解除对脑组织的压迫
C. 观察病情变化，决定下一步的治疗

方案

D. 脱水治疗

E. 保守治疗，应用神经营养剂

71. 女孩，12 岁。反复水肿半年。BP 150/100mmHg。尿常规：蛋白（+++）~（++++），红细胞 8 ~ 18 个/HP。血尿素氮 10.8 mmol/L，血清总蛋白 40g/L，清蛋白 15g/L。考虑诊断为

A. 急性链球菌感染后肾炎

B. 单纯型肾病

C. 病毒性肾炎

D. 急进性肾小球肾炎

E. 肾炎型肾病

72. 女，26 岁。临产 4 小时，宫缩 25 ~ 35 秒，间隔 4 ~ 5 分钟，胎心率 150 次/分，先露浮，突然阴道流水，色清，宫口开 1 指。下列哪项处理不当

A. 立即听胎心

B. 记录破膜时间

C. 鼓励产妇在宫缩时，运用腹压力加速产程进展

D. 超过 12 小时尚未分娩，加用抗生素

E. 避免不必要的肛诊及阴道检查

73. 患儿，8 岁。胸骨左缘第 3、4 肋间闻及响亮而粗糙的收缩期杂音。应考虑为

A. 室间隔缺损

B. 主动脉瓣狭窄

C. 二尖瓣关闭不全

D. 动脉导管未闭

E. 肺动脉瓣狭窄

74. 女，48 岁。体检时发现子宫肌瘤 6 个月。月经周期正常，经量偏少。妇科检查：子宫前位，如妊娠 2 个月大小，表面不平，有结节状突起，质硬。超声检查结果为多发性肌瘤，肌瘤大小与半年前比较无明显变化。最佳治疗方案是

A. 随访观察

B. 肌瘤挖除术

C. 子宫全切术+双侧附件切除术

D. 子宫次广泛切除术

E. 雄激素治疗

75. 女孩，4 岁。夏季突然发病，高热 4 小时。T 39.5℃，惊厥 1 次，无呕吐、腹泻。病前有可疑不洁饮食史。实验室检查：WBC 21.0×10^9/L，N 0.86。最可能的诊断是

A. 化脓性脑膜炎

B. 流行性脑脊髓膜炎

C. 流行性乙型脑炎

D. 热性惊厥

E. 中毒性菌痢

76. 一新生儿，胎龄 30 周。母亲患糖尿病，剖宫产娩出。出生后呼吸困难，呻吟，进行性加重。其病因主要是

A. 母亲患糖尿病

B. 胎粪吸入

C. 新生儿肺炎

D. 剖宫产

E. 肺表面活性物质缺乏

77. 男，65 岁。因颅脑外伤入院。近 4 天来每天在夜间出现行为异常，不肯进自己的病房，说房间的地板上有老鼠，天花板上有蜘蛛，表情恐惧，言语令人费解；白天则较安静，对夜间行为难以回忆，日常生活起居需协助。头颅 CT：顶叶片状出血灶。目前应考虑该患者处于

A. 焦虑状态

B. 痴呆状态

C. 躁狂状态

D. 抑郁状态

E. 谵妄状态

78. 女孩，2 岁。生长发育迟缓及智力发育落后。查体：眼裂小，眼外眦上斜，眼

距宽，外耳小、鼻梁低平，皮肤细腻。为明确诊断首选的检查是

A. 尿三氯化铁试验

B. 尿蝶呤分析

C. 血 T_3、T_4、TSH

D. 骨龄测定

E. 染色体核型分析

79. 男，38 岁。近 1 年来夫妻关系紧张，出现胸闷、心悸、偏头痛、腰背痛、腹痛、腹泻、阳痿，辗转就诊各大医院，反复进行各项常规检查和特殊仪器检查，均无明显异常发现，对医生的解释不能接受。最可能的诊断是

A. 焦虑症

B. 抑郁症

C. 躯体形式障碍

D. 偏执型精神病

E. 强迫症

80. 女，28 岁。风湿性心脏病二尖瓣狭窄病史 2 年。平时不用药，登 3 楼无明显不适。妊娠 5 个月起活动时常有轻度心悸、气促。现妊娠 38 周，因心悸、咳嗽、夜间不能平卧、心功能Ⅲ级而急诊入院。在制订治疗计划时，最佳的方案是

A. 积极控制心力衰竭后终止妊娠

B. 积极控制心力衰竭，同时行剖宫产术

C. 积极控制心力衰竭，同时行引产术

D. 适量应用抗生素后继续妊娠

E. 纠正心功能，等待自然临产

81. 男，25 岁。有一天饮一两白酒后出现意识不清，怀疑同饮酒者欲加害于他，言语行为狂暴，将同饮者打伤，数分钟后进入酣睡，醒后完全不能回忆，幼年受过脑外伤。该患者最可能的诊断是

A. 病理性醉酒

B. 遗忘综合征

C. 妄想

D. 脑外伤所致精神障碍

E. 单纯性醉酒

82. 男孩，6 岁。少尿、肉眼血尿 3 天。2 周前曾患化脓性扁桃体炎。查体：BP 130/105mmHg。尿常规：尿蛋白（++），RBC（++++）。该病活动期的主要治疗措施是

A. 补充液体

B. 使用激素和免疫抑制药

C. 休息和控制感染

D. 使用利尿药

E. 采用透析疗法

83. 初产妇，25 岁。妊娠 39 周，阴道流液 14 小时。查体：T 37.9℃，P 92 次/分，BP 110/70mmHg。腹部无压痛，阴道间断流液，无异味。血 WBC 7.9×10^9/L，N 0.62。超声检查证实胎儿存活，胎儿大小与实际孕周相符。恰当的处理措施是

A. 等待自然分娩

B. 期待疗法

C. 观察 24 小时，仍未临产可引产

D. 给予广谱抗生素

E. 行剖宫取胎术

84. 某健康儿，体重 7kg，身长 65cm，头围 42cm，乳牙 2 枚，能独坐一会儿，不能听懂自己的名字。其月龄最可能是

A. 9 个月

B. 8 个月

C. 7 个月

D. 6 个月

E. 5 个月

85. 一小儿，会用勺子吃饭，能双足跳，会翻书，会说 2～3 个字的短句。最可能

的年龄是

A. 2 岁

B. 3.5 岁

C. 4 岁

D. 1.5 岁

E. 3 岁

86. 女，26 岁。停经 48 天，阴道少量流血 5 天，偶有腹痛，无发热、腹泻。平素月经规律。查体：T 36.6℃，P 80 次/分，BP 120/65mmHg，双肺呼吸音清，未闻及啰音，心律齐，各瓣膜听诊区未闻及杂音，腹软，无压痛。妇科检查：宫颈软，宫体稍大且软，附件无异常。血常规：Hb 126g/L，WBC 7.3×10^9/L，PLT 155×10^9/L。最可能的诊断是

A. 先兆流产

B. 子宫内膜炎

C. 子宫肌瘤

D. 异位妊娠破裂

E. 功能失调性子宫出血

87. 女，33 岁。B 超检查在左乳房外上象限发现 0.3cm×0.2cm 大小的结节。局部切除送病理检查，结节内查见癌细胞，累及上皮全层，但未侵破基底膜。正确的病理诊断是

A. 原位癌

B. 早期浸润癌

C. 重度非典型增生

D. 上皮内瘤变Ⅱ级

E. 上皮内瘤变Ⅰ级

88. 某患者，甲状腺突然肿胀、发硬，疼痛剧烈，并向患侧耳颞处放射，吞咽困难，红细胞沉降率加快，诊断为亚急性甲状腺炎。最恰当的治疗是

A. 休息，观察

B. 泼尼松治疗

C. 阿司匹林治疗

D. 吲哚美辛治疗

E. 塞来昔布治疗

89. 女，33 岁。继发性痛经 3 年。妇科检查：子宫后倾后屈，7.5cm×7.0cm 大小，质硬。本例不可能出现的临床表现为

A. 不孕

B. 性交疼痛

C. 经量过多

D. 经期延长

E. 月经稀发

90. 男，73 岁。3 年前出现右侧肢体活动不灵、右手静止性震颤，诊断为帕金森病，复方左旋多巴治疗后病情稳定。近半年出现白天药效维持时间缩短，震颤明显。该患者有肾功能不全、前列腺肥大病史。对该患者最适当的处理是

A. 改用培高利特

B. 加用金刚烷胺

C. 增加复方左旋多巴剂量或次数

D. 加用甲磺酸苯扎托品

E. 加用苯海索

91. 男孩，4 岁。头大颈短，皮肤苍黄粗糙，毛发稀少，经常便秘，3 岁才会走路，说话语言不清。查体：身矮、眼距宽、鼻梁低，心率 70 次/分，心音低钝，双肺（-），腹部较膨胀，肝、脾不大。对明确诊断最有帮助的检查是

A. 血钙、磷、碱性磷酸酶

B. 血总蛋白、清蛋白、胆红素

C. 染色体核型分析

D. 查血 T_4、TSH

E. 血氨基酸分析

92. 女，25 岁，足月妊娠。因前置胎盘发生弥散性血管内凝血（DIC），阴道大出血

入院。查体：T 35℃，P 130 次/分，R 25 次/分，BP 90/40mmHg。实验室检查：Hb 55g/L，RBC 20×10^5/L，FIB 1.6g/L。不正确的输血处理措施是输注

A. 新鲜冷冻血浆
B. 浓缩血小板
C. 普通冷冻血浆
D. 冷沉淀
E. 悬浮红细胞

93. 女，28 岁。患不孕症，经期腹痛 5 年，经前 1～2 天开始下腹痛，经后渐消失。妇科检查：子宫大小正常、后倾、不活动、有压痛；双侧附件呈结节状增厚、有压痛，可触及直径 6cm 大小的囊性肿块。根据上述症状、体征，考虑下述何种诊断

A. 慢性盆腔炎
B. 结核性盆腔炎
C. 子宫内膜异位症
D. 双侧输卵管卵巢囊肿
E. 卵巢癌

94. 女婴，5 个月。高热、频繁呕吐 2 天。查体：面色青灰、两眼凝视，前囟隆起，心、肺无异常，无脑膜刺激征。血常规：WBC 16×10^9/L，N 0.90，L 0.10。该患儿最可能的诊断是

A. 上呼吸道感染
B. 急性胃炎
C. 化脓性脑膜炎
D. 结核性脑膜炎
E. 病毒性脑膜炎

95. 男，58 岁。突感头、颈项部剧烈疼痛，大汗伴恶心、呕吐、眩晕。查体：急性病容，四肢活动自如，脑膜刺激征阳性。最可能的诊断是

A. 脑栓塞
B. 椎基底动脉供血不足
C. 高血压脑病
D. 蛛网膜下腔出血
E. 脑血栓形成

96. 女，25 岁。半年前离婚。某日下班后回到家中突然出现强烈的恐惧感，犹如大祸临头，同时伴有心悸，胸闷，呼吸困难，窒息感，全身多汗，面红，手足发麻，四肢颤抖，5～6 分钟后逐渐平静。最可能的诊断是

A. 恐惧性焦虑障碍
B. 精神分裂症
C. 慢性焦虑症
D. 心理生理障碍
E. 惊恐障碍

97. 女，60 岁。绝经 5 年，反复阴道流血 3 次，量中等，平时白带少许。B 超示子宫相对增大，宫腔内可见实质不均回声区，形态不规则，宫腔线消失。首先考虑的诊断是

A. 输卵管癌
B. 子宫内膜癌
C. 宫颈癌
D. 子宫内膜炎
E. 老年性阴道炎

98. 女婴，10 个月。发热 2 天，呕吐 4 次，烦躁，今日惊厥 1 次。查体：精神差，双眼凝视，前囟膨隆，双膝腱反射亢进。实验室检查：外周血 WBC 18×10^9/L，N 0.82。首选的药物是

A. 青霉素
B. 利福平
C. 阿昔洛韦
D. 头孢曲松钠
E. 两性霉素 B

99. 男孩，5 岁。面容特殊，眼距宽，鼻梁平，舌厚肥大，面部臃肿，皮肤粗糙，头发干稀，智力低下，身高 80cm。腕

部X线检查显示1枚骨化中心。最可能的诊断是

A. 唐氏综合征
B. 先天性甲状腺功能减退症
C. 黏多糖贮积症
D. 苯丙酮尿症
E. 软骨发育不良

100. 男婴，5个月。因咳喘4天，诊断为支气管肺炎，体温持续39～40℃。近2小时来两眼上翻，惊厥多次，半昏迷，前囟紧张。可能合并

A. 癫痫
B. 高热惊厥
C. 中毒性脑病
D. 婴儿手足搐搦症
E. 低血糖

A_3/A_4 型选择题

答题说明

以下提供若干个案例，每个案例下设若干道考题。请根据案例所提供的信息，在每一道考题下面的A、B、C、D、E五个备选答案中选择一个最佳答案。

（101～103题共用题干）

女，25岁。2周来感四肢乏力，晨轻暮重，今午后明显加重，口齿含糊，吞咽困难而入院。病后无肢体酸痛，二便正常，有甲亢病史。经一段时间治疗后，病情明显好转。近2天病情忽又加重。查体：呼吸急促、多汗、流涎、双瞳缩小，双肺布满湿啰音。静脉注射依酚氯铵后加重。

101. 此时的诊断应考虑为

A. 败血症
B. 呼吸衰竭
C. 肌无力危象
D. 胆碱能危象
E. 反拗危象

102. 此时合并感染，应加用的药物是

A. 青霉素类药物
B. 氨基糖苷类药物
C. 磺胺类药物
D. 四环素类药物
E. 两性霉素类药物

103. 经1个月治疗，呼吸平稳，肌力恢复，此时可选用的处理是

A. 停用激素
B. 停用抗胆碱酯酶药
C. 加用硫唑嘌呤
D. 加用丙种球蛋白
E. 切除胸腺

（104～106题共用题干）

女，15岁。排便后突发右下腹剧痛，伴恶心、呕吐。查体：体温37.5℃，左下腹部触及压痛明显肿块，以下极压痛最甚。

104. 该患者最可能的诊断是

A. 子宫浆膜下肌瘤扭转
B. 卵巢肿瘤蒂扭转
C. 卵巢肿瘤合并感染
D. 输卵管脓肿
E. 卵巢子宫内膜异位囊肿破裂

105. 为确诊，最有实用价值的辅助检查方法是

A. 血常规检查
B. 查血中C反应蛋白
C. B超检查

D. 血激素 6 项测定

E. 查血糖类抗原 125（CA125）

106. 一经确诊，最恰当的处理是

A. 大剂量抗生素

B. 先抗感染治疗，待病情稳定后手术治疗

C. 立即手术

D. 放射治疗

E. 生物治疗

（107～109 题共用题干）

女，28 岁。妊娠 34 周，10 天前开始感觉乏力，食欲缺乏，近 5 天病情加重，伴呕吐、巩膜发黄、神志欠清而入院。血压 135/90mmHg。实验室检查：谷丙转氨酶（GPT）35U/L，胆红素 176μmol/L，尿蛋白（-）。

107. 首先应选择的检查是

A. 全血细胞计数

B. 碱性磷酸酶

C. 胆酸

D. 肝炎病毒抗原抗体 7 项

E. 血糖

108. 最佳诊断是下列哪项

A. 妊娠期脂肪肝

B. 妊娠期肝内胆汁淤积症

C. 妊娠期高血压肝损害

D. 药物性肝损害

E. 妊娠合并重型肝炎

109. 最不适当的治疗是

A. 尽快终止妊娠

B. 防治肝昏迷

C. 积极保肝

D. 使用广谱抗生素

E. 消除黄疸

（110～112 题共用题干）

初孕妇，28 岁，妊娠 36 周。血压升高 3 周，今晨突然腹痛，呈持续性，阵发性加重。血压 150/98mmHg，心率 112 次/分，尿蛋白（+），阴道少量流血。

110. 最可能出现的情况是

A. 前置胎盘

B. 子宫肌瘤红色样变

C. 先兆早产

D. 胎盘早剥

E. 先兆子宫破裂

111. 妇科检查最可能发现的子宫体征是

A. 不规则收缩，较硬，有压痛，宫缩间歇子宫不完全松弛

B. 柔软，有压痛，无宫缩

C. 有规则阵发性收缩，宫缩无间歇

D. 局部隆起有包块，无压痛

E. 上段硬，下段膨隆压痛，交界处有环行凹陷

112. 此时对诊断最有价值的辅助检查是

A. 眼底检查

B. B 超检查

C. 肝功能检查

D. 白细胞计数

E. 血细胞比容

（113～114 题共用题干）

女，46 岁。主诉排便时阴道脱出一物块。检查见用力时阴道前壁膨出，宫颈延长，宫颈外口露于阴道口外，宫体仍在阴道内，后倾屈，附件未扪及。

113. 本例应诊断为

A. 阴道前壁膨出

B. 子宫脱垂Ⅰ度合并膀胱膨出

C. 阴道后壁膨出

D. 子宫脱垂Ⅱ度重型

E. 子宫脱垂Ⅱ度轻型合并膀胱膨出

114. 本例选择恰当的手术为

A. Manchester 手术

B. 阴道前后壁修补术

C. 阴式子宫全切术

D. 阴式子宫全切术+阴道壁修补术

E. 经腹子宫全切术

(115～116 题共用题干)

女孩，8 岁。3 周前曾患脓疱病。水肿、少尿、肉眼血尿 3 天。BP 150/105mmHg。尿常规：尿蛋白（+），大量红细胞，管型 1～2 个/HP。抗链球菌溶血素 O（ASO）升高，红细胞沉降率增快，血补体 C3 下降。

115. 首选的降压药是

A. 卡托普利

B. 二氮嗪

C. 硝苯地平

D. 阿夫唑嗪

E. 硝普钠

116. 应限制钠摄入量直到

A. 红细胞沉降率正常

B. 尿常规正常

C. 水肿消退，血压正常

D. 补体恢复正常

E. 肉眼血尿消失

(117～118 题共用题干)

女，28 岁。产后 8 个月，哺乳。食欲缺乏 1 周。妇科检查：子宫软，如妊娠 40 天大小。人工流产术中，探针探宫腔深度 14cm。患者无明显腹痛，无阴道流血。

117. 应考虑的诊断是

A. 子宫肌瘤

B. 子宫肥大

C. 子宫后位

D. 子宫畸形

E. 子宫穿孔

118. 应采取的处理是

A. 继续操作吸宫

B. 请上级医师再次探宫腔深度

C. 立即剖腹探查

D. 后穹隆穿刺确定有无内出血

E. 严密观察 1 周后再吸宫

(119～121 题共用题干)

男婴，4 个月。体重 5kg。腹泻 3 天，每天 7～8 次，大便蛋花汤样，无腥臭味，喂奶后呕吐 2 次。面色稍苍白，上腭裂，精神较差，皮肤稍干燥，眼窝、前囟凹陷，皮下脂肪减少，皮肤弹性较差，哭有泪，四肢末梢较冷。实验室检查：血清钠 128mmol/L。

119. 估计该患儿的脱水程度及性质是

A. 轻度等渗性脱水

B. 中度等渗性脱水

C. 轻度低渗性脱水

D. 中度低渗性脱水

E. 重度低渗性脱水

120. 第 1 天补液总量应每千克补充

A. 60～80ml

B. 80～90ml

C. 90～120ml

D. 120～150ml

E. 150～180ml

121. 患儿痊愈出院时，对家长的指导不包括

A. 继续母乳喂养，避免夏季断乳

B. 先天性畸形（上腭裂）矫治

C. 注意食具、尿布、玩具消毒

D. 加强气候变化时的护理

E. 迅速添加蛋黄、炼乳等辅食

(122～123 题共用题干)

男孩，2 岁。因呕吐、频繁水样便 3 天伴发热于 10 月底入院。12 小时无尿。查体：T 38℃，颜面苍白，皮肤弹性差，眼窝凹陷，心、肺听诊无异常，腹稍胀，肝、脾不大，膝腱反射未引出，四肢末端厥冷。实验室检查：血清钠 138mmol/L。

122. 最可能的诊断是

A. 侵袭性大肠埃希菌肠炎

B. 轮状病毒肠炎

C. 致病性大肠埃希菌肠炎

D. 真菌性肠炎

E. 产毒性大肠埃希菌肠炎

123. 最可能合并的电解质紊乱是

A. 低镁血症
B. 低钾血症
C. 低磷血症
D. 低氯血症
E. 低钙血症

（124～126 题共用题干）

女孩，12 岁。发热 8 天。体温 38～39℃，刺激性咳嗽明显，胸痛。查体：双肺散在干啰音。胸部 X 线检查：左肺下野淡薄片状阴影。

124. 最可能的诊断为
A. 腺病毒肺炎
B. 呼吸道合胞病毒肺炎
C. 肺炎支原体肺炎
D. 金黄色葡萄球菌肺炎
E. 肺炎链球菌肺炎

125. 为确诊，首选的检查是
A. 血培养
B. 结核菌素试验
C. 冷凝集试验
D. 血肥达反应
E. 痰液病毒分离

126. 首选的药物治疗为
A. 青霉素
B. 头孢菌素
C. 链霉素
D. 阿奇霉素
E. 阿昔洛韦

（127～128 题共用题干）

女，45 岁。车祸头部受伤，伤后即昏迷，1 小时后入院时中度昏迷，右侧瞳孔散大，光反射消失，左上下肢病理征（+）。

127. 首先采取的措施是
A. 给予止血药物
B. 20% 甘露醇 250ml 静脉滴注
C. 给予抗生素预防感染
D. 地塞米松 20mg 静脉滴注
E. 给予呼吸兴奋剂

128. 采取的检查是
A. 头颅 X 线检查
B. 脑电图
C. 脑血管造影
D. 头颅 CT
E. ECT

（129～131 题共用题干）

女，20 岁。1 个月前因工作差错被领导批评后出现心情烦躁，经常哭泣，认为自己没有能力，什么事都干不好，周围人的眼神不怀好意，看她笑话。失眠，早醒。近 1 周病情加重，觉得生不如死，在家中拒食等死。

129. 该患者最可能的诊断是
A. 广泛性焦虑障碍
B. 急性应激障碍
C. 分裂情感性精神障碍
D. 抑郁发作
E. 精神分裂症

130. 入院治疗 1 个月后，情绪好转，在病室中经常哼哼小曲，好管闲事，喜欢指责他人，精力旺盛，睡眠减少。该患者当前最可能的情况是
A. 躁狂发作
B. 病情加重
C. 环性人格
D. 病情复燃
E. 病情缓解

131. 该患者不宜使用的药物是
A. 喹硫平
B. 文拉法辛
C. 卡马西平
D. 碳酸锂
E. 丙戊酸钠

（132～134 题共用题干）

男孩，4 岁。因怀疑先天性心脏病就诊。

132. 首先检查的是

A. 血常规
B. 脑电图
C. 血钙、磷测定
D. 胸部 X 线检查
E. 腹部 B 超

133. 该患儿口唇黏膜青紫，轻度杵状指(趾)，胸骨左缘第 2～4 肋间闻及 2～3 级收缩期杂音，肺动脉第二心音减弱。为确诊应做的检查是
A. 脑电图
B. 头颅 CT
C. 心肌酶谱
D. 右心导管造影
E. 腹部 B 超

134. 2 个月后患儿出现发热伴咽痛，2 周后出现头痛。右侧 Babinski 征（+）。WBC 18×10^9/L，N 0.86，L 0.14。考虑合并
A. 肺炎
B. 脑出血
C. 脑脓肿
D. 心肌炎
E. 结核性脑膜炎

B_1 型选择题

答 题 说 明

以下提供若干组考题，每组考题共用在考题前列出的 A、B、C、D、E 五个备选答案，请从中选择一个与问题关系最密切的答案。每个备选答案可能被选择一次、多次或不被选择。

（135～137 题共用备选答案）
A. 中毒症候群
B. 明显内脏器官损害
C. 迟发变态反应
D. 青霉素治疗加重反应
E. 葡萄膜炎

135. 钩体病 5 个临床类型共有的早期症状是
136. 钩体病中期主要表现为
137. 可迅速转为肺出血型的情况是

（138～139 题共用备选答案）
A. 阵发性睡眠性血红蛋白尿症
B. 缺铁性贫血
C. 再生障碍性贫血
D. 巨幼细胞贫血
E. 自身免疫性溶血性贫血

138. 外周血中全血细胞减少，Ham 试验阴性
139. 血红蛋白 50g/L，血小板 100×10^9/L，Coombs 试验阳性

（140～141 题共用备选答案）
A. 博来霉素+依托泊苷+顺铂
B. EP-EMA
C. EMA-CO
D. 顺铂+长春新碱+异环磷酰胺
E. 紫杉醇+卡铂

140. 恶性卵巢生殖细胞瘤最常用联合治疗方案
141. 卵巢上皮性癌的一线化疗首选

（142～143 题共用备选答案）
A. 适宜摄入量（AI）
B. 平均需要量（EAR）

C. 推荐摄入量（RNI）

D. 参考摄入量（DRls）

E. 可耐受最高摄入量（UL）

142. 纯母乳喂养的足月产1月龄健康婴儿，母乳中的营养素含量就是婴儿各种营养素的

143. 可以满足某一特定性别、年龄及生理状况群体中绝大多数个体（97%～98%）需要量的某种营养素摄入水平是

（144～145 题共用备选答案）

A. 卵黄囊

B. 胰腺

C. 淋巴管

D. 肝脾

E. 骨髓

144. 胚胎第5周时主要造血器官是

145. 胚胎第5个月时主要造血器官是

（146～147 题共用备选答案）

A. 带状疱疹病毒

B. 柯萨奇病毒

C. 腺病毒

D. 呼吸道合胞病毒

E. 人类疱疹病毒6型

146. 幼儿急疹的病原体是

147. 疱疹性咽峡炎的病原体是

（148～150 题共用备选答案）

A. 脑分水岭梗死

B. 短暂性脑缺血发作

C. 脑栓塞

D. 脑血栓形成

E. 腔隙性脑梗死

148. 导致脑梗死最常见的原因是

149. 心房颤动引起的常见卒中类型是

150. 相邻两血管供血区分界处缺血所致的脑卒中类型是

参考答案与解析

1. B 【解析】壳核出血是最常见的高血压脑出血，系豆纹动脉尤其是其外侧支破裂所致。豆纹动脉自脑底部的动脉直角发出，承受压力较高的血流冲击，易导致血管破裂出血。故选 B。

2. D 【解析】患者及带病毒者是艾滋病的传染源，后者是具有重要意义的传染源。故选 D。

3. C 【解析】卵巢表面无腹膜，由单层立方上皮覆盖，称为生发上皮。上皮的深面有一层致密纤维组织，称为卵巢白膜。故选 C。

4. C 【解析】产前筛查试验不是确诊试验，阳性筛查结果意味患病风险升高，并非诊断疾病，阴性结果提示风险无增加，并非正常。故选 C。

5. E 【解析】雌激素使宫颈黏液分泌增加，性状变稀薄，A 错；雌激素刺激乳腺腺管的发育，孕激素促进乳腺腺泡的发育，B 错；雌激素有促进水钠潴留作用，孕激素则促进水钠排泄，C 错；孕激素使子宫内膜从增生期转化为分泌期，D 错。故选 E。

6. B 【解析】对角径为耻骨联合下缘至骶岬上缘中点的距离，正常值为 12.5～13.0cm，此值减去 1.5～2.0cm，即为骨盆入口前后径的长度，又称真结合径。对角径测量时期以妊娠 24～36 周、阴道较松软时进行为宜。坐骨结节间径小于正常值时，应加测出口后矢状径，若两者之和大于 15cm，可经阴道试产。故选 B。

7. D 【解析】根据子宫内膜癌手术病理分期，Ⅰ期是指肿瘤局限于子宫体，其中ⅠA 期为肿瘤浸润深度<1/2 肌层，ⅠB 期为肿瘤浸润深度≥1/2 肌层；Ⅱ期是指肿瘤侵犯宫颈间质，但无宫体外蔓延；Ⅲ期是指肿瘤局部和/或区域扩散；Ⅳ期是指肿瘤侵及膀胱和/或直肠黏膜，和/或远处转移。故选 D。

8. D 【解析】溶血性贫血最常表现为贫血和不同程度的黄疸，分为：①急性溶血，起病急骤，可突发寒战、高热、面色苍白、腰酸背痛、气促、乏力、烦躁，也可出现恶心、呕吐、腹痛等胃肠道症状。还可出现血红蛋白尿和黄疸，可致急性肾衰竭、休克和心功能不全。②慢性溶血，起病较缓慢，除乏力、苍白、气促、头晕外，可有不同程度的黄疸，脾、肝大多见，胆结石为较多见的并发症，可发生阻塞性黄疸。故选 D。

9. A 【解析】动脉导管未闭，症状明显者，需抗心力衰竭治疗，出生后 1 周使用吲哚美辛治疗，但仍有 10% 的患者需要手术治疗。故选 A。

10. C 【解析】学龄期的特点：体格生长稳步增长，但相对较慢；除生殖器官外，各器官外形本期末已接近成年人；智力发育更加成熟，是学习的重要时期；患病率相对较低，但免疫性疾病、近视、龋齿等开始增多，心理、行为问题也开始增多。故选 C。

11. A 【解析】大脑半球的肿瘤早期出现局部刺激症状，晚期则出现破坏症状。出现的症状有精神症状、癫痫发作、运动障碍、失语症、视野损害。不会出现多尿。故选 A。

12. D 【解析】脑脊液检查对结核性脑膜炎的诊断极为重要，对疑有本病者应立即腰椎穿刺做脑脊液检查，对不典型脑脊液进行动态观察。故选 D。

13. E 【解析】约 3% 卵巢肿瘤会发生破裂；感染较少见，A、C 不正确。蒂扭转为卵巢肿瘤最常见的并发症，约 10% 卵巢肿瘤并发蒂扭转，故选 E。

14. D 【解析】颅内压增高的常见病因：①颅脑损伤。②颅内占位性病变。③脑血管疾病。④颅内炎症。⑤脑缺氧。⑥中毒及代谢失调。⑦假脑瘤综合征，又称良性颅内压增高。⑧先天性异常。颅骨缺损时，脑组织可向外膨出而减轻颅内压。故选 D。

15. A 【解析】外阴阴道假丝酵母菌病（VVC）分为单纯性 VVC 和复杂性 VVC。单纯性 VVC 是指正常非孕宿主发生的、散发、由白假丝酵母菌所致的轻或中度 VVC；复杂性 VVC 包括复发性 VVC、重度 VVC、妊娠期 VVC，可为非白假丝酵母菌所致，宿主多为孕妇、糖尿病患者、免疫功能低下者。故 A 选项正确，B、E 选项错误。单纯性 VVC 首选阴道用药，重度 VVC 应以全身用药为主，C 选项错误。妊娠期 VVC 以局部治疗为主，D 选项错误。故选 A。

16. B 【解析】甾体激素避孕药的禁忌证：①严重心血管疾病、血栓性疾病。②急、慢性肝炎或肾炎。③部分恶性肿瘤、癌前病变。④内分泌疾病，如糖尿病、甲状腺功能亢进症。⑤哺乳期不宜使用复方口服避孕药。⑥年龄>35 岁的吸烟妇女。⑦精神病患者。⑧有严重偏头痛，反复发作者。故选 B。

17. C 【解析】葡萄胎时，滋养细胞高度增生产生大量 hCG，血清 hCG 效价通常高于相应孕周的正常妊娠值，而且在停经 12 周以后，随着子宫增大持续上升；但也有少数葡萄胎，尤其是部分性葡萄胎，因绒毛退行性变，hCG 升高不明显。故选 C。

18. B 【解析】脑挫裂伤患者由于继发性脑水肿或颅内血肿，可造成颅内压增高和引起脑疝的表现。故选 B。

19. A 【解析】晚期又称昏迷期，由意识模糊、半昏迷继而昏迷。阵挛性或强直性惊厥频繁发作、角弓反张或去大脑强直、弛张高热、呼吸不整等明显的颅内压增高表现，甚至出现脑疝导致死亡。常伴有代谢性酸中毒、稀释性低钠血症、脑性失盐综合征、低钾血症等水、盐代谢紊乱。故选 A。

20. E 【解析】妊娠晚期阴道出血的原因较多，最常见的有前置胎盘、胎盘早剥、早产及子宫破裂等，对疑为前置胎盘的孕妇，不做肛门检查或阴道检查，以免引起出血，甚至是危及生命。胎盘早剥时阴道分娩适用于以外出血为主、Ⅰ度时患者一般情况良好、宫口已扩张、估计短时间内能结束分娩者。若胎儿已死亡，不能立刻娩出者应行剖宫产术。故选 E。

21. B 【解析】赘述症表现为对某种事物做不必要的过分的详尽的描述，言语啰唆，但最终能够回答出有关问题。持续言语是指患者持续或不恰当地重复同样的思维内容。在连续问话时，患者只能正确回答第一个问题，而此后对所有问话均给予同样的回答。需要重复多次后，患者才能正确回答具体的工作。模仿言语是指患者对别人的言语进行毫无意义的模仿。刻板言语是指患者不断地、机械地、无目的地重复某些简单的言语。思维散漫是指思维的目的性、连贯性和逻辑性障碍。故选 B。

22. C 【解析】婴幼儿消化系统发育尚未成熟，胃酸和消化酶分泌较少，对食物的耐受力差，A 正确。生长发育快，所需营养物质相对较多，消化道负担较重，易发生消化功能紊乱，B 正确。胃内酸度低，且婴儿胃排空较快，对进入胃内的细菌杀灭能力减弱，血中免疫球蛋白及胃肠道分泌型 IgA 低，导致肠道防御功能差，D、E 正确。肠道内感染为小儿腹泻病易感的外在因素。故选 C。

23. E 【解析】骨髓象是诊断急性白血病的主要依据和必做检查。法、美、英（FAB）分型将原始细胞≥骨髓有核细胞的 30% 定义为急性白血病的诊断标准。故选 E。

24. A 【解析】在母体内，胎儿肠道是无菌的，出生数小时后细菌即侵入肠道，不是<24 小时后，C 不正确。肠道菌群受食物成分的影响，单纯母乳喂养儿以双歧杆菌占绝对优势，B 不正确。人工喂养和混合喂养的肠道内大肠埃希菌、嗜酸杆菌、双歧杆菌及肠球菌所占比例几乎相同，E 不正确。肠道菌群内可以合成维生素 B，不能合成维生素 D，D 不正确。故选 A。

25. E 【解析】畸胎瘤是最常见的生殖细胞肿瘤，由多胚层组织构成，大多数为良性，少数为恶性。良性囊性畸胎瘤又称成熟畸胎瘤，占生殖细胞肿瘤的 85% ~97%。故选 E。

26. D 【解析】脑出血是指原发性脑内血管非外伤性破裂，血液流入脑实质内或脑室内形成血肿，一般均突然发病，急性期头颅 CT 可见高密度影，为血肿的典型 CT 表现，有很高的诊断价值。故选 D。

27. C 【解析】室间隔缺损的缺损很大且伴有明显肺动脉高压时，心脏杂音较轻而 P_2 显著亢进，右心室压力也显著升高，此时左向右分流减少，甚至出现右向左分流而出现青紫。形成永久性肺动脉高压时，患儿呈现持续性青紫，即称艾森门格综合征。差异性青紫常见于动脉导管未闭。故选 C。

28. D 【解析】界限性遗忘是指全部遗忘过去生活中某一明确的特定阶段的经历和事件，完全不能回忆，这些经历通常是不利于自己和不愿回忆、不愿谈及的。游离转换障碍患者常会出现界限性遗忘。故选 D。

29. D 【解析】小脑病变时主要引起共济失调；当内囊损伤广泛时，患者会出现病变对侧比较完全的偏瘫；大脑皮质运动区损伤时多表现为单瘫；脊髓颈膨大以上病变引起中枢性四肢瘫痪；而一侧脑干病变既损伤同侧本平面的脑神经运动核，又可累及尚未交叉至对侧的皮质脊髓束及皮质脑干束，故引起交叉性瘫痪。故选 D。

30. E 【解析】脑血管畸形有 4 种主要类型：动静脉畸形、海绵状血管瘤、静脉血管瘤和囊性动脉瘤。其中动静脉畸形是最常见的类型。故选 E。

31. A 【解析】人工流产术后宫颈或宫腔粘连称为 Asherman 综合征，是由于刮宫时损伤宫颈管黏膜或子宫内膜基底层、肌层，局部创面形成而致粘连。多次行人工流产术、术后感染及术后卵巢功能低下者易患本病。临床出现闭经、月经过少和不孕，属于子宫性闭经。故选 A。

32. D 【解析】输卵管黏膜上皮细胞的纤毛向宫腔方向摆动及输卵管蠕动，有助于阻止病原体逆行性侵入。故选 D。

33. A 【解析】女型骨盆为女性正常骨盆，最常见。入口呈横椭圆形，入口横径较前后径稍长。骨盆侧壁直，坐骨棘不突出，耻骨弓较宽，坐骨棘间径≥10cm。故选 A。

34. C 【解析】胎儿电子监测作为评估胎儿宫内状况的手段，目的在于及时发现胎儿宫内缺氧。早期减速是宫缩时胎头受压所致，不受孕妇体位或吸氧而改变。变异减速时，胎心率减速与宫缩无固定关系，是宫缩时脐带受压兴奋迷走神经引起。晚期减速时，胎心率减速在宫缩高峰后出现，一般认为是胎盘功能不良、胎儿缺氧的表现，应予以高度重视，故选 C。

35. D 【解析】功能性幻觉是指伴随现实刺激而出现的幻觉，即当某种感觉器官处于功能活动状态同时出现涉及该器官的幻觉。内脏性幻觉是患者感到自己某一器官或躯体内部有异常感觉。假性幻觉是指幻觉印象不投射于客观空间，而来源于“主观空间”，可不通过感官获得。原始性幻觉是不成形的幻觉，这类幻觉缺乏一定的形态和固定的结构。反射性幻觉是当某一感官处于功能状态时，另一感官出现幻觉。故选 D。

36. A 【解析】胎儿期是指从精子和卵子结合形成受精卵开始至胎儿出生为止，约 40 周（280 天）。新生儿期是指胎儿娩出脐带结扎开始至出生后 28 天内。婴儿期是指出生后至满 1 周岁之前。幼儿期是指自 1 周岁后到满 3 周岁前。学龄前期是指自 3 周岁到 6 ~ 7 周岁入小学前。故选 A。

37. C 【解析】儿童对能量的需要包括 5 个方面，即基础代谢、食物热力作用、活动所需、生长所需、排泄的消耗。一般 1 岁以内婴儿平均每天每千克体重需要 95 ~ 100kcal，以后每增加 3 岁减少 10kcal，15 岁时达到成人需要量，为 50 ~ 60kcal。故选 C。

38. B 【解析】口服法补充维生素 D 制剂，每日给维生素 D 0.2 万 ~ 0.4 万 U 或 1,25-（OH）$_2$D$_3$ 0.5 ~ 2.0μg，连服 2 ~ 4 周后改为预防量，恢复期可用预防量维持。需长期大量服用维生素 D 时宜用纯维生素 D 制剂，不宜用鱼肝油，以防维生素 A 中毒。故选 B。

39. E 【解析】营养性维生素 D 缺乏性手足搐搦症钙剂治疗时，常用 10% 葡萄糖酸钙 5 ~ 10ml 加入葡萄糖 10 ~ 20ml 缓慢静脉注射（10 分钟以上）或静脉滴注，钙剂注射不可过快，否则有引起心搏骤停的危险。惊厥反复发作者，每日可重复使用钙剂 2 ~ 3 次，直至惊厥停止，以后改口服钙剂治疗。故选 E。

40. E 【解析】中度缺氧缺血性脑病表现为嗜睡、肌张力减低、瞳孔缩小或对光反射迟钝，激惹为轻度缺氧缺血性脑病的表现，故 B、C、D 不正确；常有惊厥，最常见的表现形式为轻微发作型或多灶性阵挛型，严重者为强直型，同时有前囟隆起等脑水肿症状、体征。生后 24 ~ 72 小时症状最明显。故选 E。

41. C 【解析】输卵管左右各一，位于子宫两侧，为 1 对细长而弯曲的管道，全长 8 ~ 14cm。输卵管由 3 层构成，即外层为浆膜层，中层为平滑肌层，内层为黏膜层。输卵管根据其形态分为 4 部分：①间质部，为通入子宫壁内的部分，管腔最窄。②峡部，在间质部外侧，细而较直，管腔较窄。③壶腹部，在峡部外侧，峡部与伞部之间，输卵管较膨大的部分，内含丰富皱襞，受精常发生于此。④伞部（漏斗部），为输卵管远端腹腔开口处，游离端呈漏斗状，有许多须状组织，有“拾卵”作用。输卵管肌肉的收缩和黏膜上皮细胞受性激素影响而有周期性变化。故选 C。

42. E 【解析】异位妊娠超声特点：宫腔内无妊娠囊；附件区可探及不规则的混合回声

的团块；如果内出血明显，则子宫周围和腹腔内探及大量的无回声区。若在子宫外见到妊娠囊并有胎心搏动时，则可明确诊断异位妊娠。故选 E。

43. E 【解析】生长发育所需为小儿所特有，故选 E。生长所需能量与儿童生长速度成正比，即随着年龄越大逐渐减少。每增加 1kg 体重约需能量 5kcal。A、B、C、D 在人的一生中均存在需要，不是小儿特有。故选 E。

44. C 【解析】IgG 是唯一能通过母体进入胎儿的抗体，在出生后 5 ~6 个月以后消失。故选 C。

45. C 【解析】闭孔动脉属于髂内动脉的壁支。髂内动脉脏支包括脐动脉、膀胱下动脉、直肠下动脉、子宫动脉、阴部内动脉。故选 C。

46. E 【解析】子宫腺肌病目前尚无根治本病的有效药物，孕激素治疗无效。对年轻、有生育要求、近绝经期及症状较轻患者可试用 GnRH-α 治疗。症状严重、年龄较大、无生育要求或药物治疗无效者可行子宫全切术，卵巢去留取决于卵巢有无病变和患者年龄。故选 E。

47. A 【解析】脑中央区包括额叶的中央前回，顶叶的中央后回及其邻近区域，发生在此区域的肿瘤主要对中央前回和中央后回产生破坏和压迫作用，从而引起对侧肢体功能障碍，中央区肿瘤以胶质瘤最为常见，表现为肢体无力。故选 A。

48. B 【解析】经量增多及经期延长是子宫肌瘤最常见的症状，长期经量增多可继发贫血，出现乏力、心悸等症状。故选 B。

49. E 【解析】重症肌无力为自身免疫病，体内产生自身反应性 T 细胞能识别的神经-肌肉接头处突触后膜上乙酰胆碱受体抗体。特发性血小板减少性紫癜属于自身免疫性血小板减少性紫癜。慢性甲状腺炎属于自身免疫甲状腺病，血清存在针对甲状腺的抗体。恶性贫血的发生是遗传和自身免疫等因素复杂相互作用的结果。类风湿关节炎表现为多器官/系统性受累，属于器官非特异性自身免疫病。故选 E。

50. C 【解析】严重左心衰竭患者常出现心源性哮喘，发作时的症状与支气管哮喘相似。若一时难以鉴别，可雾化吸入 β_2 受体激动药或静脉注射氨茶碱缓解症状后再进一步检查。忌用肾上腺素或吗啡。故选 C。

51. B 【解析】继发性痛经多由盆腔器质性疾病，如子宫内膜异位症、盆腔炎或宫颈管狭窄等引起。子宫内膜异位症的表现为痛经逐年加重，持续下腹痛，月经失调、不孕、性交痛等。结合患者表现，考虑为卵巢子宫内膜异位囊肿。故选 B。

52. A 【解析】该患者子宫肌瘤合并贫血，应行手术治疗。肌瘤切除术适用于希望保留生育功能的患者。该患者肌瘤较大，最佳治疗方案是先行肌瘤切除术，待恢复后再考虑妊娠，以避免对生活和妊娠造成影响。故选 A。

53. C 【解析】根据题干信息，该产妇的一般情况尚可，但胎头跨耻征阳性，说明存在头盆不称，是剖宫产的指征。故选 C。

54. C 【解析】根据题干信息，受伤当时 CT 未见异常，说明当时血管未全层破裂，未形成血肿，伤后由于损伤组织产生代谢性改变，使本已受伤的血管壁发生破裂而出血，影响周围脑组织而出现局灶症状，故最可能是迟发性外伤性脑内血肿。故选 C。

55. C 【解析】该患者主要表现为反复喘息发作，常在春季发病，经咳出白色黏痰后可自行缓解，结合实验室检查结果，考虑花粉过敏导致的哮喘可能性大。故选 C。

56. C 【解析】原发性妄想，又称作真性妄想，是一种无法以患者所处环境和以往经历来解释的突然产生的病理信念。原发性妄想的产生，对精神分裂症的诊断有着重要的特殊意义。故选 C。

57. E 【解析】小儿皮肤黏膜淋巴结综合征（川崎病）以婴幼儿多见，表现为发热、皮疹、球结合膜充血、口腔黏膜充血、手足红斑和硬性水肿及颈部淋巴肿大，结合患者表现，诊断为川崎病。阿司匹林治疗方案为热退后 3 天逐渐减量，维持 6 ~ 8 周；如有冠状动脉病变时，应延长用药时间，直至冠状动脉恢复正常。故选 E。

58. E 【解析】创伤后应激障碍是指个体经历、目睹或遭遇一个或多个涉及自身或他人的实际死亡，或者受到死亡的威胁、严重受伤、躯体完整性受到威胁后，所导致的个体延迟出现和持续存在的精神障碍。创伤后应激障碍患者主要表现为创伤性再体验症状、回避和麻木类症状、警觉性增高等。但儿童与成年人的临床表现不完全相同，且有些症状是儿童所特有的。故选 E。

59. E 【解析】麻疹前驱期常持续 3 ~ 4 天，表现为发热，同时出现咳嗽、打喷嚏、咽部充血等，特别是流涕、结膜充血、眼睑水肿、畏光、流泪等眼鼻卡他症状。出疹期体温骤然升高，皮疹先出现于耳后、发际，渐及额、面、颈部，自上而下蔓延至躯干、四肢，最后达手掌与足底。皮疹初为红色斑丘疹，呈充血性，疹间可见正常皮肤，不伴痒感。故选 E。

60. B 【解析】输血后发生急性溶血反应时，患者表现为发热、畏寒/寒战、面部潮红、胸痛、腹痛、背部/腰部疼痛、恶心/呕吐、腹泻、低血压、面色苍白、黄疸、少尿或无尿，尿液呈酱油色，弥散性出血。该患者症状符合描述。其他各项输血并发症都不会出现酱油色尿。故选 B。

61. B 【解析】该患者劳动中突然头痛，出现偏瘫、意识障碍，血压高达 200/110mmHg；头颅 CT 示基底节有类圆形高密度影；考虑脑出血可能性大。治疗禁用抗凝药。故选 B。

62. E 【解析】基底节区出血为脑出血最常见类型，其中壳核出血最多。临床主要表现为对侧偏身瘫痪、偏身感觉缺失及同向偏盲。故选 E。

63. C 【解析】初产妇，产程进展快，突发寒战、呛咳、气急、呼吸困难、血压下降等考虑出现羊水栓塞，易并发弥散性血管内凝血，首先应进行抗过敏治疗，可以静脉推注地塞米松。故选 C。

64. B 【解析】急性脊髓炎临床表现：病前数天或 1 ~ 2 周常有上呼吸道感染症状，受凉、过劳、外伤等常为发病诱因。起病较急，患者常先有背部疼痛、腹痛或胸部束带感，于数小时或数日发展到脊髓横贯性损害。因脊髓受损部位以上胸段（$T_3 \sim T_5$）多见，因此常出现双下肢瘫痪。急性期患者出现瘫痪肢体肌张力低，腱反射消失，病理反射引不出，尿潴留，此为脊髓休克。故选 B。

65. A 【解析】该患者有停经、腹痛、阴道不规则流血的表现，有阴道排出物，同时有贫血，下腹部压痛、反跳痛，说明有子宫大量出血，最可能由于不全流产引起，此时应立即行刮宫术，去除残留组织，同时达到止血目的。故选 A。

66. A 【解析】胎儿娩出后立即发生阴道流血，色鲜红，应考虑软产道裂伤；胎儿娩出后数分钟出现阴道流血，色暗红，应考虑胎盘因素；胎盘娩出后阴道流血较多，应考虑子宫收缩乏力或胎盘、胎膜残留；胎儿娩出后阴道持续流血，且血液不凝，应考虑凝血功能障碍。故选 A。

67. B 【解析】产毒性大肠埃希菌肠炎大便量中等，呈黄绿色或蛋花样稀便伴较多黏液，有霉臭味，常伴呕吐，一般无发热。镜检偶见少量白细胞。该患儿镜检见大量白细胞，首先不考虑产毒性大肠埃希菌肠炎。故选 B。

68. D 【解析】发作性左侧头痛，性质呈搏动性，发作前常有眼前闪光，以后出现头痛，常伴呕吐，可自行缓解，考虑为偏头痛。偏头痛预防性用药可选 β 肾上腺素受体阻断药（如普萘洛尔），抗癫痫药（如丙戊酸钠），钙通道阻滞药（如尼莫地平、氟桂利嗪），5-羟色胺受体拮抗药（如苯噻啶）。故选 D。

69. B 【解析】慢性贫血或急性贫血需输血者，首选悬浮红细胞。输全血适用于急性大量失血时。洗涤红细胞含血浆蛋白较少，适用于患者体内有血浆蛋白抗体或输血有过敏反应者。故选 B。

70. B 【解析】颅骨青枝骨折手术指征：①合并脑损伤或大面积的骨折片陷入颅腔，导致颅内压增高，CT 示中线结构移位，有脑疝可能者，应急诊开颅去骨瓣减压。②因骨折片压迫脑重要部位引起神经功能障碍，如偏瘫、癫痫等。应行骨折片复位或去除手术。③在非功能部位的小面积凹陷骨折，无颅内压增高，深度超过 1cm 者，为相对适应证，可考虑择期手术。④位于大静脉窦处的青枝骨折，如未引起神经体征或颅内压增高，即使凹陷较深，也不宜手术；必须手术时，术前和术中都需做好处理大出血的准备。⑤开放性骨折的碎片骨易致感染，须全部剔除。患者因为有 Hoffmann 征阳性，提示上肢锥体束受损，需要手术。故选 B。

71. E 【解析】大量蛋白尿［尿蛋白（+++）~（++++）］、血浆清蛋白低于 30g/L 为肾病综合征的必要条件。肾病综合征依临床表现分为单纯型肾病和肾炎型肾病。凡具有以下 4 项之一或多项者，属于肾炎型肾病：①2 周内 3 次以上离心尿检，红细胞≥10 个/HP，并证实为肾小球源性血尿者。②反复或持续高血压，学龄前儿童≥120/80mmHg，学龄儿童≥130/90mmHg，并除外糖皮质激素等所致者。③肾功能不全（血尿素氮、血肌酐、肌酐清除率异常），排除由于血容量不足所致。④血补体（C3）反复或持续降低。急性链球菌感染后肾炎患者有血尿。故选 E。

72. C 【解析】应在有宫缩时指导孕妇做深呼吸动作，或多用双手轻揉下腹部；若腰骶痛，用手拳压迫腰骶部常能减轻不适感，故 C 不正确。凡胎膜早破住院的孕妇，应住院待产，密切注意胎心变化，未衔接者应绝对卧床休息，防止脐带脱垂。若胎儿已足月，尚未临产，无感染征象，可观察 12~16 小时后引产或剖宫产。若超过 12 小时尚未分娩，应给予抗生素预防感染。故选 C。

73. A 【解析】室间隔缺损，可在胸骨左缘第 3、4 肋间可闻及 3~4 级粗糙的全收缩期杂音，A 正确。主动脉瓣狭窄，可在胸骨右缘第 2 肋间和胸骨左缘第 3~4 肋间可闻及收缩期喷射性杂音。二尖瓣关闭不全，心尖区全收缩期杂音伴收缩晚期杂音加强。动脉导管未闭，胸骨左缘第2肋间有粗糙响亮的连续性机器样杂音，占整个收缩期与舒张期，于收缩末期最响。肺动脉瓣狭窄，胸骨左缘上部有洪亮的3/6级以上喷射性收缩杂音，向左上胸、心前区、颈部、腋下及背面传导。故选A。

74. A 【解析】无症状的子宫肌瘤一般无须治疗，特别是近绝经期妇女。绝经后肌瘤多可萎缩和症状消失。每3～6个月随访一次，若出现症状可考虑进一步治疗。故选A。

75. E 【解析】中毒型细菌性痢疾是急性细菌性痢疾的危重型，起病急骤，突然高热、反复惊厥、嗜睡，迅速发生休克、昏迷。多发生于2～7岁健壮儿童，病死率高，初期可无腹痛与腹泻。化脓性脑膜炎以急性发热、惊厥、意识障碍、颅内压增高和脑膜刺激征为特征。患者无颅内压增高的表现（头痛、呕吐等）可以排除。流行性乙型脑炎和流行性脑脊髓膜炎也会有脑膜炎刺激征，也可以排除。热性惊厥不会有白细胞计数升高，可以排除。故选E。

76. E 【解析】早产儿呼吸系统发育不健全，尤其32周前早产儿肺泡尚未完全发育成熟，肺表面活性物质产生少，肺毛细血管血流少，肺淋巴回流少，β肾上腺受体敏感性低，呼吸中枢发育不健全，所以肺液清除、自主呼吸建立及肺内通气、换气功能差，易致窒息、湿肺、呼吸窘迫综合征等严重疾病。故选E。

77. E 【解析】急性脑外伤患者可伴有程度不等的意识障碍，从意识模糊直到昏迷。在清醒过程中，可能出现紧张恐惧、兴奋不安、言语零乱、定向丧失和恐怖性的幻视等，称为外伤性谵妄。谵妄状态往往夜间加重，具有昼轻夜重的规律。故选E。

78. E 【解析】唐氏综合征表现为患儿智能、体格及运动发育均迟缓，也有特殊面容（眼距宽、外眼眦上斜、鼻梁低，舌伸出口外），但皮肤和毛发正常，无黏液水肿，血T_3、T_4、TSH正常，染色体核型分析可确诊。该患儿符合唐氏综合征表现，但注意与先天性甲状腺功能减退症区别，先天性甲状腺功能减退症的患儿皮肤粗糙、黏液水肿、眼睑水肿、上部量大于下部量，首选血T_3、T_4、TSH测定。故选E。

79. C 【解析】焦虑症常包含恐慌、运动性紧张、自主神经活动亢进等表现，故不选A。抑郁症主要为情绪低落、思维迟缓、意志活动减退等，故不选B。躯体形式障碍是一种以持久地担心或相信各种躯体症状的优势观念为特征的精神障碍，患者因这些症状反复就医，各种医学检查未发现异常，医生的反复解释仍不能打消其疑虑，C正确。精神分裂症占半数是偏执型，临床表现以相对稳定的妄想为主，故不选D。强迫症主要表现为来源于自我的强迫观念和强迫行为，故不选E，选C。

80. B 【解析】不宜妊娠的心脏病孕妇，应在妊娠12周前行人工流产术。妊娠超过12周时，应密切监护，积极防治心力衰竭以度过妊娠与分娩期。该患者心功能Ⅲ级不宜妊娠，该产妇已妊娠38周，应行剖宫产术。故选B。

81. A 【解析】遗忘综合征主要由于大脑缺乏维生素B_1引起，与慢性酒精中毒和/或严重营养不良相关。临床特点是记忆能力障碍、时间定向力障碍、虚构症和顺行性或逆行性遗忘症。病理性醉酒特点为少量饮酒后出现不成比例的极度兴奋，带有攻击性和暴力的特征，并可有被害观念，可持续数小时，以入睡告终，一般对发作有完全遗忘。故选A。

82. C 【解析】患儿有前驱期感染史，结合少尿、蛋白尿、血尿、高血压，考虑最可能患有急性肾小球肾炎。本病的治疗原则主要是注意休息与饮食，对症治疗，观察护理，保护肾功能。急性期需卧床休息，抗感染治疗有利于清除残存感染灶。故选C。

83. C 【解析】胎膜早破处理原则：①妊娠28～35周、胎膜早破不伴感染、羊水平段3cm者可采用期待疗法。②妊娠35周后，胎肺成熟，宫颈成熟，无禁忌证者可引产。③胎头高浮、胎位异常、宫颈不成熟、胎肺成熟、明显羊膜腔感染，伴有胎儿窘迫者，应在抗感染的同时行剖宫产术终止妊娠。本例已妊娠39周，阴道间断流液，但无感染征象；超声检查证实胎儿正常，因此可选择观察24小时，仍未临产可引产。故选C。

84. D 【解析】3～12月龄儿童的体重计算公式：体重（kg）=［年龄（月）+9］/2。正常足月新生儿出生时身长约50cm，前半年平均每月增长2.5cm，后半年平均每月增长1.5cm，一般1岁时达75cm。乳牙多于出生后4～10个月开始萌出，2岁内乳牙数约等于其月龄减4～6。6个月时儿童能独坐一会儿，发单音，听到喊声有反应。综合考虑，最可能的月龄为6个月。故选D。

85. A 【解析】1.5岁小儿能爬台阶，有目标地扔皮球，能认识和指出身体各部分。2岁小儿能双足跳，会用勺子吃饭，会说2～3个字构成的句子。3岁小儿能跑，会骑三轮车，会洗手、洗脸、穿衣，能说短歌谣，数几个数。故选A。

86. A 【解析】先兆流产是指妊娠28周前先出现少量阴道流血，无妊娠物排出，随后出现阵发性下腹痛。妇科检查：宫口未开，胎膜未破，子宫大小与停经周数相符，考虑为先兆流产。子宫内膜炎子宫软并有压痛，不选B；子宫肌瘤最常见的症状是经量增多及经期延长，肌瘤增大可扪及肿块，不选C；异位妊娠破裂有剧烈疼痛，不选D；功能失调性子宫出血常表现为经量增多、经期延长、不规则阴道流血，不选E。故选A。

87. A 【解析】本例为青年女性患者，B超检查在左乳房外上象限发现结节，结节内有癌细胞，考虑诊断为乳腺癌，由于癌细胞累及上皮全层，但未侵破基底膜，故为乳腺原位癌。上皮内瘤变Ⅰ级、上皮内瘤变Ⅱ级和重度非典型增生均为癌前病变，不会查见癌细胞。早期浸润癌已经穿透基底膜。故选A。

88. B 【解析】对于病情重、疼痛剧烈的亚急性甲状腺炎患者，采用泼尼松治疗，每次5mg，每日4次，2周后减量，全程使用1～2个月。故选B。

89. E 【解析】根据患者为育龄期女性，继发性痛经3年。查体：子宫后倾后屈，偏大，质硬，考虑诊断为子宫腺肌病。可表现为不孕、性交疼痛、经量过多、经期延长，不是月经稀发。故选E。

90. C 【解析】左旋多巴不良反应较多，有严重内脏疾病或前列腺肥大、闭角型青光眼者禁用，常见的不良反应有恶心、呕吐、腹部不适、肝功能变化，心律失常、直立性低血压、尿潴留、尿失禁、血尿素氮升高、失眠、幻觉、妄想等。抗胆碱药前列腺肥大、闭角型青光眼者禁用，排除D、E。有肾功能不良者禁用金刚烷胺，排除B。培高利特国内已停用，排除A。患者出现药效维持时间缩短，可增加每日服药次数或增加每次服药剂量，或改用缓释剂。故选C。

91. D 【解析】头大颈短、智能低下、特殊面容（眼距宽、鼻梁低），均为甲状腺功能减退症的特征性表现，故对明确诊断最有帮助的检查应该是血 T_4、TSH。故选 D。

92. C 【解析】全血在保存期内或过期 5 天以内经自然沉降或离心后分出的血浆，立即放入-30℃冰箱冷冻成块，即为普通冷冻血浆，冷冻状态一直持续到使用之前，有效期为 5 年。该制品内含有全部稳定的凝血因子，但缺乏不稳定的凝血因子Ⅷ和Ⅴ，主要用于凝血因子Ⅷ和Ⅴ以外的因子缺乏症患者的治疗。故选 C。

93. C 【解析】生育年龄的妇女有进行性加重的痛经及不孕病史，妇科检查可扪及盆腔内有不活动包块或痛性结节，一般即可初步诊断为子宫内膜异位症。故选 C。

94. C 【解析】化脓性脑膜炎表现为急起高热、面色灰白、烦躁不安和进行性加重的意识障碍，年长儿常诉头痛、肌肉关节疼痛、精神萎靡，小婴儿表现为易激惹、烦躁不安、尖叫或双眼凝视、前囟饱满与张力增高、颅缝分离、头围和前囟增大等。婴儿脑膜刺激征常不明显。该患儿符合化脓性脑膜的表现。故选 C。

95. D 【解析】脑栓塞：骤然起病，数秒至数分钟到达高峰，出现偏瘫、失语等局灶性神经功能缺损。椎基底动脉供血不足：出现眩晕、平衡障碍、眼球运动异常和复视，也可以出现跌倒发作，短暂性全面遗忘症。高血压脑病：出现暂时性脑循环功能障碍的临床表现。脑血栓形成：中年以上的高血压及动脉硬化患者，静息状态下或睡眠中急性起病，一直数日内出现局灶性脑损害的体征和症状，并能用某一动脉供血损伤来解释。蛛网膜下腔出血：突发剧烈头痛、呕吐、脑膜刺激征阳性，伴（或不伴）意识障碍，检查无局灶性神经系统体征，应高度怀疑蛛网膜下腔出血。故选 D。

96. E 【解析】惊恐障碍也称急性焦虑发作，以惊恐发作为主要临床特征，发作间歇期基本正常。惊恐发作时伴有严重的自主神经功能失调，出现循环、呼吸、神经系统症状，患者突然发生强烈不适，可有胸闷、心悸、出汗、胃部不适、颤抖、手足发麻、濒死感、发疯感或失去控制感。发作可无明显原因或无特殊情境。故选 E。

97. B 【解析】输卵管癌主要表现为阴道流血、下腹隐痛、间歇性阴道排液；宫颈癌表现为接触性出血；子宫内膜炎患者阴道有大量脓性分泌物且有臭味；老年性阴道炎主要表现为阴道分泌物增多及外阴瘙痒、灼热感；子宫内膜癌可表现为绝经后出现不规则阴道流血或绝经过渡期妇女月经紊乱，量一般不大。故选 B。

98. D 【解析】患儿发热并出现脑膜刺激征、白细胞计数升高，拟诊断为化脓性脑膜炎。治疗用药应力求用药 24 小时内杀灭脑脊液中致病菌，故应选择对致病菌敏感，且能较高浓度透过血脑屏障的药物。致病菌明确前的抗生素选择应选用对肺炎链球菌、脑膜炎球菌和流感嗜血杆菌 3 种常见致病菌都有效的抗生素。目前主要选择能快速在患者脑脊液中达到有效灭菌浓度的第三代头孢菌素，包括头孢噻肟或头孢曲松，疗效不理想时可联合使用万古霉素。对 β 内酰胺类药物过敏的患儿，可改用氯霉素。本题应选用第三代头孢菌素头孢曲松钠。两性霉素 B 为治疗真菌感染药物。阿昔洛韦为抗病毒感染药物。故选 D。

99. B 【解析】根据题干“眼距宽，鼻梁平，舌厚肥大，面部臃肿，皮肤粗糙，头发干稀，智能低下，身高 80cm。腕部 X 线检查示 1 枚骨化中心”可初步诊断为先天性甲状腺功能减退症。唐氏综合征一般无皮肤粗糙、头发干稀等。黏多糖贮积症可有关节进行性畸变。苯丙酮尿症可有头发稀黄、皮肤白等特征。软骨发育不良表现为腰椎前突、臀部上翘等。故选 B。

100. C 【解析】重症肺炎除呼吸系统症状外，缺氧、二氧化碳储积及病原体毒素作用可引起脑水肿，出现嗜睡、烦躁不安或两者交替出现。重症者可出现抽搐、昏迷等中毒性脑病的表现。故选 C。

101. D 【解析】胆碱能危象由抗胆碱酯酶药物过量引起。患者治疗后肌无力加重，出现呼吸困难，伴出汗、流涎、瞳孔缩小等症状，给予抗胆碱酯酶药物（如依酚氯铵）会加重，考虑胆碱能危象可能。故选 D。

102. A 【解析】感染发生会加重重症肌无力的肌无力症状，是诱发危象和导致死亡的重要因素。感染以细菌性肺炎最多见，首选青霉素进行治疗。故选 A。

103. E 【解析】切除胸腺可去除患者自身免疫反应的始动抗原，减少参与自体免疫反应的 T 细胞、B 细胞和细胞因子。适用于伴有胸腺肥大和高乙酰胆碱受体（AChR）抗体效价者；伴胸腺瘤的各型重症肌无力患者；年轻女性全身型重症肌无力患者；对抗胆碱酯酶药治疗反应不满意者。故选 E。

104. B 【解析】该患者腹压增加、体位改变后突然出现一侧下腹痛，伴恶心、呕吐。双合诊可扪及压痛肿块，考虑为卵巢肿瘤蒂扭转。故选 B。

105. C 【解析】为确诊首选 B 超检查，经阴道彩色多普勒超声检查临床诊断符合率>90%。故选 C。

106. C 【解析】卵巢肿瘤蒂扭转一经诊断，尽快剖腹探查，防止肿瘤缺血坏死，破裂，继发感染。故选 C。

107. D 【解析】该患者乏力，食欲缺乏，呕吐，巩膜黄染，近来病情加重，神志欠清；且胆红素明显升高，考虑为妊娠合并肝炎，首先选择肝炎病毒抗原抗体 7 项帮助明确诊断。故选 D。

108. E 【解析】妊娠期妇女若出现以下 3 点即可临床诊断为重型肝炎：出现乏力、食欲缺乏、恶心、呕吐等症状；凝血酶原活动度（PTA）<40%；血清总胆红素>171μmol/L。故该妊娠期妇女可能合并重型肝炎。故选 E。

109. A 【解析】重型肝炎的治疗包括护肝治疗；对症处理；防治并发症，如凝血功能障碍、肝性脑病等；防治感染，注意无菌操作；有计划地逐步升级使用强有力的广谱抗生素；严密监测病情变化；产科处理包括早期识别、及时转送，适时终止妊娠等。临床上应积极治疗，待病情有所稳定后选择人力充足的有利时机适时终止妊娠。故选 A。

110. D 【解析】妊娠 35 周妇女，3 周前血压升高，应诊断为妊娠期高血压疾病。妊娠期高血压疾病是胎盘早剥的常见原因。现该患者突然持续腹痛，阴道流血，首先考虑为胎盘早剥。故选 D。

111. A 【解析】胎盘早剥时可有胎盘附着处压痛明显，宫缩有间歇；严重时子宫硬如板状，于宫缩间歇时不能松弛，胎心消失，甚至出现休克征象等。故选 A。

112. B 【解析】B 超检查可协助了解胎盘的部位及胎盘早剥的类型，并可明确胎儿宫内状况。故选 B。

113. E 【解析】子宫脱垂共分 3 度：Ⅰ度轻型为宫颈外口距离处女膜缘小于 4cm，但未达处女膜；Ⅰ度重型为宫颈已达处女膜缘，在阴道口能见到宫颈。Ⅱ度轻型为宫颈已脱出阴道口，但宫体仍在阴道内；Ⅱ度重型为宫颈及部分宫体已脱出阴道口外。Ⅲ度宫颈及宫体全部脱出至阴道口外。故选 E。

114. D 【解析】阴道前后壁修补术适用于Ⅰ、Ⅱ度子宫脱垂伴明显阴道前后壁膨出，但宫颈延长不明显者。阴道前后壁修补术加主韧带缩短及宫颈部分切除术适用于年龄较轻、宫颈延长、希望保留子宫的Ⅱ、Ⅲ度子宫脱垂伴阴道前、后壁脱垂者。经阴道全子宫切除及阴道后壁修补术适用于Ⅱ、Ⅲ度子宫脱垂伴阴道前、后壁脱垂，年龄较大，不需要保留子宫的患者。阴道纵隔成形术适用于丈夫已故、年老体弱不能耐受大手术且子宫无可疑恶变者。故选 D。

115. A 【解析】脓疱病是由金黄色葡萄球菌或溶血性链球菌引起的浅表皮肤感染性疾病，以发生水疱、脓疱、易破溃结脓痂为特征。溶血性链球菌感染 2 ~ 3 周后也可引起急性肾小球肾炎。首选降压药是卡托普利，具有降压作用，可降低外周血管阻力，增加肾血流量。故选 A。

116. C 【解析】急性肾小球肾炎急性期应严格限制钠的摄入，以减轻水肿和心脏的负担，一般每天盐的摄入量应低于 3g。病情好转，水肿消退，血压下降以后，可由低盐饮食逐渐转为正常饮食。故选 C。

117. E 【解析】子宫肌瘤虽有子宫增大，但质硬，表面有不规则、结节状突起。妊娠子宫柔软，尤其哺乳期妊娠子宫更软，剖宫产后妊娠子宫有瘢痕；子宫过度倾屈或有畸形等情况，施行人工流产术时均易致穿孔。妊娠过程中子宫增大，但在人工流产术中探针探宫腔深度 14cm，明显大于妊娠 40 天宫腔深度，应考虑子宫穿孔。故选 E。

118. E 【解析】子宫穿孔患者应停止手术，给予缩宫素和抗生素，严密观察患者的生命体征，有无腹痛、阴道流血及腹腔内出血征象。子宫穿孔后，若患者情况稳定，胚胎组织尚未吸净者，可在 B 超或腹腔镜监护下清宫；尚未进行吸宫操作者，则可等待 1 周后再清除宫腔内容物。发现内出血增多或疑有脏器损伤者，应立即剖腹探查。故选 E。

119. D 【解析】该患儿血钠<130mmol/L，提示低渗性脱水；面色稍苍白，精神较差，皮肤稍干燥，眼窝、前囟凹陷，皮下脂肪减少，皮肤弹性较差，哭有泪，四肢末梢较冷，提示中度脱水。故选 D。

120. D 【解析】该患儿脱水第 1 天补液总量包括补充累积损失量、继续损失量和生理需要量，一般轻度脱水为 90 ~ 120ml/kg、中度脱水为 120 ~ 150ml/kg、重度脱水为 150 ~ 180ml/kg。故选 D。

121. E 【解析】该患儿出院后预防腹泻，需合理喂养，提倡母乳喂养，及时合理添加辅助食品，遵循由少到多，由稀到稠，由细到粗，由一种到多种的原则。养成良好的卫生习惯，注意乳品的保存和乳具、食具、便器、玩具和设备的定期消毒。预防感染。该患儿有上颚裂，应及时矫治。故选 E。

122. E 【解析】轮状病毒肠炎多发生于秋、冬季，大便次数多，黄色水样或蛋花汤样，可带少量黏液，无腥臭味，不选 B。真菌性肠炎常伴鹅口疮，大便次数增多，稀黄，泡沫较多，带黏液，不选 D。侵袭性大肠埃希菌肠炎大便呈黏冻状，带脓血，不选 A。致病性大肠埃希菌肠炎与产毒性大肠埃希菌肠炎临床症状相似，产毒性大肠埃希菌肠炎起病较急。故选 E。

123. B 【解析】小儿腹泻病常引起低钾血症、脱水、代谢性酸中毒、低钙血症和低镁血症。缺钾症状表现为精神萎靡，肌张力减低，腱反射减弱或消失，腹胀，肠鸣音减少或消失，心音低钝，心律失常。心电图出现 T 波低平、T 波倒置、ST 段下移、QT 间期延长、U 波增大。该患儿的表现符合低钾血症。故选 B。

124. C 【解析】该患儿发热、刺激性咳嗽明显，伴胸痛。胸部 X 线片示左肺下野淡薄片状阴影，以上症状、体征及影像学检查均符合支原体肺炎的诊断，故选 C。

125. C 【解析】血清凝集素试验用于诊断支原体肺炎。血清凝集素（属 IgM 型）大多效价上升至 1∶32 或更高，病情越重阳性率越高。冷凝集素大多于起病后第 1 周末开始出现，至第 3～4 周达高峰，后渐降低，2～4 个月时消失。故选 C。

126. D 【解析】支原体肺炎属于非典型肺炎，多应选用能抑制蛋白质合成的抗生素，包括大环内酯类、四环素类、氯霉素类等。此外，尚有林可霉素、万古霉素及磺胺类等可供选用。阿奇霉素属于大环内酯类代表药物。故选 D。

127. B 【解析】该患者有头部受伤史，伤后持续昏迷，无中间清醒期，右侧瞳孔散大，光反射消失，左侧病理征（+），考虑为颅内出血。现已出现颅内压增高，血肿压迫形成脑疝，可危及生命，故首先给予降颅内压治疗，故选 B。

128. D 【解析】头颅 CT 对颅内出血敏感性较高，诊断为颅内血肿首选头颅 CT。故选 D。

129. D 【解析】抑郁症状标准，以心境低落为主要特征且持续至少 2 周，在此期间至少有下述症状中的 4 项：①对日常活动丧失兴趣，无愉快感。②精力明显减退，无明显原因的持续疲乏感。③精神运动迟滞或激越。④自我评价过低，或自责，或有内疚感，甚至出现罪恶妄想。⑤思维困难，或自觉思考能力显著下降。⑥反复出现想死的念头，或有自杀行为。⑦失眠，或早醒，或睡眠过多。⑧食欲缺乏，或体重明显减轻。⑨性欲明显减退。故选 D。

130. A 【解析】躁狂发作以情绪高涨或易激惹为主，并至少有下列 3 项（若仅为易激惹，至少需 4 项）：①注意力不集中或随境转移。②语量增多。③思维奔逸（语速增快、言语急促等）、联想加快或意念飘忽的体验。④自我评价过高或夸大。⑤精力充沛、不感疲乏、活动增多、难以安静，或不断改变计划和行动。⑥鲁莽行为（如挥霍、不负责任或不计后果的行为等）。⑦睡眠需要减少。⑧性欲亢进。故选 A。

131. B 【解析】文拉法辛有失眠、激动、震颤、紧张、梦境异常等不良反应，有躁狂发作时应禁用。故选 B。

132. D 【解析】先天性心脏病患者首先检查胸部 X 线。X 线检查可动态观察心脏和大血管的搏动、位置、形态及肺血管的粗细、分布，观察细微病变，并留下永久记录，是诊断小儿先天性心脏病的常用手段。故选 D。

133. D 【解析】法洛四联症的临床表现为青紫、蹲踞症状、杵状指（趾）、阵发性缺氧发作。查体：胸骨左缘第2～4肋间闻及2～3级收缩期杂音，为肺动脉狭窄所致，肺动脉第二心音减弱。法洛四联症的患者应进一步做心导管检查及选择性右心室造影，以评估右向左分流。心导管检查：右心室压力升高，右心室与肺动脉间有明显压力阶差；有时导管由右心室插入主动脉或左心室，表明有主动脉骑跨或室间隔缺损。故选D。

134. C 【解析】法洛四联症常见的并发症有：脑血栓（因缺氧致红细胞增多，血液黏滞度增高，血流缓慢所致）、脑脓肿（细菌性血栓）及感染性心内膜炎等。故选C。

135～137. A、B、D 【解析】钩端螺旋体病早期急性起病，表现为发热和全身感染中毒症状。故135题选A。中期即器官损伤期，为症状明显阶段，分为流感伤寒型、肺出血型、黄疸出血型、肾衰竭型、脑膜脑炎型。故136题选B。钩端螺旋体病治疗常用青霉素，首剂后患者半小时至4小时易发生赫氏反应。赫氏反应是一种青霉素治疗后加重反应，少数可诱发肺弥漫性出血。故137题选D。

138～139. C、E 【解析】Ham试验阳性主要见于阵发性睡眠性血红蛋白尿，Coombs试验阳性见于自身免疫性溶血性贫血，再生障碍性贫血常表现为外周血中全血细胞减少。故138题选C，139题选E。

140～141. A、E 【解析】恶性卵巢生殖细胞肿瘤化疗方案：BEP方案（依托泊苷+顺铂+博来霉素）、BVP方案（博来霉素+长春新碱+顺铂），VAC方案（长春新碱+放线菌素D+环磷酰胺）。故140题选A。卵巢上皮性癌的化疗方案近年多用铂类药物联合化疗：TC方案（紫杉醇+卡铂）、TP方案（紫杉醇+顺铂）、PC方案（顺铂+环磷酰胺）。故141题选E。

142～143. A、C 【解析】适宜摄入量（AI）是通过观察或实验获得的健康人群某种营养素的摄入量。平均需要量是某一特定性别、年龄及生理状况群体中对某营养素需要量的平均值，可以满足50%的个体对该营养素的需要。推荐摄入量是可以满足某一特定性别、年龄及生理状况群体中绝大多数（97%～98%）的个体。可耐受最高摄入量平均每日可以摄入该营养素的最高量，摄入超过可耐受最高摄入量时，发生毒副作用的危险性增加。参考摄入量是每日平均膳食营养素的摄入量的参考值。包括平均需要量、推荐摄入量、适宜摄入量、可耐受摄入量。故142题选A，143题选C。

144～145. A、D 【解析】在胚胎第3周开始出现卵黄囊造血，之后在中胚叶组织中出现广泛的原始造血成分。在胚胎第6周后，中胚叶造血开始减退。故144题选A。自胚胎6～8周时开始出现肝脾造血，并成为胎儿中期的主要造血部位。胎儿期4～5个月时达高峰，至胎儿期6个月后逐渐退化。骨髓是胎儿晚期主要造血部位。故145题选D。

146～147. E、B 【解析】幼儿急疹是婴幼儿常见的急性发热出疹性疾病，其特点为婴幼儿在高热3～5天以后，体温突然下降，同时出现玫瑰红色的斑丘疹，为小儿常见的病毒感染性疾病之一。目前研究已经证实，幼儿急疹大部分是由人类疱疹病毒6型（HHV-6）引起的。疱疹性咽峡炎是由柯萨奇病毒A组引起的一种口腔黏膜感染性疾病，临床上以局限于口腔后部的成簇小水疱为特征，其主要通过飞沫、唾液及疱疹液直接接触传播。故146题选E，147题选B。

148～150. D、C、A 【**解析**】脑血栓是脑梗死的最常见原因，占60%。心房颤动导致血流动力学发生改变，出现血栓，血栓顺着血流到达脑血管处导致脑栓塞。脑分水岭梗死为相邻两血管供血区分界处缺血所致的脑卒中。腔隙性脑梗死最常见的原因是高血压、动脉硬化，除了少数由栓塞引起外，多数是由于长期高血压的影响所造成的脑内小动脉血管壁的变性，使得管腔变窄，在某种血流动力学因素或血液成分变化的诱因下发生小动脉的闭塞。短暂性脑缺血发作（TIA）是颈动脉或椎基底动脉系统发生短暂性血液供应不足，引起局灶性脑缺血导致突发的、短暂性、可逆性神经功能障碍。故148题选D，149题选C，150题选A。

110-1

2024全国临床执业医师资格考试冲刺试卷与解析（二）

（医学综合笔试部分）

第一单元

考试日期：20××年×月×日

考试时间：16：30～18：30

考生姓名：________

准考证号：________

考 场 号：________

中国协和医科大学出版社

北 京

A_1 型选择题

答 题 说 明

每一道考题下面有 A、B、C、D、E 五个备选答案，请从中选择一个最佳答案。

1. 仅具备抗原性而无免疫原性的小分子是
   A. 完全抗原
   B. 半抗原
   C. 佐剂
   D. 超抗原
   E. 补体
2. 下列抗原组合，错误的是
   A. 半抗原-青霉素
   B. 自身抗原-人白细胞抗原（HLA）
   C. 异种抗原-病原微生物
   D. 同种异型抗原-血型抗原
   E. 异嗜性抗原-Forssman 抗原
3. 下列属于假药的药品是
   A. 未标明有效期的药品
   B. 擅自添加防腐剂的药品
   C. 更改生产批号的药品
   D. 超过有效期的药品
   E. 变质的药品
4. 体内脂肪大量动员时，肝内生成的乙酰辅酶 A 主要生成
   A. 胆固醇
   B. 二氧化碳和水
   C. 葡萄糖
   D. 酮体
   E. 草酰乙酸
5. 通过市场机制来筹集费用和提供服务的保险模式是
   A. 国家医疗保险
   B. 社会医疗保险
   C. 商业医疗保险
   D. 储蓄医疗保险
   E. 企业医疗保险
6. 在一般适应综合征的抵抗期起主要作用的是
   A. 肾上腺素
   B. 去甲肾上腺素
   C. 胰岛素
   D. 糖皮质激素
   E. β-内啡肽
7. 诊断反流性食管炎最准确的方法是
   A. 食管测压
   B. 24 小时食管 pH 检测
   C. 食管滴酸试验
   D. 食管内镜检查
   E. 食管钡剂造影
8. 五行中“木”的特性是
   A. 炎上
   B. 润下
   C. 稼穑
   D. 曲直
   E. 从革
9. 依照《中华人民共和国药品管理法》，医疗机构配制的制剂应当是
   A. 本单位临床需要的品种
   B. 市场上供应较少的品种
   C. 本单位科研需要的品种
   D. 市场上没有供应的品种
   E. 本单位临床需要而市场上没有供应的品种
10. 变性蛋白质的主要特点是
   A. 不易被蛋白酶水解
   B. 分子量降低

C. 溶解性增加

D. 生物学活性降低

E. 共价键被破坏

11. 心理治疗医师是否成熟称职的重要条件及心理治疗成败的关键是

A. 医生的技术水平

B. 心理治疗实施的计划性

C. 是否坚持保密原则

D. 建立良好医患关系

E. 治疗方法的灵活性

12. 腹股沟管

A. 是腹直肌间的斜行管道

B. 位于腹股沟韧带外侧半的稍上方

C. 外口称腹股沟管深环

D. 内口位于耻骨结节的外上方

E. 为腹壁结构的薄弱部位

13. 心理社会因素参与发病的躯体疾病称为

A. 心身反应

B. 情绪反应

C. 心理障碍

D. 精神疾病

E. 心身疾病

14. 诊断试验的真实性是指

A. 被试验的测定值与实际值的符合程度

B. 重复试验获得相同结果的稳定程度

C. 观察者对测量结果判断的一致程度

D. 试验结果表明有无疾病的概率

E. 病例被试验判为阳性的百分比

15. 在肠道的正常菌群中，对人有益无害的生理性菌群是

A. 大肠埃希菌

B. 变形杆菌

C. 乳杆菌

D. 双歧杆菌

E. 肠球菌

16. 与系统性红斑狼疮（SLE）无关的因素是

A. 遗传

B. 雌激素

C. 紫外线等

D. 感染

E. 输血

17. 淋巴结内转移癌首先见于

A. 淋巴结门

B. 淋巴结中央窦

C. 淋巴结边缘窦

D. 淋巴滤泡

E. 淋巴结被膜

18. 下列关于炎症介质的描述，不正确的是

A. 活性氧可产生组织损伤

B. 缓激肽可使血管通透性增加

C. C3a、C5a 是重要的炎症介质

D. 前列腺素可导致疼痛

E. 组胺具有阳性趋化作用

19. 国家实行特殊管理的药品不包括

A. 麻醉药品

B. 利尿药品

C. 精神药品

D. 医疗用毒性药品

E. 放射性药品

20. 通过膈中心腱的是

A. 主动脉

B. 奇静脉

C. 胸导管

D. 食管

E. 下腔静脉

21. 医疗机构的服务宗旨是

A. 救死扶伤，积极完成基本公共卫生服务工作

B. 促进医疗卫生事业的发展，保障公民健康

C. 以人为本，尽职敬业，服务于社会大众

D. 医疗机构以救死扶伤，防病治病，为公民的健康服务为宗旨
E. 提供公共卫生、基本医疗服务、基本医疗保障

22. 糖酵解、糖异生、磷酸戊糖途径、糖原合成途径的共同代谢物是
A. 果糖-1,6-二磷酸
B. 果糖-6-磷酸
C. 葡糖-1-磷酸
D. 3-磷酸甘油醛
E. 葡糖-6-磷酸

23. 医务人员就医疗行为进行说明的首选对象是
A. 患者朋友
B. 患者同事
C. 患者所在的单位领导
D. 患者本人
E. 患者亲属

24. 毛细血管基底膜可形成钉状突起，见于
A. 弥漫性毛细血管内增生性肾小球肾炎
B. 弥漫性系膜增生性肾小球肾炎
C. 弥漫性膜性肾小球肾炎
D. 轻微病变性肾小球肾炎
E. 弥漫性新月体性肾小球肾炎

25. 临床医师进行社区诊断时最常使用的流行病学调查方法是
A. 暴发调查
B. 现况研究
C. 个案调查
D. 问卷调查
E. 典型调查

26. 描述一组正态分布资料离散程度大小的最佳指标是
A. 四分位数间距
B. 标准差
C. 极差
D. 离均差平方和
E. 百分位数

27. 医师使用的药品、消毒药剂和医疗器械应当是
A. 所在医疗单位允许使用的
B. 正式生产的
C. 有经营权的单位销售的
D. 经临床证明可以使用的
E. 经依法批准或备案的

28. 统计推断的内容是
A. 计算样本率
B. 检验统计上的“假设”
C. 计算样本均值
D. 计算标准化率
E. 估计参考值范围

29. 在某地区的死因顺位中，成年人的首位死因是心脏病，并且有逐年上升趋势。下列各项措施不属于该地区优先策略的是
A. 以高胆固醇血症和家族史为指标，确定为高危人群，然后做适当干预
B. 通过媒体倡导居民增加身体活动
C. 大力发展心脏专科医院，为患者提供优质的治疗服务
D. 在社区人群中开展减少心脏病危险因素的咨询
E. 加强公共场所与工作场所的控烟

30. 医疗机构应当设置电离辐射醒目警示标志的场所是
A. 放射性工作人员办公室
B. 放射性检查报告单发放处
C. 接受放射诊疗患者的病房
D. 医学影像科候诊区
E. 放射性废物储存场所

31. 在确认的自然疫源地兴建的大型建设项目开工前，建设单位应当申请当地卫生防疫机构对施工环境进行
A. 环保调查

B. 卫生调查
C. 卫生资源调查
D. 环境资源调查
E. 危害因素调查

32. 再灌注时细胞内钙升高最主要是因为
A. 细胞膜通透性升高
B. 线粒体内钙释放
C. 肌质网钙释放
D. Na^+-Ca^{2+}交换蛋白反向转运增强
E. Na^+-H^+交换增强

33. 炎性息肉常见于
A. 胃
B. 肠
C. 食管
D. 口腔
E. 宫颈

34. 目前，德国的医疗保险模式主要属于
A. 国家医疗保险模式
B. 社会医疗保险模式
C. 商业医疗保险模式
D. 储蓄医疗保险模式
E. 社会医疗救助模式

35. 某营养素的可耐受最高摄入量是指
A. 平均每日摄入营养素的最高限量
B. 绝大多数个体每日摄入营养素的最高限量
C. 维持机体正常生理功能所需要的量
D. 机体所能耐受的每日摄入营养素的最高限量
E. 为保证机体正常生长发育所需要的量

36. 静息状态下，K^+由细胞内向膜外扩散属于
A. 单纯扩散
B. 载体介导的易化扩散
C. 通道介导的易化扩散
D. 原发性主动转运
E. 继发性主动转运

37. 不属于原核细胞型的微生物是
A. 螺旋体
B. 放线菌
C. 衣原体
D. 真菌
E. 立克次体

38. 卫生服务需求形成的条件是
A. 消费者的便利程度和购买愿望
B. 消费者的购买愿望和服务提供者的水平
C. 消费者的支付能力和便利程度
D. 消费者的支付能力和服务提供者的水平
E. 消费者的购买愿望和支付能力

39. 知觉过程中，依据过去的知识经验，力求对知觉对象做出某种解释，使其具有一定的意义。这是知觉的
A. 选择性
B. 整体性
C. 理解性
D. 恒常性
E. 定势

40. 关于酶竞争性抑制剂的叙述错误的是
A. 抑制剂与底物结构相似
B. 抑制剂与底物竞争酶的底物结合部位
C. 增加底物浓度也不能达到最大反应速度
D. 当抑制剂存在时 K_m 值变大
E. 抑制剂与酶非共价结合

41. 精神分析的人格结构理论为
A. 本我、自我、他我
B. 本我、自我、超我
C. 本能、现实、理想
D. 真诚、同感、尊重
E. 自我、超我、他我

42. 不能作为糖异生原料的是
A. 乳酸
B. 生糖氨基酸
C. 乙酰 CoA
D. α-酮戊二酸
E. 甘油
43. 静脉注射后能促使组织液水分移至毛细血管内的是
A. 1.5%的氯化钠溶液
B. 丙种球蛋白
C. 5%葡萄糖溶液
D. 20%葡萄糖溶液
E. 清蛋白
44. 下列临床表现不符合暴发型肝炎的是
A. 肝脏进行性增大
B. 肝肾综合征
C. 酶胆分离
D. 肝性脑病
E. 出血倾向
45. 用常规检测方法在患者血清中检测不到的 HBV 标志物是
A. HBsAg
B. HBeAg
C. HBcAg
D. 抗-HBe
E. 抗-HBc
46. 短时记忆存储的信息量，为
A. 3±2
B. 5±2
C. 7±2
D. 9±2
E. 11±2
47. 关于胰腺癌的病理表现，正确的是
A. 胰腺癌可发生于胰腺的任何部位，胰头癌约占 50%
B. 胰腺癌大多起源于胰腺腺泡细胞，约占 90%
C. 胰腺癌少数起源于腺管上皮细胞，约占 10%
D. 胰腺腺泡细胞癌又称髓样癌，易出血
E. 壶腹周围癌主要是鳞癌
48. 与宫颈癌关系密切的病毒是
A. 巨细胞病毒
B. 单纯疱疹病毒 1 型
C. EB 病毒
D. 单纯疱疹病毒 2 型
E. 水痘-带状疱疹病毒
49. 下列符合临终关怀伦理要求的做法是
A. 优先考虑临终患者家属的权益
B. 尽力满足临终患者的生活需求
C. 帮助临终患者抗拒死亡
D. 满足临终患者结束生命的要求
E. 建议临终患者选择安乐死
50. 某县医院因收治多例人感染高致病性禽流感患者未按规定报告受到行政处罚。为此，该医院积极整改，加强《中华人民共和国传染病防治法》的宣传，并落实各项传染病防治任务。不属于医院应承担的任务是
A. 开展流行病学调查
B. 承担责任区域内传染病预防工作
C. 承担医疗活动中与医院感染有关的危险因素检测
D. 防止传染病的医源性感染
E. 防止传染病的医院感染
51. 医学科学研究的作用也有双向性，表现在
A. 防病与治病
B. 基础医学与临床医学
C. 造福人类与危害人类
D. 社会医学与医学社会学
E. 医学科学与医学道德
52. 拉莫三嗪不宜用于

A. 部分性（局灶性）发作
B. 全面强直-阵挛性发作
C. 强直或失张力发作
D. 失神发作
E. 肌阵挛发作

53. 能产生高钾血症的药物是
A. 呋塞米
B. 螺内酯
C. 氢氯噻嗪
D. 吲达帕胺
E. 甘露醇

54. 病历资料封存后医疗纠纷已经解决，或者患者在病历资料封存满几年未再提出解决医疗纠纷要求的，医疗机构可以自行启封
A. 3 年
B. 2 年
C. 1 年
D. 4 年
E. 5 年

55. 在实施三级预防策略时，重点在一级预防，同时还应兼顾二级和三级预防的疾病是
A. 急性阑尾炎
B. 流行性感冒
C. 食物中毒
D. 冠心病
E. 肺炎

56. 对社区预防服务项目在项目实施地区的可持续性进行评价属于
A. 效果评价
B. 效率评价
C. 效益评价
D. 影响评价
E. 适宜度评价

57. 不属于睾酮生理作用的是
A. 维持生精作用
B. 促进溶骨活动
C. 促进红细胞生成
D. 促进蛋白质合成
E. 刺激生殖器官的生长发育

58. 行为主义心理学的创始人为
A. 冯特
B. 华生
C. 韦特海墨
D. 弗洛伊德
E. 罗杰斯

59. 非特异性投射系统的特点是
A. 不通过脑干网状结构上行激动系统起作用
B. 与大脑皮质有点对点的投射关系
C. 没有专一的感觉传导功能
D. 为单突触传递系统
E. 不易受巴比妥类药物的影响

60. 人群健康策略强调的是
A. 重点人群的健康影响因素
B. 特定疾病的临床病因
C. 除患者外的人群的健康
D. 高危个体的危险因素
E. 关注全体人群的健康

61. 属于黏膜免疫系统的免疫器官是
A. 胸腺
B. 脾
C. 扁桃体
D. 骨髓
E. 肝

62. 脂肪酸合成的原料乙酰 CoA 从线粒体转移至胞质的途径是
A. 三羧酸循环
B. 乳酸循环
C. 丙氨酸-葡萄糖循环
D. 柠檬酸-丙酮酸循环
E. 糖醛酸循环

63. 以下哪项是目前我国医学伦理学主要的

研究方向
A. 临床医学问题
B. 研究道德问题
C. 研究医学实践中的道德问题
D. 关于道德的体系和学说
E. 生命伦理学发展的新阶段

64. 医学心理学的研究任务不包括
A. 人格特征或行为模式在发病中的意义
B. 如何运用心理治疗的方法实现保健的目的
C. 医院管理中存在的心理问题系统的解决方法
D. 疾病的发展和变化过程心理作用的规律
E. 心理评估手段在疾病的预防中的作用

65. 抑制胃酸分泌的物质是
A. 促胃液素
B. 组胺
C. 乙酰胆碱
D. 胆盐
E. 盐酸

66. 人体活动主要的直接供能物质是
A. 葡萄糖
B. 硬脂酸
C. 丙氨酸
D. 三磷酸腺苷
E. 磷酸果糖

67. 公共卫生的功能不包括
A. 提供公平有效的卫生服务
B. 预防疾病的发生和传播
C. 预防意外伤害
D. 研究具体的临床治疗措施
E. 促进和鼓励健康行为

68. 低张性缺氧引起肺通气量增加的主要机制是
A. 刺激颈动脉窦压力感受器
B. 刺激颈动脉体化学感受器
C. 直接刺激呼吸中枢
D. 刺激肺牵张感受器
E. 刺激主动脉弓压力感受器

69. 我国目前所推行的农村医疗保障制度是
A. 基本医疗保险
B. 大病医疗保险
C. 新型合作医疗
D. 国家购买保险
E. 私人筹资保险

70. 下列有关 DNA 双螺旋结构的叙述，错误的是
A. DNA 双螺旋以右手螺旋的方式围绕同一轴有规律地盘旋
B. DNA 双螺旋由两条以脱氧核糖-磷酸做骨架的双链组成
C. DNA 双螺旋是核酸二级结构的重要形式
D. 两股单链从 5′至 3′端走向在空间排列相同
E. 两碱基之间的氢键是维持双螺旋横向稳定的主要化学键

71. 下列哪种细胞不是通过阿米巴样运动离开血管腔的
A. 中性粒细胞
B. 嗜酸性粒细胞
C. 红细胞
D. 淋巴细胞
E. 单核细胞

72. 细胞因子的特点不包括
A. 是一种信息物质
B. 由分化的内分泌腺所分泌
C. 作用于特定的靶细胞
D. 主要以旁分泌的自分泌方式发挥作用
E. 其化学本质是蛋白质或多肽

73. 关于 T 细胞抗原决定簇，正确的是

A. 多为构象依赖型

B. 比 B 细胞抗原决定簇大

C. 可同时活化 T 细胞和 B 细胞

D. 必经主要组织相容性复合体（MHC）分子呈递

E. 只能存在于抗原分子表面

74. 均可用抗毒素进行紧急预防的疾病是

A. 破伤风与结核病

B. 肠热症与波状热

C. 白喉与痢疾

D. 白喉与破伤风

E. 猩红热与风湿热

75. 下列不应选用青霉素的情况是

A. 梅毒

B. 伤寒

C. 鼠咬热

D. 气性坏疽

E. 钩端螺旋体病

76. 有机磷酸酯类急性中毒表现为

A. 腺体分泌减少、胃肠平滑肌兴奋

B. 膀胱逼尿肌松弛、呼吸肌麻痹

C. 支气管平滑肌松弛、唾液腺分泌增加

D. 神经节兴奋、心血管作用复杂

E. 脑内乙酰胆碱水平下降、瞳孔扩大

77. 以下不是社会医疗保险需方费用支付方式的是

A. 起付线方式

B. 共同付费方式

C. 最高限额方式

D. 混合支付方式

E. 按床日付费方式

A_2 型选择题

答 题 说 明

每一道考题是以一个小案例出现的，其下面都有 A、B、C、D、E 五个备选答案，请从中选择一个最佳答案。

78. 某医师抽样调查地方性甲状腺肿病区和非病区各 20 名 15 岁女学生身高发育情况。拟了解地方性甲状腺肿病区和非病区 15 岁女学生身高发育是否不同，宜采用

A. 两样本均数 t 检验

B. 配对计量资料检验

C. 样本均数与总体均数 t 检验

D. 四格表资料 χ^2 检验

E. 配对四格表资料 χ^2 检验

79. 男孩，3 岁，体重 16kg。双下肢被开水烫伤。查体：BP 85/60mmHg，烦躁不安。双下肢（包括臀部）Ⅱ度烧伤。尿量 15ml/h。第 1 个 24 小时应补充胶体液的量为

A. 500ml

B. 400ml

C. 800ml

D. 600ml

E. 700ml

80. 男，19 岁。喘息、呼吸困难发作 5 小时，询问患者得知以前曾多次发作。查体：气促、发绀，双肺满布哮鸣音，心率 130 次/分，律齐，无杂音。院外用氨茶碱、特布他林治疗无效。除吸氧外，首先给予的治疗是

A. 应用抗生素
B. 5%碳酸氢钠静脉滴注
C. 二丙酸倍氯米松雾化吸入
D. 琥珀酸氢化可的松静脉滴注
E. 沙丁胺醇雾化吸入

81. 某人的肺通气量为7500ml/min，呼吸频率为20次/分，无效腔容量为125ml，每分肺血流量为5L。此人的通气/血流比值应是
A. 0.7
B. 0.8
C. 0.9
D. 1.0
E. 1.1

82. 男，25岁。反复上腹痛，进食后缓解，伴反酸5年。X线钡餐检查示黏膜呈放射状，龛影纠集。可诊断为
A. 幽门管溃疡
B. 十二指肠球部溃疡
C. 十二指肠球后溃疡
D. 十二指肠炎
E. 胃黏膜脱垂

83. 某医院未经批准新设医疗美容科，从外地聘请了一位退休外科医师担任主治医师。该院的行为性质属于
A. 非法行医
B. 超范围执业
C. 正常医疗行为
D. 特殊情况
E. 开展新技术

84. 主治医师张某被注销执业注册满一年，现欲重新执业，遂向卫生健康主管部门提交了相关申请，但未获批准。其原因是
A. 未经过医师规范化培训
B. 刑事处罚执行完毕后不满两年
C. 变更执业地点不满两年
D. 未到基层医疗机构锻炼
E. 在医疗机构的试用期不满一年

85. 某医疗机构1周内收治多名患手足口病的小学生，未按规定履行报告职责，也未及时采取控制措施，致使疫情扩散。县卫生行政部门得知此情况后立即启动应急预案，及时控制了疫情，同时对事件进行调查，认为该医疗机构行为违法且情节严重，依法做出处理。该处理是
A. 责令改正
B. 通报批评
C. 吊销《医疗机构执业许可证》
D. 给予警告
E. 暂停执业活动

86. 男，44岁。右上腹胀痛3天，伴寒战、高热（T 39.2℃）、食欲缺乏、乏力。右上腹皮肤有凹陷性水肿。肝肋下5cm，有压痛。血WBC 19×10^9/L，N 0.92。B超示肝右叶内多个直径2～3cm大小的液性暗区。X线片示右膈肌升高，肝阴影增大。抗感染治疗主要针对的细菌是
A. 产气荚膜梭菌
B. 无芽孢厌氧菌
C. 溶血性链球菌
D. 肉毒梭菌
E. 志贺菌

87. 女，30岁。因慢性皮肤溃疡迁延不愈需接受高压氧治疗。患者对高压氧舱的封闭环境感到十分恐惧。心理医师与患者进行了充分沟通，在做好各种应急准备后，让患者直接进入高压氧舱以快速克服其恐惧心理，同时完成高压氧治疗。这种心理治疗方法是
A. 放松训练
B. 冲击疗法
C. 厌恶疗法

D. 系统脱敏法

E. 认知疗法

88. 无眩晕、无听力障碍和肌力完好的患者，出现右上肢指鼻试验不正确和轮替动作差，右下肢跟膝胫试验差。病损部位在

A. 小脑蚓部

B. 右侧小脑半球

C. 左侧小脑半球

D. 左侧脑桥前庭神经核

E. 右侧脑桥前庭神经核

89. 男，58 岁。消化不良 3 个月，伴腹部疼痛，消瘦半个月。胃镜示胃小弯有一大病灶。病理报告示细胞较小，大小一致，呈线状分布，内无腺管结构。诊断是

A. 胃未分化癌

B. 胃黏液腺癌

C. 胃乳头状腺癌

D. 胃印戒细胞癌

E. 胃管状腺癌

90. 王某最近因高考失利而出现情绪低落和失眠的情况。王某的表哥是心理治疗师，比较熟悉和了解她的情况，她母亲要求其表哥给她做心理治疗，但被这位表哥拒绝了。其表哥拒绝提供治疗服务所依据的原则为

A. 保密原则

B. 回避原则

C. 发展原则

D. 灵活原则

E. 中立原则

91. 男，31 岁。经常在僻静的地方向经过的陌生女性暴露自己的阴茎，后公安机关强制其就诊，门诊诊断为露阴癖，并进行行为治疗。具体的方法最好选用

A. 系统脱敏法

B. 冲击疗法

C. 自由联想

D. 示范疗法

E. 厌恶疗法

92. 男，40 岁。6 小时前发生十二指肠球部溃疡前壁穿孔。以下症状及体征中，不应出现的是

A. 全腹压痛及肌紧张

B. 肠鸣音亢进

C. 肝浊音界消失

D. 呼吸浅快，腹肌呈板样强直

E. 发热及白细胞计数升高

93. 一例尸检中，肉眼见主动脉近血管分叉处有多个淡黄色条纹及斑点，有的平坦，有的略隆起，宽 1 ~ 2mm。镜下的变化可能是

A. 大量平滑肌细胞增生

B. 大量纤维细胞增生

C. 大量泡沫细胞

D. 大量泡沫细胞和纤维细胞

E. 大量胆固醇结晶和红染坏死物

94. 某市检查健康女性 144 人的血红蛋白的含量，得均数为 122g/L，标准差为 10g/L。该地健康女性血红蛋白的含量医学参考值范围为

A. <138. 5g/L

B. 96. 2 ~ 147. 8g/L

C. 102. 4 ~ 141. 6g/L

D. >105. 6g/L

E. 120. 4 ~ 123. 6g/L

95. 女，20 岁。右腕部被刀割伤 3 小时。查体：右手小指掌背侧及环指侧感觉障碍。损伤的神经是

A. 腋神经

B. 桡神经

C. 正中神经

D. 肌皮神经

E. 尺神经

96. 女，16 岁。低热伴乏力、食欲缺乏、恶心、呕吐 3 天。来诊所当日发现巩膜黄染。实验室检查：ALT 860U/L，TBil 120μmol/L。出生时曾注射乙肝疫苗。本病的病理特点不包括

A. 假小叶形成

B. 肝细胞气球样变性

C. 肝细胞点状坏死

D. 炎症细胞浸润

E. 毛细胆管内胆栓形成

97. 男，大学生。因诊断为慢性肾衰竭而收入院治疗。入院后出现了失眠、哭闹和攻击性行为。该患者的这种角色变化属于

A. 角色行为减退

B. 角色行为强化

C. 角色行为缺如

D. 角色行为异常

E. 角色行为冲突

98. 女，18 岁。近几个月常因琐事与父母发生激烈争吵，闷闷不乐，诊断为抑郁症而入院治疗。2 周后，其父母去探视，该患者起初表现出既想见又不想见的矛盾心理，但最终还是决定拒绝见其父母。医师根据病情同意了患者的决定。该患者起初的心理状态属于

A. 双重趋避冲突

B. 趋避冲突

C. 回避冲突

D. 双避冲突

E. 双趋冲突

99. 某医疗机构欲了解病毒性肝炎的患病情况，表示某地 2015 年 5 种不同类型病毒性肝炎发病患者数占病毒性肝炎发病总人数的比重，宜采用

A. 直方图

B. 直条图

C. 线图

D. 圆形图

E. 散点图

100. 男，58 岁。反复咳嗽、咳痰 15 年，心悸、气急 3 年。查体：双肺叩诊呈过清音，呼吸音减弱，肺底部有湿啰音，剑突下心尖搏动明显，该处可闻及 3/6 级收缩期杂音，肺动脉瓣区第二心音亢进。该病例最可能的诊断为

A. 慢性支气管炎（慢支）

B. 慢支+冠心病

C. 慢支+肺气肿+肺心病

D. 慢支+风湿性心瓣膜病

E. 慢支+肺气肿

101. 男孩，15 岁。上呼吸道感染后全身水肿，尿蛋白 6g/24h，尿红细胞（-），C3 正常。最可能的病理类型是

A. 微小病变

B. 膜性肾病

C. 淀粉样变性

D. 轻链沉积症

E. 糖尿病肾病

102. 高血压脑出血死亡患者，心脏重 550g，左心室壁厚 1.6cm，乳头肌和肉柱增粗，心腔不扩张。应诊断为

A. 肥厚型心肌病

B. 心脏肥大代偿期

C. 心脏肥大失代偿期

D. 心脏脂肪变性

E. 心肌脂肪组织浸润

103. 某患者因咳嗽、发热 3 天到医院就诊。被医院初步诊断为疑似人感染高致病性禽流感，应住院治疗，但该患者以工作离不开为由予以拒绝。医院对该患者应采取的措施是

A. 定期随诊

B. 居家观察
C. 立即单独隔离治疗
D. 请示卫生行政部门
E. 尊重患者的自主决定权

104. 男，45岁。患高血压13年，2年前患急性前壁心肌梗死。门诊测血压145/70mmHg，心率96次/分。最适宜的降压药物是
A. 普萘洛尔
B. 维拉帕米
C. 硝苯地平
D. 吲哚美辛
E. 哌唑嗪

105. 女，45岁。因阴道时常出现异常分泌物而就诊。阴道镜检查发现宫颈外口处有一直径0.8cm大小的结节，表面发白。活检病理诊断为宫颈上皮Ⅱ级非典型增生。其光镜下的特点是
A. 细胞具有异型性
B. 表层细胞完全角化
C. 异型性的细胞占上皮全层的1/3以下
D. 异型性的细胞占上皮全层的1/3～2/3
E. 异型性的细胞累及上皮全层

106. 男，58岁。上腹胀、隐痛2个月，伴食欲缺乏、乏力、消瘦、大便发黑。查体：消瘦，浅表淋巴结无肿大。上消化道钡剂造影见胃窦部小弯侧黏膜紊乱，可见直径3.5cm不规则充盈缺损，胃壁僵直。其最常见的转移途径是
A. 胃肠道内转移
B. 淋巴转移
C. 直接浸润
D. 血行转移
E. 腹腔内种植

107. 男，40岁。10年前发现乙型肝炎表面抗原阳性，未规律诊治。近日食欲缺乏。穿刺可见假小叶。其正确的诊断是
A. 肝癌
B. 慢性乙型肝炎
C. 肝结核
D. 肝淋巴瘤
E. 乙肝肝硬化

108. 女，17岁。因患有乳房纤维瘤而住院行肿块切除术，术中做常规冷冻病理切片，结果提示肿块部分癌变。该案例中，医师的何种选择在道德上是最佳的
A. 右乳房做根治术
B. 右乳房纤维瘤切除术
C. 右乳房做大部切除术
D. 与家属商量后再决定手术方案
E. 与家属商量后即做大部切除术，并加以随访

109. 男，32岁。左下肢肿胀、发紫、剧痛2小时。1天前用粪便在农田施肥，伤及左足，半夜感到胀裂样痛，症状加重，左下肢肿胀，皮肤由紫红变成紫黑、水肿有水疱。查体：局部失去弹性，皮下有捻发音，伤口处有恶臭的血液浆液渗出。该致病菌产生的酶中，毒性最强的是
A. 胶原酶
B. 卵磷脂酶
C. 透明质酸酶
D. DNA酶
E. 神经氨酸酶

110. 女，36岁。咳嗽、咳痰伴喘息，每年持续3个月，连续5年发病。其原因最可能是
A. 急性肾炎

B. 硅沉着病
C. 急性呼吸窘迫综合征
D. 慢性支气管炎
E. 二尖瓣狭窄致右心衰竭

111. 男，45 岁。左颈部淋巴结进行性肿大 3 个月。淋巴结活检病理结果示弥漫性大 B 细胞淋巴瘤。最可能出现的细胞免疫表型是
A. CD10
B. CD13
C. CD20
D. CD5
E. CD34

112. 在阳光照射强烈的夏天，某交通繁忙的城市居民尤其是心脏病及肺部疾病的患者，出现了不同程度的眼睛红肿、流泪、咽喉痛、喘息、咳嗽、呼吸困难、头痛、胸闷、心功能障碍等症状。出现这些症状可能的原因是
A. 某种传染病流行
B. 光化学烟雾
C. 煤烟型烟雾事件
D. CO 急性中毒
E. 附近火山喷发烟雾

113. 在一项队列研究中，非暴露组 150 人中 15 人患高血压，暴露组的 200 人中 30 人患高血压。归因危险度为
A. 0.25
B. 0.55
C. 0.5
D. 0.05
E. 1.5

114. 女，45 岁。大学教授。因车祸导致颅脑损伤，智力测验显示其智商为 85 分。同时有一位从未接受过正规教育的老年人测得智商也是 85 分。心理治疗师认为前者的智力出现了问题，而后者正常。这一判断所遵循的原则是
A. 客观原则
B. 中立原则
C. 操作原则
D. 保密原则
E. 标准化原则

115. 女孩，5 岁。左前臂不慎烫伤，局部红肿热痛，随之出现水疱，则属于哪种炎症
A. 浆液性炎
B. 浆液纤维素性炎
C. 纤维素性炎
D. 出血性炎
E. 急性炎

116. 某贫困地区，终年食用玉米，皮炎、舌炎、腹泻及周围神经炎患者较多，痴呆发病率远高于其他地区。从营养角度分析，该地饮食可能缺乏
A. 维生素 A
B. 维生素 B_1
C. 维生素 B_2
D. 维生素 PP
E. 维生素 C

117. 男，28 岁。呕吐、腹胀 3 天，胡言乱语 1 天。查体：巩膜明显黄染，肝浊音界缩小。血 GPT 520U/L，TBil 215μmol/L，DBil 138μmol/L。其典型的病理改变主要是
A. 肝细胞脂肪变性
B. 汇管区纤维化
C. 多个小叶或大块肝细胞坏死
D. 淤血性改变
E. 汇管区中性粒细胞变性

A_3/A_4 型选择题

答 题 说 明

以下提供若干个案例，每个案例下设若干道考题。请根据案例所提供的信息，在每一道考题下面的 A、B、C、D、E 五个备选答案中选择一个最佳答案。

（118～119 题共用题干）

男，40 岁。双下肢水肿 1 个月。查体：BP 150/100mmHg。尿红细胞 3～5 个/HP，尿蛋白 5g/d，血清蛋白 20g/L，血肌酐 70μmol/L。近 3 天腰痛，尿量减少。复查尿常规：尿红细胞 30～50 个/HP。B 超示右肾增大。

118. 血尿加重最可能的原因是
   A. 急性过敏性间质肾炎
   B. 肾病综合征的并发症——肾静脉血栓形成
   C. 合并泌尿系统肿瘤
   D. 进展为新月体肾炎
   E. 尿路感染

119. 为明确诊断，最重要的检查是
   A. 肾血管彩超检查
   B. 肾活检
   C. 测尿钠排泄分数及尿渗透压
   D. 尿培养
   E. 抗中性粒细胞胞浆抗体（ANCA）及抗肾小球基底膜（GBM）抗体检查

（120～122 题共用题干）

女，28 岁。妊娠 2 个月。到某大学附属医院妇产科接受人工流产手术，接诊医师在给患者检查时，旁边有 10 多位男女见习医学生。患者要求见习医学生出去，被接诊医师拒绝，随后医师边操作边给医学生讲解。术后患者质问医师为何示教未事先告知，医师认为患者在医院无隐私，后患者以隐私权被侵犯为由，要求当地卫生健康主管部门进行处理。

120. 基于该案例，下列说法符合伦理的是
   A. 临床教学观摩应征得患者同意
   B. 患者应无条件配合接诊医师的教学工作
   C. 对于不接受临床示教的患者不应做人工流产手术
   D. 教学医院的患者没有拒绝临床教学观摩的权利
   E. 教学医院就诊的患者没有要求保护隐私的权利

121. 基于该案例，该患者就诊期间未被满足的心理需要为
   A. 尊重的需要
   B. 生理的需要
   C. 归属与爱的需要
   D. 自我实现的需要
   E. 安全的需要

122. 基于该案例，卫生健康主管部门给予当事医师警告处分。处分的依据是
   A.《中华人民共和国医师法》
   B.《中华人民共和国药品管理法》
   C.《中华人民共和国行政处罚法》
   D.《中华人民共和国母婴保健法》
   E.《中华人民共和国精神卫生法》

（123～124 题共用题干）

女，21 岁。消瘦、多饮 1 个月，咽痛、发热 3 天，意识不清 4 小时。

123. 下列对诊断有特殊意义的表现是

A. 心动过速
B. 皮肤干燥
C. 中度昏迷
D. 呼气有烂苹果味
E. 血压 80/60mmHg

124. 下列能最快获得诊断的检查是
A. 尿糖和尿酮
B. 血糖
C. 血气分析
D. 糖化血红蛋白
E. 尿常规

（125～127 题共用题干）

某年夏季，某县中心小学 47 名学生相继出现剧烈呕吐、上腹部剧烈疼痛、腹泻等症状，少数患者有低热。调查得知发病学生在当天上午均吃过学校供应的课间餐（外购的奶油蛋糕），未吃者不发病。患者发病的潜伏期最短为 1 小时，最长为 6 小时。

125. 引起此次食物中毒最可能的细菌或毒素是
A. 副溶血性弧菌
B. 沙门菌属
C. 肉毒梭菌毒素
D. 蜡样芽孢杆菌
E. 金黄色葡萄球菌肠毒素

126. 引起此类中毒的食物除了奶制品、含奶糕点外，主要还有
A. 海产品
B. 蔬菜
C. 水果
D. 罐头制品
E. 肉类、剩饭

127. 针对这起食物中毒事件，主要的治疗措施为
A. 应用多价抗毒素血清
B. 服用改变肠道菌群的制剂
C. 应用镇痛药
D. 彻底洗胃、灌肠
E. 静脉补充水、电解质，静脉输注抗生素

B_1 型选择题

答 题 说 明

以下提供若干组考题，每组考题共用在考题前列出的 A、B、C、D、E 五个备选答案，请从中选择一个与问题关系最密切的答案。每个备选答案可能被选择一次、多次或不被选择。

（128～129 题共用备选答案）
A. 1 日
B. 2 日
C. 3 日
D. 5 日
E. 7 日

128. 为门诊中度疼痛患者开具的麻醉药品处方，每张处方不得超过几日常用量

129. 第二类精神药品一般每张处方不得超过几日常用量

（130～131 题共用备选答案）
A. 肝素
B. 输新鲜血浆
C. 输新鲜全血
D. 氨基己酸
E. 输浓缩血小板

130. 弥散性血管内凝血（DIC）纤溶亢进期治疗时禁用
131. DIC 消耗性低凝期首选
（132～134 题共用备选答案）
A. 双盲
B. 单盲
C. 样本含量
D. 三盲
E. 随机分组
132. 目的是平衡实验组和对照组混杂因素的是
133. 研究者和研究对象均不知分组情况的是
134. 包括连续变量和非连续变量样本大小的估计是
（135～136 题共用备选答案）
A. 转移性肿瘤
B. 恶性肿瘤
C. 交界性肿瘤
D. 癌前病变
E. 早期浸润癌
135. 卵巢未成熟型畸胎瘤为
136. 黑色素瘤为
（137～138 题共用备选答案）
A. 皮肤迟发型变态反应试验
B. 血清谷丙转氨酶测定
C. 血清免疫球蛋白测定
D. 血清 β_2 微球蛋白测定
E. 硝基四唑氮蓝还原试验
137. 细胞免疫测定是指
138. 体液免疫测定是指
（139～140 题共用备选答案）
A. 错构瘤性息肉
B. 管状腺瘤性息肉
C. 绒毛状腺瘤性息肉
D. 炎性息肉
E. 化生性息肉
139. 10 岁以下儿童肠息肉最常见的类型是
140. 克罗恩病所见息肉主要是
（141～143 题共用备选答案）
A. 操纵子
B. 启动子
C. 增强子
D. 沉默子
E. 衰减子
141. 大多数原核生物基因转录调控机制是
142. 激活真核基因组织特异性转录所必需的是
143. 能够介导 RNA 聚合酶结合的是
（144～145 题共用备选答案）
A. 氯喹
B. 伯氨喹
C. 青蒿素
D. 奎宁
E. 乙胺嘧啶
144. 控制普通型疟疾发作多选用的药物是
145. 预防疟疾复发选用的药物是
（146～147 题共用备选答案）
A. 1 分子 ATP
B. 2 分子 ATP
C. 3 分子 ATP
D. 4 分子 ATP
E. 5 分子 ATP
146. 还原当量经琥珀酸氧化呼吸链可得到
147. 还原当量经烟酰胺腺嘌呤二核苷酸（NAD）氧化呼吸链可得到
（148～150 题共用备选答案）
A. 水少，盐和酶多
B. 水多，盐和酶少
C. 水少，酶少，盐多
D. 水多，盐多，酶少
E. 水少，盐少，酶多
148. 迷走神经兴奋引起胰液分泌的特点是
149. 促胰液素引起胰液分泌的特点是
150. 缩胆囊素引起胰液分泌的特点是

参考答案与解析

1. B 【解析】半抗原是指仅能被免疫识别受体所识别、不能有效诱导适应性免疫应答的物质，是仅具备抗原性而无免疫原性的小分子。半抗原与蛋白载体结合形成半抗原-载体复合物即可获得免疫原性。故选 B。

2. B 【解析】同种异型抗原是指同一种属不同个体间所存在的不同抗原，常见的人类同种异型抗原有血型抗原和人主要组织相容性抗原即人白细胞抗原（HLA）。自身抗原是表达于宿主自身组织的抗原。故选 B。

3. E 【解析】有下列情形之一的，为假药：①药品所含成分与国家药品标准规定的成分不符。②以非药品冒充药品或者以他种药品冒充此种药品。③变质的药品。④药品所标明的适应证或者功能主治超出规定范围。故选 E。

4. D 【解析】正常情况下，乙酰辅酶 A 大部分与草酰乙酸结合后进入三羧酸循环，氧化产生能量和二氧化碳及水。体内脂肪大量动员时，肝内生成的乙酰辅酶 A 主要生成酮体，以此为肝外组织提供能源。故选 D。

5. C 【解析】商业医疗保险模式是由商业保险公司承办、以营利为目的的一种医疗保险形式，主要通过市场机制来筹集费用和提供服务。本模式医疗保险的资金主要来源于参保者个人或雇主通过自愿购买医疗保险项目或险种来筹集，不带有强制性。故选 C。

6. D 【解析】一般适应综合征分为警觉期、抵抗期和衰竭期。抵抗期以交感-肾上腺髓质兴奋为主的反应逐步消退，糖皮质激素在增强机体的抗损伤方面发挥重要作用，免疫系统开始受到抑制。故选 D。

7. D 【解析】内镜检查是诊断反流性食管炎最准确的方法，并能判断反流性食管炎的严重程度和有无并发症，结合活检可与其他原因引起的食管炎和其他食管病变相鉴别。食管测压、24 小时食管 pH 检测、食管滴酸试验、食管钡剂造影均为反流性食管炎的辅助检查，但不是最准确的。故选 D。

8. D 【解析】“木曰曲直”：“曲”，屈也；“直”，伸也。曲直是指树木的枝条具有生长、柔和，能屈又能伸的特性，引申为凡具有生长、升发、条达、舒畅等性质或作用的事物和现象，归属于木。故选 D。

9. E 【解析】医疗机构配制的制剂应当是本单位临床需要而市场上没有供应的品种，并应当经所在地省、自治区、直辖市人民政府药品监督管理部门批准；但是，法律对配制中药制剂另有规定的除外。故选 E。

10. D 【解析】蛋白质的变性主要发生在二硫键和非共价键的破坏，不涉及一级结构中氨基酸序列的改变。蛋白质变性后，其溶解度降低、黏度增加、结晶能力消失、生物学活性丧失，易被蛋白酶水解。故选 D。

11. D 【解析】医患关系是一种信任与被信任、尊重与被尊重的关系，建立良好的医患关系，是治疗成败的关键。故选 D。

12. E 【解析】腹股沟管位于腹股沟韧带内侧半的上方，是由外上斜向内下的肌筋膜裂隙，A、B 错。内口是腹股沟管深环（腹环），位于腹股沟韧带中点上方约一横指处，腹壁下动脉的外侧；外口是腹股沟管浅环（皮下环），C、D 错。腹股沟管是腹壁结构的薄弱部位，E 对。故选 E。

13. E 【解析】心身疾病也称心理生理疾病，是指心理社会因素在疾病的发生、发展过程中起重要作用的躯体性器质性疾病和躯体功能性障碍。故选 E。

14. A 【解析】真实性又称效度或准确性，是指测量值与实际值（金标准的测量值）符合的程度，即正确地判定受试者有病与无病的能力。评价试验真实性的指标有灵敏度、特异度、假阳性率、假阴性率、约登指数和粗一致性。故选 A。

15. D 【解析】大肠埃希菌、乳杆菌、变形杆菌和肠球菌均为机会性致病菌，在机体抵抗力低下时可引起疾病，选项 A、B、C、E 不正确。双歧杆菌对人有益无害，故选 D。

16. E 【解析】系统性红斑狼疮的病因尚不完全清楚，可能与遗传、雌激素和环境因素（包括药物、紫外线和感染等）有密切关系。故选 E。

17. C 【解析】淋巴结内的转移癌细胞首先进入淋巴结的边缘窦，继续生长繁殖，使受累淋巴结肿大变硬，相互融合成团块。故选 C。

18. E 【解析】炎症介质是参与和介导炎症反应的化学因子，如组胺、前列腺素等。组胺主要通过血管内皮细胞的 H_1 受体起作用，可使细动脉扩张和细静脉通透性增加，不具有趋化作用。故选 E。

19. B 【解析】国家对麻醉药品、精神药品、医疗用毒性药品、放射性药品、药品类易制毒化学品等，实行特殊管理。故选 B。

20. E 【解析】膈上有主动脉裂孔、食管裂孔和腔静脉裂孔。腔静脉裂孔在食管裂孔右前方的中心腱内，约在第 8 胸椎水平，有下腔静脉通过。故选 E。

21. D 【解析】《医疗机构管理条例》规定：医疗机构以救死扶伤，防病治病，为公民的健康服务为宗旨。故选 D。

22. E 【解析】葡萄糖进入细胞后发生磷酸化反应，生成葡糖-6-磷酸。磷酸戊糖途径中葡糖-6-磷酸是起始反应物。糖异生中葡萄糖基分解生成葡糖-1-磷酸和游离葡萄糖，葡糖-1-磷酸转变为葡糖-6-磷酸，之后水解为葡萄糖。故选 E。

23. D 【解析】医务人员进行相关的医疗行为时，应对患者进行必要的解释说明。应尊重患者知情同意和选择的权利，对丧失知情同意或选择的患者，应该尊重其家属或监护人的知情同意和选择的权利。故选 D。

24. C 【解析】弥漫性毛细血管内增生性肾小球肾炎又称大红肾，弥漫性毛细血管内皮细胞和系膜细胞增生。弥漫性膜性肾小球肾炎的基膜可形成钉状突起。弥漫性新月体性肾小球肾炎有大量新月体形成。弥漫性系膜增生性肾小球肾炎显示增厚的基膜为双轨状。轻微病变性肾小球肾炎是弥漫性足细胞足突消失。故选 C。

25. B 【解析】临床医师进行社区诊断时最常使用的流行病学调查方法是现况研究。现况研究是针对某一特定时点或时期的特定范围人群，研究某病的患病率，同时研究某些特征与疾病之间的关联。对某疾病或某疾病相关因素的一次现况研究，能获得一定时间横断面上的描述性资料，使卫生行政部门了解该病或该因素目前的分布状况，为疾病的防治工作提供依据。故选 B。

26. B 【解析】标准差是描述一组正态分布资料离散程度大小的最佳指标，标准差小，离散程度小，均数的代表性好，结合均值与正态分布的规律估计医学参考值的范围。四分位数间距常用于描述偏态分布资料的离散程度。极差仅用于粗略地说明变量的波动范围。百分位数用于描述资料的集中趋势。离均差平方和是观察值与均数差异的平方和。故选 B。

27. E 【解析】医师应当使用经依法批准或者备案的药品、消毒药剂、医疗器械，采用合法、合规、科学的诊疗方法。除按照规范用于诊断治疗外，不得使用麻醉药品、医疗用毒性药品、精神药品、放射性药品等。故选 E。

28. B 【解析】统计学的目的就通过假设检验来用样本来推断总体，其他选项都是统计的应用。故选 B。

29. C 【解析】根据题目信息，针对心脏病逐年上升的趋势，优先采取预防为主的措施，即一级预防，主要是针对心脏病的危险因素进行干预、普及宣传心脏病危险因素的知识。故选 C。

30. E 【解析】警示标志应该放于有电离辐射的地方，只有 E 是电离辐射的地方。故选 E。

31. B 【解析】《中华人民共和国传染病防治法》规定，在国家确认的自然疫源地计划兴建水利、交通、旅游、能源等大型建设项目的，应当事先由省级以上疾病预防控制机构对施工环境进行卫生调查。故选 B。

32. D 【解析】细胞内钙超载主要发生在再灌注期，主要是由于钙内流增加。病理条件下，如细胞内 Na^+ 明显升高或膜正电位等，Na^+-Ca^{2+} 交换蛋白则以反向转运的方式将细胞内 Na^+ 排出，细胞外 Ca^{2+} 进入细胞，这是导致缺血再灌注时 Ca^{2+} 超载的主要途径。故选 D。

33. E 【解析】炎性息肉是在致炎因子的长期刺激下，局部黏膜上皮、腺体及肉芽组织增生，形成突出于黏膜表面的肉样肿块，常见于鼻黏膜和宫颈。故选 E。

34. B 【解析】德国实行的是一种强制性的、以社会健康保险为主、以商业保险为辅的医疗保险制度，这种强制性的社会健康保险制度覆盖了德国 91% 的人口，加之商业保险的作用，德国整个健康保险制度为其 99. 8% 的人口提供了医疗保障。故选 B。

35. A 【解析】可耐受最高摄入量是指某一生理阶段和性别人群，几乎对所有个体健康都无任何不良反应和危险的平均每日营养素最高摄入量。目的是限制膳食和来自强化食物及膳食补充剂的某一营养素的总摄入量，以防止该营养素引起的不良作用。故选 A。

36. C 【解析】经通道易化扩散是指在胞膜通道蛋白介导下，离子顺浓度和/或电位梯度的跨膜转运形式。经通道跨膜转运的物质主要有 Na^+、K^+、Ca^{2+} 和 Cl^- 等离子。静息状态下，膜对 K^+ 有一定通透性（K^+ 渗漏通道），顺浓度梯度流向膜外。故选 C。

37. D 【解析】螺旋体、放线菌、衣原体、立克次体属于原核细胞型微生物，真菌属于真核细胞型微生物，故选 D。

38. E 【解析】卫生服务需求是从经济和价值观念出发，在一定时期内和一定价格水平上，人们愿意而且有能力消费的卫生服务量。需求的形成必须具备两个条件：①消费者的购买愿望。②消费者的支付能力。故选 E。

39. C 【解析】知觉是通过系统化的处理，进而对外界客观因素产生的信息状态进行分析和处理，最后使个体获取信息的过程。知觉具备选择性、理解性、恒常性及整体性几个特性。知觉的理解性即人们用当前的信息和自己过去的知识经验去理解和解释事物，以使他具有一定的意义。故选 C。

40. C 【解析】竞争性抑制剂往往和底物在结构上有某些相似之处，不选 A。二者可能竞争与酶分子的同一部位结合，不选 B。增加底物的浓度可以减弱这种抑制作用，并最终达到最大反应速度，C 错误。当抑制剂存在时 K_m 值变大，不选 D。抑制剂与酶非共价结合，不选 E。故选 C。

41. B 【解析】精神分析学派有一套完整的人格理论，认为人格由 3 部分构成：本我、自我和超我。本我存在于潜意识的深部，是生物性的本能冲动。自我一部分是意识的，一部分是潜意识的。超我大部分是意识的。故选 B。

42. C 【解析】人体内无法将乙酰 CoA 通过逆反应转变为丙酮酸，所以无法进入糖异生过程。故选 C。

43. E 【解析】因为毛细血管对盐和葡萄糖是通透的，可以自由地移动，不会影响水分在血管和组织内的交换。胶体渗透压对血管内外的水平衡起重要的作用，75%~80% 为清蛋白。故选 E。

44. A 【解析】急性重型肝炎又称急性肝衰竭或暴发型肝炎。急性起病，2 周内出现Ⅱ度及以上肝性脑病并有以下表现者：①极度乏力，有明显厌食、腹胀、恶心、呕吐等严重消化道症状。②短期内黄疸进行性加深。③出血倾向明显，血浆凝血酶原活动度低于 40%（或 INR≥1.5），且排除其他原因。④肝脏进行性缩小，还可出现肝肾综合征、酶胆分离等。故选 A。

45. C 【解析】乙型肝炎病毒血清标志物主要包括 HBsAg、抗-HBs、HBeAg、抗-HBe、抗-HBc、HBcAg。而 HBcAg 为衣壳蛋白，存在于丹氏（Dane）颗粒核衣壳的表面，因其外表被 HBsAg 所覆盖，不易在血液循环中检测到。故选 C。

46. C 【解析】短时记忆是指 1 分钟以内的记忆。短时记忆的容量很小；广度一般来说是 7 个，可以是 7 个无意义的音节，7 个毫无关联的字、词等，单位可以不同。一个字母可以是一个单位，一个词、一句话、一件事都可以是一个单位。每一个单位就是一块。故选 C。

47. D 【解析】胰腺癌可发生于胰腺任何部位，胰头癌占 70% ~80%。胰腺癌大多起源于腺管上皮细胞，称为导管细胞癌，占胰腺癌的 90%，为白色多纤维易产生粘连的硬癌；少数是起源于胰腺腺泡细胞的腺泡细胞腺癌，质地较软，易出血坏死，又称髓样癌。壶腹周围癌的组织类型主要是腺癌，其次为乳头状癌、黏液癌等。故选 D。

48. D 【解析】目前尚无证据证实单纯疱疹病毒（HSV）可直接致癌，一般认为HSV-2是宫颈癌发生的协同因素。故选D。

49. B 【解析】临终关怀优先考虑的是患者的权益，A错误。临终关怀正是为让患者尊严、舒适到达人生彼岸而开展的一项社会公共事业，不是帮助患者抗拒死亡，而是共同面对死亡，C错误。临终关怀并不会主动结束生命，D错误。临终关怀并不会建议患者安乐死，E错误。故选B。

50. A 【解析】《中华人民共和国传染病防治法》规定，各级疾病预防控制机构承担传染病监测、预测、流行病学调查、疫情报告以及其他预防、控制工作。故选A。

51. C 【解析】医学科学研究的作用有双向性，医学科学的发展在造福人类的同时，也同步地危害着人类。研究结果直接、长远地作用于人类命运，正负效应的界限短时间内难以划清。故选C。

52. E 【解析】拉莫三嗪的临床应用：动物实验发现本药可对抗超强电刺激引起的强直性惊厥；可作为成人局限性发作的辅助治疗药；单独使用可治疗全身性发作，疗效类似卡马西平；对失神发作也有效。故选E。

53. B 【解析】螺内酯是醛固酮的竞争性拮抗药，从而使醛固酮的保钠排钾作用减弱，进而产生高钾血症。呋塞米是袢利尿药，氢氯噻嗪是噻嗪类利尿药，吲达帕胺是类噻嗪类利尿药，均可导致低钾血症。甘露醇是渗透性利尿药，其对血钾无影响。故选B。

54. A 【解析】医疗机构应当对封存的病历开列封存清单，由医患双方签字或者盖章，各执一份。病历资料封存后医疗纠纷已经解决，或者患者在病历资料封存满3年未再提出解决医疗纠纷要求的，医疗机构可以自行启封。故选A。

55. D 【解析】重点在一级预防，同时还应兼顾二级和三级预防的疾病主要是慢性病。除D项外，其他选项均为急性病。故选D。

56. D 【解析】影响评价一是针对项目计划实施后在项目实施地区内对卫生与社会经济发展的贡献和影响，另一是针对项目计划实施后所产生的结果的可持续性。故选D。

57. B 【解析】睾酮有维持生精作用，与靶细胞中的相应受体结合，促进生精细胞的分化和精子的生成；能促进蛋白质的合成，特别是促进肌肉和生殖器官的蛋白质合成，同时具有促进骨骼生长与钙、磷沉积的作用；还能直接刺激骨髓，促进红细胞生成。睾酮在胎儿时期能诱导男性内、外生殖器发育，青春期后能促进男性第二性征发育。故选B。

58. B 【解析】现代心理学比较有影响的学派及其代表人物有：构造主义，创始人是冯特的学生铁钦纳；功能主义，先驱是美国的詹姆士；行为主义心理学，创始人是美国的华生；完形心理学，又称格式塔心理学，代表人物是德国心理学家韦特海默；精神分析学派，创始人是奥地利精神病学家弗洛伊德；皮亚杰学派，代表人物瑞士心理学家皮亚杰；人本主义心理学，创始人是美国心理学家马斯洛和罗杰斯；认知心理学，创始人是美国心理学家奈赛尔。故选B。

59. C 【解析】非特异投射系统由于上行过程中经过脑干网状结构神经元的错综复杂的换元传递，因而失去了特异感觉的特异性和严格的定位区分，上行纤维广泛终止于大脑皮质的各层细胞，因而不具有点对点的投射关系，不引起特定的感觉。其主要功能是维持和改变大脑皮质的兴奋状态。故选 C。

60. E 【解析】人群健康指的是受社会、经济、环境、个体行为和生物遗传等因素决定的，可以量化的整个人群的健康。人群健康策略强调以下两点：一是注重分析在整个生命全程中影响人群健康的全部的决定因素；二是重视促进全体人群的健康。故选 E。

61. C 【解析】黏膜免疫系统是指广泛分布于呼吸道、胃肠道、泌尿生殖道黏膜下及一些外分泌腺体处的淋巴组织，是执行局部特异性免疫功能的主要场所。只有扁桃体是分布于黏膜下，故选 C。

62. D 【解析】线粒体内乙酰 CoA 与草酰乙酸缩合成柠檬酸，被转运至胞质，在柠檬酸裂解酶催化下消耗 ATP 裂解成草酰乙酸和乙酰 CoA，后者参与脂酸的合成，而草酰乙酸经还原生成苹果酸，苹果酸在苹果酸酶的作用下生成丙酮酸再转运回线粒体，丙酮酸再重新生成草酰乙酸，又一次参与乙酰 CoA 的转运，这一过程称为柠檬酸-丙酮酸循环。故选 D。

63. C 【解析】我国医学伦理学的主要研究方向是医学实践中的道德问题。故选 C。

64. C 【解析】医学心理学的研究任务包括：对患者的心理活动过程、个性性格特点和生理心理的基本规律的进行研究，同时应用心理学的知识来解答心理因素在疾病的发生、发展、诊断、治疗、护理和预防工作中的作用。故选 C。

65. E 【解析】食物入胃后可刺激胃酸分泌，当胃酸分泌过多时，可负反馈抑制胃酸分泌。故选 E。

66. D 【解析】三磷酸腺苷（ATP）是直接供能物质，葡萄糖、硬脂酸、丙氨酸、磷酸果糖等一切体内物质如要供能，均需转化生成 ATP 才能供给能量。故选 D。

67. D 【解析】公共卫生的功能包括：①预防疾病的发生和传播。②保护环境免受破坏。③预防意外伤害。④促进和鼓励健康行为。⑤对灾难作出应急反应，并帮助社会从灾难中恢复。⑥保证卫生服务的有效性和可及性。故选 D。

68. B 【解析】低张性缺氧的基本特征是 PaO_2 降低、血氧饱和度降低。PaO_2 降低可刺激颈动脉体和主动脉体化学感受器，反射性兴奋呼吸中枢，使呼吸加深加快，肺泡通气量增加。故选 B。

69. C 【解析】新型农村合作医疗是指由政府组织、引导、支持，农民自愿参加，个人、集体和政府多方筹资，以大病统筹为主的农民医疗互助共济制度。在保障农民获得基本卫生服务、缓解农民因病致贫和因病返贫方面发挥了重要的作用。故选 C。

70. D 【解析】DNA 链中脱氧核苷酸（碱基）的排列顺序，称 DNA 的一级结构，由前一核苷酸的 3′-OH 与下一位核苷酸的 5′位磷酸间形成 3′,5′磷酸二酯键，从而构成一个没有分支的线性大分子（多核苷酸链）。DNA 的二级结构是双螺旋结构，两条链呈反平行走向，碱基互补配对，一条链的走向是 5′到 3′端，另一条链的走向是 3′到 5′端。选项 D 说法错误，其他选项说法皆正确，故选 D。

71. C 【解析】白细胞的游出是通过白细胞在内皮细胞连接处伸出伪足，以阿米巴运动的方式从内皮细胞缝隙中逸出。白细胞分为中性粒细胞、嗜酸性粒细胞、嗜碱性粒细胞、单核细胞、淋巴细胞。故选 C。

72. B 【解析】细胞因子是由活化的免疫细胞和非免疫细胞（如某些基质细胞）合成

分泌的低分子量可溶性多肽蛋白，为生物信息分子。细胞因子通过结合特异性的细胞因子受体发挥生物学作用。细胞因子在体内通过旁分泌、自分泌或内分泌方式发挥作用。故选 B。

73. D 【解析】抗原决定簇是与相应抗体或淋巴细胞抗原识别受体结合的部位，即决定和控制抗原特异性的特殊化学基团，这些化学基团大部分位于抗原表面，但也有小部分位于抗原内部。T 细胞抗原决定簇是与 T 细胞抗原受体结合的一些基团，具有 MHC 限制性，必须经过吞噬细胞的加工，通过 MHC 分子提呈，才能被 T 细胞抗原受体识别。故选 D。

74. D 【解析】人工被动免疫制剂：①抗毒素，如精制破伤风、白喉、肉毒抗毒素及多价精制气性坏疽抗毒素。②胎盘丙种球蛋白，主要用于某些病毒性疾病（如麻疹、甲型肝炎、脊髓灰质炎）的紧急预防接种。故选 D。

75. B 【解析】大多数革兰阴性杆菌对青霉素 G 不敏感，青霉素 G 对真菌、病毒、立克次体及原虫无效。伤寒由伤寒沙门菌引起，伤寒沙门菌属于肠道杆菌，治疗伤寒可用喹诺酮类或氯霉素等。故选 B。

76. D 【解析】有机磷酸酯类急性中毒的作用机制是引起乙酰胆碱的蓄积，刺激胆碱能神经的兴奋，发生相应的临床症状，如头痛、头晕、流涎、瞳孔缩小、尿频、支气管痉挛等，重者可并发肺水肿和心、肝、肾功能受损。A、B、C、E 均不正确，故选 D。

77. E 【解析】对医疗服务需方的控制措施主要是通过费用分担的方式，促使需方增加费用意识，主动控制医疗费用的不合理利用。主要的共付措施包括起付线、共付比例以及封顶线及混合支付方式。故选 E。

78. A 【解析】当 $n<50$ 时，采用两样本均数的比较，本题 $n=20$，所以采用两样本均数 t 检验，故选 A。

79. D 【解析】按照中国九分法儿童双下肢烧伤面积占总体表面积为 9×5+1-（12-年龄），对于儿童来讲，伤后第 1 个 24 小时，每 1%烧伤面积（Ⅱ°、Ⅲ°）每千克体重应补胶体和电解质液共 2.0ml，其中胶体液：电解质液为 1∶1；另外根据年龄、体重补充适当水分。故其应补充胶体液的量为 37（烧伤面积）×16（体重）×1（每千克体重需补的胶体液量）=592ml。故选 D。

80. D 【解析】该患者喘息、呼吸困难发作，既往有反复发作史，发绀，双肺满布哮鸣音，心率加快，最可能是支气管哮喘重度发作。已应用 β_2 受体激动药和氨茶碱治疗无效，应尽早静脉输注糖皮质激素。故选 D。

81. D 【解析】肺泡通气量=肺通气量-呼吸频率×无效腔容量=5000ml/min，所以通气/血流比值为 1.0，故选 D。

82. B 【解析】十二指肠溃疡好发于年轻人，腹痛一般为饥饿痛。该患者比较年轻，病史较长，结合其腹痛特点、X 线钡剂检查的结果，均提示该患者为十二指肠球部溃疡。故选 B。

83. A 【解析】本题容易误选 B。题目所问的是该院的行为的性质，而不是那位退休外科医师的性质。行为的主体是医院，凡是未取得《医疗机构执业许可证》而开展医疗活动的均属于非法行医，故该院的行为的性质属于非法行医。故选 A。

84. B 【解析】《中华人民共和国医师法》规定，有下列情形之一的，不予注册：①无民事行为能力或者限制民事行为能力。②受刑事处罚，刑罚执行完毕不满两年或者被依法禁止从事医师职业的期限未满。③被吊销医师执业证书不满两年。④因医师定期考核不合格被注销注册不满一年。⑤法律、行政法规规定不得从事医疗卫生服务的其他情形。故选 B。

85. C 【解析】该医疗机构的违法行为主要包括未按规定履行报告职责和未及时采取控制措施，致使疫情扩散，经认定情节严重，应给予吊销《医疗机构执业许可证》。若未认定情节严重的话，给予责令改正、通报批评、给予警告，而暂停执业活动的处理多用于发生医疗事故的相关医务人员、在执业活动中违反规定的医师及考核不合格的医师。故选 C。

86. B 【解析】根据资料可知目前诊断为细菌性肝脓肿，最常见的致病菌为大肠埃希菌、变形杆菌、铜绿假单胞菌、金黄色葡萄球菌和厌氧链球菌。故选 B。

87. B 【解析】冲击疗法是在治疗的一开始即将患者置于他最怕的情境中，不允许其逃避并要求他坚持到紧张感消失。一般来说，患者只要在其所害怕的情境中待 1 ~ 2 小时，症状就会明显减轻。放松训练是让患者学会使自身保持轻松。厌恶疗法是通过轻微的惩罚来消除适应不良行为的治疗方法。系统脱敏法采取缓和的方法，逐步消除恐惧。认知疗法通过训练和指导来纠正患者的不合理认知。故选 B。

88. B 【解析】共济失调是小脑、本体感觉及前庭功能障碍导致的运动笨拙和不协调。患者无眩晕、无听力障碍和肌力完好，说明脊髓、前庭和脑干正常，主要表现为同侧肢体共济失调，病损部位为同侧小脑半球。故选 B。

89. A 【解析】腺上皮的恶性肿瘤称为腺癌。胃黏液腺癌、胃乳头状腺癌、胃印戒细胞癌（为特殊类型的腺癌）、胃管状腺癌均属于腺癌，病理检查可见不同程度的“腺管”。该患者病理检查未见腺管结构，提示为未分化癌。故选 A。

90. B 【解析】心理治疗的原则包括保密原则、中立原则、回避原则、真诚原则。回避原则是指心理咨询及治疗中涉及患者个人隐私问题，熟人及家属应回避。该题中，表哥是患者的熟人，应注意回避。保密原则要求在未经对方同意的时候，不得将在咨询场合下对方的言行随意泄露给任何人和机关。中立原则是指治疗者对治疗中设计的各类事件均应保持客观、中立的立场，不把个人观点强加于患者。真诚原则是指在心理治疗过程中，医生对患者要真诚。故选 B。

91. E 【解析】厌恶疗法是将令患者厌恶的刺激与对患者有吸引力的不良刺激相结合形成条件反射，以消退不良刺激对患者的吸引力，使症状消退。常用的有电击法、橡皮筋法、氨水法、阿扑吗啡法、厌恶想象法等。故选 E。

92. B 【解析】十二指肠球部溃疡前壁穿孔后肠内容物流出，引起急性继发性腹膜炎（初为化学性，后为感染性），表现为全腹肌紧张、压痛、反跳痛，板状腹；由于肠内气体进入肝区，肝浊音界消失或减小，听诊肠鸣音减弱，肠麻痹时肠鸣音可能完全消失；呼吸浅快，脉搏细速、出冷汗、血压下降等休克征兆。故选 B。

93. C 【解析】脂纹是动脉粥样硬化的早期病变。脂纹常见于主动脉的后壁和分支的开口处，呈长短不一的黄色条纹，常微隆起于动脉内膜表面。镜下病变处可见大量吞噬脂质的泡沫细胞。故选 C。

94. C 【解析】按医学参考值公式（$\bar{x} \pm u_{0.05/2}S$）计算如下：$122 \pm 1.96 \times 10 = 102.4 \sim 141.6$g/L。故选 C。

95. E 【解析】尺神经易在腕部和肘部损伤，腕部损伤主要表现为骨间肌，第 3、4 蚓状肌，拇收肌麻痹所致环、小指爪形手畸形，手指内收、外展障碍，弗罗门特（Froment）征，以及手部尺侧半和尺侧一个半手指感觉障碍，特别是小指感觉消失。故选 E。

96. A 【解析】假小叶形成为肝硬化的病理表现，本病例急性起病，考虑是急性普通肝炎的表现。故选 A。

97. D 【解析】角色行为异常：患者受病痛折磨感到悲观、失望等不良心境的影响导致行为异常，如对医务人员的攻击性言行，病态固执、抑郁、厌世，甚至自杀等。故选 D。

98. B 【解析】动机冲突有 4 种基本形式，即双驱冲突、双避冲突、趋避冲突、双重趋避式冲突。双趋冲突是两个目标具有相同的吸引力，引起同样强度的动机，但由于受条件等因素的限制，无法同时实现，二者必择其一。双避冲突指一个人同时受到两种事物的威胁，产生同等强度的逃避动机，但迫于情势，必须接受其中一个，才能避开另一个，处于左右为难、进退维谷的紧张状态。趋避冲突是指一个人对同一事物同时产生两种动机，即向往得到它，同时又想拒绝和避开它。双重趋避式冲突指多个目标，每个目标对自己都有利也都有弊，反复权衡拿不定主意所产生的冲突。故选 B。

99. D 【解析】事物内部各部分的百分构成比资料，目的是用面积大小表达各部分所占的比重大小，常选择圆形图或百分直条图。故选 D。

100. C 【解析】根据题干“反复咳嗽、咳痰 15 年”，提示慢性支气管炎；“气急 3 年，双肺叩诊呈过清音，呼吸音减弱，肺底部有湿啰音”，提示疾病发展为肺气肿；“心悸 3 年，剑突下心尖搏动明显，该处可闻及 3/6 级收缩期杂音，肺动脉瓣区第二心音亢进”，提示疾病发展为肺心病。故选 C。

101. A 【解析】该患者为青少年，有上呼吸道感染史，无血尿，有水肿和蛋白尿，且 C3 正常，最符合微小病变性肾小球病的临床表现。故选 A。

102. B 【解析】高血压患者，因血压持续升高，外周阻力增大，心脏负荷增加，左心室代偿性肥大。心脏重量增加，可达 400g 以上。肉眼观左心室壁增厚，可达 1.5～2.0cm（正常 1.0cm 以内）。乳头肌和肉柱增粗，心腔不扩张，相对缩小，称为向心性肥大。晚期当左心室失代偿，心肌收缩力减弱，逐渐出现心腔扩张，称为离心性肥大，严重时发生心力衰竭。故选 B。

103. C 【解析】对疑似患者，确诊前在指定场所单独隔离治疗，拒绝隔离治疗或者隔离期未满擅自脱离隔离治疗的，可以由公安机关协助医疗机构采取强制隔离治疗措施。故选 C。

104. A 【解析】普萘洛尔为非选择性 β 受体拮抗药，可降低心肌耗氧量，减少复发性心肌缺血、再梗死等，常用于心肌梗死的预后和二级预防，也可通过抑制中枢和周围肾素-血管紧张素-醛固酮系统（RAAS），抑制心肌收缩力和减慢心室率发挥降压作用。维拉帕米对预防心肌梗死患者发生再梗死和减少其他心血管事件的疗效不如β受体拮抗药，不作为首选。硝苯地平可引起心率增快，该患者不宜使用。吲哚美辛适用于解热、缓解炎性疼痛。哌唑嗪为选择性 α_1 受体拮抗药，因不良反应多，目前不主张用于降血压治疗。故选 A。

105. D 【解析】宫颈上皮非典型增生：属于癌前病变，是指宫颈鳞状上皮部分被不同程度异型增生的细胞所取代。病变由基底层逐渐向表层发展。依据其病变程度不同分为 3 级：Ⅰ级，异型细胞局限于上皮的下 1/3；Ⅱ级，异型细胞累及上皮的下 1/3～2/3；Ⅲ级，异型细胞超过上皮层的 2/3，但未累及上皮全层。故选 D。

106. B 【解析】该患者病史及造影检查提示胃癌，淋巴转移是其主要途径。早期胃癌也可转移，终末期胃癌可经胸导管向左锁骨上淋巴结转移，或经肝圆韧带转移至脐部。故选 B。

107. E 【解析】肝硬化的特征性病理变化是假小叶形成，结合患者长期乙型肝炎表面抗原阳性，考虑为乙肝肝硬化。故选 E。

108. E 【解析】医学道德评价标准是判断医学道德行为善恶及行为者品德优劣的价值尺度。其具体评价标准主要有：①是否有利于患者疾病的缓解和康复。②是否有利于人类生存和环境的保护与改善。③是否有利于优生和人群的健康长寿。④是否有利于医学科学的发展和社会的进步。其中，第①条是医学道德评价的首要的至上标准，因肿块癌变，大部切除对患者最有益，但同时手术要与家属商量保证患者的知情权，故选 E。

109. B 【解析】根据病史及查体典型表现，该患者应为梭状芽孢杆菌感染导致的气性坏疽。致病菌通过产生多种毒素和侵袭性酶，破坏组织细胞，发酵肌肉和组织中的糖类，产生大量气体，造成气肿；同时血管通透性增加，水分渗出，局部水肿，进而挤压软组织和血管，影响血液供应，造成组织坏死。卵磷脂酶，又称α毒素。它因能水解卵磷脂，可以水解各种组织的细胞，尤其是红细胞。故选 B。

110. D 【解析】慢性支气管炎是呼吸系统最常见的慢性病之一，以长期咳嗽、咳痰或伴喘息为主要症状。临床以每年持续 3 个月，连续 2 年以上者诊断为慢性支气管炎。该患者表现符合上述特点，故选 D。

111. C 【解析】弥漫大 B 细胞淋巴瘤的细胞免疫表型为 CD19、CD20、CD79a。故选 C。

112. B 【解析】光化学烟雾是大气中存在的碳氢化物和氮氧化物等在强烈日光紫外线作用下，经过一系列光化学反应而生成的浅蓝色烟雾。多发于高温季节与城市。结合题干中的发病季节、地点与症状表现，考虑为光化学烟雾。故选 B。

113. D 【解析】归因危险度（AR）又称特异危险度，通常暴露组的发病率或死亡率可归因于暴露因素所致的危险度，即暴露人群的发病率或死亡率与非暴露组人群的发病率或死亡率的差值。$AR=a/N_1-c/N_0$，则 $AR=30/200-15/150=0.05$。故选 D。

114. A 【解析】在应用心理测验时应坚持标准化原则、保密原则、客观原则。客观原则指对心理测试结果做出评价时要符合受试者的实际情况，老年人和大学教授的智力测验结果都是 85 分，但老年人从未接受过正规教育，而教授接受过高等教育，且有车祸导致的颅脑损伤，因此心理治疗师判断前者的智力正常而后者出现了问题是遵循了客观性原则。故选 A。

115. A 【解析】浆液性炎以浆液渗出为特征，渗出的浆液主要来自血浆，也可由浆膜的间皮细胞分泌，含3%的蛋白质（主要为清蛋白），同时混有少量中性粒细胞和纤维素。浆液性炎常发生于黏膜、浆膜、滑膜、皮肤和疏松结缔组织等，皮肤烧伤出现水疱属于浆液性炎。故选 A。

116. D 【解析】维生素 PP 是烟酸和烟酰胺的总称，缺乏时可引起癞皮病，主要变现为皮炎、舌炎、腹泻及周围神经炎，严重时可出现痴呆。玉米中的烟酸为结合型，不能被吸收利用。故选 D。

117. C 【解析】轻度慢性肝炎为点状坏死，中毒普通型肝炎为特征性的桥接坏死，重度普通型肝炎为重度碎片状坏死、大范围桥接坏死。患者起病急、症状重，考虑最可能为重度普通型肝炎。故选 C。

118. B 【解析】蛋白尿、低蛋白血症、水肿等为肾病综合征的症状，患者出现腰痛、尿少、右肾增大、血尿加重可能是出现了肾病综合征的并发症——深静脉血栓。故选 B。

119. B 【解析】肾活检是诊断肾病综合征的金标准。故选 B。

120. A 【解析】隐私权是使自己的个人隐私得到保护、不受他人侵犯的权利。包括：①个人的私密性信息不被泄露。②身体不被随意观察。所以临床教学观摩应征得患者同意。故选 A。

121. A 【解析】尊重原则是指在医疗实践中，医务人员应尊重患者的生命权、人格、隐私权、自主权及处理好相关的特殊问题。该案例中，临床教学观摩未征得患者的同意，忽略了患者对尊重的需要。故选 A。

122. A 【解析】医师在执业活动中履行下列义务：①树立敬业精神，恪守职业道德，履行医师职责，尽职尽责救治患者，执行疫情防控等公共卫生措施。②遵循临床诊疗指南，遵守临床技术操作规范和医学伦理规范等。③尊重、关心、爱护患者，依法保护患者隐私和个人信息。④努力钻研业务，更新知识，提高医学专业技术能力和水平，提升医疗卫生服务质量。⑤宣传推广与岗位相适应的健康科普知识，对患者及公众进行健康教育和健康指导。⑥法律、法规规定的其他义务。故选 A。

123. D 【解析】呼气有烂苹果味是糖尿病酮症酸中毒的特征性表现，对诊断有特殊意义。故选 D。

124. A 【解析】该患者考虑糖尿病酮症酸中毒可能，立即检查尿糖和尿酮，若呈强阳性，可快速诊断。故选 A。

125. E 【解析】金黄色葡萄球菌肠毒素引起的食物中毒好发于夏、秋季，潜伏期一般为 1～6 小时，起病急，有恶心呕吐、中上腹部疼痛和腹泻，体温正常或有低热。故选 E。

126. E 【解析】引起金黄色葡萄球菌肠毒素食物中毒的食品种类主要是乳及乳制品、肉类、剩饭等。故选 E。

127. E 【解析】金黄色葡萄球菌肠毒素食物中毒的主要治疗措施是对症治疗，纠正水、电解质紊乱和静脉输注抗生素。故选 E。

128～129. C、E 【解析】《处方管理办法》规定：为门（急）诊癌症疼痛患者和中、重慢性疼痛患者开具的麻醉药品，第一类精神药品注射剂，每张处方不得超过 3 日常用量。故 128 题选 C。控缓释剂，每张处方不得超过 15 日常用量；其他剂型，每张处方不得超过 7 日常用量。第二类精神药品一般每张处方不得超过 7 日常用量；对于慢性病或某些特殊情况的患者，处方用量可以适当延长，医师应当注明理由。故 129 题选 E。

130～131. A、B 【解析】弥散性血管内凝血（DIC）纤溶亢进期血液不凝，而肝素具有抗凝的效果，会加重 DIC，故纤溶亢进期禁用肝素。消耗低凝期需及时补充各种促凝媒介，故选新鲜血浆。故 130 题选 A，131 题选 B。

132～134. E、A、C 【解析】随机分组是指总体的每一个观察单位都有同等的机会被选入样本中，并有同等的机会进行分组。随机分组的目的是通过随机，均衡干扰因素的影响，使试验组和对照组具有可比性，避免主观安排带来的偏性。故 132 题选 E。双盲是研究对象和研究者都不了解试验分组情况，而是由研究设计者来安排和控制全部试验。其优点是可以避免研究对象和研究者的主观因素所带来的偏倚。故 133 题选 A。在试验设计阶段需要确定研究所需的病例数（通常称为样本含量），包括连续变量和非连续变量样本大小的估计。故 134 题选 C。

135～136. B、B 【解析】黑色素瘤是一种能产生黑色素的高度恶性肿瘤。畸胎瘤则是由多潜能的生殖细胞发生的肿瘤，一般含两个以上胚层的组织构成，可分为良性和恶性，卵巢未成熟型畸胎瘤属于恶性肿瘤。故 135 题、136 题均选 B。

137～138. A、C 【解析】免疫功能的实验室检查包括抗体缺陷、细胞免疫缺陷、补体缺陷和吞噬细胞缺陷的检查。其中细胞免疫测定有淋巴细胞计数、迟发型变态反应试验、胸腺 X 线片、T 细胞亚群和细胞因子测定。故 137 题选 A。体液免疫由抗体实现，其测定有免疫球蛋白定量、同族凝集素和 B 细胞计数等。故 138 题选 C。

139～140. A、D 【解析】儿童息肉多发生于 10 岁以下，以错构瘤性幼年性息肉多见，有时可脱出肛门外。故 139 题选 A。炎性息肉由炎症反应刺激肠上皮引起，最多见于溃疡性结肠炎、血吸虫病、克罗恩病、肠阿米巴等慢性炎症。故 140 题选 D。

141～143. A、C、B 【解析】原核生物大多数基因表达调控是通过操纵子机制实现的。故 141 题选 A。增强子增强邻近基因的转录，增强子是可以增强真核启动子工作效率的顺式作用元件，是真核基因最重要的调控序列，决定着每一个基因在细胞内的表达水平。故 142 题选 C。启动子是 DNA 分子上能够介导 RNA 聚合酶结合并形成转录起始复合体的序列。故 143 题选 B。

144～145. A、B 【解析】氯喹是常用和有效的控制普通型疟疾临床发作的药物，对红细胞内裂殖体有迅速的杀灭作用。故 144 题选 A。伯氨喹能杀灭肝细胞内的疟原虫裂殖体和配子体，有抗复发和防止其传播的作用。故 145 题选 B。

146～147. B、C 【解析】还原型烟酰胺腺嘌呤二核苷酸（NADH）呼吸链从左到右共有 3 个氧化磷酸化偶联部位，也就是 3 个产生 ATP 的部位；琥珀酸氧化脱下的 1 对氢，经过黄素腺嘌呤二核苷酸（FAD）进入呼吸链，有 2 个氧化磷酸化偶联部位，生成 2 分子

ATP。故 146 题选 B，147 题选 C。

148～150. E、D、E **【解析】**迷走神经兴奋引起胰液分泌的特点是水和碳酸氢盐含量很少，而酶的含量很丰富。故 148 题选 E。促胰液素主要作用于胰腺小导管上皮细胞，使其分泌大量的水和碳酸氢盐，而酶的含量却很低。故 149 题选 D。缩胆囊素的一个重要作用是促进胰液中各种酶的分泌。故 150 题选 E。

110-2

2024 全国临床执业医师资格考试
冲刺试卷与解析（二）

（医学综合笔试部分）

第二单元

考试日期：20××年×月×日

考试时间：9：00～11：00

考生姓名：________

准考证号：________

考 场 号：________

中国协和医科大学出版社

北 京

A_1 型选择题

答 题 说 明

每一道考题下面有 A、B、C、D、E 五个备选答案，请从中选择一个最佳答案。

1. 下列属于 α 受体阻断药不良反应的是
   A. 刺激性干咳
   B. 高血钾
   C. 直立性低血压
   D. 尿酸增高
   E. 低血钾
2. 关于手外伤的现场急救，叙述错误的是
   A. 采用无菌敷料或清洁布类包扎伤口
   B. 局部创面无须清洗与涂药
   C. 首选加压包扎法止血
   D. 止血带应上在上臂上 1/3 处，局部要有衬垫
   E. 止血带应上在上臂中下段，局部要有衬垫
3. 关于肾盂癌的叙述，错误的是
   A. 早期即出现肉眼血尿
   B. 静脉尿路造影显示肾盂不规则充盈缺损
   C. 膀胱镜检查可见输尿管口喷血
   D. 尿内无癌细胞
   E. CT 尿路造影（CTU）是首要诊断手段
4. 静脉肾盂造影对于下列哪种疾病有诊断价值
   A. 急性肾小球肾炎
   B. 急性肾盂肾炎
   C. 慢性肾小球肾炎
   D. 慢性肾盂肾炎
   E. 肾病综合征
5. 风湿性心脏病严重二尖瓣狭窄突发大咯血是由于
   A. 肺毛细血管破裂
   B. 急性肺水肿
   C. 合并肺结核
   D. 支气管静脉破裂
   E. 合并支气管扩张
6. 符合骨折功能复位标准的是
   A. 允许下肢骨折存在与关节活动方向垂直的侧方成角
   B. 成人下肢骨干骨折缩短 1cm 以内
   C. 骨折部分的旋转移位不必完全矫正
   D. 复位后骨折断端对位达 1/5
   E. 骨折部分的分离移位不必完全矫正
7. 慢性肺脓肿较急性肺脓肿更为常见的体征是
   A. 肺部闻及支气管呼吸音
   B. 肺部叩诊呈鼓音
   C. 肺部呼吸音减弱
   D. 肺部闻及湿啰音
   E. 杵状指（趾）
8. 关于钠泵生理作用的描述，不正确的是
   A. 钠泵活动使膜内钠、钾离子均匀分布
   B. 将钠离子移出膜外，将钾离子移入膜内
   C. 建立势能储备，为某些营养物质吸收创建条件
   D. 细胞外高钠离子可维持细胞内外正常渗透压
   E. 细胞内高钾离子保证许多细胞代谢反应进行
9. 急性肾炎患者的尿沉渣中不应见到的成分是
   A. 上皮细胞

B. 脓细胞
C. 红细胞
D. 管型
E. 蛋白质

10. 骨折患者长期卧床可发生
A. 缺血性骨坏死
B. 创伤性关节炎
C. 损伤性骨化
D. 脂肪栓塞
E. 坠积性肺炎

11. 支气管哮喘发作时肺部典型体征是
A. 双肺密布湿啰音
B. 双肺密布哮鸣音
C. 干湿啰音同时存在
D. 双肺可听到支气管呼吸音
E. 双肺语颤增强

12. 有关支气管哮喘发病机制的描述，不正确的是
A. 气道慢性炎症是哮喘的本质
B. 气道高反应性（AHR）者均可诊断哮喘
C. 变应原进入体内后可释放多种活性介质诱导哮喘发生
D. 迟发相哮喘反应（LAR）是气道慢性炎症的结果
E. 神经因素也被认为是哮喘发病的重要环节

13. 下列不属于急性病毒性心肌炎常见临床表现的是
A. 先有发热，然后出现心悸、胸闷
B. 恶心、呕吐等消化道症状
C. 可合并各种心律失常
D. 常出现器质性心脏杂音
E. 心动过速与发热程度平行

14. 生长激素瘤多发生于
A. 下丘脑
B. 腺垂体
C. 神经垂体
D. 脑膜
E. 脑室

15. 慢性肾衰竭，血清钾 7.1mmol/L，此时最佳的治疗措施是
A. 限制钾盐的摄入
B. 口服聚磺苯乙烯（降钾树脂）
C. 静脉推注 10% 葡萄糖酸钙
D. 静脉注射碳酸氢钠
E. 血液透析或腹膜透析

16. 导致脉压增大的疾病是
A. 主动脉瓣狭窄
B. 心力衰竭
C. 低血压
D. 主动脉瓣关闭不全
E. 缩窄性心包炎

17. 男性骨盆骨折合并泌尿系统损伤，最常见的部位是
A. 尿道阴茎部
B. 尿道球部
C. 尿道膜部
D. 尿道前列腺部
E. 膀胱颈

18. 骨关节结核患者需要手术病灶清除时，应
A. 立即手术
B. 术前至少抗结核治疗 2 周以上
C. 术前 5 天开始抗结核治疗
D. 先做手术，然后立即开始抗结核治疗
E. 死骨形成后再手术

19. 扩张型心肌病最主要的临床表现为
A. 肺部感染
B. 猝死
C. 栓塞
D. 食欲缺乏
E. 充血性心力衰竭

20. 建立人工气道的目的不包括
A. 解除气道梗阻
B. 低碳酸血症时正压通气治疗
C. 及时清除呼吸道内分泌物
D. 防止误吸
E. 严重低氧血症时正压通气治疗
21. 胸部损伤时下述哪种情况为剖胸探查手术适应证
A. 气胸肺萎陷超过 30%
B. 多根多处肋骨骨折
C. 胸部爆裂伤
D. 进行性血胸
E. 损伤性窒息，发绀严重
22. 支气管扩张最有意义的体征是
A. 贫血貌
B. 杵状指
C. 发绀
D. 局部哮鸣音
E. 局部湿啰音
23. 最有助于提示患者左心衰竭的体征是
A. 心尖部第一心音增强
B. 主动脉瓣第二心音亢进
C. 舒张早期奔马律
D. 心包叩击音
E. 开瓣音
24. 股骨颈头下型骨折最易并发
A. 缺血性骨坏死
B. 创伤性关节炎
C. 创伤性骨化
D. 坐骨神经损伤
E. 关节僵硬
25. 2 型糖尿病最常见的死亡原因是
A. 糖尿病神经病变
B. 糖尿病酮症酸中毒
C. 心脑血管疾病
D. 糖尿病肾病
E. 糖尿病视网膜病变
26. 需要切除病肾及全长输尿管的疾病是
A. 肾结核
B. 肾癌
C. 肾盂肾癌
D. 肾母细胞瘤
E. 萎缩肾
27. 新鲜肩关节前脱位患者，治疗上首选的方法是
A. 悬吊牵引
B. 皮肤牵引
C. 骨牵引
D. 手法复位+外固定
E. 手术切开复位+内固定
28. 提示原发性肺结核病变恶化的病理转归是
A. 结核性胸膜炎
B. 原发病灶扩大，产生空洞
C. 支气管淋巴结肿大
D. 支气管淋巴结周围炎
E. 急性血行播散性肺结核
29. 关于鞘膜积液的治疗，疗效最不理想的措施是
A. 婴儿的鞘膜积液、成年人积液量少的鞘膜积液无须手术治疗
B. 穿刺抽液治疗
C. 鞘膜翻转术
D. 精索鞘膜积液需将鞘膜囊全部切除
E. 交通性鞘膜积液应在内环处高位结扎鞘状突
30. 引起左心室后负荷增高的主要因素是
A. 肺循环高压
B. 体循环高压
C. 回心血量增加
D. 主动脉瓣关闭不全
E. 血细胞比容增大
31. 不属于初级卫生保健服务的是
A. 社区康复

B. 疾病预防和保健服务
C. 基本治疗
D. 专科治疗
E. 健康教育和健康促进

32. 诊断膀胱肿瘤最可靠的方法是
A. 尿常规检查
B. 尿细胞学
C. 膀胱造影
D. 膀胱 B 超
E. 膀胱镜检查+活检

33. 早期中央型肺癌的常见症状是
A. 高热、胸痛
B. 声音嘶哑
C. 上肢及颜面部肿胀
D. 咳嗽、咳血痰
E. 吞咽困难

34. 可并发脑栓塞的风湿性心脏瓣膜病最常见于
A. 二尖瓣狭窄
B. 二尖瓣关闭不全
C. 主动脉瓣狭窄
D. 主动脉瓣关闭不全
E. 肺动脉瓣狭窄

35. 选择性蛋白尿以下列哪种蛋白为主
A. 溶菌酶
B. 清蛋白
C. 本-周蛋白
D. IgA
E. β_2 微球蛋白

36. 尿毒症患者高血压最主要的原因是
A. 肾素增多
B. 促红细胞生成素减少
C. 水钠潴留
D. 血管升压素增多
E. 交感神经兴奋

37. 肾上腺髓质激素大量释放时
A. 血压升高，心率加快
B. 血压降低，心率加快
C. 血压升高，心率减慢
D. 血压降低，心率减慢
E. 心率和血压均不变

38. 呼吸衰竭可做鼻或口鼻面罩机械通气的患者是
A. 轻至中度神志尚清，能配合的患者
B. 病情严重，神志清，不合作的患者
C. 昏迷的患者
D. 呼吸道有大量分泌物的患者
E. 需长期机械通气支持的患者

39. 对于电击无效的反复室颤或无脉性室速，应
A. 静脉注射利多卡因
B. 心内注射利多卡因
C. 再次电复律
D. 人工心脏起搏
E. 静脉注射肾上腺素

40. 急性肾衰竭、高钾血症患者，心率 40 次/分。应首先采取的治疗措施是
A. 静脉滴注 5% 碳酸氢钠
B. 静脉滴注 10% 葡萄糖+胰岛素
C. 口服聚磺苯乙烯（降钾树脂）
D. 静脉注射 10% 葡萄糖酸钙
E. 血液透析

41. 不促进胰岛素释放，不加重肥胖的降糖药为
A. 二甲双胍
B. 甲苯磺丁脲
C. 格列本脲
D. 格列吡嗪
E. 氯磺丙脲

42. 右肾绞痛伴有镜下血尿，进一步检查应先进行
A. 膀胱镜
B. 腹部 X 线检查
C. 尿脱落细胞检查

D. CT

E. 中段尿培养

43. Ⅱ型呼吸衰竭最主要的发生机制是

A. 通气/血流比值>0.8

B. 减少呼吸机潮气量

C. 弥散功能障碍

D. 肺动-静脉样分流

E. 肺泡通气不足

44. 对于无器质性心脏病、无症状的室性期前收缩的患者，应采取的治疗是

A. 去除病因和诱因

B. 美西律

C. 维拉帕米

D. 普罗帕酮

E. 胺碘酮

A_2 型选择题

答题说明

每一道考题是以一个小案例出现的，其下面都有 A、B、C、D、E 五个备选答案，请从中选择一个最佳答案。

45. 男孩，6 岁。咳嗽伴喘息 1 天，无发热。既往有反复喘息发作 4～5 次。其外祖父患有支气管哮喘。查体：呼吸急促，轻度三凹征，呼气相延长，双肺满布哮鸣音。目前应首选的治疗是

A. 吸入沙丁胺醇

B. 口服白三烯调节药

C. 口服西替利嗪

D. 静脉注射地塞米松

E. 静脉滴注青霉素

46. 女，20 岁。1 周前出现发热、鼻塞伴乏力，体温 38℃左右，轻度咳嗽，无咳痰，3 天前感活动时憋气、心悸，症状逐渐加重，既往体健。查体：T 37.2℃，BP 90/70mmHg，双肺可闻及湿啰音，心脏轻度向左扩大，HR 120 次/分，律齐，S_1 减弱，可闻及奔马律。血心肌肌钙蛋白（cTnI）（+）。最可能的诊断是

A. 急性心肌梗死

B. 急性心包炎

C. 肺炎

D. 病毒性心肌炎

E. 扩张型心肌病

47. 男，65 岁。畏寒、高热 1 周余。查体：T 39.5℃，P 132 次/分，R 28 次/分，BP 85/50mmHg，左臂皮肤可见瘀斑，胸骨无压痛，双肺呼吸音粗，右下肺可闻及湿啰音，肝、脾肋下未触及。实验室检查：Hb 102g/L，WBC 16.8×10^9/L，PLT 45×10^9/L，PT 18 秒（对照 12 秒）。纤维蛋白原 1.19g/L。该患者最可能的诊断是

A. 肺结核

B. 脓毒症

C. 肺部感染合并 DIC

D. 急性白血病

E. 肺血栓栓塞症

48. 男，25 岁。发热 3 天，体温 38℃，自诉左胸痛。查体：左胸下部可闻及胸膜摩擦音。最可能的诊断为

A. 结核性渗出性胸膜炎

B. 肺炎链球菌肺炎

C. 葡萄球菌肺炎

D. 干性胸膜炎

E. 癌性胸膜炎

49. 男，47 岁。水肿 6 个月。查体：血压 120/70mmHg。尿蛋白定量 2.5g/d，尿红细胞 20～30 个/HP，血清蛋白 32g/L，血肌酐 141μmol/L。临床诊断为

A. 急性肾小球肾炎

B. 慢性肾小球肾炎

C. 新月体性肾小球肾炎

D. 无症状性蛋白尿和/或血尿

E. 肾病综合征

50. 男，45 岁。1 年前发现血压 170/110mmHg，长期口服氨氯地平等药物治疗，2 个月前诊断为糖尿病，口服降糖药物治疗，目前血压、血糖均在正常范围。该患者的高血压诊断为

A. 高血压 3 级，高危

B. 高血压 1 级

C. 高血压 2 级，高危

D. 高血压 3 级，很高危

E. 高血压 2 级，很高危

51. 男，38 岁。车祸伤 3 小时。X 线检查示右肺压缩 20%，第 5 肋骨单处骨折。其治疗应首选

A. 吸氧

B. 镇静，镇痛

C. 胸腔穿刺排气

D. 胸膜腔闭式引流

E. 保持呼吸道通畅

52. 女，55 岁。突发心悸 2 小时。查体：P 92 次/分，BP 130/70mmHg。双肺呼吸音清，HR 115 次/分，心律绝对不齐，心音强弱不等。该患者心悸最可能的原因是

A. 窦性心动过速

B. 室性心动过速

C. 三度房室传导阻滞

D. 阵发性室上性心动过速

E. 心房颤动

53. 女，22 岁。发现颈前肿物 3 个月。查体：右叶甲状腺可触及一硬质结节，直径 2cm。同侧颈淋巴结可及 2 个，质中，活动。B 型超声：甲状腺右叶一低回声实性团块。为明确肿物良恶性，下列各项检查，首先应选择

A. 同位素扫描

B. 血清降钙素测定

C. 针吸细胞学检查

D. 颈部软组织显像

E. 右侧颈淋巴结活检

54. 男，66 岁。持续性呼吸困难 10 小时，3 个月前曾发生股骨颈骨折。高血压 10 年。查体：T 36.5℃，BP 90/60mmHg，颈静脉充盈，P_2 亢进，心脏各瓣膜区未闻及杂音和心包摩擦音。心电图：电轴右偏。血清乳酸脱氢酶（LDH）增高，血清肌酸激酶同工酶（CK-MB）正常。该患者最可能的诊断是

A. 肺动脉栓塞

B. 急性心肌梗死

C. 急性心包炎

D. 主动脉夹层

E. 胸腔积液

55. 女，24 岁。1 周前从外地旅游返家，发热、咳嗽、呼吸困难，全身酸痛，倦怠。实验室检查：WBC 3.2×10^9/L，血清学检测特异性 IgM 抗体阳性。该患者可能的诊断是

A. 衣原体肺炎

B. 病毒性肺炎

C. 真菌性肺炎

D. 细菌性肺炎

E. 传染病

56. 男，19 岁，学生。右股骨下端疼痛 3 个月，夜间尤甚。查体：右股骨下端偏内侧局限性隆起，皮温略高，皮肤浅静脉怒张，明显压痛，膝关节运动受限。X 线片示股骨下端溶骨性骨破坏，可见 Codman 三角。诊断为

A. 软骨肉瘤
B. 纤维肉瘤
C. 骨肉瘤
D. 骨巨细胞瘤
E. 尤因肉瘤

57. 男，46 岁。消瘦、乏力、头晕、食欲缺乏 3 年，近 5 个月早晨有时出现精神症状，进食后缓解。查体：血压 80/60mmHg，皮肤色素沉着，心率 60 次/分。血糖 2.7mmol/L，血清钠 124mmol/L，血清钾 5.2mmol/L。最可能的病因是

A. 原发性慢性肾上腺皮质功能减退症
B. 胰岛素瘤
C. 营养不良
D. 2 型糖尿病
E. 自主神经功能紊乱

58. 女孩，3 岁。被牵拉前臂后，出现肘部疼痛，不愿用手取物，桡骨近端压痛。X 线检查未见骨折征象。最适宜的治疗方法是

A. 肩肘固定带悬挂
B. 外敷药物
C. 石膏固定
D. 手法复位
E. 切开探查

59. 女，16 岁。活动后心悸、气短、胸痛 2 周，2 周前曾患“感冒”，持续发热 1 周。查体：面色苍白，心界向左下扩大，脉搏 120 次/分，频发期前收缩。第一心音减弱。心尖区闻及奔马律及 3/6 级全收缩期杂音。心肌酶谱检查 CK-MB 80U/L。最有可能的诊断是

A. 急性病毒性心肌炎
B. 风湿性二尖瓣关闭不全
C. 扩张型心肌病
D. 急性风湿热
E. 急性心肌梗死

60. 男，55 岁。突发持续胸痛 4 小时。查体：血压 100/50mmHg，心率 30 次/分，律齐。心电图示急性下壁、右心室心肌梗死，三度房室传导阻滞。为提高心室率应立即采取的治疗措施是

A. 静脉滴注异丙肾上腺素
B. 置入临时心脏起搏器
C. 静脉注射肾上腺素
D. 同步直流电复律
E. 静脉滴注多巴酚丁胺

61. 男，64 岁。因急剧胸痛 8 小时入院，含服硝酸甘油效果不佳，血压 168/95mmHg，心率 110 次/分。伴偶发性室性期前收缩，心电图示胸导联 T 波高尖。最佳的治疗是

A. 口服卡托普利
B. 口服地尔硫䓬
C. 静脉注射利多卡因
D. 口服美西律
E. 静脉注射美托洛尔继以口服

62. 女，42 岁。扪及下腹部肿块半年，并有月经不规则。近 3 年来，经常感觉胃区不适。妇科检查：子宫正常大小，活动，无压痛，双附件均触及实性包块，呈肾形，子宫约妊娠 2 个月大小，活动。最可能的诊断是

A. 卵巢颗粒细胞瘤
B. 库肯勃瘤
C. 畸胎瘤
D. 卵巢黄素化囊肿
E. 卵巢囊腺瘤

63. 男，60 岁。发现全程肉眼血尿伴条状血凝块 1 周，无尿频、尿急、尿痛。B 超检查示左肾实质占位，肿块直径 55mm。为明确肿块性质，进一步检查首选

A. 尿细胞学检查
B. 肾动脉造影
C. 静脉尿路造影
D. 腹部 CT 平扫+增强
E. 尿路平片

64. 女，31 岁。2 年前分娩时发生出血性休克，至今无月经。目光呆滞，畏寒，嗜睡，性欲低下。妇科检查提示子宫明显小于正常。引起该患者闭经的病变部位在

A. 甲状腺
B. 子宫
C. 卵巢
D. 垂体
E. 下丘脑

65. 男孩，8 岁。足部刺伤 1 小时，已接受计划性混合疫苗注射。为预防破伤风，最重要的正确处置是

A. 刺伤部位切开，不予缝合
B. 注射破伤风抗霉素（TAT）750U
C. 注射 TAT 1500U
D. 注射 TAT 3000U
E. 注射破伤风类毒素 0.5ml

66. 女，34 岁。寒战、高热、咳血痰 1 周。2 周前干农活时右小腿外伤。查体：T 39.7℃，神志清楚，精神差。双肺未闻及干湿啰音。右外踝上方可见小脓痂。血常规：WBC 17×10^9/L，N 0.95。胸部 X 线片发现右下肺、左上肺类圆形阴影，其内可见空洞及液平。该患者最可能的诊断是

A. 血源性肺脓肿
B. 真菌性肺炎
C. 吸入性肺脓肿
D. 肺结核
E. 革兰阴性杆菌肺炎

67. 女，65 岁。因阵发性胸闷 8 年，持续胸痛 8 小时收入院。入院时血压为 150/90mmHg，诊断为急性前壁心肌梗死。住院第 2 天患者出现胸闷、大汗、面色苍白。查体：心率 126 次/分，律齐，双肺未闻及干湿啰音，血压 90/60mmHg，考虑合并心源性休克。此时不宜用

A. 主动脉内球囊反搏术
B. 静脉注射呋塞米
C. 静脉滴注多巴胺
D. 静脉滴注多巴酚丁胺
E. 皮下注射低分子量肝素

68. 男，45 岁。有高血压病史。因阵发性心悸 2 天就诊。查体：BP 120/70mmHg，HR 180 次/分，律齐，心音正常，无杂音。1 分钟后 HR 降至 80 次/分，律齐。30 秒后又回复至 180 次/分。最可能的诊断为

A. 窦性心动过速
B. 阵发性心房颤动
C. 阵发性室上性心动过速
D. 阵发性心房扑动
E. 三度房室传导阻滞

69. 男，40 岁。1 年前因胫腓骨骨折，行手法复位，石膏外固定。现检查见骨折处有反常活动，X 线片示胫骨上、下端髓腔被硬化骨封闭，骨折端有 3mm 间隙，并向后成 15°。其治疗应采用

A. 手法复位，小夹板固定
B. 手法复位，石膏外固定
C. 切开复位，内固定加外固定
D. 切开复位，外固定
E. 切开复位，植骨、内固定加外固定

70. 男，45 岁。因皮肤病曾有长期服用激素史，近 2 年双髋关节疼痛、活动受限。初步诊断是
A. 双髋类风湿关节炎
B. 双髋创伤性滑膜炎
C. 双髋退变性骨关节炎
D. 双侧股骨头缺血性坏死
E. 双侧髋关节肿瘤性病变
71. 女，40 岁。肥胖、高血压、闭经 2 年。查体：BP 160/90mmHg，向心性肥胖、满月脸。多血质外貌，腹部可见宽大紫纹，血糖 11.8mmol/L。该患者最可能的诊断是
A. 库欣综合征
B. 糖尿病
C. 代谢综合征
D. 肥胖症
E. 高血压
72. 男，25 岁。低热、咳嗽、胸闷半个月就诊。查体：BP 120/70mmHg，左肺呼吸音减弱、语音震颤减弱。该患者最可能的诊断是
A. 肺炎
B. 肺梗死
C. 肺结核
D. 肺脓肿
E. 胸腔积液
73. 男，55 岁。因持续胸痛 10 小时收入院。查体：BP 120/80mmHg，高枕卧位，双肺可闻及较多细湿啰音，啰音范围大于 1/2 肺野。心电图：$V_1 \sim V_4$ 导联 ST 段抬高 0.2 ~ 0.4mV。该患者的心功能分级是
A. Killip Ⅱ级
B. NYHA Ⅲ级
C. NYHA Ⅳ级
D. Killip Ⅳ级
E. Killip Ⅲ级
74. 女孩，6 岁。外伤致肱骨髁上伸直型骨折，经手法复位，石膏外固定。5 小时后出现手麻，主动活动障碍，手发凉。此时的治疗应采取
A. 立即拆除石膏，改用骨牵引治疗
B. 观察 2 天，视情况采取相应措施
C. 手术探查，手术治疗
D. 应用血管扩张药
E. 臂丛麻醉
75. 男，68 岁。5 年来有尿频及排尿困难。肛诊查前列腺Ⅲ度肥大。B 超：双肾正常，前列腺体积 $28cm^3$，残余尿 200ml。BP 160/100mmHg，无心、肺疾病。理想的治疗方法是
A. α 受体阻断药
B. 留置导尿
C. 双睾丸切除，膀胱造瘘
D. 前列腺尿道留网状支架
E. 前列腺切除术
76. 女，30 岁。反复发作性呼吸困难、胸闷 2 年。3 天前受凉后咳嗽，咳少量脓痰，接着出现呼吸困难、胸闷，并逐渐加重。查体：无发绀，双肺广泛哮鸣音，肺底部有湿啰音。最可能的诊断为
A. 外源性哮喘
B. 内源性哮喘
C. 慢性喘息性支气管炎
D. 慢性阻塞性肺疾病（COPD）
E. 心源性哮喘
77. 男，38 岁。1 年来活动后气促，伴腹胀及双下肢水肿。自述既往无不适，生活工作正常。查体：BP 100/60mmHg，颈静脉怒张，双肺底可闻及湿啰音，心界向两侧扩大，S_1 减弱，心尖部可闻及 3/6 级收缩期杂音，肝肋下 3cm，双下肢凹陷性水肿。该患者最可能的诊

断是

A. 扩张型心肌病

B. 风湿性心脏病

C. 缩窄性心包炎

D. 冠心病

E. 肥厚型心肌病

78. 女，60 岁。肾病综合征，肾活检免疫荧光为 IgG、C3 沿肾小球毛细血管壁颗粒状沉积，光镜下仅见肾小球基底膜增厚。其病理诊断应为

A. 微小病变性肾病

B. 局灶节段性肾小球硬化

C. 系膜增生性肾炎

D. 膜增生性肾炎

E. 膜性肾病

79. 男，67 岁。肺源性心脏病急性加重期。血气分析：pH 7.25，$PaCO_2$ 70mmHg，HCO_3^- 30mmol/L。对其酸碱失衡的治疗措施应为

A. 静脉滴注 5% 碳酸氢钠

B. 静脉滴注盐酸精氨酸

C. 给予利尿药

D. 补充氯化钾

E. 改善通气功能

80. 女，36 岁。喘憋、咯血 3 小时。查体：BP 130/70mmHg，双肺布满湿啰音和哮鸣音，HR 102 次/分，心律齐，P_2 亢进，心尖部可闻及舒张期杂音。该患者最适宜的治疗是

A. 静脉滴注多巴胺

B. 口服凝血酶

C. 静脉滴注垂体后叶激素

D. 静脉推注呋塞米

E. 静脉推注毛花苷 C

81. 男，65 岁。为肺源性心脏病呼吸衰竭患者，近日来病情加重，痰咳不出，烦躁不安，治疗不合作。下列治疗哪项不正确

A. 氧疗

B. 广谱抗生素控制感染

C. 呼吸道湿化

D. 异丙嗪镇静

E. 溴己新祛痰

82. 女，45 岁。不慎被汽车撞伤左下肢。查体：左膝部小腿淤血、肿胀、疼痛，膝关节屈伸受限，足背动脉触诊不清，足背曲、外翻功能障碍。其中符合腓总神经损伤的表现是

A. 小腿疼痛、活动受限

B. 足背屈、外翻功能障碍

C. 小腿淤血、肿胀

D. 足背动脉触不清

E. 膝关节屈伸受限

83. 男，70 岁。70% 烧伤第 2 天，收缩压 80mmHg，呼吸 34 次/分，每小时平均尿量 18ml，有黑色大便。血胆红素 36μmol/L，血小板计数 40×10^9/L，格拉斯哥（Glasgow）昏迷量表计分 5 分。目前最恰当的诊断是

A. 急性呼吸窘迫综合征（ARDS）

B. 急性肾衰竭（ARF）

C. 弥散性血管内凝血（DIC）

D. 急性肾小管坏死（ATN）

E. 多系统器官功能衰竭（MSOF）

84. 女，62 岁。有原发性高血压病史。突然呼吸困难。心电图：V_1、V_2 导联 R 波 >S 波，V_7、V_8 导联有 Q 波达 0.04 秒。CK 200U/L。最可能诊断为

A. 下壁心肌梗死

B. 前壁心肌梗死

C. 肺梗死

D. 高侧壁心肌梗死

E. 正后壁心肌梗死

85. 女，35 岁。5 个月来间歇性胸背剧痛。

查体：右侧下肢肌力4级伴膝、踝反射亢进，Babinski征阳性。右踝振动觉消失，T_6以下痛温觉消失。余神经系统无异常。胸椎X线片无异常。可能的诊断为

A. 髓内肿瘤

B. 髓外肿瘤

C. 脊髓炎

D. 脊柱转移癌

E. 脊柱结核

86. 男，40岁。股骨下端疼痛，膝关节活动轻微受限。查体：股骨下端偏外侧局限性隆起，压痛。皮温略高。X线检查：股骨外侧髁可见偏心性生长的骨吸收病灶，皮质向外膨隆，变薄，无骨膜反应。最可能的诊断是

A. 骨纤维异样增殖症

B. 骨巨细胞瘤

C. 嗜酸性肉芽肿

D. 内生软骨瘤

E. 骨囊肿

87. 男，45岁。持续胸痛伴发热1天。心电图示除aVR导联外，其余导联ST段均呈弓背向下型抬高。该患者最可能的诊断为

A. 主动脉夹层

B. 自发性气胸

C. 急性心包炎

D. 急性心肌梗死

E. 变异型心绞痛

88. 女，40岁。向心性肥胖伴乏力3年。查体：BP 180/110mmHg，满月脸、多血质，皮肤可见宽大紫纹。血糖12.8mmol/L，血清钾3.8mmol/L，尿皮质醇增高，小剂量地塞米松试验不能抑制，但大剂量地塞米松试验能抑制。未明确病因，除肾上腺CT检查外，最需要进行的检查是

A. 鞍区MRI

B. 肾区B超

C. 胸部CT

D. 肾动脉造影

E. 头颅X线平片

89. 男，30岁。发作性头晕、头痛，伴面色苍白、心悸、冷汗9个月。每次持续20分钟左右，发作时BP（180～220）/（110～140）mmHg，平素血压正常。查体：BP 120/80mmHg，体型偏瘦，HR 90次/分，律齐，四肢末梢凉。对明确诊断最有帮助的是在发作时检测

A. 血皮质醇

B. 血醛固酮

C. 血儿茶酚胺

D. 血电解质

E. 血浆肾素活性

90. 男孩，5岁。出生后发现心脏杂音，平时易感冒。曾患过肺炎3次，体重16kg，无发绀。查体：心前区隆起，胸骨左缘第3肋间可闻及4/6级收缩期杂音伴震颤，心尖区2/6级舒张期滚筒样杂音，P_2亢进。心电图示电轴不偏，$R_{V_5}+S_{V_1}=46mm+12mm$，$R_{V_1}$ 24mm。最可能的诊断是

A. 房间隔缺损

B. 主动脉瓣狭窄

C. 动脉导管未闭

D. 不典型法洛四联症

E. 室间隔缺损

91. 急性心肌梗死第3周出现发热和心包摩擦音。红细胞沉降率30mm/h，血白细胞计数6.1×10^9/L，中性粒细胞占比0.55。可能是

A. 急性心肌梗死的反应性心包炎

B. 心脏破裂

C. 急性心肌梗死后综合征
D. 伴发病毒性心包炎
E. 心室壁瘤

92. 女，50 岁。突起头痛、黑矇、失语，测血压 210/130mmHg。下列降压药物应首选
A. 硝普钠
B. 呋塞米
C. 普萘洛尔
D. 维拉帕米
E. 卡托普利

93. 男，20 岁。被手榴弹炸伤右侧大腿 3 小时来院。查体：一般情况好，生命体征平稳，右大腿外侧有约 6cm×3cm 伤口，深达深筋膜表面，无活动性出血，检查无弹片残留。正确的处理是
A. 彻底清创后，缝合伤口
B. 不做彻底清创，切开深筋膜减压
C. 清洗伤口，消毒、包扎
D. 彻底清创后，开放伤口引流
E. 彻底清创后，放置引流管、缝合伤口

94. 女，58 岁。因发热、咳嗽、胸闷、气短 1 周收入院。查体：T 37.5℃，R 24 次/分，口唇发绀。双下肺叩诊呈浊音、语颤明显减弱、呼吸音消失。腹部隆起，叩诊移动性浊音（+）。双侧胸腔积液、腹水呈乳糜样，苏丹染色阴性，胸腔积液、腹水常规均为渗出液，淋巴细胞为主，乳酸脱氢酶（LDH）1200U/L，癌胚抗原（CEA）明显增高。PPD 试验（+）。最可能的诊断是
A. 化脓性胸膜炎
B. 结核性胸膜炎
C. 恶性胸腔积液
D. 乳糜样胸腔积液
E. 结缔组织疾病

95. 男，49 岁。发作劳力性胸痛 2 月余，每次持续 5 ~ 10 分钟，休息 2 ~ 3 分钟可自行缓解。查体：BP 140/90mmHg，HR 110 次/分，律齐。心电图示窦性心律。为控制心率宜首选的药物是
A. 地高辛
B. 胺碘酮
C. 普罗帕酮
D. 维拉帕米
E. 美托洛尔

96. 男孩，5 岁。右侧阴囊包块，卧位不消失，右睾丸未扪及，透光试验阳性。正确诊断是
A. 右侧斜疝
B. 精索鞘膜积液
C. 交通性鞘膜积液
D. 右睾丸鞘膜积液
E. 右侧隐睾

97. 女，30 岁。寒战、发热、腰痛伴尿频、尿急 3 天。查体：体温 39℃，心肺无异常。肝、脾肋下未触及。两侧肋脊角有叩击痛。尿液检查：蛋白（-），镜检红细胞 2 ~ 5 个/HP，白细胞 10 ~ 15 个/HP。诊断应首先考虑
A. 急性肾小球肾炎
B. 急性肾盂肾炎
C. 急性膀胱炎
D. 肾结核
E. 肾结石

98. 女，45 岁。反复剑突下疼痛 3 年，呕吐 10 天。呕吐物有隔夜宿食。该患者最易发生的电解质和酸碱平衡失调是
A. 高钾血症，代谢性碱中毒
B. 低钾血症，代谢性碱中毒
C. 低钾血症，代谢性酸中毒
D. 高钾血症，代谢性酸中毒
E. 低钙血症，代谢性碱中毒

99. 男，60 岁。进食哽噎、烧灼感 2 个月。食管 X 线钡剂造影检查：食管下段黏膜紊乱、断裂，管壁僵硬。最可能的诊断是

A. 食管炎

B. 食管癌

C. 贲门失弛缓症

D. 食管静脉曲张

E. 食管平滑肌瘤

100. 男，26 岁。上肢血压（180～200）/（100～110）mmHg，下肢血压 140/80 mmHg。查体：肩胛间区可闻及血管杂音，伴震颤。尿 17-酮、17-羟类固醇正常，尿苦杏仁酸正常。其高血压原因应考虑为继发于

A. 皮质醇增多症

B. 主动脉缩窄

C. 嗜铬细胞瘤

D. 原发性醛固酮增多症

E. 单侧肾动脉狭窄

101. 男，40 岁。半个月前开始畏寒、发热，每天体温高达 39～40℃，咳嗽、咳少量脓性痰，近 4 天突然咳大量臭脓痰，每日约 300ml，并有痰中带血。查体：右下肺叩浊，闻及支气管呼吸音。血白细胞计数 $20\times10^9/L$，中性粒细胞占比 0.90。最可能的诊断为

A. 葡萄球菌肺炎

B. 肺炎克雷伯菌肺炎

C. 急性肺脓肿

D. 肺结核

E. 阻塞性肺炎

102. 男，20 岁。突发右侧胸痛伴气短 1 天入院。查体：右胸叩诊呈鼓音。该患者最可能出现的胸部 X 线表现是

A. 膈疝

B. 气胸

C. 少量胸腔积液

D. 肺气肿

E. 巨大肺大疱

103. 男，59 岁。因右腹股沟斜疝行手术治疗。术中发现疝囊壁的一部分由盲肠组成，此时的诊断为

A. Richter 疝

B. Littre 疝

C. 滑动疝

D. 嵌顿性疝

E. 易复性疝

104. 男孩，8 岁。右小腿轻微外伤后寒战、发热（T 39.5℃）5 天，右小腿上端肿胀、剧痛，局部皮温高，肤色正常。白细胞计数 $25\times10^9/L$。X 线片未见明显变化，局部穿刺，针达骨膜下时抽出黄色脓液。首先应考虑为

A. 急性蜂窝织炎

B. 急性化脓性膝关节炎

C. 急性化脓性骨髓炎

D. 滑囊炎

E. 胫骨上端单纯骨结核转变为膝关节全关节结核

105. 男，67 岁。咳嗽、咳痰 20 年，加重伴气短 1 周。查体：T 36.8℃，双肺呼吸音减弱，语音震颤减弱，叩诊呈过清音。该患者最可能的诊断是

A. 气胸

B. 心力衰竭

C. 慢性阻塞性肺疾病（COPD）

D. 支气管扩张

E. 支气管哮喘

106. 女，37 岁。交通事故中右下肢受伤 3 小时。查体：右下肢缩短，右髋关节呈屈曲、内收、内旋畸形，右足背麻木，背屈无力。最可能的诊断是

A. 髋关节中心脱位、坐骨神经损伤

B. 髋关节前脱位、坐骨神经损伤
C. 髋关节前脱位、闭孔神经损伤
D. 髋关节后脱位、股神经损伤
E. 髋关节后脱位、坐骨神经损伤

107. 男，45 岁。阵发性右腹绞痛 1 天，伴恶心、呕吐，无发热，腹痛发作时向右下腹放射，伴尿频、尿痛等症状。查体：腹软，右下腹有压痛，无反跳痛，膀胱区不胀。血 WBC 正常，尿 WBC 0 ~ 1 个/HP，尿 RBC 7 ~ 10 个/HP。最可能的诊断是
A. 阑尾炎
B. 肾肿瘤
C. 肾结石
D. 肾结核
E. 输尿管结石

108. 男，35 岁。2 周前发热、咳嗽、咳黄痰，经抗感染治疗后好转。现再次高热、咳嗽、胸闷。查体：T 39.5℃，P 115 次/分，R 24 次/分，气管右移，左侧语音震颤减弱，叩诊肺实音，呼吸音消失。血常规：WBC 23×10^9/L。最有效的治疗措施是
A. 胸腔闭式引流
B. 胸腔成形术
C. 胸膜剥脱术
D. 静脉滴注广谱抗生素
E. 胸腔内注入抗生素

109. 女，20 岁。双下肢及颜面水肿。辅助检查：尿蛋白定量 4.2g/d，尿红细胞 0 ~ 2 个/HP，血清蛋白 28g/L，血肌酐 78μmol/L。肾活检病理诊断为微小病变性肾病。该患者应用糖皮质激素治疗的最主要机制为
A. 抑制体液免疫
B. 抑制细胞免疫
C. 抑制巨噬细胞功能
D. 抑制补体活化
E. 抑制蛋白质合成

A_3/A_4 型选择题

答 题 说 明

以下提供若干个案例，每个案例下设若干道考题。请根据案例所提供的信息，在每一道考题下面的 A、B、C、D、E 五个备选答案中选择一个最佳答案。

（110 ~ 112 题共用题干）

男，36 岁。双下肢水肿 1 月余。查体：BP 130/80mmHg，双下肢轻度凹陷性水肿。尿常规：蛋白（++++），红细胞（++），Scr 130μmol/L。血浆白蛋白 28g/L。

110. 为明确诊断，不需要做的检查项目是
A. 肾活检
B. 双肾超声
C. 肾 CT
D. 尿蛋白定量
E. 血脂

111. 若肾活检示肾小球系膜轻度增生，系膜区可见免疫复合物沉积。最可能的诊断是
A. 系膜增生性肾小球肾炎
B. 系膜毛细血管性肾小球肾炎
C. 微小病变型肾病
D. 局灶节段性肾小球硬化

E. 膜性肾病

112. 若为上述病理类型，首选的治疗药物是

A. 环磷酰胺

B. 环孢素 A

C. 霉酚酸酯

D. 糖皮质激素

E. 硫唑嘌呤

（113～115 题共用题干）

女，35 岁。消瘦、乏力、怕热、手颤 1 个月，夜间突然出现双下肢软瘫。急诊查体：神志清，血压 140/80mmHg，心率 100 次/分，律齐，甲状腺轻度增大、无血管杂音。

113. 导致该患者双下肢软瘫的直接原因可能是

A. 脑栓塞

B. 运动神经元病

C. 重症肌无力

D. 呼吸性碱中毒

E. 血钾异常

114. 为明确诊断，应首先进行的检查项目是

A. 头颅 CT、血糖测定

B. 肌电图及血电解质测定

C. 胸部 CT 及血抗乙酰胆碱受体抗体测定

D. 血气分析及血电解质测定

E. 血电解质测定及甲状腺功能测定

115. 该患者的急诊处理应

A. 螺内酯（安体舒通）治疗

B. 纠正电解质紊乱

C. 静脉滴注氯化钾及胰岛素

D. 溴吡斯的明和皮质激素治疗

E. 脱水降颅内压治疗

（116～118 题共用题干）

男，65 岁，吸烟。反复咳嗽、咳痰、气促 40 余年，胸闷、心悸 2 年，加重伴发热 1 周，昏睡 3 小时入院。查体：BP 140/90mmHg，嗜睡，呼之能应，双侧瞳孔等大等圆，对光反射存在，口唇发绀，双肺可闻及干湿啰音，心界遥远，HR 120 次/分，期前收缩 3 次/分，下肢凹陷性水肿。

116. 该患者最可能的诊断是

A. 冠状动脉粥样硬化性心脏病

B. 肺源性心脏病

C. 风湿性心脏病

D. 原发性心肌病

E. 高血压心脏病

117. 假设上述诊断成立，补充体检时还可出现的最主要体征是

A. 心界向左下扩大

B. 心音强弱快慢不等

C. 心界向左、右两侧扩大

D. 肺动脉瓣区第二心音亢进

E. 心尖区可闻及 3/6 级粗糙吹风样全收缩期杂音

118. 假设上述诊断成立，其出现昏睡最可能的原因是

A. 代谢性碱中毒

B. 中毒性脑病

C. 肺性脑病

D. 脑梗死

E. 脑出血

（119～120 题共用题干）

女，68 岁。反复咳嗽、咳白痰 8 年，加重伴胸闷、气促 1 天。查体：右肺叩诊过清音，呼吸音明显减弱，呼气延长，可闻及干湿啰音，心浊音界缩小。

119. 最可能的诊断是

A. 右肺不张

B. 右侧自发性气胸

C. 右侧胸腔积液

D. 右侧胸膜肥厚

E. 肺气肿

120. 为明确诊断，首选的检查是

A. 胸部 CT 检查
B. 纤维支气管镜
C. 胸部 X 线检查
D. 肺功能检测
E. 血气分析

(121～123 题共用题干)

男，51 岁。胸骨后剧烈疼痛 4 小时，伴大汗淋漓。查体：BP 80/60mmHg，P 134 次/分。面色苍白，四肢冰冷。心电图示急性广泛前壁心肌梗死。

121. 该患者血压低的原因是
A. 血容量不足
B. 合并右心室梗死
C. 舒张期充盈不足
D. 心源性休克
E. 疼痛性休克

122. 对指导治疗最有帮助的辅助检查是
A. 心电图和血压监测
B. 心肌酶谱监测
C. 漂浮导管血流动力学监测
D. 超声心动图
E. 胸部 X 线片

123. 对该患者最理想有效的治疗措施是
A. 毛花苷 C 强心
B. 多巴胺升压
C. 尿激酶溶栓
D. 主动脉内球囊反搏泵
E. 直接经皮腔内冠状动脉成形术（PTCA）

(124～126 题共用题干)

男，70 岁。软弱无力，进食减少，口渴、多尿 2 周，近 2 天嗜睡。急诊查体：血压 70/50mmHg，神志朦胧，皮肤干燥失水，呼吸 34 次/分，心率 108 次/分，尿糖（++++），尿酮（±）。既往无糖尿病病史。

124. 最可能的诊断是
A. 糖尿病肾病
B. 糖尿病神经病变
C. 糖尿病酮症酸中毒
D. 糖尿病乳酸性酸中毒
E. 高渗性非酮症糖尿病昏迷

125. 为明确诊断，除血糖测定外，首选的检查是
A. 血电解质+BUN、Scr
B. 糖化血红蛋白+BUN、Scr
C. 血气分析+BUN、Scr
D. 血酮体+血气分析
E. 血乳酸+血气分析

126. 最主要的治疗措施是
A. 抗感染
B. 肾上腺皮质激素
C. 口服降血糖药
D. 小剂量胰岛素及补液
E. 补充碱性药物

(127～128 题共用题干)

男，21 岁。左腰部被刺后伤口持续溢出淡红色液体。查体：血压 95/70mmHg，脉搏 110 次/分。左上腹有压痛，无肌紧张及反跳痛。

127. 诊断首先应考虑
A. 脾破裂
B. 胃穿孔
C. 肾损伤
D. 肝破裂
E. 胰腺损伤

128. 处理原则应为
A. 立即手术探查
B. 保守治疗
C. 出现肉眼血尿时手术探查
D. 再次出现休克时手术探查
E. 出现腹膜炎时手术探查

(129～130 题共用题干)

患者乘车时，因急刹车右膝前方受到撞击，出现右髋剧痛，髋关节运动障碍，处于屈曲内收、内旋畸形状态。

129. 应诊断为

A. 股骨颈骨折
B. 股骨粗隆间骨折
C. 股骨粗隆下骨折
D. 髋关节后脱位
E. 髋关节前脱位

130. 可能出现哪些合并损伤
A. 坐骨神经
B. 股神经
C. 闭孔神经
D. 胫神经
E. 腓总神经

(131～132 题共用题干)

女，26 岁。2000 年 4 月 20 日因“出血性休克、异位妊娠”急诊手术。入手术室时，神志清楚，T 37.2℃，P 92 次/分，BP 100/60mmHg。硬膜外麻醉成功后，突然出现意识丧失，面色苍白，口唇、四肢末梢严重发绀，脉搏、心音、血压均测不出，血氧饱和度迅速下降至 20%。

131. 该患者可能发生了以下哪种情况
A. 心搏骤停
B. 出血性休克
C. 呼吸衰竭
D. 心源性休克
E. 窒息

132. 对该患者的诊断依据是
A. 意识丧失，脉搏、心音、血压均测不出
B. 面色苍白
C. 口唇、四肢末梢严重发绀
D. 血氧饱和度迅速下降至 20%
E. 意识丧失

(133～134 题共用题干)

男，25 岁。既往体健，半小时前从 4m 高处摔下，左胸疼痛、呼吸困难。急诊查体：神清合作，轻度发绀，左前胸壁 10cm×10cm 皮下淤血，胸壁浮动，可触及骨擦感，两肺未闻及湿啰音。X 线胸片见左胸第 4、5、6 肋各有两处骨折，肋膈角稍钝。

133. 此时患者的呼吸困难主要不是
A. 胸壁软化
B. 纵隔扑动
C. 静脉血回心障碍
D. 精神过度紧张
E. 缺氧、二氧化碳潴留

134. 此时应采取的急诊处理是
A. 吸痰
B. 气管切开
C. 胸壁包扎固定、镇痛
D. 气管内插管
E. 呼吸机辅助呼吸

(135～136 题共用题干)

男，52 岁。反复无痛性肉眼血尿伴条状血块 2 个月。膀胱镜检见右输尿管口喷血，尿细胞学可见癌细胞。

135. 静脉尿路造影最有诊断价值的表现是
A. 右肾不显影
B. 右肾积水
C. 右肾萎缩
D. 右肾盂充盈缺损
E. 右肾盏破坏

136. 明确诊断后，首选的治疗方法是
A. 右肾切除术
B. 右肾输尿管全切除术
C. 化疗
D. 放疗
E. 免疫治疗

B_1 型选择题

答 题 说 明

以下提供若干组考题，每组考题共用在考题前列出的 A、B、C、D、E 五个备选答案，请从中选择一个与问题关系最密切的答案。每个备选答案可能被选择一次、多次或不被选择。

(137～138 题共用备选答案)

A. 微小病变性肾病

B. 新月体性肾小球肾炎

C. IgA 肾病

D. 毛细血管内增生性肾小球肾炎

E. 膜性肾病

137. 链球菌感染后急性肾小球肾炎的病理类型为

138. 儿童原发性肾病综合征最常见的病理类型为

(139～140 题共用备选答案)

A. 骨膜反应

B. 骨端膨胀呈“肥皂泡”样

C. 葱皮样改变

D. 脊柱呈“竹节”样改变

E. 死骨形成并有包壳

139. 骨巨细胞瘤 X 线改变是

140. 强直性脊柱炎 X 线改变是

(141～142 题共用备选答案)

A. 毛细支气管炎

B. 腺病毒肺炎

C. 葡萄球菌肺炎

D. 肺炎链球菌肺炎

E. 肺炎支原体肺炎

以下病例中最可能的诊断是

141. 胸部 X 线常有不同程度梗阻性肺气肿和支气管周围炎，或肺不张

142. 胸部 X 线常见肺浸润，多发生肺脓肿、肺大疱和脓胸、脓气胸

(143～144 题共用备选答案)

A. 劳力性心绞痛病程在 1 个月以内

B. 劳力性心绞痛临床特点 1 个月以上无变化

C. 同等程度劳累所诱发的胸痛发作次数增加、严重程度加重及持续时间延长

D. 劳力性心绞痛病程在 3 个月以内

E. 劳力性心绞痛临床特点 3 个月以上无变化

根据国际心脏病学联合会（ISFC）/世界卫生组织（WHO）对缺血性心脏病的分类

143. 初发劳力性心绞痛是

144. 恶化型劳力性心绞痛是

(145～146 题共用备选答案)

A. 美托洛尔

B. 卡托普利

C. 阿夫唑嗪

D. 硝苯地平

E. 氢氯噻嗪

145. 最易引起低钾血症的降压药是

146. 最易引起干咳的降压药是

(147～148 题共用备选答案)

A. 噻唑烷二酮类药物

B. 格列奈类药物

C. α-葡萄糖苷酶抑制药

D. 磺酰脲类药物

E. 双胍类药物

147. 容易引起严重低血糖的药物是

148. 抑制肝葡萄糖输出的药物是

（149～150 题共用备选答案）

A. 肾前性急性肾损伤

B. 肾性急性肾损伤

C. 急性间质性肾炎

D. 新月体性肾小球肾炎

E. 肾后性急性肾损伤

149. 因“急性肠炎”静脉滴注庆大霉素1周后出现少尿，尿钠>40mmol/L。少尿最可能的原因是

150. 肝硬化伴大量腹水，进行性尿量减少1周，尿比重1.030，尿红细胞（-），尿蛋白（-）。少尿最可能的原因是

参考答案与解析

1. C 【解析】α 受体阻断药可以阻断血管平滑肌的 α 受体，产生直接扩血管的作用，使血压下降，容易出现直立性低血压。血管紧张素转化酶抑制药可引起刺激性干咳，主要因缓激肽的蓄积导致。保钾利尿药可引起高血钾。袢利尿药和噻嗪类利尿药可引起尿酸增高和低血钾。故选 C。

2. E 【解析】手外伤现场急救处理原则包括止血、创面包扎、局部固定和迅速转运。局部加压包扎是手外伤最简单而行之有效的止血方法，可用于创面止血，以及腕平面的尺桡动脉断裂出血。禁忌采用束带类物在腕平面以上捆扎，捆扎过紧、时间过长易导致手指坏死；若捆扎压力不够，只将静脉阻断而动脉未能完全阻断，出血会更加严重。采用无菌敷料或清洁布类包扎伤口，避免进一步污染。创口内不宜用药水或抗感染药物。故选 E。

3. D 【解析】肾盂癌早期临床表现为间歇性无痛性肉眼血尿，偶可出现条状血块。尿细胞学检查可发现癌细胞。静脉尿路造影可见肾盂内有充盈缺损。膀胱镜检查可除外膀胱瘤，还可见患侧输尿管口喷血。CTU 是诊断肾盂、输尿管癌的首要手段。故选 D。

4. D 【解析】慢性肾盂肾炎做静脉肾盂造影可了解尿路情况，及时发现有无尿路结石、梗阻、反流、畸形等导致尿路感染反复发作的因素。尿路感染急性期不宜做静脉肾盂造影，故不选 B；A、C、E 属于肾小球疾病，有诊断价值的检查是肾活检。故选 D。

5. D 【解析】大咯血是由于严重二尖瓣狭窄，左心房压力突然增高，肺静脉压增高，支气管静脉破裂出血所致，可为二尖瓣狭窄的首发症状，多见于二尖瓣狭窄早期。后期因静脉壁增厚，以及随着病情进展致肺血管阻力增加及右心功能不全，大咯血发生率降低。故选 D。

6. B 【解析】骨折功能复位的标准：①旋转移位、分离移位必须完全矫正。②缩短移位在成人下肢骨折不超过 1cm，儿童无骨骺损伤者下肢短缩不超过 2cm。③成角移位必须完全矫正，肱骨干稍有畸形对功能影响不大。④长骨干横形骨折，骨折端对位至少达 1/3，干骺端骨折至少应对位 3/4。故选 B。

7. E 【解析】慢性肺脓肿可伴贫血、消瘦、营养不良与水肿。有时发热，感染毒性症状加重，排痰量却明显减少，提示引流支气管阻塞。查体可见胸膜肥厚体征，杵状指（趾）较急性常见。故选 E。

8. A 【解析】钠泵将钠离子移出细胞膜外，将钾离子移入细胞膜内，使细胞外液中的钠离子浓度达到细胞质内的 10 倍左右，细胞内的钾离子浓度达到细胞外液的 30 倍左右，膜内钠、钾离子分布不均匀。钠泵的主要生理作用：①钠泵活动造成细胞内高钾离子，保证许多细胞代谢反应进行。②细胞外高钠离子可维持细胞内外正常渗透压和细胞容积。③钠泵活动形成的钠离子和钾离子跨膜浓度梯度是细胞发生电活动的基础。④钠泵活动的生电效应可直接使膜内电位的负值增大。⑤建立势能储备，为某些营养物质吸收创建条件。故选 A。

9. B 【解析】血尿为急性肾炎重要所见，或肉眼血尿，或镜下血尿，尿中红细胞多为严重变形红细胞。此外，还可见红细胞管型，提示肾小球有出血渗出性炎症，是急性肾炎的重要特点。尿沉渣还常见肾小管上皮细胞、大量透明和颗粒管型。尿蛋白通常为（+）~（++），尿蛋白多属非选择性。可排除A、C、D、E，故选B。

10. E 【解析】骨折的晚期并发症包括坠积性肺炎、压疮、下肢深静脉血栓形成、感染、损伤性骨化、创伤性关节炎、关节僵硬、急性骨萎缩、缺血性骨坏死和缺血性肌痉挛。其中与长期卧床相关的有坠积性肺炎、压疮等。故选E。

11. B 【解析】支气管哮喘发作期胸部呈过度充气状态，胸廓膨隆，叩诊呈过清音，多数有广泛的以呼气相为主的哮鸣音，呼气延长。严重哮喘发作时常有呼吸费力、大汗淋漓、发绀、胸腹反常运动、心率增快、奇脉等体征。缓解期可无异常体征。故选B。

12. B 【解析】气道高反应性是指气道对各种刺激因子，如变应原、理化因素、运动、药物等呈现的高敏感状态，表现为患者接触这些刺激因子时气道出现过强或过早的收缩反应，是哮喘的基本特征但并非确诊标准。故选B。

13. E 【解析】急性病毒性心肌炎约半数发病前有病毒感染前驱症状，如发热、全身倦怠感、恶心、呕吐等，然后出现心悸、胸痛、呼吸困难、水肿甚至阿-斯（Adams-Strokes）综合征。查体可见与发热程度不平行的心动过速、各种心律失常，可听到第三心音或杂音。故选E。

14. B 【解析】生长激素是腺垂体细胞分泌的蛋白质，是脑垂体前叶分泌的能促进身体生长的一种激素。而生长激素瘤是垂体腺瘤的常见疾病之一。故选B。

15. E 【解析】慢性肾衰竭者血清钾在6.5mmol/L以上，血尿素氮在21.4mmol/L以上或血肌酐在442μmol/L以上，为透析治疗的适应证。故选E。

16. D 【解析】脉压增大多见于以下情况：①运动、情绪波动、发热及其他引起心动过速或心搏出量增加的疾病。②主动脉瓣关闭不全、动脉导管未闭、动脉瘤、主动脉硬化、严重贫血等。③完全性房室传导阻滞时，其收缩压上升，舒张压正常或下降。④高血压的收缩压升高数大于舒张压的升高数时，也可出现脉压增大。故选D。

17. C 【解析】骨盆骨折是造成后尿道损伤的最主要原因。尿道膜部穿过尿生殖膈，当骨盆骨折时，附着于耻骨下支的尿生殖膈突然移位，造成剪刀样暴力，使薄弱的尿道膜部撕裂，甚至使前列腺尖端撕断。故选C。

18. B 【解析】骨关节结核是继发性结核，如需行病灶清除术，应在全身抗结核治疗下进行。术前和术后均应该选用抗结核药物。另外，手术有造成血源性播散的可能，为提高安全性，术前应用抗结核药4~6周，至少2周。故选B。

19. E 【解析】扩张型心肌病的临床表现为起病缓慢，多在临床症状明显时才就诊，有气急甚至端坐呼吸、水肿、肝大等心力衰竭的症状和体征时被确诊。主要体征为心脏扩大，常可闻及第三心音或第四心音，心率快时呈奔马律。故选E。

20. B 【解析】患者昏迷、麻醉未清醒、呼吸功能衰竭后等，均需建立人工气道，保持呼吸道的通畅，以进行机械通气或清除呼吸道的分泌物，达到改善患者的缺氧症状。正压通气治疗多用于急性呼吸窘迫综合征（ARDS）引起的难治性低氧血症。建立人工气道的目的：①解除气道梗阻。②及时清除呼吸道内分泌物。③防止误吸。④严重低氧血症和高碳酸血症时施行正压通气治疗。故选 B。

21. D 【解析】剖胸探查手术适应证：①张力性气胸如闭式胸腔引流术仍不能缓解者，或持续有大量气体引流出来者，说明有较大的气管、支气管或肺裂伤。②开放性气胸胸壁缺损较大或伤口污染较重者。③进行性血胸闭式引流后，引流量每小时>200ml，持续 3 小时。故选 D。

22. E 【解析】支气管扩张变形，痰集聚，容易形成固定的湿啰音。故选 E。

23. C 【解析】左心衰竭时心脏听诊改变表现为心室率代偿性增快，成年人心率>120 次/分，就像马蹄奔跑时的声音，在心动周期中处于舒张早期，故称舒张早期奔马律。故选 C。

24. A 【解析】股骨颈头下型骨折，损伤了股骨干滋养动脉升支和旋股内外侧动脉发出的营养血管支，中断了股骨头的血供，股骨头仅由供血量很少的股骨小凹动脉供血，使股骨头严重缺血，故发生股骨头缺血性坏死的机会很大；另外，发生骨折不愈合的可能性也大。故选 A。

25. C 【解析】心脑血管疾病是 2 型糖尿病最主要的死亡原因。糖尿病肾病是终末期肾衰竭的主要原因，是 1 型糖尿病的主要死因。在 2 型糖尿病中，其严重性仅次于心脑血管疾病。故选 C。

26. C 【解析】由于肾盂肾癌大多为转移性上皮癌，手术治疗原则为切除肾及全长输尿管包括输尿管开口的部分膀胱。故选 C。

27. D 【解析】无论肩关节脱位的类型及肱骨头所处的位置，均应首选手法复位+外固定治疗。手法复位以 Hippocrates 法（足蹬法）最常用。故选 D。

28. E 【解析】原发型肺结核的病理转归：①吸收好转，最常见，病变完全吸收、钙化或成为硬结。出现钙化表示病变至少已有 6 个月。②进展，原发病灶扩大，产生空洞；支气管淋巴结周围炎，形成淋巴结支气管瘘，导致支气管内膜结核或干酪性肺炎；支气管淋巴结增大，可造成肺不张或阻塞性肺气肿；结核性胸膜炎。③恶化，结核分枝杆菌通过血行播散，导致急性血行播散性肺结核或播散性粟粒型结核病。故选 E。

29. B 【解析】婴儿的鞘膜积液多能自行吸收消退，无须手术治疗。成年人的睾丸鞘膜积液如积液量少，无任何症状，无须手术。积液量多，体积大伴明显症状，应施行睾丸鞘膜翻转术。交通性鞘膜积液应切断通道，在内环处高位结扎鞘状突。精索囊肿需要将鞘膜囊全部切除。故选 B。

30. B 【解析】肺循环高压可使右心室的后负荷即压力负荷增加，故不选 A；回心血量增加和主动脉瓣关闭不全引起血液反流，造成容量负荷即前负荷增加，故不选 C、D；血细胞比容增大，即红细胞在血液中所占容积的比值增大，可为血液浓缩引起，故不选 E；体循环高压可使左心室收缩期射血阻力增加，所以左心室后负荷增加，故选 B。

31. D 【解析】属于初级卫生保健服务的是社区康复、疾病预防和保健服务、基本治疗及健康教育和健康促进，不包括专科治疗。故选 D。

32. E 【解析】膀胱镜检查+活检是诊断膀胱肿瘤最可靠的方法。膀胱镜检查可直接观察到肿瘤所在的部位、大小、数目及形态、有蒂还是广基，初步估计基底浸润程度等。且可以做肿瘤活检送病理检查，必要时应随机活检。故选 E。

33. D 【解析】早期肺癌特别是周围型肺癌往往没有任何症状，大部分在胸部 X 线检查时发现。咳嗽是早期症状，癌肿在较大的支气管内生长后，常出现刺激性咳嗽。血痰常见于中央型肺癌，通常为痰中带血、血丝或断续的少量咯血，大量咯血很少见。故选 D。

34. A 【解析】二尖瓣狭窄患者可发生体循环栓塞，80% 的体循环栓塞者有心房颤动。血栓栓塞以脑栓塞最常见，约占 2/3，也可发生于四肢、脾、肾和肠系膜等动脉栓塞。故选 A。

35. B 【解析】选择性蛋白尿的产生是由于肾小球滤过膜屏障尤其是电荷屏障受损，使膜负电荷减小，其对大小刚能通过滤过膜带负电荷的清蛋白阻碍能力降低，故选择性蛋白尿以清蛋白为主。故选 B。

36. C 【解析】尿毒症的高血压常由水钠潴留引起。肾衰竭时常有水钠潴留，如果摄入过量的钠和水，易引起体液过多，而发生水肿、高血压和心力衰竭。肾素、血管紧张素等增多可使肾小球毛细血管血压增高，参与引起高血压，但水钠潴留是主要原因。故选 C。

37. A 【解析】肾上腺髓质激素主要为肾上腺激素和去甲肾上腺素，当其大量分泌的时候，对心脏具有正性作用，因此可以导致心率加快；同时肾上腺素对血管的 α 受体具有强烈的激动作用，导致血管收缩，血压上升。故选 A。

38. A 【解析】鼻或口鼻面罩属于无创性人工气道，适用于急性呼吸性酸中毒、呼吸窘迫或呼吸机辅助呼吸的患者，应保持血流动力学稳定，气道分泌物不多，清醒且能够合作者。故选 A。

39. E 【解析】心搏骤停可由心室颤动、无脉性室性心动过速、无脉性电活动和心室停搏 4 种心律失常所导致。采用的药物治疗包括：①心室颤动和无脉性室性心动过速的药物治疗，当至少进行了 1 次电击和 2 分钟的心肺复苏后室颤/无脉性室速仍然持续时，可给予肾上腺素静脉推注，目的是增加心肺复苏期间的心肌血流并恢复自主循环。②无脉性电活动和心室停搏的药物治疗，可考虑应用肾上腺素。故选 E。

40. E 【解析】急性肾衰竭出现急性肺水肿；血清钾≥6. 5mmol/L；高分解状态；无尿 2 天或少尿 4 天；酸中毒等情况时，应透析治疗。故选 E。

41. A 【解析】二甲双胍降血糖的作用机制可能是：①促进周围组织细胞（肌肉等）对葡萄糖的利用。②抑制肝糖原异生作用，因此降低肝糖输出。③抑制肠壁细胞摄取葡萄糖。双胍类药物有降低体重的趋势，尤其适用于肥胖或超重的 2 型糖尿病患者。故选 A。

42. B 【解析】首先考虑泌尿系结石，所以应行 B 超或腹部 X 线检查确定结石的存在、特点及解剖形态。B 超能显示结石的特殊声影，可发现泌尿系 X 线片不能显示的小结石和透 X 线结石；腹部 X 线片能发现 95% 以上的结石（结石过小或钙化程度不高，纯的尿酸结石及基质结石，X 线不显示）。故选 B。

43. E 【解析】Ⅱ型呼吸衰竭多由肺泡通气不足所致，常见于慢性阻塞性肺疾病、上呼吸道阻塞、呼吸肌功能障碍等。故选 E。

44. A 【解析】无器质性心脏病、无症状的室性期前收缩多是由于一些诱因和病因导致，并且不严重，一般不需要药物治疗，平时多注意去除病因和诱因就能缓解或消失。故选 A。

45. A 【解析】该患儿既往有反复喘息发作病史，咳嗽伴喘息1天，轻度三凹征，呼气相延长，双肺满布哮鸣音，最可能是支气管哮喘急性发作。吸入型速效 β_2 受体激动药是缓解哮喘急性症状的首选药物，如沙丁胺醇、特布他林。故选A。

46. D 【解析】多数病毒性心肌炎患者发病前有病毒感染症状，如发热、全身倦怠感或消化道症状。随后可有心悸、胸痛、呼吸困难、水肿，甚至晕厥、猝死。查体常有心律失常，心率可增快且与体温不相称。听诊可闻及第三、第四心音或奔马律，部分患者可于心尖部闻及收缩期吹风样杂音。重症可出现血压降低、四肢湿冷等心源性休克体征。该患者表现符合上述特点，故选D。

47. C 【解析】老年男性患者，畏寒、高热1周余，双肺呼吸音粗，右下肺可闻及湿啰音，WBC升高，可诊断为肺部感染；该患者左臂皮肤可见瘀斑（出血倾向），血压降低，血小板降低，PT明显延长，纤维蛋白原降低，考虑合并DIC可能。故选C。

48. D 【解析】纤维蛋白性胸膜炎又称干性胸膜炎，渗出物主要为纤维素伴不等量中性粒细胞浸润。多见于肺炎、肺结核、尿毒症、风湿病和肺梗死。临床听诊可闻及胸膜摩擦音，并出现胸痛。晚期若纤维素不能被溶解吸收，则发生机化，导致胸膜纤维性肥厚和粘连，严重者胸膜厚度可达数厘米，使呼吸运动明显受限。根据题干信息，考虑该患者最可能为干性胸膜炎。故选D。

49. B 【解析】急性肾小球肾炎会在8周内痊愈，排除A。新月体性肾小球肾炎早期就会出现少尿、无尿和尿毒症，排除C。无症状性蛋白尿和血尿是指无水肿、高血压及肾功能损害，而仅表现为肾小球源性血尿或蛋白尿的一组肾小球疾病，排除D。肾病综合征诊断标准为尿蛋白>3.5g/d，血浆清蛋白低于30g/L，水肿，高血压，排除E。慢性肾小球肾炎以蛋白尿、血尿、高血压、水肿为基本临床表现，起病方式不同，病情迁延，病变缓慢进行，可有不同程度的肾功能损害，最终发展为慢性肾衰竭的一组肾小球病。故选B。

50. D 【解析】高血压分级：1级，收缩压140~159mmHg和/或舒张压90~99mmHg；2级，收缩压160~179mmHg和/或舒张压100~109mmHg；3级，收缩压>180mmHg和/或舒张压≥110mmHg。当收缩压与舒张压分属于不同分级时，以较高的级别作为标准。该患者血压170/110mmHg，属于高血压3级。患者合并糖尿病，危险分层为很高危。故选D。

51. B 【解析】该患者诊断为肋骨骨折合并气胸，肋骨骨折为单根1处，气胸积气量少，给予镇静、镇痛治疗即可，无须特殊处理。故选B。

52. E 【解析】心房颤动（房颤）的典型表现是心律绝对不齐、第一心音强弱不等、脉搏短绌（脉率小于心率）。根据题干描述，患者表现符合房颤的诊断。故选E。

53. C 【解析】该患者查体可见甲状腺右叶直径为2cm的结节，质硬，并伴有同侧颈淋巴结的肿大，活动度良好。由于出现了淋巴结肿大，可疑为恶性肿瘤。为明确诊断，应行病理学检查，明确甲状腺结节的组织学类型及良、恶性。故选C。

54. A 【解析】该患者3个月前曾发生股骨颈骨折，发现高血压10年，持续性呼吸困难10小时，血压下降，颈静脉充盈，P_2 亢进。心电图：电轴右偏，$S_IQ_{III}T_{III}$。考虑该患者为肺血栓栓塞症，故选A。血清肌酸激酶同工酶（CK-MB）正常，排除B项。主动脉夹层一般疼痛较剧烈，胸片常显示纵隔增宽，排除D项。心脏各瓣膜区未闻及杂音和心包摩擦音，排除C项。

患者无肺部叩诊浊音或实音等积液体征，排除 E 项。

55. B 【解析】该患者为青年女性，1 周前从外地旅游返家，出现发热、咳嗽、呼吸困难、全身酸痛、倦怠，查 WBC 3.2×10^9/L，血清学检测特异性 IgM 抗体阳性，症状与实验室检查符合病毒性肺炎的诊断。衣原体肺炎起病缓慢，临床症状与肺炎支原体肺炎相似，表现为咽痛、咳嗽、咳痰、发热等，一般症状较轻。真菌性肺炎表现为畏寒、高热，咳白色黏痰，痰量多似白泡沫塑料，偶带血丝，随病情进展憋喘、气短加重，尤以夜间为甚。细菌性肺炎起病急、寒战、高热、呼吸困难、胸痛严重，胸片较典型，但一般血清学检测无特异性抗体。传染病是一个总的概念，有多种多样的临床表现，最佳选项为病毒性肺炎。故选 B。

56. C 【解析】骨肉瘤好发于 10 ~ 25 岁，常发生于干骺端。骨肉瘤患者病史短，一般为 3 ~ 6 个月，主要表现为肿胀，疼痛进行性加重。X 线片示不规则骨质破坏、Codman 三角、软组织块影等。结合本题患者表现，考虑最可能为骨肉瘤。故选 C。

57. A 【解析】原发性慢性肾上腺皮质功能减退症（又称艾迪生病）最具特征的表现为全身皮肤色素沉着，并有多系统症状。神经系统表现为精神萎靡，乏力、淡漠。消化系统表现为食欲缺乏、消化不良。心血管系统表现为血压低、心脏缩小、心音低钝，可有头晕、视物模糊、直立性低血压。代谢障碍表现为容易出现低血糖。本例患者符合艾迪生病的临床表现。故选 A。

58. D 【解析】桡骨头半脱位多发生于 5 岁以下的儿童，由于桡骨头发育尚不完全，环状韧带薄弱，当腕手背向上提拉、旋转时，出现桡骨头半脱位。治疗选择不用麻醉下的手法复位。故选 D。

59. A 【解析】病毒性心肌炎发病前常有病毒感染史，后出现心悸、胸痛、头晕、呼吸困难、水肿；查体发现心脏扩大，为心肌损伤表现，第一心音减弱，可闻及奔马律；心肌标志物 CK-MB 升高。该患者活动后心悸、气短、胸痛，有“感冒”病史，心界扩大，心率快，有期前收缩，第一心音减弱，心尖区闻及奔马律及 3/6 级全收缩期杂音。心肌酶谱检查 CK-MB 升高，均符合急性病毒性心肌炎的诊断。故选 A。

60. B 【解析】急性心肌梗死患者出现二度、三度房室传导阻滞，伴血流动力学障碍者，宜用人工心脏起搏器临时起搏，待传导阻滞消失后撤除。故选 B。

61. E 【解析】根据该患者临床症状及体征，考虑诊断为急性心肌梗死（AMI）。在最初几小时，使用 β 受体阻断药能降低 AMI 患者心室颤动的发生率，可以限制梗死面积，并能缓解疼痛，减少镇静药的应用。该患者有剧烈胸痛，伴显著高血压，可静脉注射 β 受体阻断药，多选择美托洛尔，末次静脉注射后 15 分钟，继续口服剂量维持。故选 E。

62. B 【解析】库肯勃瘤是常见的卵巢转移性肿瘤，以双侧为常见，中等大小占多数，一般均保持卵巢原状或呈肾形或长圆形，包膜完整，无粘连，切面实性，胶质样。最常见的原发部位是胃和结肠。原发肿瘤表现可不明显。部分患者表现为妇科疾病症状，如月经紊乱、阴道不规则流血。查体可发现盆腔包块，活动度好，常为双侧，合并腹腔积液。可伴有贫血、恶病质等晚期肿瘤征象。故选 B。

63. A 【解析】老年患者出现无痛性全程肉眼血尿伴条状血凝块，并且 B 超示肾实质占位，考虑可能为肾盂癌。尿细胞学检查发现癌细胞，可帮助明确肿块性质。故选 A。

64. D 【解析】产后大出血、休克可以导致垂体坏死而出现希恩（Sheehan）综合征，造成卵巢功能减退、子宫萎缩，表现为消瘦、乏力、脱发、畏寒、性欲减退、继发性闭经。故选D。

65. E 【解析】该患者已接受计划性混合疫苗注射，伤后仅须肌内注射0.5ml破伤风类毒素，不需要注射破伤风抗毒素。故选E。

66. A 【解析】该患者有外伤感染史，有寒战、高热、咳血痰等表现，血常规以中性粒细胞为主，加上X线片上见空洞和液平，可以诊断为血源性肺脓肿。故选A。

67. B 【解析】无禁忌证的急性心肌梗死患者均应在抗血小板治疗基础上常规联合抗凝治疗。发生休克时，根据休克纯属心源性，抑或尚有周围血管舒缩障碍或血容量不足等因素存在，适当采取补充血容量、应用升压药（多巴胺、去甲肾上腺素、多巴酚丁胺）、应用血管扩张药等措施。治疗休克的其他措施包括纠正酸中毒、避免脑缺血、保护肾功能，必要时应用洋地黄制剂等。为降低心源性休克的病死率，有条件的医院可使用主动脉内球囊反搏术进行辅助循环，然后做选择性冠状动脉造影，随即施行介入治疗或主动脉-冠状动脉旁路移植术，可挽救一些患者的生命。故选B。

68. C 【解析】突发突止，持续时间长短不一，为阵发性室上性心动过速的临床特点，发作期心率多为150~250次/分。该患者每次发作时心律整齐，表现符合阵发性室上性心动过速的特征。故选C。

69. E 【解析】X线片示胫骨上下端髓腔被硬化骨封闭，骨折端有3mm间隙，并向后成15°，提示手法复位有移位，未达到解剖复位，需要切开复位，植骨、内固定加外固定。在手法复位失败，造成骨折端愈合不良或者骨坏死时，可采取将其他部位良骨植入。故选E。

70. D 【解析】临床中糖皮质激素导致的股骨头坏死较多见，可能是激素导致的脂肪栓塞、血液处于高凝状态、引起血管炎、骨质疏松等骨小梁强度下降容易塌陷等原因，造成股骨头坏死。该患者有长期服用激素史，缓慢发病，首先考虑为双侧股骨头缺血性坏死。故选D。

71. A 【解析】库欣综合征由多种病因引起的以高皮质醇血症为特征的临床综合征，主要表现为满月脸、多血质外貌、向心性肥胖、痤疮、紫纹、高血压、继发性糖尿病和骨质疏松等。根据该患者的病史、临床表现及检查结果可知，最可能的诊断是库欣综合征。故选A。

72. E 【解析】胸腔积液临床表现为呼吸困难，伴胸痛、胸闷。患侧膈肌受压，纵隔移位。局部叩诊浊音，呼吸音减低。故选E。

73. E 【解析】55岁男性，持续胸痛10小时。心电图示$V_1 \sim V_4$导联ST段抬高，最可能是急性ST段抬高型心肌梗死。Killip分级用于评估急性心肌梗死患者的心功能状态。分级依据：①Ⅰ级，无肺部啰音及S_3。②Ⅱ级，肺部有啰音，但啰音范围小于1/2肺野。③Ⅲ级，双侧肺部啰音的范围均大于1/2肺野（急性肺水肿）。④Ⅳ级，心源性休克。故选E。

74. A 【解析】石膏固定过紧，压迫了血管神经，影响了血压循环。为缓解症状，应立即拆除石膏，防止发生更严重的并发症，故选A。

75. E 【解析】前列腺增生常用药物治疗有5α-还原酶抑制药、α受体阻断药，适用于症状较轻的患者。手术治疗适用于药物治疗无效或无心、肺、肝、肾疾病患者。故选 E。

76. B 【解析】内源性哮喘多见于成年人，由上呼吸道感染诱发，发病季节以秋、冬季为多，发作时除有哮鸣音以外，双肺底还可闻及湿啰音，感染控制后哮喘得以缓解。故选 B。

77. A 【解析】扩张型心肌病起病缓慢，可在任何年龄发病，20～50 岁多见，多在临床症状明显时才就诊，可出现乏力、呼吸困难、水肿、腹胀、食欲缺乏等心力衰竭的症状。查体可发现心脏扩大、心尖冲动弥散、奔马律、心律失常、交替脉及肺循环和体循环淤血的表现。结合题干信息，考虑该患者为扩张型心肌病的可能性大。故选 A。

78. E 【解析】膜性肾病光镜下可见肾小球弥漫性病变，早期仅于肾小球基底膜上皮侧见少量散在分布的嗜复红小颗粒；进而有钉突形成，基底膜逐渐增厚。免疫荧光检查可见 IgG 和 C3 细颗粒状沿肾小球毛细血管壁沉积。根据题干信息，考虑其病理诊断为膜性肾病。故选 E。

79. E 【解析】肺心病肺功能失代偿期，可出现低氧血症或合并高碳酸血症，当 $PaO_2<60mmHg$、$PaCO_2>50mmHg$，表示有呼吸衰竭。该患者目前表现为 CO_2 潴留，为失代偿性的呼吸性酸中毒，其治疗主要是使 CO_2 迅速有效地排出和有效地给氧，因此改善通气功能为首选措施。故选 E。

80. D 【解析】根据该患者心尖部可闻及舒张期杂音，初步诊断为二尖瓣狭窄。结合其喘憋、咯血、心率偏快、双肺布满湿啰音和哮鸣音，考虑为急性心力衰竭，故首先应给予快速利尿，缓解急性肺水肿的状态。故选 D。

81. D 【解析】慢性肺源性心脏病呼吸衰竭患者，病情加重的常见诱因为感染，该患者现痰咳不出，烦躁不安，可能为肺性脑病，治疗上应给予对症处理，可用广谱抗生素控制感染、氧疗改善呼吸困难、呼吸道湿化及祛痰药促进痰液排出，故 A、B、C、E 选项均正确；异丙嗪的镇静作用会抑制呼吸中枢，造成痰更不易咳出，加重肺性脑病，不可选用。故选 D。

82. B 【解析】腓总神经损伤表现为小腿前外侧伸肌麻痹出现足背屈、外翻功能障碍，呈内翻下垂畸形及伸踇、伸趾功能丧失呈屈曲状态，小腿前外侧和足背前、内侧感觉障碍。故选 B。

83. E 【解析】该患者特重度烧伤后，血压偏低（<90mmHg），呼吸稍快，少尿，黑粪，血胆红素偏高，血小板减少（$40\times10^9/L$），昏迷（Glasgow 计分 5 分），考虑有循环功能障碍、急性肾衰竭、柯林溃疡、弥散性血管内凝血（DIC）、昏迷，综合诊断为多系统器官功能衰竭（MSOF）。其他选项都诊断不全。故选 E。

84. E 【解析】该患者突发呼吸困难，CK 升高，考虑为急性心肌梗死可能；心电图示 V_1、V_2 导联 R 波增高，V_7、V_8 导联有异常 Q 波，提示正后壁心肌梗死。故选 E。

85. B 【解析】该患者出现间歇性神经根刺激症状，胸背剧痛。查体：右下肢肌力减退伴膝、踝反射亢进，锥体束征阳性，右侧深感觉消失，对侧 T_6 以下痛、温觉消失，提示存在布朗-塞卡综合征，符合髓外肿瘤的发病特点。故选 B。

86. B 【解析】骨巨细胞瘤是一种交界性或行为不确定的骨肿瘤，好发于 20～40 岁，好发部位为股骨下端和胫骨上端。主要症状为疼痛和肿胀，与病情发展相关。局部包块压之有乒乓球样感觉和压痛，若侵及关节软骨，可影响关节功能。典型 X 线表现为骨端偏心位、溶骨性、囊性破坏而无骨膜反应，病灶呈膨胀性生长，骨皮质变薄，呈肥皂泡样改变。侵袭性强的肿瘤可致病理性骨折。故选 B。

87. C 【解析】A 项为突发性胸痛，一般有基础病高血压；B 项自发性气胸，多在用力屏气时突然胸痛、呼吸困难，无心电图改变；C 项急性心包炎的表现有发热、胸痛、心悸等，心电图特异性改变为 ST 段呈弓背向下型抬高；D 项急性心肌梗死的心电图特异性改变为 ST 段呈弓背向上型抬高；E 项变异型心绞痛一般不会持续胸痛，心电图示 ST 段一过性抬高。故选 C。

88. A 【解析】中年女性患者，向心性肥胖伴乏力，满月脸、多血质，皮肤可见宽大紫纹。尿皮质醇增高，小剂量地塞米松试验不能抑制，但大剂量地塞米松试验能抑制，最可能为库欣病。库欣病多由垂体功能性肿瘤引起，最需要行鞍区 MRI，观察是否有垂体腺瘤。肾区 B 超可诊断肾脏占位性病变或者肾脏尿路感染。胸部 CT 对肺癌引起的异位促肾上腺皮质激素（ACTH）综合征有诊断价值。肾动脉造影主要用于原发性醛固酮增多症或肾肿瘤的诊断。头颅 X 线平片对于垂体瘤的诊断价值有限。故选 A。

89. C 【解析】该患者有阵发性高血压，为嗜铬细胞瘤的特征性表现。嗜铬细胞瘤患者发作时血儿茶酚胺及其代谢物常在正常高限以上。故选 C。

90. E 【解析】室间隔缺损较大患儿多生长迟缓，体重不增，有消瘦、喂养困难，易患反复呼吸道感染，导致充血性心力衰竭等。心脏搏动活跃，胸骨左缘第 3、4 肋间可闻及 3～4 级粗糙的全收缩期杂音，向四周广泛传导，可触及收缩期震颤。分流量大时，心尖区可闻及二尖瓣相对狭窄的较柔和的舒张中期杂音。肺动脉高压时，可有肺动脉瓣第二心音亢进。缺损较大时，心电图可见左心室肥厚，甚至双心室肥厚。故选 E。

91. C 【解析】急性心肌梗死的并发症包括乳头肌功能失调或断裂、心脏破裂、栓塞、心室壁瘤和心肌梗死后综合征。其中心肌梗死后综合征表现为心包炎、胸膜炎或肺炎，有发热、胸痛等症状，与题干相符，故选 C。

92. A 【解析】高血压危象是指舒张压>130mmHg，且血压突然升高者。而硝普钠则用于高血压急症，如高血压危象、高血压脑病、恶性高血压、嗜铬细胞瘤手术前后阵发性高血压等的紧急降血压。故选 A。

93. D 【解析】开放性创伤早期为污染伤口，可清创后直接缝合或延期缝合，较深的创伤在手术中需仔细探查和修复，如有异物要尽量全部取出。火器伤严禁初期缝合，必须坚持清创后开放引流 3～5 天，再视伤口情况延期缝合。故选 D。

94. C 【解析】该患者合并胸腔积液、腹水，乳酸脱氢酶（LDH）升高（LDH>500 U/L 提示为恶性肿瘤或已并发细菌），癌胚抗原（CEA）明显增高，多考虑为恶性胸腔积液。细胞计数中淋巴细胞为主则多为结核性或肿瘤性，虽然 PPD 试验（+），结合患者发病年龄和起病较急，可排除结核性胸膜炎。故选 C。

95. E 【解析】美托洛尔为 β 受体阻断药，能减慢心率、降低血压、减低心肌收缩力和氧耗量，从而减少心绞痛发作和减慢心率，所以作为心绞痛患者控制心率的药物的首选。故选 E。

96. D 【解析】精索鞘膜积液位于阴囊的上方或腹股沟管内，囊肿可随精索移动，故 B

错误；交通性鞘膜积液的积液量随体位改变而变化，故C错误；隐睾和斜疝均不出现透光试验阳性，故A、E错误。睾丸鞘膜积液多呈卵圆形，位于阴囊内，表面光滑，无压痛，囊性感，触不到睾丸和附睾，透光试验阳性。根据题干描述，符合右睾丸鞘膜积液的诊断，故选D。

97. B 【解析】急性肾盂肾炎起病急，除有尿频、尿急、尿痛等尿路刺激征外，还可有发热、头痛、恶心、呕吐等全身症状。查体呈急性病容，腰痛，肋脊角压痛或叩痛。辅助检查常可见血白细胞增多，中性粒细胞增多，核左移。尿沉渣可见白细胞满视野，白细胞管型，细菌。故选B。

98. B 【解析】大量呕吐导致胃酸中氢离子大量丢失，钾离子和氯离子也大量丢失，引起低血钾及代谢性碱中毒，故选B。

99. B 【解析】早期食管癌的症状多不典型，主要表现为胸骨后不适、烧灼感及针刺或牵拉样痛，可有食物通过缓慢、滞留或轻度哽噎感。行食管X线钡剂造影可见食管黏膜皱襞紊乱、粗糙或有中断现象，小的充盈缺损，局限性管壁僵硬，蠕动中断，小龛影。根据该患者表现，首先考虑食管癌的可能。故选B。

100. B 【解析】本病患者上肢血压增高而下肢血压不高，呈上肢血压高于下肢的反常现象。查体：肩胛间区可闻及血管杂音，首先考虑主动脉缩窄。而该患者尿17-酮、17-羟类固醇正常，尿苦杏仁酸正常，则可排除原发性醛固酮增多症、皮质醇增多症及嗜铬细胞瘤。单侧肾动脉狭窄虽可引起恶性高血压，但上下肢血压多同时升高，且下肢血压多高于上肢。故选B。

101. C 【解析】急性肺脓肿患者，常突然咳出大量脓臭痰及坏死组织，每日可达300～500ml。臭痰多系厌氧菌感染所致。初起无阳性体征，可闻及支气管呼吸音。白细胞计数一般在（20～30）$\times 10^9$/L，中性粒细胞占比0.90以上。该患者临床特点符合急性肺脓肿，故选C。

102. B 【解析】该患者突发胸痛、气短入院，右肺叩诊鼓音，是由于突发气胸导致。胸腔积液叩诊为浊音，肺气肿叩诊为过清音，巨大肺大疱叩诊为过清音。故选B。

103. C 【解析】少数病程较长的疝，因内容物不断进入疝囊时产生的下坠力量将囊颈上方的腹膜逐渐推向疝囊，尤其是髂窝区后腹膜与后腹壁结合得极为松弛，更易被推移，以致盲肠（包括阑尾）、乙状结肠或膀胱随之下移而成为疝囊壁的一部分，这种疝称为滑动疝。故选C。

104. C 【解析】凡有下列表现者均应想到有急性骨髓炎的可能：①全身中毒症状，高热、寒战，局部持续性剧痛；长骨干骺端疼痛剧烈而不愿活动肢体，局部深压痛。②白细胞计数升高，中性粒细胞增多，血培养阳性。③分层穿刺见脓液和炎性分泌物。④X线片征象2周左右方有变化。⑤MRI检查具有早期诊断价值。该患儿有外伤史，基本符合上述的①～④项，考虑为急性化脓性骨髓炎。故选C。

105. C 【解析】肺张力减弱而含气量增多时，叩诊呈过清音。气胸叩诊呈清音，但是一般只见于一侧肺。该患者有长期咳嗽、咳痰病史，查体呈肺气肿状态，考虑COPD的可能性大，故选C。

106. E 【解析】髋关节后脱位后出现髋痛，关节活动受限。患肢呈屈曲、内收、内旋及缩短畸形。坐骨神经损伤足背麻木，背伸无力。故选E。

107. E 【解析】肾、输尿管结石常引起绞痛，常在活动、绞痛后出现血尿，一般为镜下血尿，本题首先考虑泌尿系结石。本例患者腹痛发作时向右下腹放射，考虑输尿管结石的可能性更大。故选 E。

108. A 【解析】气管右移，左侧语音震颤减弱，叩诊肺实音，呼吸音消失，并且白细胞增多，可以诊断为急性脓胸。治疗原则为选用敏感抗生素，彻底排脓。最有效的治疗措施为胸腔闭式引流，也可以向胸腔内注入抗生素，但是作用不大。故选 A。

109. B 【解析】该患者表现为蛋白尿、低蛋白血症、水肿，并且肾活检示微小病变性肾病，考虑为肾病综合征。应用糖皮质激素通过抑制炎症反应、抑制免疫反应、抑制醛固酮和抗利尿激素分泌，影响肾小球基底膜通透性等综合作用而发挥其利尿、消除尿蛋白的疗效。微小病变性肾病无免疫复合物型的沉积，细胞免疫使足突消失。糖皮质激素对微小病变性肾病的机制主要是抑制细胞免疫。故选 B。

110. C 【解析】该患者存在水肿、尿蛋白阳性、低蛋白血症，首先考虑肾病综合征的可能。诊断标准：①尿蛋白定量超过 3.5g/d。②血浆白蛋白低于 30g/L。③水肿。④血脂升高。肾活检可做出病理诊断，双肾彩超可除外肾脏其他疾病，排除血尿的原因。故选 C。

111. A 【解析】系膜增生性肾小球肾炎光镜下可见肾小球系膜细胞和系膜基质弥漫增生。免疫病理检查可分为 IgA 肾病和非 IgA 系膜增生性肾小球肾炎。前者以 IgA 沉积为主，后者以 IgG 或 IgM 沉积为主，常伴有 C3 于肾小球系膜区或系膜区及毛细血管壁呈颗粒状沉积。电镜下显示系膜增生，在系膜区可见电子致密物。故选 A。

112. D 【解析】肾病综合征采用以糖皮质激素为主的综合治疗。多数系膜增生性肾小球肾炎患者对激素和细胞毒性药物有良好的反应，50% 以上患者经激素治疗后可获完全缓解。故选 D。

113. E 【解析】根据该患者症状、体征考虑为甲状腺功能亢进症，患者双下肢软瘫可能为甲状腺毒症性周期性瘫痪，病变主要累及下肢，有低钾血症。故选 E。

114. E 【解析】考虑该患者为甲状腺功能亢进症合并低钾血症，所以首先应进行甲状腺功能测定及血电解质测定。故选 E。

115. B 【解析】甲状腺功能亢进症合并严重周期性瘫痪及软瘫者，必须静脉补液滴注氯化钾，尽快缓解症状。通常静脉补钾后 1 ~ 2 小时开始好转，病情好转稳定后改为口服钾盐，钾盐可预防瘫痪发作。故选 B。

116. B 【解析】根据该患者有慢性支气管炎、肺气肿，除外其他胸肺疾病或肺血管病变，并引起肺动脉高压、右心室增大或右心功能不全，如颈静脉怒张、肝大压痛、肝颈静脉回流征阳性、下肢水肿及体静脉压升高等，可做出判定。故选 B。

117. D 【解析】肺源性心脏病的主要体征是 $P_2>A_2$。B 为心房颤动的体征，A 为左心室增大的体征，C 为全心增大的体征，肺源性心脏病可在剑突下闻及 3/6 级收缩期杂音。故选 D。

118. C 【解析】肺源性心脏病常见并发症有肺性脑病，是由于呼吸衰竭所致缺氧、二氧化碳潴留引起的精神神经障碍症状。故选 C。

119. E 【解析】该患者有反复咳嗽、咳痰病史，可能是慢性支气管炎。慢性支气管炎并发肺气肿时，在原有咳嗽、咳痰等症状的基础上出现了逐渐加重的呼吸困难；该患者胸部叩诊过清音，呼吸音减弱，是典型的肺气肿体征。故选 E。

120. C 【解析】确诊肺气肿首选胸部 X 线检查，能够见到胸廓扩张，肋间隙增宽，肋骨平行，活动减弱，膈降低且变平，双肺野的透亮度增加。胸部 CT 检查不作为肺气肿的常规诊断；纤维支气管镜用于取病理、异物。血气分析对确定发生低氧血症、高碳酸血症、酸碱平衡失调及判断呼吸衰竭的类型有重要价值。肺功能检测是判断气流受限的主要客观指标。故选 C。

121. D 【解析】根据该患者症状及心电图结果可知为急性广泛前壁心肌梗死，其可引起心排血量急剧下降，导致心源性休克，这也是血压下降的原因。故选 D。

122. C 【解析】借助漂浮导管，可以测量中心静脉压（CVP）、右心房压、右心室压、肺动脉压、肺毛细血管楔压（PCWP），可测定心排血量（CO）并计算心排血指数（CI），临床上根据 PCWP 和 CI 值可将急性心肌梗死进行血流动力学分型，对选择治疗方案和预后判断有一定指导意义。故选 C。

123. E 【解析】及时有效的再灌注治疗是急性心肌梗死救治的关键，它使濒临坏死的心肌可能得以存活或使坏死范围缩小，减轻梗死后心肌重塑，改善预后。发病超过 3 小时后，介入治疗的预后优于溶栓治疗。该患者心肌梗死发病已 4 小时，首选经皮腔内冠状动脉成形术（PTCA）。故选 E。

124. E 【解析】超过 2/3 的高渗性非酮症糖尿病昏迷患者原来无糖尿病病史。该患者有口渴、多尿、食欲缺乏，出现脱水表现，尿糖强阳性，尿酮弱阳性，结合既往史，最可能为高渗性非酮症糖尿病昏迷。故选 E。

125. A 【解析】高渗性非酮症糖尿病昏迷患者尿糖呈强阳性，但无酮症或较轻，血尿素氮及血肌酐升高，血钠及血浆渗透压也都升高。故选 A。

126. D 【解析】高渗性非酮症糖尿病昏迷在治疗上大致与酮症酸中毒相近，因该患者严重脱水，应积极补液，主张用等渗氯化钠溶液。静脉注射胰岛素降低血糖，一般采用小剂量（短效）胰岛素治疗方案。故选 D。

127. C 【解析】该患者左腰部有刀伤史，目前心率增快、血压下降，可考虑肝破裂和肾损伤，因为位置不同，可排除胃穿孔和脾破裂。肝破裂一般有明显腹痛和腹膜炎体征。该患者只有上腹部压痛，伤口溢出红色液体，表示有血管损伤。综合考虑为肾损伤。故选 C。

128. A 【解析】对于有大出血、休克的患者，开放性肾损伤应及时施行手术探查。该患者目前伤口持续溢出红色液体、血压下降、心率加快，有典型休克体征，应及时手术探查腹部脏器有无损伤。故选 A。

129. D 【解析】该患者有明显外伤史，髋部明显疼痛、活动障碍，髋关节呈屈曲、内收、内旋畸形，符合髋关节后脱位的临床特点，故选 D。

130. A 【解析】髋关节后脱位可合并坐骨神经损伤，其发生率约为 10%。多表现为以腓总神经损伤为主的体征，如足下垂、趾背伸无力、足背外侧感觉障碍等。故选 A。

131. A 【解析】心搏骤停可导致患者意识丧失或伴短暂抽搐；心音、大动脉搏动消失，血压测不出；呼吸断续或停止；瞳孔散大；皮肤苍白或发绀。该患者符合上述特点，考虑可能为心搏骤停。故选 A。

132. A 【解析】大动脉（颈动脉和股动脉）搏动消失为诊断心搏骤停的金标准。故选 A。

133. D 【解析】该患者有明显外伤史，考虑存在多根多处肋骨骨折，肋膈角稍钝提示有积液，A、B、C、E 均为导致呼吸困难的主要原因，精神过度紧张也可引起呼吸困难，但不是主要原因。故选 D。

134. C 【解析】多根多处肋骨骨折处理时应首先固定骨折，并给予镇痛治疗。故选 C。

135. D 【解析】根据该患者主要表现为无痛性肉眼血尿伴条状血块，膀胱镜检见右输尿管口喷血，尿细胞学可见癌细胞，静脉尿路造影可见肾盂内有充盈缺损，可诊断为右肾盂肾癌。故选 D。

136. B 【解析】肾盂癌主要的治疗方法是手术切除患侧肾脏及全长输尿管，还应切除输尿管开口部位的膀胱壁。孤立肾或表浅肾盂肿瘤可局部切除或电灼。故选 B。

137～138. D、A 【解析】链球菌感染后急性肾小球肾炎的病理类型为毛细血管内增生性肾小球肾炎，肾小球内增生的细胞主要为系膜细胞和内皮细胞。儿童原发性肾病综合征最常见的病理类型为微小病变性肾病，电镜下特征性改变是广泛的肾小球脏层上皮细胞足突融合。膜性肾病好发于中老年人，新月体性肾小球肾炎又称急进性肾小球肾炎。故 137 题选 D，138 题选 A。

139～140. B、D 【解析】骨巨细胞瘤的 X 线改变对本病的诊断提供了重要线索，主要表现为侵及骨骺的溶骨性病灶，具有偏心性、膨胀性，边缘无硬化，也无反应性新骨生成，病变部骨皮质变薄，呈“肥皂泡”样改变。故 139 题选 B。强直性脊柱炎病变发展至胸椎和颈椎椎间小关节，关节间隙逐渐变窄，纤维环和前、后纵韧带发生骨化，形成最有特征的“竹节”样脊柱。故 140 题选 D。

141～142. A、C 【解析】毛细支气管炎 X 线检查可见不同程度肺气肿或肺不张，也可见到支气管周围炎及肺纹理增粗。腺病毒肺炎 X 线检查可见大小不等的片状阴影或融合成大病灶，甚至一个大叶，病灶吸收较慢，需数周或数月。肺炎链球菌肺炎 X 线检查可见肺叶或肺段实变，无空洞，可伴胸腔积液。故 141 题选 A。葡萄球菌肺炎 X 线检查可见肺叶或肺段实变，或呈多发性、周围性肺浸润，可伴有肺脓肿、肺气囊肿、脓胸和脓气胸等征象，病变发展极为迅速，可形成空洞或小叶状浸润，其中有单个或多发的液气囊腔。肺炎支原体肺炎 X 线检查早期主要为肺下叶间质性肺炎改变，发生肺实质病变后常于一侧肺部出现边缘模糊的斑片状阴影，呈支气管肺炎征象。故 142 题选 C。

143～144. A、C 【解析】初发劳力性心绞痛：过去未发生过心绞痛或心肌梗死，在最近 1 个月（或 2 个月）内初次发生劳力性心绞痛。有过稳定型心绞痛的患者已数月不发生疼痛，现再次发生时间未到 1 个月（或 2 个月内）也可列入本型。此型心绞痛有逐渐加重倾向，可以发生心肌梗死或猝死。故 143 题选 A。恶化型劳力性心绞痛：原为稳定型心绞痛的患者，在 3 个月内疼痛的频率、程度、时限、诱发因素经常变动，呈进行性恶化，含服硝酸甘油量增多，易发展为心肌梗死或猝死，也可经治疗后逐渐恢复为稳定型。故 144 题选 C。

145～146. E、B 【解析】利尿药降压作用主要通过排钠，减少细胞外容量，降低外周血管阻力，噻嗪类药物使用最多，利尿药的主要不良反应是低钾血症和影响血脂、血糖、血尿酸代谢。故 145 题选 E。血管紧张素转化酶抑制药不良反应主要是刺激性干咳和血管性水肿，卡托普利为常用血管紧张素转化酶抑制药。故 146 题选 B。

147～148. D、E 【解析】磺酰脲类药物与胰岛 B 细胞表面的受体结合，促进胰岛素分泌，且该作用不依赖血糖浓度。常见不良反应为低血糖，其发生与剂量过大、未进食或饮食不配合、使用长效制剂或同时应用增强其降糖作用的药物有关。故 147 题选 D。双胍类药物主要通过抑制肝葡萄糖输出，改善外周组织对胰岛素的敏感性，增加对葡萄糖的摄取和利用而降低血糖。故 148 题选 E。

149～150. B、A 【解析】急性肾损伤（AKI）根据病因发生的解剖部位不同可分为：①肾前性 AKI，常见病因包括血容量减少（如各种原因引起的液体丢失和出血）、有效动脉血容量减少和肾内血流动力学改变等。②肾后性 AKI，常见于急性尿路梗阻。③肾性 AKI，包括肾小管、肾间质、肾血管和肾小球性疾病导致的损伤。肾小管性 AKI 的常见病因是肾缺血或肾毒性物质，包括外源性毒素，如生物毒素、化学毒素、抗生素（如庆大霉素）、对比剂等和内源性毒素，可引起急性肾小管坏死。故 149 题选 B，150 题选 A。

110-3

2024全国临床执业医师资格考试冲刺试卷与解析（二）

（医学综合笔试部分）

第三单元

考试日期：20××年×月×日

考试时间：13：30～15：30

考生姓名：________

准考证号：________

考 场 号：________

中国协和医科大学出版社

北 京

A_1 型选择题

答题说明

每一道考题下面有 A、B、C、D、E 五个备选答案，请从中选择一个最佳答案。

1. 关于肝硬化自发性腹膜炎的描述，正确的是
   A. 一般起病急，伴高热、寒战，剧烈腹痛，出现板状腹、反跳痛
   B. 致病菌多为金黄色葡萄球菌
   C. 易出现难治性腹水
   D. 治疗时应加强利尿治疗
   E. 应行腹水培养，待培养结果出来后有针对性应用抗生素治疗
2. 成年男性右侧膝关节以下烧伤，其烧伤面积占人体体表面积的百分比是
   A. 5%
   B. 6%
   C. 8%
   D. 10%
   E. 13%
3. 指头炎的治疗原则不包括
   A. 手术时宜应用区域组织阻滞麻醉
   B. 脓液应做细菌培养及药敏试验
   C. 伤口不应放置引流物，以免影响功能
   D. 应用抗菌药物
   E. 炎症消退后，早期进行功能锻炼
4. 甲状腺切除术后发生饮水呛咳，是术中损伤了
   A. 颈丛神经束
   B. 副神经
   C. 喉上神经内支
   D. 喉上神经外支
   E. 喉返神经
5. 原发性肝癌肝外血行转移最常见的部位是
   A. 肺
   B. 膀胱
   C. 骨
   D. 左锁骨上淋巴结
   E. 脑
6. 下列哪项不是手术后出血常见的原因
   A. 术后腹腔内未放置引流管
   B. 术中止血不彻底
   C. 患者血压过高
   D. 粘连严重，渗血未能完全控制
   E. 凝血功能障碍
7. 钩端螺旋体病的血清学检查中，有较高特异性和敏感性的是
   A. 显微凝集试验
   B. 红细胞凝集试验
   C. 补体结合试验
   D. 乳胶凝集试验
   E. 红细胞溶解试验
8. 肠梗阻术中判定肠管已无生机的依据不包括
   A. 肠管无弹性及张力
   B. 相应的肠系膜终末小动脉无搏动
   C. 肠管的颜色变黑
   D. 肠管对刺激有反应，能收缩
   E. 肠管无蠕动能力
9. 治疗急性梗阻性化脓性胆管炎最常用的有效手术方式是
   A. 胆囊造口术
   B. 胆囊切除术
   C. 胆总管切开、T 形管引流术
   D. 胆管空肠吻合术

E. 胆囊空肠吻合术

10. 目前治疗系统性红斑狼疮的主药为
A. 环磷酰胺
B. 磷酸氯喹
C. 雷公藤多苷
D. 非甾体抗炎药
E. 泼尼松

11. 门静脉高压患者出现食管胃底曲张静脉破裂大出血，易并发
A. 急性肝衰竭
B. 急性肾衰竭
C. 肝性脑病
D. 急性心力衰竭
E. 肺水肿

12. 门静脉高压最主要的原因是
A. 门静脉炎
B. 肝静脉阻塞
C. 肝硬化
D. 门静脉干血栓
E. 多囊肝

13. 消化性溃疡致瘢痕性幽门梗阻最有诊断价值的症状是
A. 呕吐
B. 腹胀
C. 消瘦
D. 贫血
E. 脱水

14. 对溃疡性结肠炎最有价值的诊断方法是
A. 临床表现
B. 便常规
C. X 线钡剂灌肠
D. 血清 α_2 球蛋白测定
E. 结肠镜检查

15. 有关痈处理方法错误的是
A. 中央部坏死组织多，全身症状重者，应手术治疗
B. 切口应超出炎症范围
C. 切开至真皮层
D. 尽量剪除坏死组织
E. 唇痈不宜切开

16. 成年人出现粪便隐血阳性时，消化道出血量至少大于
A. 10ml
B. 9ml
C. 8ml
D. 6ml
E. 5ml

17. 下列疾病不宜做直肠指检的是
A. 外痔
B. 内痔
C. 肛裂
D. 肛瘘
E. 肛周感染

18. 直肠癌行保肛手术时，应重视保护直肠下段，此措施最主要的意义在于
A. 保留电解质吸收功能
B. 保留葡萄糖吸收功能
C. 保留黏液分泌功能
D. 保留水吸收功能
E. 保留正常排便反射

19. 下列疾病中引起血清总胆固醇降低的是
A. 脂肪肝
B. 肝炎后肝硬化
C. 胆汁性肝硬化
D. 肾病综合征
E. 甲状腺功能减退症

20. 穿过股管下口的结构是
A. 股动脉
B. 股静脉
C. 股神经
D. 大隐静脉
E. 子宫圆韧带或精索

21. 病理类型属于 T 细胞淋巴瘤的是
A. 间变性大细胞淋巴瘤

B. 滤泡性淋巴瘤
C. 黏膜相关淋巴组织淋巴瘤
D. 套细胞淋巴瘤
E. 边缘区淋巴瘤

22. 流行性脑脊髓膜炎败血症期患者皮肤瘀点的主要病理基础是
A. 血管脆性增强
B. 弥散性血管内凝血（DIC）
C. 血小板减少
D. 小血管炎致局部坏死及栓塞
E. 凝血功能障碍

23. 重症一氧化碳中毒患者最有效的治疗措施是
A. 鼻导管间断低流量吸氧
B. 高压氧舱治疗
C. 吸入纯氧
D. 鼻导管持续低流量吸氧
E. 面罩吸氧

24. 溃疡型肠结核多见的临床表现是
A. 黏液脓血便
B. 鲜血便
C. 里急后重
D. 糊样便
E. 便秘

25. 腹部闭合性损伤时，不支持腹腔脏器损伤诊断的是
A. 早期出现休克
B. 腹膜刺激征
C. 有气腹征
D. 移动性浊音（+）
E. 肠鸣音亢进

26. 雄激素治疗再生障碍性贫血的机制是
A. 改变骨髓微环境
B. 提高机体抵抗力，减少非造血细胞的数量
C. 直接刺激骨髓干细胞增多，提高内源性红细胞生成素（EPO）生成
D. 稳定内皮细胞，减少出血
E. 兴奋中枢神经，改善微环境

27. 不支持慢性粒细胞白血病加速期的血常规检查结果是
A. 外周血嗜碱性粒细胞>20%
B. 血小板进行性减少
C. 血小板增多
D. 血红蛋白逐渐下降
E. 外周血原始粒细胞<10%

28. 腹股沟疝修补术中需注意保护什么神经
A. 髂腹下神经和肋下神经
B. 髂腹股沟神经和股神经
C. 髂腹下神经和髂腹股沟神经
D. 闭孔神经
E. 肋下神经

29. 主要由于免疫因素异常引起溶血性贫血的情况是
A. 大面积烧伤
B. 疟疾
C. 血型不合的输血
D. 人工心脏瓣膜置换术后
E. 毒蛇咬伤

30. 细菌性肝脓肿最常见的原因是
A. 坏疽性阑尾炎
B. 溃疡性结肠炎
C. 细菌性心内膜炎
D. 胃十二指肠溃疡穿孔
E. 胆道感染

31. 对乳腺癌治疗方案设计和预后判断最有意义的是检测前哨淋巴结
A. 大小
B. 是否有癌转移
C. 质地
D. 数量
E. 染色的状况

32. 属于胃十二指肠溃疡手术后早期并发症的是

A. 术后胃轻瘫
B. 营养性并发症
C. 早期倾倒综合征
D. 残胃癌
E. 碱性反流性胃炎

33. 伤寒发生肝、脾大的主要原因是
A. Ⅲ型变态反应
B. 伤寒性肝炎、脾炎
C. Ⅰ型变态反应
D. 全身单核巨噬细胞系统增生性反应
E. 中毒性肝炎

34. 间日疟的典型发作中，不存在
A. 前驱期
B. 寒战期
C. 高热期
D. 大汗期
E. 间歇期

35. 甲型肝炎病程中，传染性最强的阶段是
A. 潜伏期
B. 发病前 2 周和起病后 1 周
C. 黄疸期
D. 恢复期
E. 慢性期

36. 可选择放射性核素治疗的疾病是
A. 肾上腺皮质功能减退症
B. 原发性甲状旁腺功能亢进症
C. 原发性甲状腺功能亢进症
D. 原发性甲状腺功能减退症
E. 特发性中枢性尿崩症

37. 心脏病患者手术耐受力最差的类型是
A. 房室传导阻滞
B. 风湿性心脏病
C. 高血压心脏病
D. 急性心肌炎
E. 冠状动脉粥样硬化性心脏病

38. 高渗性脱水的早期主要症状是
A. 幻觉
B. 谵妄
C. 恶心
D. 口渴
E. 心悸

39. 抗休克治疗后，下列提示微循环改善的指标中，临床上最有意义的是
A. 脉率减慢
B. 尿量已达 30ml/h
C. 肤色转红润
D. 神志变清楚
E. 肢端温度上升

40. 与金黄色葡萄球菌毒力有关的因素
A. 形成血浆凝固酶的能力
B. 透明质酸酶
C. 耐药性
D. 特异性细胞糖类的存在
E. 磷酸酶活力

41. 类风湿关节炎最早侵犯的关节是
A. 近端指间关节
B. 膝关节
C. 肘关节
D. 踝关节
E. 髋关节

42. 慢性胃炎常见的症状和体征是
A. 上腹饱胀不适，进食后加重
B. 长期上腹痛，进食后缓解
C. 上腹不适，反酸，腹泻
D. 上腹部疼痛，向肩背部放射
E. 贫血，消瘦，上腹部可见胃型

43. 不属于胃食管反流病并发症的是
A. 胃癌
B. 食管狭窄
C. 食管腺癌
D. 消化道出血
E. 巴雷特（Barrett）食管

44. 血管外溶血时，红细胞破坏的主要场所是

A. 心脏
B. 脾
C. 肝
D. 肾
E. 骨髓

45. 瘢痕性幽门梗阻最突出的临床表现是
A. 消瘦
B. 呕吐胃内容物及胆汁
C. 移动性浊音阳性
D. 呕吐宿食，不含胆汁
E. 持续呃逆

46. 胃癌诊断明确后，已不适宜行胃癌根治术且预后差的是
A. 合并完全性幽门梗阻
B. 胃大弯癌肿已与横结肠粘连
C. 持续性粪便隐血阳性
D. 合并中等量癌性腹水
E. 进展期胃癌

47. 生殖道沙眼衣原体感染途径是
A. 接吻
B. 性接触
C. 输血
D. 注射
E. 握手

48. 诊断慢性阑尾炎，钡剂灌肠后仍有钡剂在阑尾腔内残留的时间为
A. 12 小时
B. 24 小时
C. 36 小时
D. 48 小时
E. 72 小时

49. 通过抑制 H^+-K^+-ATP 酶而用于治疗消化性溃疡的药物是
A. 异丙嗪
B. 肾上腺皮质激素
C. 雷尼替丁
D. 奥美拉唑
E. 苯海拉明

50. 血栓闭塞性脉管炎的诊断要点不包括
A. 多为有吸烟嗜好的青壮年男性
B. 有游走性浅静脉炎病史
C. 患肢有不同程度的缺血性症状
D. 多合并有高血压、高脂血症、糖尿病
E. 患肢足背动脉搏动减弱或消失

A_2 型选择题

答 题 说 明

每一道考题是以一个小案例出现的，其下面都有 A、B、C、D、E 五个备选答案，请从中选择一个最佳答案。

51. 男，45 岁。持续性右上腹痛伴寒战、高热、恶心、呕吐 10 天。查体：皮肤、巩膜无黄染，右季肋部饱满，肝肋下 4cm，边缘钝，有压痛，无结节，右侧第 7、8 肋间腋中线皮肤水肿和压痛。血常规：WBC 18.5×10^9/L，N 0.91。腹部 B 超示肝右叶内 8cm×6cm 液性暗区；X 线示右膈肌升高，运动受限。最有可能的诊断是
A. 细菌性肝脓肿
B. 胆囊结石伴感染
C. 肝癌伴感染

D. 右膈下脓肿

E. 肝囊肿

52. 男，45 岁。近 3 个月来自觉全身乏力，头晕，低热，腹泻，便无脓血，近 1 周出现腹部阵发性疼痛，3 天未排便，少量排气。既往行阑尾切除术。查体：右下腹可触及肿块，压痛明显，肠鸣音亢进，白细胞计数 10×10^9/L，血红蛋白 80g/L。腹部 X 线片见多处液气平面。诊断最大可能是

A. 粘连性肠梗阻

B. 回盲部结核

C. 阑尾残端脓肿

D. 回盲部癌

E. 溃疡性结肠炎

53. 男婴，6 个月。发热、咳嗽 5 天，近 1 天呕吐，呈喷射状，抽搐 2 次。静脉滴注抗生素 3 天。查体：嗜睡，前囟饱满，两肺闻及少许中小水泡音。X 线检查：右下肺少许斑片状阴影。血常规：白细胞计数 14.8×10^9/L，淋巴细胞 0.31。脑脊液检查：外观混浊，白细胞计数 500×10^6/L，蛋白阳性，糖、氯化物均下降。结核菌素（OT）试验示硬结直径为 0.4cm。最可能的诊断是

A. 结核性脑膜炎

B. 病毒性脑膜炎

C. 肺炎双球菌脑膜炎

D. 流行性乙型脑炎

E. 肺炎、中毒性脑病

54. 男，62 岁。腹部阵发性疼痛伴腹胀、停止排气排便 2 天。既往有类似发作，但症状较轻。查体：P 100 次/分，BP 110/70mmHg，腹肌紧张，压痛明显，反跳痛阳性，移动性浊音阳性。最可能的诊断是

A. 麻痹性肠梗阻

B. 不全性粘连性肠梗阻

C. 绞窄性肠梗阻

D. 完全性高位肠梗阻

E. 单纯性机械性肠梗阻

55. 男，19 岁。右上腹被汽车撞伤 2 小时。查体：BP 80/60mmHg，P 138 次/分，面色苍白，四肢厥冷，腹肌紧张，压痛及反跳痛阳性，肠鸣音减弱。实验室检查：Hb 85g/L，WBC 2.8×10^{12}/L。最有可能的诊断是

A. 小肠破裂

B. 胃破裂

C. 结肠损伤

D. 肝破裂

E. 十二指肠和胰损伤

56. 女，30 岁。乏力、头晕伴月经过多 6 个月。实验室检查：Hb 60g/L，RBC 3.1×10^{12}/L，WBC 7.3×10^9/L，PLT 315×10^9/L，红细胞中心淡染区扩大。该患者最可能的实验室检查结果是

A. 血清铁降低，总铁结合力降低，红细胞游离原卟啉降低

B. 血清铁降低，总铁结合力降低，红细胞游离原卟啉增高

C. 血清铁降低，总铁结合力增高，红细胞游离原卟啉增高

D. 血清铁增高，总铁结合力增高，红细胞游离原卟啉降低

E. 血清铁降低，总铁结合力增高，红细胞游离原卟啉降低

57. 男，70 岁。因诊断乙状结肠癌入院，行左半结肠术，术后 1 个月引流口未愈，有较多的脓性分泌物流出，每天换药 2 次，仍不见好转。查体：生命体征正常，血糖 6.4mmol/L，手术切口已愈合，左侧引流口红肿，深约 20cm。目前应

A. 继续换药
B. 观察
C. 窦管造影检查后再做进一步处理
D. 扩大引流
E. 剖腹探查及引流

58. 男，30 岁。反复上腹痛 6 年，为空腹及夜间发作。加重伴呕吐宿食 2 周。该患者可能存在的主要电解质紊乱是
A. 高钙血症
B. 低钾血症
C. 低镁血症
D. 高钾血症
E. 高钠血症

59. 男，55 岁。呕鲜血 4 小时，共 2 次，约 200ml；黑粪 1 次，约 300g。查体：贫血貌，肝掌阳性，前胸可见数个蜘蛛痣。肝肋下未触及，脾肋下 2cm，移动性浊音阳性。最适宜的药物止血措施是
A. 静脉应用生长抑素
B. 口服胃黏膜保护药
C. 肌内注射维生素 K
D. 静脉应用氨甲环酸
E. 静脉应用质子泵抑制药

60. 男，65 岁。进行性黄疸 3 个月，伴中上腹持续性胀感，夜间平卧时加重，消瘦显著。查体：慢性消耗性面容。皮肤、巩膜黄染。腹平坦，脐右上方深压痛，未及块状物，库瓦西耶（Courvoisier）征阳性。首先考虑的诊断是
A. 慢性胆囊炎
B. 胆石症
C. 原发性肝癌
D. 胃癌
E. 胰头癌

61. 女，50 岁。大便习惯改变伴体重减轻 2 个月。近 2 个月来无诱因排稀便，5～6 次/日，偶伴少量脓血黏液，便前腹痛。查体：T 36.5℃，P 80 次/分，R 18 次/分，BP 120/80mmHg。双肺呼吸音清，未闻及干湿啰音，HR 80 次/分，律齐。腹软，左下腹可触及一质硬、固定、椭圆形包块，肠鸣音亢进。最可能的诊断是
A. 溃疡性结肠炎
B. 肠套叠
C. 乙状结肠癌
D. 乙状结肠扭转
E. 结肠息肉

62. 男，55 岁。慢性乙型肝炎病史 15 年，乏力、间断下肢水肿 5 年。腹泻 4 天，发热、腹胀、尿少 3 天。查体：全腹压痛，移动性浊音阳性。最可能的诊断是
A. 急性细菌性痢疾
B. 急性肾衰竭
C. 结核性腹膜炎
D. 自发性腹膜炎
E. 肝癌

63. 男，46 岁。胃痛 10 余年，近半年症状加重，持续上腹痛，尚能进食。上腹部偏右可扪及 5cm×6cm 大小肿块，移动性浊音阳性。肛诊检查：直肠前壁触及质坚硬节。临床诊断为胃癌。下列最合理的治疗是
A. 胃癌根治术
B. 胃大部切除术
C. 姑息性胃癌切除术
D. 胃空肠吻合术
E. 不宜手术

64. 女，34 岁，因原发性甲状腺功能亢进症行甲状腺双侧次全切除术。有关术中操作，正确的是
A. 结扎切断甲状腺上动脉要远离甲状腺上极
B. 结扎切断甲状腺下动脉要靠近甲状

腺背面

C. 切除腺体的70%～80%

D. 止血后不必放置引流管

E. 需保留腺体的背面部分

65. 女，36岁。半年来反复出现脓血便，抗生素系统治疗无效。结肠镜检查发现病变位于直肠和乙状结肠，黏膜弥漫性充血水肿，颗粒不平、质脆，血管纹理消失。最可能的诊断是

A. 结肠癌

B. 溃疡性结肠炎

C. 细菌性痢疾

D. 克罗恩病

E. 肠结核

66. 男，40岁。8月10日来诊。半日来腹泻20多次，稀水便，继之呕吐数次，无明显发热及腹痛。查体：意识清楚。BP 90/60mmHg，轻度脱水，腹软无压痛，肠鸣音亢进。最可能的诊断是

A. 急性细菌性痢疾

B. 霍乱

C. 急性胃肠炎

D. 胃肠型食物中毒

E. 中毒型细菌性痢疾

67. 男，38岁。因车祸致骨盆、股骨骨折急诊手术。术后1天，逐渐出现憋气、烦躁不安。经皮血氧饱和度（SpO_2）监测示：SpO_2 由98%逐渐下降至87%，经面罩给氧（5升/分）后 SpO_2 增加至89%，但症状缓解不明显。查体：T 37.2℃，P 103次/分，R 32次/分，BP 90/60mmHg，意识清楚，口唇发绀，双肺呼吸音对称，双肺闻及少许湿啰音。该患者最可能的诊断是

A. 气胸

B. 肺血栓栓塞症

C. 腹腔内出血

D. 急性左心衰竭

E. 急性呼吸窘迫综合征

68. 男，52岁。烧伤患者，烧伤总面积35%，其中Ⅲ度烧伤面积10%。该患者的烧伤类型是

A. 轻度烧伤

B. 中度烧伤

C. 重度烧伤

D. 特重烧伤

E. 小面积烧伤

69. 一体操运动员，练习时翻高低杠折腹，突然上腹疼痛，2小时后疼痛加剧，疼痛主要位于右上腹，且有对应部位背部疼痛，曾有血性呕吐物。X线检查见腹膜后有气体。应考虑诊断为

A. 肝破裂

B. 胆囊破裂

C. 右肾破裂

D. 十二指肠破裂

E. 腹膜后血管破裂

70. 女，30岁。化脓性阑尾炎术后1周，切口红肿硬结，但拆线后未见脓性分泌物，切口愈合类型应记为

A. Ⅱ/丙

B. Ⅲ/甲

C. Ⅱ/乙

D. Ⅲ/乙

E. Ⅲ/丙

71. 男，32岁。上夜班时突发上腹部剧烈疼痛，20分钟后疼痛波及右下腹。查体：肝浊音界消失，上腹部腹肌紧张，右下腹有明显压痛及反跳痛。该患者最可能的诊断是

A. 胃溃疡急性穿孔

B. 急性阑尾炎

C. 急性胆囊炎

D. 急性胰腺炎

E. 急性小肠梗阻

72. 女，23 岁。间歇性吞咽困难 3 年，X 线钡剂检查示食管下端呈鸟嘴样狭窄。患何种疾病可能性最大

A. 食管下段癌

B. 贲门失弛缓症

C. 食管炎

D. 食管瘢痕性狭窄

E. 食管平滑肌瘤

73. 男，60 岁。因慢性肾功能不全入院。血生化检查：K^+ 6.5mmol/L，Na^+ 136mmol/L，Ca^{2+} 2.1mmol/L，CO_2CP 25mmol/L。心电图示 T 波高尖。下列处理不正确的是

A. 静脉滴注碳酸氢钠溶液

B. 应用氨苯蝶啶快速利尿

C. 静脉注射葡萄糖酸钙

D. 停用含钾药物

E. 静脉滴注葡萄糖和胰岛素

74. 女，31 岁。面部疖肿挤压后出现寒战、高热。全身皮肤见散在淤血点。血常规：白细胞计数 16×10^9/L，中性粒细胞占比 0.9。诊断为

A. 颅内化脓性感染

B. 弥散性血管内凝血

C. 脓血症

D. 菌血症

E. 毒血症

75. 女，22 岁。患糖尿病 7 年，一直用胰岛素治疗。1 小时前昏迷，查体：皮肤湿冷，血压 120/80mmHg。实验室检查：血尿素氮（BUN）4.3mmol/L，二氧化碳结合力（CO_2CP）22.0mmol/L。最可能的诊断是

A. 糖尿病酮症酸中毒昏迷

B. 糖尿病非酮症高渗性昏迷

C. 乳酸性酸中毒昏迷

D. 低血糖昏迷

E. 脑血管疾病

76. 女，23 岁。因原发性甲状腺功能亢进症在气管内插管全麻下行甲状腺双侧次全切术，术后清醒拔出气管插管后患者出现呼吸困难，伴有失音，无手足麻木。查体：T 37.3℃，P 92 次/分，R 28 次/分，BP 130/70mmHg，面红无发绀，颈部不肿，引流管通畅，有少许血液流出。引起该患者呼吸困难最可能的原因是

A. 喉上神经损伤

B. 伤口出血

C. 甲状腺危象

D. 双侧喉返神经损伤

E. 甲状旁腺损伤

77. 女，18 岁。身高 1.40m，月经一直未来潮。智力正常，第二性征未发育，血卵泡刺激素（FSH）升高，雌二醇水平低下。最可能的诊断是

A. 特纳综合征

B. 希恩综合征

C. 雄激素不敏感综合征

D. 唐氏综合征

E. 多囊卵巢综合征

78. 女，55 岁。糖尿病病史 7 年，外阴痒、灼痛 1 月余，白带无异味。妇科检查：阴道黏膜充血，白带多，呈凝乳块状。最可能的诊断是

A. 细菌性阴道病

B. 老年性阴道炎

C. 外阴硬化性苔藓

D. 非特异性外阴炎

E. 外阴阴道假丝酵母菌病

79. 女，39 岁。呕血、黑粪 1 天。既往肝炎病史 20 年。查体：贫血貌，巩膜轻度黄染，腹膨隆，肋下 8cm，腹水征（+）。需要立即实施的措施中不包括的是

A. 静脉滴注血管升压素
B. 静脉滴注生长抑素
C. 急诊胃镜检查、止血
D. 开腹探查止血
E. 输血、输液

80. 男，32 岁。因口服敌敌畏重度中毒 1 小时入院。经阿托品、氯解磷定等治疗 3 天后神志清醒，中毒症状缓解，体征消失，再口服阿托品维持 6 天后，查全血胆碱酯酶活力仍处于 80% 左右。最可能的原因是
A. 高毒类毒物中毒
B. 胃、肠、胆道内仍有残毒在吸收
C. 用解毒药剂量不足
D. 肝解毒功能差
E. 红细胞再生尚不足

81. 男，40 岁。进油腻食物并饮白酒 500ml 后 4 小时，剧烈上腹痛就诊。查体：上腹部及左腹有轻度深压痛。此时最适宜的实验室检查是
A. 血淀粉酶测定
B. 尿胆红素、尿胆原及尿胆素
C. 血常规
D. 尿淀粉酶测定
E. 谷丙转氨酶测定

82. 男，47 岁。肝硬化病史 5 年，近日前出现表情淡漠，嗜睡。考虑为肝性脑病，对诊断帮助最大的体征是
A. 腹壁反射消失
B. 腱反射亢进
C. 肌腱阵挛
D. 扑翼样震颤
E. Babinski 征阳性

83. 男孩，15 岁。因拔牙后出血不止 2 小时来院急诊。查体：皮肤无出血点和瘀斑，拔牙处牙龈渗血不止，心、肺、腹检查未见异常。最可能出现的异常是
A. 血管壁缺陷
B. 血小板数量减少
C. 血小板功能异常
D. 凝血功能障碍
E. 纤溶异常

84. 女，23 岁。因低热、腹痛诊断为结核性腹膜炎。近日来呕吐、腹胀，未解大便。最可能的并发症是
A. 肠梗阻
B. 肠穿孔
C. 中毒性肠麻痹
D. 肠出血
E. 肠坏死

85. 男，68 岁。因胃溃疡出血行毕 Ⅰ 式胃大部分切除。术后第 6 天，有肛门排气，开始进流质饮食，进食后腹胀并呕吐，呕吐物中含胆汁。腹部可见胃型，无蠕动波，X 线片示胃内有大量胃液滞留。产生此现象最可能的原因是
A. 远端空肠
B. 远端空肠梗阻
C. 残胃蠕动功能障碍
D. 吻合口水肿
E. 吻合口不全梗阻

86. 女，30 岁。肛门周围胀痛，伴畏寒、发热 3 天。检查：肛门周围皮肤发红，压痛明显。最可能的诊断是
A. 肛门周围脓肿
B. 肛裂
C. 混合痔
D. 内痔
E. 肛瘘

87. 男，50 岁。晕倒在浴室中，被人发现送来急诊。查体：面色潮红、口唇呈樱桃红色。该患者最可能是
A. 脑出血
B. 心肌梗死

C. 一氧化碳中毒
D. 低血糖昏迷
E. 糖尿病酮症酸中毒

88. 男，50 岁。肝炎肝硬化 10 年，门静脉分流术后 3 年。睡眠倒错、计算能力下降 2 天。该患者不宜进食的食物种类是
A. 高蛋白饮食
B. 高维生素食物
C. 高纤维食物
D. 低脂饮食
E. 淀粉类食物

89. 男，56 岁。阵发性腹痛 6 天，伴恶心、腹胀 2 天入院，无发热。查体：腹膨隆，见肠型，肠鸣音亢进，有气过水声。腹部 X 线片见腹中部扩张小肠呈“阶梯状”液平，结肠内少量积气。可能的诊断是
A. 麻痹性肠梗阻
B. 低位小肠梗阻
C. 高位小肠梗阻
D. 坏死性小肠炎
E. 乙状结肠扭转

90. 女，44 岁。突发右下腹疼痛伴呕吐、停止排气排便 6 小时。查体：P 110 次/分，BP 120/80mmHg，右侧腹股沟韧带下方卵圆窝处可触及半球形包块，压痛明显，不能还纳。下一步处理正确的是
A. 立即手术治疗
B. 密切观察病情变化
C. 手法还纳包块
D. 应用吗啡，缓解疼痛
E. 立即扩容补液

91. 女，43 岁。诊断为风湿性心瓣膜病 20 余年。查体：心前区未触及震颤，胸骨左缘第 3 肋间可闻及舒张期叹气样杂音，心尖部可闻及舒张早中期杂音，第一心音（S_1）减弱。最可能的诊断是
A. 主动脉瓣关闭不全伴二尖瓣器质性狭窄
B. 主动脉瓣关闭不全伴二尖瓣相对性狭窄
C. 主动脉瓣器质性狭窄伴二尖瓣器质性狭窄
D. 主动脉瓣相对性狭窄伴二尖瓣相对性狭窄
E. 主动脉瓣相对性狭窄伴二尖瓣器质性狭窄

92. 男，36 岁。十二指肠溃疡穿孔修补术后 5 天，腹胀痛不适、恶心，停止排气排便。查体：全腹胀，未见肠型，全腹压痛尤其以右下腹明显，轻度肌紧张，肠鸣音消失。血常规：白细胞计数 11×10^9/L，中性粒细胞占比 0.86。腹部 X 线片：肠腔积气并可见小液气平面。应考虑为
A. 急性阑尾炎
B. 十二指肠溃疡穿孔
C. 粘连性肠梗阻
D. 麻痹性肠梗阻
E. 弥漫性腹膜炎

93. 女，55 岁。无痛性皮肤、巩膜黄染 3 个月，曾经稍有减退，近 1 个月来呈进行性加重。查体：腹软，右上腹轻压痛，可触及肿大的胆囊，全腹未触及肿块。首先应考虑的疾病是
A. 肝门部胆管癌
B. 壶腹癌
C. 肝癌
D. 胆囊癌
E. 胰体尾部癌

94. 男，29 岁。间断腹痛、腹泻、黏液血便 1 年，加重 2 周，大便 10 余次/天。静脉滴注左氧氟沙星及甲硝唑 10 天后症

状无好转。T 39℃，Hb 75g/L，粪便培养未见致病菌生长。结肠镜检查示全结肠弥漫性充血、水肿，伴糜烂及不规则浅溃疡。病理检查为重度慢性炎症，隐窝脓肿形成。首选的治疗药物是

A. 糖皮质激素
B. 美沙拉秦
C. 头孢类抗生素
D. 异烟肼
E. 蒙脱石

95. 男，40 岁。被确诊为人类免疫缺陷病毒（HIV）感染者，消瘦，经常发生肺感染。造成免疫功能低下的机制主要是

A. 神经胶质细胞减少
B. 树突状细胞减少
C. 吞噬细胞被破坏
D. 中和抗体保护作用低
E. $CD4^+$ T 细胞大量被破坏

96. 女，48 岁。发热 6 天，头痛、乏力 4 天，尿少 1 天，于 1 月 2 日来诊。查体：T 39℃，BP 80/50mmHg，面部潮红，结膜充血，眼睑水肿，腋下有出血点。实验室检查：血 WBC 19×10^9/L，尿蛋白（+++）。最可能的诊断是

A. 流行性脑脊髓膜炎
B. 肾综合征出血热
C. 急性肾小球肾炎
D. 钩端螺旋体病
E. 败血症

97. 女，28 岁。腹痛 10 小时。起初上腹痛伴恶心、呕吐，之后局限在右下腹，持续性痛伴阵发性加剧。1 小时前腹痛从右下腹扩散到全腹，发热。查体：T 39.1℃，急性病容，全腹肌紧张，压痛和反跳痛（+），右下腹最明显。血常规：WBC 19.1×10^9/L，N 0.91。考虑病情变化的主要解剖学基础是

A. 阑尾动脉为终末血管，出现梗死、缺血、坏死
B. 阑尾黏膜内有丰富淋巴系统，出现肿胀、梗阻
C. 阑尾蠕动慢而弱，进入的残渣和粪便嵌顿引起坏死
D. 阑尾在盲肠的开口狭小，出现阻塞
E. 阑尾长，阑尾系膜短，出现扭转坏死

98. 患儿，女，出生 2 周。腰骶部皮肤红肿迅速蔓延，出现坏死，但边界不清，高热、昏睡。最有效的处理措施是

A. 给予广谱抗生素
B. 局部热敷
C. 中药外敷
D. 立即在腰骶部皮肤做多处切开
E. 病变区出现波动感时切开

99. 男，45 岁。反复肝功能异常多年，尿少、双下肢水肿 2 年，加重 2 周。口服呋塞米 20mg，3 次/日，尿量由 500ml/d 增至 3500ml/d。1 天来昏睡，呼之有反应。该患者意识障碍最可能的原因是

A. 脑血管意外
B. 肝肺综合征
C. 肝性脑病
D. 肝肾综合征
E. 癫痫

100. 女，45 岁。诊断为（ANLL-M_1）。外周血白细胞 210×10^9/L，采用 DA 方案化疗后出现无尿，BUN 47mmol/L，Scr 890μmol/L。应考虑为

A. 化疗药对肾脏的毒性反应
B. 白血病化疗反应
C. 白血病合并肾衰竭
D. 白血病肾脏浸润
E. 白血病合并尿酸性肾病、肾功能

不全

101. 女，32 岁。阵发性上腹痛 2 年，夜间加重，疼痛有季节性，冬季明显，有反酸。为进一步确诊，首选的检查方法是
A. X 线钡剂造影
B. CT
C. 胃液细胞学检查
D. 胃液分析
E. B 超

102. 男，48 岁。右季肋区疼痛半年。CT 检查示肝右叶 12cm×10cm 肿块，包绕、压迫下腔静脉，肝左叶内多个小的低密度结节。进一步检查确诊为原发性肝癌。考虑的治疗方法不包括
A. 肝动脉结扎术
B. 肝动脉栓塞术
C. 肝动脉灌注化疗
D. 肝移植术
E. 肝叶切除术

103. 男，41 岁。2 周前搬重物时出现腰部疼痛，排便时加重，并向左下肢放射，逐渐出现左小腿皮肤感觉减退。查体：腰部活动受限，左侧腿抬高 40°出现左下肢放射性疼痛。腰椎 X 线片未见异常。最可能的诊断是
A. 腰椎间盘突出症
B. 腰椎肿瘤
C. 腰椎管狭窄症
D. 强直性脊柱炎
E. 腰扭伤

104. 男，60 岁。反复双膝关节疼痛 10 年，逐渐加重 3 年，活动时关节有弹响。查体：双膝关节骨擦音（+），但无明显红肿及压痛。血白细胞计数 $5.7\times10^9/L$，红细胞沉降率 18mm/h，类风湿因子（RF）13.6U/L（正常值范围 0～15U/L）。首先考虑的诊断是
A. 强直性脊柱炎
B. 反应性关节炎
C. 系统性红斑狼疮
D. 骨关节炎
E. 类风湿关节炎

105. 男，38 岁，上腹疼痛 6 年。餐前痛，伴泛酸，近日疼痛加重，且呈持续性向腰背部放射，有时低热。胃肠钡剂示十二指肠球部变形。WBC $11\times10^9/L$，N 0.78。诊断首先考虑为
A. 慢性胃炎
B. 胃溃疡
C. 胃癌
D. 十二指肠穿透性溃疡
E. 胃黏膜脱垂

106. 男，25 岁。反复上腹部疼痛 7 年，反酸、嗳气。首选的检查是
A. 腹部 B 超
B. 消化道钡剂造影
C. 胃镜检查
D. 粪便隐血试验
E. 胃液分析

107. 女，32 岁。双腕和膝关节疼痛，伴高热 2 个月。曾有癫痫样发作 1 次。心脏超声检查示中等量心包积液；X 线胸片示右侧少量胸腔积液。血常规检查见血红蛋白、白细胞和血小板计数降低。尿蛋白（++）。多种抗生素治疗无效。最可能的诊断是
A. 肾小球肾炎急性发作
B. 恶性肿瘤颅内转移
C. 系统性红斑狼疮
D. 结核性胸膜炎和心包炎
E. 再生障碍性贫血

A_3/A_4 型选择题

答 题 说 明

以下提供若干个案例，每个案例下设若干道考题。请根据案例所提供的信息，在每一道考题下面的 A、B、C、D、E 五个备选答案中选择一个最佳答案。

（108 ~ 109 题共用题干）

男，60 岁。发热伴寒战、心悸 7 天，体温最高 39℃，头痛、咳嗽，右大腿肿痛，病情逐渐加重入院。查体：T 38℃，P 100 次/分，R 24 次/分，BP 100/75mmHg。神志清楚，巩膜轻度黄染，双肺呼吸音粗，无啰音，心脏无异常，腹平软、无压痛，肝区无叩痛。右大腿中段红肿，范围约 10cm，压痛明显，有波动感。血 WBC 20×10^9/L，Hb 100g/L，多次血培养（-）。

108. 该患者目前最可能的诊断是
   A. 脓毒症
   B. 肝脓肿
   C. 菌血症
   D. 急性肺炎
   E. 感染性休克

109. 对该患者最恰当的处理是
   A. 应用针对革兰阴性菌的抗生素
   B. 适当输注新鲜血
   C. 应用糖皮质激素
   D. 抗休克治疗
   E. 切开引流

（110 ~ 112 题共用题干）

男，35 岁。暴饮暴食后，心窝部突然疼痛，恶心、呕吐。呕吐物为胃内容物，吐后疼痛不缓解。查体：体温 38.3℃。脉搏 96 次/分，脐周压痛，反跳痛，肌紧张不明显，无移动性浊音，肠鸣音减弱。血 WBC 12.0×10^9/L，N 0.88。

110. 最可能的诊断是
   A. 急性胰腺炎
   B. 急性胃炎
   C. 急性胆囊炎
   D. 急性单纯性肠梗阻
   E. 急性阑尾炎

111. 为进一步明确诊断，需进行的检查是
   A. 腹部立位平片
   B. 肝、胆、胰、脾彩色超声检查
   C. 血清、尿淀粉酶测定
   D. 心电图
   E. 动脉造影

112. 如该患者治疗期间出现上腹部包块，首先考虑的诊断是
   A. 腹膜转移癌
   B. 粘连性肠梗阻
   C. 胰腺假性囊肿
   D. 胰腺癌
   E. 结肠癌

（113 ~ 114 题共用题干）

男，45 岁。进食高脂饮食及饮酒后上腹部持续疼痛 8 小时，呕吐 2 次后疼痛无缓解。查体：体温 37.8℃，上腹偏左压痛、反跳痛阳性。

113. 最可能的诊断是
   A. 急性心肌梗死
   B. 急性肠梗阻
   C. 急性胰腺炎
   D. 急性胆囊炎
   E. 急性胃炎

114. 最有诊断意义的辅助检查是

A. 血常规
B. 心电图
C. 腹部立位平片
D. 血淀粉酶
E. 血脂肪酶

(115～116题共用题干)

男，60岁。右上腹胀痛4个月伴黄疸1月余。查体：肝肋下4cm，剑突下5cm，质硬，移动性浊音（+）。

115. 最可能的诊断是
A. 晚期肝癌
B. 肝硬化
C. 细菌性肝脓肿
D. 胆总管结石
E. 肝炎

116. 可能引起该患者死亡的最少见病因是
A. 肝性脑病
B. 血管破裂出血
C. 全身衰竭
D. 上消化道出血
E. 颅内转移

(117～118题共用题干)

女，40岁。反复手关节痛1年，曾诊断为类风湿关节炎，间断使用理疗和非甾体抗炎药，症状有缓解。近1个月低热，关节痛加重，肘后出现多个皮下结节。检查ESR 40mm/h，心脏彩超发现少量心包积液，考虑为类风湿关节炎活动。

117. 对疾病活动诊断最有意义的检查是
A. C反应蛋白测定
B. 心包积液病理检查
C. 类风湿因子测定
D. 关节影像学检查
E. 补体测定

118. 最适宜的治疗措施是
A. 维持原治疗方案
B. 改用糖皮质激素
C. 加用青霉素
D. 选用慢作用抗风湿药
E. 应用糖皮质激素+慢作用抗风湿药

(119～120题共用题干)

某蓄电池厂男工，工龄8年。主诉头昏、头痛、乏力、记忆减退、睡眠障碍、食欲缺乏、脐周隐痛。经检验尿中δ-ALA为28.6μmol/L。

119. 最可能的诊断为
A. 慢性铅中毒
B. 慢性苯中毒
C. 慢性汞中毒
D. 慢性氰化物中毒
E. 慢性硫化氢中毒

120. 对该患者治疗的首选药物是
A. 二巯丙磺钠
B. 葡萄糖酸钙
C. 依地酸钙钠
D. 阿托品
E. 补血合剂

(121～122题共用题干)

男，25岁。被汽车撞于左侧腹，伤后可自行站起，渐觉腹痛，恶心，呕吐食物1次，3小时后来急诊室。查体：体温36.8℃，脉率80次/分，血压105/82 mmHg，心肺正常，腹平坦，左下腹轻压痛，无肌紧张及反跳痛，肠鸣音正常。

121. 对该患者可进行下列检查，除了
A. 血、尿常规
B. 腹部B超
C. 磁共振成像
D. 腹腔穿刺或灌洗
E. 腹部平片

122. 若剖腹探查证实为降结肠破裂，裂口长3.0cm，干粪块堵塞裂口，腹腔少量渗液，在腹腔引流同时，应施行的术式是

A. 裂口缝合修补
B. 裂口缝合修补，横结肠造瘘
C. 降结肠充分游离，裂口处造瘘
D. 降结肠切除，横-乙状结肠吻合
E. 裂口缝合修补，乙状结肠造瘘

(123～124 题共用题干)

男，51 岁。腹痛伴腹胀 1 天，暴饮暴食后突然剧烈上腹痛，后出现腹胀，停止排气排便。查体：T 38.2℃，P 120 次/分，R 25 次/分，BP 135/73mmHg。腹部明显膨隆，双侧腰胁部皮下瘀斑。全腹肌紧张，压痛和反跳痛（+），肠鸣音消失。实验室检查：血淀粉酶 180U，WBC 17×10^9/L。

123. 关于该患者的肠外营养支持，正确的是
A. 各种营养成分应单瓶输注
B. 以外周静脉输注为主
C. 在肠外营养时，可同时应用生长抑素
D. 加入谷氨酰胺以保护肠黏膜屏障
E. 加入清蛋白作为肠外营养的氮源

124. 关于该患者的肠内营养支持，正确的原则是
A. 血淀粉酶恢复正常后即可以实施肠内营养
B. 在该患者病程中都不能肠内营养
C. 早期以肠内营养为主
D. 肠功能恢复后尽早实施肠内营养
E. 生命体征平稳后方可实施肠内营养

(125～127 题共用题干)

女，58 岁。绝经 8 年，不规则阴道流血 2 周，5 年前普查发现子宫肌瘤，高血压 10 余年治疗中，肥胖。妇科检查：子宫如妊娠 8 周大小，稍软，轻压痛。宫颈轻度糜烂。B 超显示子宫内膜厚而不规则。

125. 最可能的诊断是
A. 黏膜下肌瘤
B. 子宫内膜癌
C. 宫颈癌
D. 子宫肉瘤
E. 子宫内膜息肉

126. 为明确诊断，最常用的方法是
A. 宫颈活检
B. 阴道镜检查
C. 分段诊刮
D. 腹腔镜检查
E. 血清肿瘤标志物测定

127. 经病理诊断后首选的治疗方法是
A. 手术治疗
B. 化学治疗
C. 放射治疗
D. 抗感染治疗
E. 中医药治疗

(128～129 题共用题干)

男，25 岁，农民工。12 月因发热、头痛、呕吐 3 天入院。查体：面颈部潮红，双腋下少许出血点。尿常规：蛋白（++），红细胞 3～5 个/HP。血常规：白细胞计数 20.0×10^9/L，异型淋巴细胞占比 0.1，血小板计数 45×10^9/L。

128. 该患者的诊断可能为
A. 流行性脑脊髓膜炎
B. 斑疹伤寒
C. 肾综合征出血热
D. 钩端螺旋体病
E. 脓血症

129. 该患者住院 2 天后热退，但症状明显加重，出血点增加，四肢厥冷，脉搏细弱，血压 80/60mmHg。此时对该患者的治疗原则是以
A. 应用抗生素为主
B. 应用血管活性药物为主
C. 扩容为主
D. 纠正酸中毒为主

E. 应用止血药物为主

(130～131 题共用题干)

女，39 岁，农民。既往体健。7 月 2 日腹泻 2 天就诊，为水样便带少量黏液，量多，每日 10 余次，相继呕吐数次；无发热、无腹痛；腓肠肌痉挛。查体：T 36.8℃，意识清楚，皮肤弹性差，脉细数，BP 70/30mmHg。实验室检查：大便镜检白细胞 0～2 个/HP，血白细胞计数 16×10^9/L，中性粒细胞占比 0.78，淋巴细胞占比 0.12，单核细胞占比 0.10。

130. 最可能的诊断是

A. 细菌性痢疾

B. 急性肠炎

C. 细菌性食物中毒

D. 霍乱

E. 轮状病毒感染

131. 本例治疗的关键环节是

A. 抗菌治疗

B. 抗病毒治疗

C. 补充液体和电解质

D. 低分子右旋糖酐扩容

E. 首选升压药，纠正低血压

(132～133 题共用题干)

女，73 岁。突发腹痛伴寒战、高热 5 天，巩膜黄染 2 天。查体：T 39.1℃，P 104 次/分，R 22 次/分，BP 100/72mmHg。上腹肌紧张，压痛、反跳痛（+），肝、脾未触及，肠鸣音 2～3 次/分。血 WBC 16×10^9/L，N 0.79，GPT 60U/L，GOT 55U/L，TBil 69μmol/L，DBil 61μmol/L，血、尿淀粉酶正常范围。

132. 为明确诊断，首选的检查是

A. 磁共振胰胆管成像（MRCP）

B. 腹部 B 超

C. 腹部 CT

D. 腹部 X 线检查

E. 经内镜逆行胆胰管成像（ERCP）

133. 最适宜的急诊手术是

A. 胰腺坏死组织清除，腹腔引流术

B. 胆囊切除术

C. 手术解除肠梗阻或系膜血管梗阻

D. 胆囊造瘘术

E. 胆总管探查，T 形管引流术

(134～136 题共用题干)

女，35 岁。黄疸、贫血伴关节酸痛 3 个月。查体：巩膜黄染，脾肋下 2cm。血红蛋白 58g/L，白细胞计数 5×10^9/L，血小板计数 110×10^9/L，网织红细胞 0.25，外周血涂片成熟红细胞形态正常，尿隐血试验阴性，无家族史。

134. 最可能的诊断是

A. 急性白血病

B. 急性黄疸型肝炎

C. 肝癌骨髓转移

D. 溶血性贫血

E. 风湿性关节炎

135. 明确诊断应做哪项检查

A. 肝功能

B. 抗人球蛋白试验（Coombs 试验）

C. CT 检查

D. 免疫球蛋白

E. 骨髓检查

136. 首选的治疗措施是

A. 脾切除

B. 长春新碱

C. 肾上腺糖皮质激素

D. 环磷酰胺

E. 大剂量丙种球蛋白

B_1 型选择题

答题说明

以下提供若干组考题，每组考题共用在考题前列出的 A、B、C、D、E 五个备选答案，请从中选择一个与问题关系最密切的答案。每个备选答案可能被选择一次、多次或不被选择。

（137～138 题共用备选答案）

A. 硬下疳

B. 阴茎群集性水疱

C. 尿道黄色大量脓性分泌物

D. 玫瑰疹

E. 躯干部红斑

137. 一期梅毒可出现

138. 生殖器疱疹可见

（139～140 题共用备选答案）

A. 青霉素

B. 甘露醇

C. 头孢菌素

D. 肾上腺皮质激素

E. 肝素

139. 流行性脑脊髓膜炎（简称流脑）皮肤瘀点、瘀斑不断增加，考虑弥散性血管内凝血（DIC），应及早应用的药物是

140. 流脑治疗中，可减轻毒血症、解痉、抗休克的药物是

（141～142 题共用备选答案）

A. 瘢痕性幽门梗阻

B. 胃十二指肠溃疡大出血

C. 胃十二指肠溃疡急性穿孔

D. 十二指肠溃疡并球部变形

E. 穿透性十二指肠溃疡

141. 胃十二指肠溃疡手术的绝对适应证是

142. 大多数可经非手术治疗好转的是

（143～144 题共用备选答案）

A. 急性完全性输入段梗阻

B. 慢性不完全性输入段梗阻

C. 吻合口梗阻

D. 输出段梗阻

E. 碱性反流性胃炎

143. 胃大部切除术后 2 年，剑突下持续性疼痛，进食后加重，常有胆汁性呕吐，呕吐后仍有疼痛，抑酸药无效。此症状是

144. 胃大部切除术后，餐后 20 分钟上腹部胀痛，随后呕吐大量胆汁，不含食物，呕吐后症状缓解。此症状是

（145～146 题共用备选答案）

A. 寒战、高热、出血并迅速衰竭

B. 头痛、呕吐，脑脊液可检出幼稚细胞

C. 低热、贫血、巨脾

D. 低热、乏力、颈部淋巴结肿大，切口不愈合

E. 贫血、发热、出血、牙龈增生

145. 中枢神经系统白血病的临床特点为

146. 急性单核细胞白血病的临床特点为

（147～148 题共用备选答案）

A. 无明显规律性

B. 疼痛-排便-加重

C. 进食-疼痛-缓解

D. 疼痛-进食-缓解

E. 疼痛-排便-缓解

147. 胃溃疡腹痛的规律是

148. 肠易激综合征腹痛的规律是

（149～150 题共用备选答案）

A. 左侧卧位

B. 膝胸位

C. 截石位

D. 蹲位

E. 弯腰前俯位

149. 直肠指检和结肠镜检查常用的体位是

150. 可看到内痔和脱肛状况的最佳体位是

参考答案与解析

1. C 【解析】肝硬化自发性腹膜炎的致病菌多为革兰阴性杆菌，一般起病较急，主要表现为腹痛、腹胀、腹水迅速增长或持续不退，可有程度不等的腹膜炎体征。一旦疑诊，应立即经验性应用抗感染治疗。故选 C。

2. D 【解析】根据中国新九分法，成年男性双小腿表面积占全身体表面积的13%，双足占7%（女性双足占6%），故右侧膝关节以下即右小腿和右足的表面积，约占体表面积的（13%+7%）/2=10%。故选 D。

3. C 【解析】指头炎如患指剧痛、肿胀明显，伴有全身症状，应及时切开引流，以免发生指骨坏死及骨髓炎。常采用指神经阻滞麻醉，在末节指侧面做纵切口，远端不超过甲沟的1/2，近端不超过指节横纹，分离切断皮下纤维条索，通畅引流；脓腔较大者宜做对口引流，剪去多余脂肪，有死骨片应当去除；避免做鱼口状切口，以免术后瘢痕影响手指功能。故选 C。

4. C 【解析】甲状腺切除术后，一侧喉返神经损伤可导致声音嘶哑，双侧喉返神经损伤可导致失音或严重的呼吸困难，甚至窒息。喉上神经的外支损伤，会使环甲肌瘫痪，引起声带松弛、音调降低；内支损伤，则喉部黏膜感觉丧失，进食特别是饮水时，容易误咽发生呛咳。故选 C。

5. A 【解析】原发性肝癌极易侵犯门静脉分支，癌栓经门静脉系统形成肝内播散，甚至阻塞门静脉主干引起门静脉高压症。肝外血行转移最常见的部位是肺。故选 A。

6. C 【解析】手术后出血的常见原因为：①手术操作不当，如术中止血不彻底、术后腹腔内未放置引流管等，故 A、B 正确。②伤口渗血，故 D 正确。③患者凝血功能异常，故 E 正确。患者血压过高一般不会造成伤口的崩裂及渗血。故选 C。

7. A 【解析】在钩端螺旋体病的血清学检查中，显微凝集试验有较高特异性和敏感性，但须不同型别的活菌作抗原。故选 A。

8. D 【解析】提示肠管已无生机的表现：①肠壁呈紫黑色，并已塌陷。②肠壁失去张力和蠕动能力，对刺激无收缩反应。③相应的肠系膜终末小动脉无搏动。故选 D。

9. C 【解析】治疗急性梗阻性化脓性胆管炎的首要目的在于抢救患者生命，手术应力求简单有效。通常采用的手术方式是胆总管切开减压、T 形管引流术。同时要注意肝内胆管引流通畅。胆囊造口术通常难以达到有效的胆道引流，一般不宜采用。此病梗阻部位在胆总管，胆囊切除术无效。吻合术创伤较大，一般不采用。故选 C。

10. E 【解析】系统性红斑狼疮目前不能根治，可给予强有力的药物控制，主要的药物是糖皮质激素，一般选用泼尼松或泼尼松龙。大多数患者，尤其是在病情活动时须选用免疫抑制药联合治疗，如雷公藤多苷、环磷酰胺和磷酸氯喹。故选 E。

11. C 【解析】门静脉高压合并食管胃底静脉曲张破裂，即可发生急性大出血，引起门静脉血供下降，有效循环血容量不足，加重肝组织缺氧，促使肝细胞坏死，从而导致肝性脑病。故选C。

12. C 【解析】门静脉高压是指由门静脉系统压力升高所引起的临床病症，为各种原因导致的门静脉血液循环障碍所致；可分为肝前型、肝内型和肝后型，其中肝内型占95%以上。肝内型中最常见病因是肝硬化，主要病变是肝小叶内纤维组织增生和肝细胞再生，挤压肝窦，以致门静脉血不易流入肝小叶的中央静脉或小叶下静脉，血流淤滞于门静脉。故选C。

13. A 【解析】幽门梗阻临床表现为餐后上腹饱胀、上腹疼痛加重，伴有恶心、呕吐，大量呕吐后症状可以改善，呕吐物含发酵酸性宿食。故选A。

14. E 【解析】对于溃疡性结肠炎，结肠镜是诊断与鉴别诊断的最重要手段之一，检查时，应尽可能观察全结肠及末段回肠，确定病变范围，必要时取活检。结肠检查见病变部位肠管充血、水肿、弥漫性糜烂、浅小溃疡，附有脓苔，或可见肠管增厚、狭窄、假息肉。故选E。

15. C 【解析】已出现多个脓点、表面紫褐色或已破溃流脓时，应切开引流。在静脉麻醉下做“+”或“++”形切口切开引流，切口线应超出病变边缘皮肤，切口应切至皮肤全层。故选C。

16. E 【解析】粪便隐血试验的报告结果为阴性（-）和阳性（+）。阴性表示无出血；阳性为有出血，（+）越多表示出血量越大。此试验很灵敏，每日出血量5ml时即可出现阳性反应。故选E。

17. C 【解析】肛裂患者检查时应以视诊为主，患者取适宜的体位，检查者用双手拇指将肛缘皮肤向两侧轻轻分开，可见肛管变形皮肤区有一梭形溃疡。因肛裂患者十分敏感，指检及肛门镜检查可引起剧痛，所以已确诊肛裂后，一般不宜做指检或肛门镜检查。故选C。

18. E 【解析】低位直肠癌保肛手术的进行需要满足五大基本原则：①保证肿瘤的根治性。②术后肛门排便和控制功能良好。患者需具备健全的括约肌功能和完整的感觉反射功能，否则即使保住了肛门也失去了其应有的功能。③盆腔自主神经的保存。保肛手术尤其要重视保留盆腔自主神经，才能对改善患者的排尿及性功能起到一定的作用。④保证远端切缘病理学检查阴性。⑤手术需遵循个体化原则。故选E。

19. B 【解析】血清胆固醇含量的增高见于肾病综合征、肾炎、糖尿病、甲状腺功能减退症、脂肪肝及胆道阻塞等疾病。胆汁性肝硬化患者由于胆小管阻塞，血中脂类总量和胆固醇持续升高。故不选A、C、D、E。肝炎后肝硬化失代偿期患者血清胆固醇水平多明显降低，是其肝功能损害的一种较特异表现。故选B。

20. D 【解析】股管位于股鞘内侧，由腹横筋膜及髂筋膜形成，为一漏斗状间隙，长约1.3cm。股管的上口为股环，下口为阔筋膜所形成的隐静脉裂孔（又称卵圆窝），此窝由筛筋膜覆盖。大隐静脉在耻骨结节外下方3～4cm处穿过隐静脉裂孔汇入股静脉。故选D。

21. A 【解析】间变性大细胞淋巴瘤属于侵袭性非霍奇金淋巴瘤，免疫表型可为T细胞型，临床发展迅速。边缘区淋巴瘤、黏膜相关淋巴组织淋巴瘤、滤泡性淋巴瘤和套细胞淋巴瘤均属于B细胞来源。故选A。

22. D 【解析】流行性脑脊髓膜炎（简称流脑），是由脑膜炎链球菌引起的化脓性脑膜炎。临床表现为发热，头痛，呕吐，皮肤黏膜瘀点、瘀斑及颈项强直等脑膜刺激征。流脑败血症期时，细菌侵及血管内皮细胞，并释放内毒素，作用于小血管和毛细血管，引起局部出血、坏死、细胞浸润和栓塞，临床出现皮肤瘀点。故选 D。

23. B 【解析】一氧化碳中毒患者应迅速将其转移至空气新鲜流通处，卧床休息，保持安静，并注意保暖。重症一氧化碳中毒患者最有效的治疗措施是高压氧舱治疗。故选 B。

24. D 【解析】溃疡型肠结核的主要表现之一是腹泻，腹泻的特点为每日排便 2 ~4 次，粪便呈糊样或水样，通常无肉眼可见的黏液、脓液或血液，不伴里急后重。病变严重、范围广泛的患者，腹泻次数可增多，甚至每日达 10 余次。故选 D。

25. E 【解析】腹部闭合性损伤中，若为空腔性脏器的损伤，多表现为弥漫性腹膜炎、气腹征、移动性浊音；若为实质性脏器损伤，多表现为腹腔内或腹膜后出血，甚至引起失血性休克。肠鸣音亢进提示肠道受刺激，正常人也可出现，故不支持腹腔脏器损伤的诊断。故选 E。

26. C 【解析】雄激素应用于慢性再生障碍性贫血，适用于造血微环境健全，尚有残余造血干细胞者，其对红细胞的生成有两方面的作用：①促进肾合成红细胞生成素，从而促进红细胞生成。②直接作用于造血干细胞，促进其增殖。故选 C。

27. E 【解析】慢性期：①白细胞增多，一般 $>50\times10^9/L$。②外周血嗜碱性粒细胞增多。③外周血及骨髓原始细胞 $<5\%$，可见大量中晚幼粒细胞。加速期：①外周血及骨髓原始细胞 10%~19%。②外周血嗜碱性粒细胞≥20%。③持续血小板减少。④出现白血病细胞克隆进化的细胞遗传学。故选 E。

28. C 【解析】腹外斜肌腱膜深面与腹内斜肌之间有髂腹下神经及髂腹股沟神经通过，在施行疝手术时应避免其损伤。故选 C。

29. C 【解析】溶血性贫血的发病机制中，大面积烧伤属于理化因素，A 错误；疟疾属于感染因素，不选 B；血型不合的输血属于免疫因素，主要由破坏红细胞的抗体所致，C 项正确；人工心脏瓣膜置换术后属于机械因素，D 错误；毒蛇咬伤属于化学因素，E 错误。故选 C。

30. E 【解析】胆道逆行感染是细菌性肝脓肿的主要感染途径。胆道蛔虫病、胆管结石等并发化脓性胆管炎时，细菌沿胆管上行，是引起细菌性肝脓肿的主要原因。故选 E。

31. B 【解析】前哨淋巴结是原发肿瘤引流区域淋巴结中的特殊淋巴结，是原发肿瘤发生淋巴结转移所必经的第一批淋巴结。是否有癌转移对预后的判断很有意义。故选 B。

32. A 【解析】胃十二指肠溃疡手术后早期并发症包括术后胃出血、术后胃轻瘫、胃肠壁缺血坏死、吻合口破裂或瘘、十二指肠残端破裂、术后肠梗阻等。故选 A。

33. D 【解析】伤寒是由伤寒杆菌引起的急性肠道传染病。基本病理特点是全身单核巨噬细胞系统增生性反应，以及回肠下段集合淋巴结与孤立淋巴滤泡最为显著。单核巨噬细胞系统的增生性反应，可引起肝脾大。故选 D。

34. A 【解析】间日疟的典型发作包括 4 期。①寒战期：突起畏寒，寒战，面色苍白，唇指发绀，脉速有力。寒战持续 10 分钟至 2 小时。②高热期：寒战开始后，体温迅速上升，常达 40℃或更高。全身酸痛，口渴，烦躁甚至谵妄，面色潮红，皮肤干热，脉搏有力。此期持续 2 ~6 小时。③大汗期：高热后期全身大汗淋漓。大汗后体温骤降至正常或正常以下。自觉症状明显缓解，但仍感疲乏。本期历时 1 ~2 小时。④间歇期：在两次典型发作之间有缓解间歇期，症状缓解，可有乏力。初发时，发热可以不规则，几天后才呈典型的间歇发作。间日疟的典型发作不包括前驱期。故选 A。

35. B 【解析】甲型肝炎病毒（HAV）血症始于黄疸前 2～3 周，持续至黄疸出现为止，此期血液有传染性。甲型肝炎患者在发病前 2 周和起病后 1 周，从粪便中排出 HAV 的数量最多，传染性最强，故选 B。

36. C 【解析】^{131}I 被甲状腺摄取后释放出 β 射线，破坏甲状腺组织细胞，减少甲状腺激素产生，用于治疗原发性甲状腺功能亢进症。故选 C。

37. D 【解析】急性心肌炎是一种心肌损伤性疾病，常发生于风湿热活动期或继发于某些感染性疾病如白喉、败血症、肺炎、猩红热及伤寒等，直接降低心肌收缩和舒张功能。其他各项虽不同程度对心功能有影响，但手术风险相对较急性心肌炎低。故选 D。

38. D 【解析】高渗性脱水为水和钠同时缺失，但缺水更多，使细胞外液渗透压升高。高渗状态刺激位于视丘下部的口渴中枢，患者会感到口渴而饮水，使体内水分增加，以降低细胞外液渗透压。早期脱水者除口渴外，无其他症状。故选 D。

39. B 【解析】该患者意识清楚，对外界的刺激能正常反应，说明患者循环血量已基本足够；四肢温暖，皮肤干燥，轻压指甲或口唇时，局部暂时缺血呈苍白，松压后色泽迅速转为正常，表明末梢循环已恢复、休克好转；当血压还较低，但脉率已恢复且肢体温暖者，常表示休克趋向好转。尿量维持在 30ml/h 以上时，则休克已纠正。综上所述，对临床上最有意义的是尿量的改变。故选 B。

40. A 【解析】血浆凝固酶是能使含有枸橼酸钠或肝素抗凝剂的人或兔血浆发生凝固的酶类物质，致病菌株多能产生，常作为鉴别葡萄球菌有无致病性的重要标志。故选 A。

41. A 【解析】关节痛与压痛往往是类风湿关节炎最早的症状，最常受累的部位为腕、掌指、近端指间关节，其次是足趾、膝、踝、肘、肩等关节。故选 A。

42. A 【解析】慢性胃炎最常见的症状是上腹疼痛和饱胀。与溃疡病相反，空腹时比较舒适，饭后不适，可能因容受性舒张功能障碍，进食虽不多但觉过饱。常因冷食、硬食、辛辣或其他刺激性食物引起症状或使症状加重。这些症状用抑酸药及解痉药不易缓解。故选 A。

43. A 【解析】胃食管反流病并发症包括上消化道出血、食管狭窄和巴雷特（Barrett）食管（食管腺癌的癌前病变）。故选 A。

44. B 【解析】血管外溶血，红细胞破坏发生于动脉–毛细血管–静脉系统之外，与出血无关，因为红细胞在肝脾和骨髓内小静脉窦附近的巨噬细胞内破坏，所以也被称为细胞外溶血，脾巨噬细胞与脾髓内红细胞接触最多，因此主要场所在脾。故选 B。

45. D 【解析】瘢痕性幽门梗阻患者主要表现为腹痛与反复呕吐。呕吐量大，一次可达 1000～2000ml，呕吐物为宿食，不含胆汁，有腐败酸臭味。故选 D。

46. D 【解析】手术在胃癌的治疗中占主导地位，根治性手术是能够达到治愈目的的重要方法，只要患者条件许可而又无明显远处转移，均应手术探查，争取根治切除。癌性腹水的出现提示腹腔内转移，不适宜手术。故选 D。

47. B 【解析】生殖道沙眼衣原体感染是指由沙眼衣原体引起的以泌尿生殖道部位炎症为主要表现的性传播疾病。在成年人，生殖道衣原体感染的传播途径是性传播。另外，通过手-眼接触，可将生殖道分泌物接种至眼部，导致包涵体结膜炎。孕妇感染还可以发生围产期传播，感染新生儿。故选 B。

48. E 【解析】慢性阑尾炎的诊断特点：①曾有急性阑尾炎发作史。②右下腹疼痛反复发作。③剧烈运动及饮食不当可诱发。④局限固定的麦氏点压痛。⑤钡剂灌肠阑尾不显影或显影不全、阑尾腔不规则。72 小时后阑尾腔内仍有钡剂残留即可诊断为慢性阑尾炎。故选 E。

49. D 【解析】奥美拉唑属于质子泵抑制药，与质子泵即 H^+-K^+-ATP 酶结合，抑制该酶的活性、从而抑制胃酸的分泌，是治疗消化性溃疡的首选药物。故选 D。

50. D 【解析】血栓闭塞性脉管炎的临床诊断要点：①大多数患者为青壮年男性，多数有吸烟嗜好。②患肢有不同程度的缺血性症状。③有游走性浅静脉炎病史。④患肢足背动脉或胫后动脉搏动减弱或消失。⑤一般无高血压、高血脂、糖尿病等易致动脉硬化的因素。故选 D。

51. A 【解析】急性细菌性肝脓肿主要症状是寒战、高热、肝区疼痛和肝大。体温常可高达 39 ~40℃，肿大的肝有压痛；巨大的肝脓肿可使右季肋呈现饱满状态，有时可见局限性隆起，局部皮肤可出现凹陷性水肿。实验室检查示白细胞计数升高，明显核左移。B 超可明确其部位和大小，胸、腹部 X 线检查示右叶脓肿可使右膈肌升高。患者表现符合细菌性肝脓肿的临床特点，故选 A。

52. D 【解析】结肠癌早期症状不明显，右半结肠癌以全身症状、贫血、腹部肿块、腹痛为主要表现，根据题干信息，考虑该患者为回盲部癌的可能性大，D 正确。粘连性肠梗阻常有腹部手术史，痛、吐、胀、肛门停止排气排便的典型症状。回盲部结核多见于青年，常有肺结核病史及低热、盗汗等表现。溃疡性结肠炎常表现为腹痛，黏液脓血便，左下腹压痛。故选 D。

53. C 【解析】结核性脑膜炎 OT 试验阳性，脑脊液典型外观呈毛玻璃样；病毒性脑膜炎脑脊液较清亮；流行性乙型脑炎脑脊液外观清亮；中毒性脑病脑脊液检查除压力增高外，其他均正常。该患儿发热、喷射性呕吐、抽搐、前囟饱满提示颅内压升高；咳嗽，两肺闻及少许中小水泡音，X 线胸片示右下肺少许斑片状阴影，血白细胞计数升高，提示肺炎；脑脊液外观混浊，白细胞计数升高，糖及氯化物含量降低，蛋白含量增高，最可能的诊断是肺炎双球菌脑膜炎。故选 C。

54. C 【解析】该患者腹部疼痛伴腹胀、停止排气排便 2 天，查体有明显的腹膜刺激征象，可诊断为肠梗阻。而绞窄性肠梗阻时，可有固定压痛和腹膜刺激征，腹腔有渗出液，移动性浊音阳性。故选 C。

55. D 【解析】该患者有外伤史，面色苍白，血压低，脉速，四肢厥冷，血红蛋白明显降低，提示低血容量性休克。有明显的腹膜刺激征，综合考虑为实质性脏器破裂。结合其受伤部位为右上腹，最可能为肝破裂。故选 D。

56. C 【解析】根据该患者的临床表现考虑诊断为缺铁性贫血，生化检查血清铁降低，<8.95 μmol/L（500μg/L）；总铁结合力升高，>64.44mol/L（3600μg/L），但也可正常。运铁蛋白饱和度降低，<15%。红细胞游离原卟啉增高，>600μg/L 或>0.9μmmol/L（全血）。故选 C。

57. C 【解析】窦道及瘘管造影是用碘造影剂，检查窦道及瘘管是否有病变的检查方法。常用于先天性瘘管，如甲状舌管瘘、颈部瘘管等；感染性瘘管，如慢性骨髓炎、软组织脓肿等；创伤或手术后并发的瘘管。该患者左侧引流口红肿，深约 20cm，应先行窦管造影检查后再做进一步处理。故选 C。

58. B 【解析】根据题干信息，考虑患者为幽门梗阻。消化液含钾量较血浆高，故消化液丧失必然丢失大量钾，导致低钾血症。故选 B。

59. A 【解析】诊断为肝硬化食管静脉曲张破裂出血，应用药物止血：血管升压素、三甘氨酰赖氨酸升压素、生长抑素及其类似物。故选 A。

60. E 【解析】黄疸的出现是胰头癌的特征性症状，由于胰腺癌有浸润的生物学特征，黄疸可早期出现，但不是早期症状，胰腺癌晚期剧烈疼痛尤为突出，常牵涉腰背部，持续而不缓解，导致不能平卧，常坐而前俯，是癌肿侵犯腹腔神经丛的结果。故选 E。

61. C 【解析】根据题干信息，提示该患者可能为结肠癌。右半结肠肠腔大，右侧结肠癌隆起型多见，以腹部肿块、腹痛和全身症状为主要表现；降结肠肠腔小，左侧结肠癌浸润型多见，易引起肠腔狭窄梗阻，以梗阻症状、排便习惯与粪便性状改变等症状为主。综上所述，考虑该患者为乙状结肠癌。故选 C。

62. D 【解析】根据该患者病史、症状表现考虑为乙肝肝硬化。肝硬化患者机体抵抗力低下，常并发感染，如自发性腹膜炎、肺炎等。自发性腹膜炎是最常见的感染，主要临床表现为腹痛、腹胀、腹水迅速增长或持续不退，可有程度不等的腹膜炎体征。结合该患者表现，考虑为自发性腹膜炎。故选 D。

63. E 【解析】手术是治疗胃癌的主要方法。只要患者条件许可，又无明显远处转移，均应行根治性手术，术后进行合理的综合治疗。该患者直肠前壁触及质坚硬节提示已有远处转移，不宜手术。故选 E。

64. E 【解析】甲状腺手术的术中操作要注意：结扎切断甲状腺上动脉要紧贴甲状腺上极；结扎切断甲状腺下动脉要远离甲状腺背面；切除腺体的 80% ~ 90%，并同时切除峡部，每侧保留成年人拇指末节大小腺体为恰当；必须保留两侧腺体的背面部分；术后常规放置橡皮管引流 24 ~ 48 小时。故选 E。

65. B 【解析】溃疡性结肠炎以腹痛和腹泻最为常见，腹痛位于左下腹，隐痛、绞痛，便后缓解。腹泻以黏液脓血便最常见，每日数次至 10 次不等，常伴里急后重。尚有恶心、呕吐、食欲缺乏。结肠镜发现病变部位弥漫性充血、水肿、糜烂、溃疡，表面常附有脓性分泌物及血液。根据本题该患者临床表现，可判断其为溃疡性结肠炎，可排除其他选项。故选 B。

66. B 【解析】典型霍乱患者，腹泻多为最先出现的症状，无发热，无腹痛，无粪臭，无里急后重，多为米泔水样便或洗肉水样便。每日可达数十次。呕吐多发生于腹泻之后，多为喷射性，少有恶心。持续而频繁的腹泻和呕吐，可导致患者脱水、电解质紊乱等。结合该患者表现，考虑霍乱的可能性大。故选 B。

67. E 【解析】创伤是急性呼吸窘迫综合征（ARDS）的诱因，$SpO_2$87% 相当于 PaO_2 54mmHg。吸入氧的比例是（21 +4×5）% = 41%，$PaO_2/FiO_2 < 200$，故考虑该患者发生了 ARDS。该患者因为没有出现胸痛，肺血栓栓塞症可以排除。该患者无一次呼吸音降低，排

除气胸。腹腔内出血不会出现顽固性呼吸困难。没有出现血压下降和急性肺水肿表现，可以排除急性左心衰竭。故选 E。

68. C 【解析】轻度烧伤，Ⅱ度烧伤面积 10% 以下。中度烧伤，Ⅱ度烧伤面积 10% ~30%，或Ⅲ度烧伤面积不足 10%。重度烧伤，烧伤总面积 30% ~50%，或Ⅲ度烧伤面积 10% ~20%，或Ⅱ度、Ⅲ度烧伤面积虽不到上述百分比，但已发生休克等并发症、呼吸道烧伤或有较严重的复合伤。特重烧伤，烧伤总面积在 50% 以上，或Ⅲ度烧伤在 20% 以上，或有严重并发症。故选 C。

69. D 【解析】腹腔内十二指肠破裂临床表现明显，主要是突发的剧烈腹痛，腹痛一般局限于右上腹或背部，同时伴有恶心、呕吐，呕吐物含血液。十二指肠破裂时，腹部 X 线片上可见到腰大肌轮廓模糊，有时可见腹膜后呈花斑状改变（积气）。故选 D。

70. D 【解析】切口愈合情况分为 3 类：①清洁切口（Ⅰ类切口），是指缝合的无菌切口，如甲状腺大部切除术等。②可能污染切口（Ⅱ类切口），是指手术时可能带有污染的缝合切口，如胃大部切除术。皮肤不容易彻底消毒的部位、6 小时内的伤口经过清创缝合、新缝合的切口再度切开者，也属于此类。③污染切口（Ⅲ类切口），是指临近污染区或组织直接暴露于污染或感染物的切口，如阑尾穿孔的阑尾切除术、肠梗阻坏死肠管切除手术。切口愈合分为 3 级：①甲级愈合，用“甲”字代表，是指愈合优良，无不良反应。②乙级愈合，用“乙”字代表，是指愈合处有炎症反应，如红肿、硬结、血肿、积液，但未化脓。③丙级愈合，用“丙”字代表，是指切口化脓，需要做切开引流等处理。患者化脓性阑尾炎术后，切口红肿硬结，但未见脓性分泌物，切口愈合类型应记为“Ⅲ/乙”。故选 D。

71. A 【解析】该患者为青年男性，突发剧烈腹痛，疼痛部位先局限于上腹部，后扩散至右下腹；查体有明显的腹膜刺激征，肝浊音界消失。高度怀疑为空腔脏器穿孔性疾病，继发腹膜炎。根据疼痛部位，则可能是胃穿孔。故选 A。

72. B 【解析】该患者为青年女性，慢性间歇性吞咽困难，X 线钡剂检查示食管下端呈鸟嘴样狭窄，首先考虑诊断为贲门失弛缓症。食管下段癌多见于 40 岁以上男性，进行性吞咽困难，食管钡剂造影检查见食管下段黏膜紊乱、断裂，龛影、充盈缺损，管壁僵硬。食管炎的食管钡剂造影不会表现食管下端呈鸟嘴样狭窄。食管平滑肌瘤黏膜完整，钡剂检查见“半月状”压迹。食管瘢痕性狭窄有明显的食管黏膜化学性损伤病史，与该患者不符。故选 B。

73. B 【解析】氨苯蝶啶作用部位与螺内酯相同，抑制远曲小管和集合管皮质段对 Na^+ 的重吸收，增加 Na^+、Cl^- 排泄而利尿，有保钾利尿作用，该患者有高钾血症，故不能用。故选 B。

74. C 【解析】菌血症是外界的细菌经由体表的入口或是感染的入口进入血液系统后，在人体血液内繁殖并随血流在全身播散。毒血症是指病原菌在侵入的局部组织中生长繁殖后，只有其产生的外毒素进入血液循环，病原菌不入血。脓血症为局部化脓性病灶的细菌栓子或脱落的感染血栓，进入血液循环，并在身体各处的组织或器官内发生转移性脓肿。面部疖肿为局部感染化脓性病灶，该患者应为脓血症。故选 C。

75. D 【解析】糖尿病酮症酸中毒昏迷的二氧化碳结合力（CO_2CP）（正常 20 ~ 30mmol/L）是下降的，糖尿病非酮症高渗性昏迷血尿素氮（BUN）（正常 3.5 ~7.1mmol/L）

是升高的，脑血管疾病不会出现皮肤湿冷的表现。低血糖症表现为出汗、饥饿、感觉异常、流涎、颤抖、无力、面色苍白、心率加快、四肢冰凉等，以及精神不集中、言语迟钝、头晕、视物模糊、步态不稳、幻觉，严重者瘫痪、昏迷、抽搐。故选 D。

76. D 【解析】该患者术后清醒，拔出气管插管后出现呼吸困难，伴有失音。因双侧喉返神经损伤，可导致失音或严重的呼吸困难，甚至窒息，因此可判断为双侧喉返神经损伤所致。而喉上神经损伤可致饮水呛咳，该患者生命体征平稳，无甲状腺危象的表现，甲状旁腺损伤会导致低钙，重者会致抽搐。故选 D。

77. A 【解析】特纳综合征的主要病变为卵巢不发育伴有体格发育异常。临床表现为面容呆板、两眼间距宽、身材矮小（不足 1.50m）、蹼颈、盾状胸、肘外翻，第二性征不发育、子宫发育不良及原发性闭经。该患者表现符合上述特点，考虑特纳综合征的可能性大。故选 A。

78. E 【解析】外阴阴道假丝酵母菌病表现为白带增多，呈白色豆渣样或凝乳样，外阴痒，可伴外阴、阴道烧灼感；糖尿病是其常见诱因。细菌性阴道病可见阴道分泌物匀质、稀薄、白色；老年性阴道炎见阴道分泌物稀薄，呈淡黄色；外阴硬化性苔藓以外阴及肛周皮肤萎缩变薄为主；非特异性外阴炎可见外阴皮肤黏膜瘙痒、疼痛、灼烧感，于活动、性交、排尿及排便时加重。故选 E。

79. D 【解析】本例为肝硬化胃底静脉曲张破裂出血，其基本治疗为：①休息。②饮食：要求热量充足、高蛋白质、高糖、低脂和维生素丰富。③增强免疫力：可选用人血丙种球蛋白、转移因子、免疫核糖核酸、胸腺素（胸腺肽）、猪苓多糖或香菇多糖等。④保护肝脏。⑤止血治疗，可静脉滴注血管升压素及生长抑素，也可给予输血、输液治疗。故选 D，开腹探查止血适用于内脏破裂出血。

80. E 【解析】有机磷农药能抑制真性胆碱酯酶和假性胆碱酯酶。红细胞真性胆碱酯酶受抑制后，一般不能自行恢复，待数个月红细胞再生后才能恢复。假性胆碱酯酶对有机磷农药敏感，但抑制后恢复较快。故选 E。

81. A 【解析】该患者因油腻食物与饮酒引发上腹部剧痛，考虑为急性胰腺炎，血、尿淀粉酶测定是最常用的方法。发病时间为 4 小时，血淀粉酶在起病 2 ~ 12 小时开始升高，24 小时达高峰，而尿淀粉酶发病 12 ~ 24 小时才升高，故应选择血淀粉酶测定。故选 A。

82. D 【解析】肝性脑病患者可有性格改变和行为失常，可有扑翼样震颤。故选 D。

83. D 【解析】A 选项血管壁缺陷属于全身血管病变，心脏检查应该能发现动脉瘤；B、C 选项的病变皮肤一般有出血点和瘀斑；D 正确，因为凝血功能障碍时，当有出血就会止不住，而皮肤无出血点和瘀斑表现。故选 D。

84. A 【解析】结核性腹膜炎粘连型有大量纤维组织增生，肠袢互相粘连，肠管常因受压、束缚而发生肠梗阻。肠梗阻是最常见的并发症。故选 A。

85. C 【解析】残胃蠕动功能障碍属于术后早期并发症，胃排空障碍，动力性胃通过障碍，不是梗阻。根据该患者的临床表现及检查结果，故选 C。

86. A 【解析】肛门周围脓肿常位于肛门后方或侧方，全身感染症状不明显，肛周持续、跳动性疼痛，排便、受压及咳嗽时疼痛加重。病变处明显红肿、硬结、压痛，有波动感。肛裂的典型表现是疼痛、便秘和出血。内痔主要表现为出血和脱出。混合痔表现为内痔和外痔症状同时存在。肛瘘主要表现为肛瘘外口持续或间断流出少量脓性、血性、黏液性分泌物。故选 A。

87. C 【解析】该患者在浴室中，有一氧化碳接触史，结合一氧化碳中毒的特征性症状，即皮肤、黏膜、口唇呈樱桃红色，可初步诊断为一氧化碳中毒。故选 C。

88. A 【解析】本例为肝性脑病，减少肠内氨源性毒物的生成与吸收，首先必须限制蛋白质饮食。故选 A。

89. B 【解析】该患者为老年男性，腹痛、腹胀，腹膨隆，见肠型，肠鸣音亢进，有气过水声，结合腹部平片表现，首先考虑诊断肠梗阻。麻痹性肠梗阻时肠鸣音减弱或消失，故排除之。高位小肠梗阻者呕吐早而频繁，腹胀不明显；低位小肠梗阻和结肠梗阻，都表现腹胀严重，呕吐晚而轻，二者的区别是腹部 X 线片：前者小肠呈“阶梯状”液平，结肠内积气少；而后者盲肠部胀气明显，小肠胀气可不明显。故选 B。

90. A 【解析】该患者右侧腹股沟韧带下方卵圆窝处可触及半球形包块，压痛明显，不能还纳，右下腹疼痛伴呕吐、停止排气排便，考虑股疝嵌顿可能。应立即手术治疗，以防止疝内容物坏死并解除伴发的肠梗阻。故选 A。

91. B 【解析】胸骨左缘第 3 肋间可闻及舒张期叹气样杂音说明为主动脉关闭不全，心尖部闻及舒张早期杂音，为二尖瓣狭窄，为主动脉重度反流导致左心室舒张压快速升高，二尖瓣处于半关闭状态，使快速前向血流跨越二尖瓣口时遇到障碍。此杂音称为奥斯汀·弗林特（Austin Flint）杂音。与器质性二尖瓣狭窄的鉴别依靠 Austin Flint 杂音不伴有开瓣音、第一心音亢进和心尖区舒张期震颤。故选 B。

92. D 【解析】该患者术后停止排便排气，肠梗阻表现即痛（腹痛）、吐（呕吐）、胀（腹胀）、闭（停止排气排便）和腹部体征，考虑为肠梗阻。全腹压痛尤其以右下腹部明显，轻度腹肌紧张，有腹膜刺激征的表现，肠鸣音消失，考虑是腹膜炎引起的麻痹性肠梗阻。故选 D。

93. B 【解析】该患者无痛性胆囊肿大伴黄疸，并且黄疸呈波动性，首先考虑为壶腹癌可能。故选 B。

94. A 【解析】患者有黏液血便，腹泻频繁，发热，血红蛋白下降，结合结肠镜表现，最可能是重型溃疡性结肠炎。糖皮质激素可用于对 5-氨基水杨酸（5-ASA）疗效不佳的轻、中型患者，特别适用于重型的患者，可作为首选。美沙拉秦是治疗轻、中型或重型经糖皮质激素治疗已有缓解者的常用药物。头孢类抗生素可用于控制肠道感染，异烟肼为抗结核药物，蒙脱石为止泻药。故选 A。

95. E 【解析】人类免疫缺陷病毒（HIV）是一种能攻击人体免疫系统的病毒。HIV 主要侵犯、破坏 $CD4^+$ T 淋巴细胞，导致机体免疫细胞和/或功能受损乃至缺陷，最终并发各种严重机会性感染和肿瘤。故选 E。

96. B 【解析】肾综合征出血热是由汉坦病毒引起的急性、地方性、自然疫源性传染病，病情危急，并发症多，病死率高。主要病理变化是全身广泛性的小血管和毛细血管的损害。临床上以发热、出血、肾脏损害为三大主症，典型病例表现为 5 期经过，即发热期、低血压休克期、少尿期、多尿期和恢复期。该患者发热，少尿，腋下有出血点，尿蛋白阳性，最可能为肾综合征出血热。故选 B。

97. A 【解析】该患者是典型急性阑尾炎表现，并且出现阑尾坏死、穿孔。主要解剖学基础是阑尾动脉为终末血管，出现梗死、缺血、坏死。故选 A。

98. D 【解析】此新生儿腰骶部皮肤红肿迅速蔓延，出现坏死，并有明显全身症状，考虑为新生儿皮下坏疽。需尽早切除坏死组织，充分引流，彻底清创。故选 D。

99. C 【解析】该患者有多年肝功能异常病史，且肝功能受损严重，存在肝性脑病的诱因（大量使用排钾利尿药），出现昏睡，首先考虑为肝性脑病，C 正确。脑血管意外多见于老年患者，多有高血压、高脂血症等。肝肺综合征常表现为严重肝病、肺内血管扩张、低氧血症等特点。肝肾综合征是指发生在严重肝病基础上的肾衰竭。癫痫可发生于任何年龄，以青年居多，多为刺激症状（感觉异常、肢体抽搐）。故选 C。

100. E 【解析】化疗时白血病细胞大量破坏，血清和尿中尿酸浓度增高，积聚在肾小管，引起阻塞而发生尿酸性肾病。当尿酸性肾病出现慢性肾功能不全时，血尿素氮和肌酐进行性升高。故选 E。

101. A 【解析】根据题干该患者有反复上腹疼痛史，且呈现饥饿痛，并有周期性，以冬季明显，故首选考虑为十二指肠溃疡。为进一步确诊，首选的方法为 X 线钡剂检查，若 X 线钡剂检查示十二指肠球部变形，可确诊为十二指肠溃疡。故选 A。

102. E 【解析】原发性肝癌一旦出现明确定位症状提示已经进入晚期，绝大多数患者已失去外科手术治疗的机会。该患者为肝右叶的巨大肝癌，包绕、压迫下腔静脉，且肝左叶可能也为肝癌，不考虑做切除术。故选 E。

103. A 【解析】腰椎间盘突出的主要症状是腰痛、坐骨神经痛、马尾神经受压及神经系统表现（感觉异常、肌力下降和反射异常），其体征包括腰椎侧弯、腰部活动受限、压痛及骶棘肌痉挛、直腿抬高试验及加强试验阳性。该患者出现腰痛并向下肢放射，并且直腿抬高试验阳性，故可以诊断为腰椎间盘突出症。故选 A。

104. D 【解析】强直性脊柱炎好发于青壮年男性，是以骶髂关节和脊柱附着点炎症为主要症状的疾病。反应性关节炎的病程不会太长。系统性红斑狼疮关节受累的表现为关节痛、关节炎、关节畸形及肌痛、肌无力。白细胞减少。类风湿关节炎的主要表现是手、足小关节的多关节、对称性、侵袭性炎症，晨僵时间>1 小时，可导致关节畸形及功能丧失，常伴有关节外器官受累，类风湿因子（RF）多阳性。故选 D。

105. D 【解析】反酸、餐前痛多见于十二指肠溃疡，胃肠钡剂造影示十二指肠球部变形进一步提示十二指肠溃疡。持续性向腰背部放射提示可能已出现穿透性溃疡。穿透性溃疡是指溃疡穿孔至并受阻于毗邻实质性器官如肝、胰、脾等。故选 D。

106. C 【解析】该患者反复发作上腹痛，伴泛酸、嗳气，考虑胃部疾病可能，首选胃镜检查，可直接观察胃十二指肠黏膜，还可在直视下取活组织做病理学检查及幽门螺杆菌检测。故选 C。

107. C 【解析】系统性红斑狼疮临床表现多样，常有发热等全身症状，常见肌肉与关节痛，关节痛多出现在手指、手腕、膝、踝等关节，部分伴有肿胀。累及肾脏，主要表现为蛋白尿、血尿、管型尿、水肿、高血压乃至肾衰竭；累及心血管，常见心包炎；累及肺脏，常见胸腔积液；累及神经系统，可有头痛、癫痫、性格改变、记忆力减退、认知障碍等；累及血液系统，常见贫血、白细胞和/或血小板计数降低。故选 C。

108. A 【解析】根据该患者病史、全身明显毒血症状及查体突出右大腿的红、肿、热、痛，典型的感染表现，考虑应为腿部感染引起的全身脓毒症表现，故选 A。

109. E 【解析】脓毒症应及时切开引流，消除感染灶。故选 E。

110. A 【解析】急性胰腺炎患者常于饱餐和饮酒后突然出现腹痛，疼痛剧烈，多位于左上腹，向左肩及左腰背部放射。恶心、呕吐早期即可出现，呕吐往往剧烈而频繁。呕吐物为胃十二指肠内容物，偶可呈咖啡色。呕吐后腹痛不缓解。血常规常见白细胞增多及中性粒细胞核左移。故选 A。

111. C 【解析】血清、尿淀粉酶测定是急性胰腺炎常用的诊断方法。血清淀粉酶在发病数小时开始升高，24 小时达高峰；尿淀粉酶升高较晚，下降缓慢。血清淀粉酶超过正常值 3 倍及 3 倍以上可确诊。腹部超声是急性胰腺炎的常规初筛影像检查。故选 C。

112. C 【解析】急性胰腺炎患者治疗期间出现上腹部包块，首先考虑胰腺假性囊肿可能。胰腺假性囊肿为胰液经由坏死破损的胰管溢出在胰腺周围积聚，被纤维组织包裹形成，常在发病后 4 周左右出现。患者无相关肿瘤病史，不考虑腹膜转移癌。胰腺癌常见持续性、进行性加剧的中、上腹痛或持续腰背部剧痛，体重减轻和黄疸。结肠癌常见排便次数增加、腹泻、便秘、黏液脓血便。粘连性肠梗阻常见腹痛、呕吐、腹胀、停止排气排便。故选 C。

113. C 【解析】急性胰腺炎以腹痛为主要表现和首发症状，常在暴饮暴食或酗酒后突然发生。疼痛剧烈而持续，常位于中上腹，病情加重时可引起全腹痛。恶心、呕吐和腹胀多在起病后出现，吐后腹痛不减轻。可有发热症状。重症患者上腹或全腹明显压痛，并出现腹肌紧张和反跳痛等。根据该患者病史及表现，初步诊断为急性胰腺炎。故选 C。

114. D 【解析】血淀粉酶一般在起病后 2 ~ 12 小时开始升高，48 小时后开始下降，持续 3 ~ 5 天。血淀粉酶超过正常值 3 倍即可诊断为急性胰腺炎。故选 D。

115. A 【解析】肝癌的典型症状和体征一般出现在中、晚期，主要有肝痛、乏力、消瘦、黄疸、腹水等。黄疸在肝癌晚期是比较常见的。有些肝癌晚期患者会出现逐渐消瘦、发热、食欲缺乏、全身乏力、营养不良等症状。肝区疼痛主要表现为间歇或持续性的钝痛或胀痛。故选 A。

116. E 【解析】颅内转移可出现相应的定位症状和体征，如颅内高压。颅内高压可引发脑疝而使患者死亡，但少见。其他选项均为肝癌患者死亡常见原因。故选 E。

117. C 【解析】该患者考虑为类风湿关节炎，处于活动期，虽然 C 反应蛋白增高也有助于判断疾病的活动度，但对疾病活动性诊断最有意义的检查是类风湿因子测定，与本病的活动度和严重性相关。故选 C。

118. E 【解析】类风湿关节炎有心包积液提示该患者出现系统症状，心脏受累，应使用糖皮质激素迅速控制症状，减轻炎症反应；必须同时应用改善病情抗风湿药，改善和延缓病情进展，但发挥作用慢。该患者处于类风湿关节炎活动，需要快速控制症状，不适合单用抗风湿药，而单用糖皮质激素能迅速缓解关节肿痛症状和全身炎症，但不能根治本病，长期应用时不良反应较多，且停药易复发。继续使用理疗和非甾体抗炎药，仅可治疗关节痛，对于心包积液无效，加用青霉素无意义。故选 E。

119. A 【解析】蓄电池厂工作、主要表现及尿 δ-ALA 增多均提示铅中毒。慢性铅中毒主要损害神经系统、造血系统和消化系统等，出现类神经症、外周神经炎、正细胞低色素性贫血。慢性苯中毒主要损害神经系统和消化系统，并出现口腔炎、震颤和易兴奋等表现。故选 A。

120. C 【解析】依地酸钙钠（EDTA Ca-Na_2）是最常用的氨羧螯合剂，可与多种金属形成稳定而可溶的金属螯合物排出体外，用于治疗铅中毒。故选 C。

121. C 【解析】该患者车祸后出现腹痛、恶心及呕吐，左下腹压痛，提示可能发生腹部脏器损伤。通过腹部 X 线片、B 超可观察腹部脏器损伤情况，腹腔穿刺或灌洗探查有无腹腔内出血，以及血尿常规等一般检查了解红细胞及血红蛋白、有无血尿等。而磁共振检查对于软组织、血管、神经等分辨率较高。故选 C。

122. B 【解析】结肠内容物液体含量少，而细菌含量多，故腹膜炎出现较晚，但是较严重。结肠破裂时可采取一期修补术，并在裂口处附近进行造口术，暂时转移粪流，在患者基础情况好转后，再行瘘口关闭。故选 B。

123. D 【解析】根据题干信息，该患者为急性胰腺炎（重症）。肠外营养所供的营养素种类较多，从生理角度，将各种营养素在体外先混合在 3L 塑料袋内再输入的方法最为合理，故不选 A。经周围静脉输注适用于用量小、肠外营养支持不超过 2 周者，对于长期需肠外营养支持者，则以经中心静脉导管输入为宜，本例患者症状较重，所需营养液量大、时间长，不选 B。复方氨基酸是肠外营养的唯一氮源，故不选 E。为确保混合营养液的安全性和有效性，目前主张不在肠外营养液中添加其他药物，不宜同时应用生长抑素，不选 C。故选 D。

124. D 【解析】根据题干可考虑急性胰腺炎合并麻痹性肠梗阻可能，急性胰腺炎发作后数小时，由于胰腺周围（小网膜腔内）、腹腔大量炎性渗出，体液的丢失量很大，特别是胰腺炎导致的后腹膜“化学性灼伤”丧失的液体量尤大。因此，应早期采用全胃肠外营养，在肠道功能恢复后尽早实施肠内营养。故选 D。

125. B 【解析】本例为老年女性患者，肥胖，出现绝经后不规则阴道流血，子宫增大，B 超示子宫内膜厚而不规则，考虑子宫内膜癌可能。黏膜下肌瘤主要表现为经量增多及经期延长，宫颈癌常表现为接触性出血，二者 B 超检查均无子宫内膜厚而不规则。子宫肉瘤主要表现为阴道不规则流血伴腹痛，子宫迅速增大，外形不规则，宫颈口有息肉或肌瘤样肿块，呈紫红色，极易出血。子宫内膜息肉多位于子宫颈口位置，在子宫内膜者少见。故选 B。

126. C 【解析】该患者怀疑为子宫内膜癌。B 超检查典型内膜癌声像图为子宫增大，宫腔内见实质不均回声区。分段诊刮是确诊内膜癌最常用最可靠的方法，宫颈活检用于诊断子宫颈癌。阴道镜检查、腹腔镜检查对诊断子宫内膜癌意义不大，血清肿瘤标志物测定不常用于诊断子宫内膜癌。故选 C。

127. A 【解析】该患者考虑为子宫内膜癌。经病理确诊后首选的治疗方法是手术治疗，手术目的一是进行手术–病理分期，确定病变范围及与预后相关因素，二是切除病变子宫及其他可能存在的转移病灶。化学治疗是晚期或复发子宫内膜癌综合治疗措施之一。放射治疗仅用于有手术禁忌证或无法手术切除的晚期患者。抗感染治疗、中医药治疗不是治疗子宫内膜的常见措施。故选 A。

128. C 【解析】肾综合征出血热的典型表现为发热中毒症状，充血（颜面、颈及上胸部皮肤明显充血潮红）、出血（多于腋下、胸背部）、外渗征和肾损害，分为发热期、低血压休克期、少尿期、多尿期和恢复期。实验室检查包括血液浓缩、异型淋巴细胞出现、血小板减少和尿蛋白大量出现等，均有助于诊断。故选 C。

129. C 【解析】该患者出血点增加，四肢厥冷，脉搏细弱，血压 80/60mmHg，提示进入低血压休克期。该期治疗原则为积极补充血容量，注意纠正酸中毒和改善微循环。故选 C。

130. D 【解析】典型霍乱的临床表现病程分为 3 期：吐泻期、脱水期、反应（恢复）期。吐泻期最主要的表现为无痛性激烈腹泻，不伴有里急后重，大便性状有泥浆样或水样含粪质，见黏液，其可转为米泔水样便或洗肉水样血便，无粪质，便次逐增，每日数次至 10 余次，甚至无数次，每次小便量超过 1000ml，多数伴有腓肠肌痛性痉挛，先腹泻后出现喷射性、连续性呕吐；轻度脱水时口唇与皮肤干燥，极度脱水血压下降。实验室检查脱水导致血液浓缩，血常规中红细胞及血红蛋白增高，白细胞数计数升高，中性粒细胞数及单核细胞增多。细菌性痢疾应有腹痛、里急后重，黏液或脓血便，发热；急性肠炎也应具备发热、腹痛；细菌性食物中毒除发热外也有先呕吐后腹泻；轮状病毒感染常发热，水样泻。故选 D。

131. C 【解析】腹泻丢失大量水分和钠钾盐，迅速出现低血容量性休克和电解质紊乱，可危及生命，应快速补充液体和电解质。故选 C。

132. B 【解析】结合题干，考虑诊断为急性化脓性胆管炎，B 超作为常规初筛检查，可在床边进行，能及时了解胆道梗阻部位、肝内外胆管扩张情况及病变性质，对诊断很有帮助。故选 B。

133. E 【解析】急性化脓性胆管炎最适宜的手术是胆总管探查，T 形管引流术。故选 E。

134. D 【解析】慢性溶血性贫血的临床表现有贫血、关节痛、黄疸和脾大。该患者表现为贫血，无家族史，暂不考虑遗传性疾病引起的溶血；尿隐血试验阴性，则除外阵发性睡眠性血红蛋白尿，可能是自身免疫性溶血。故选 D。

135. B 【解析】抗人球蛋白试验（Coombs 试验）阳性见于新生儿溶血、自身免疫性溶血性贫血、系统性红斑狼疮、类风湿关节炎、恶性淋巴瘤、甲基多巴及青霉素型等药物性溶血反应。因外周血细胞形态正常，暂不考虑造血系统疾病，骨髓检查不能明确诊断。故选 B。

136. C 【解析】除病因治疗外，首选糖皮质激素。糖皮质激素可以抑制抗体的产生，抑制免疫反应，大多数患者症状可以得以缓解。其他方法有脾切除、免疫抑制药、对症输血治疗等。故选 C。

137 ~ 138. A、B 【解析】生殖器出现溃疡（硬下疳）是一期梅毒的典型表现，多发于阴茎包皮冠状沟、龟头或系带部。故 137 题选 A。生殖器疱疹表现为男性好发在龟头、冠状沟、包皮、阴茎；女性好发在外阴、宫颈、肛周及臀部，出现多数粟粒大小丘疹、水疱，可彼此融合成片。2 ~ 4 天后破溃成为糜烂或溃疡。故 138 题选 B。

139 ~ 140. E、D 【解析】流行性脑脊髓膜炎如皮肤瘀点、瘀斑不断增加，且融合成片，考虑为弥散性血管内凝血（DIC），应及早应用肝素治疗。故 139 题选 E。流行性脑脊髓膜炎可短期应用肾上腺皮质激素，减轻毒血症，稳定溶酶体，也可解痉、增强心肌收缩力及抑制血小板凝聚，有利于抗休克。氢化可的松一般应用不超过 3 天，休克纠正即停用。故 140 题选 D。

141 ~ 142. A、B 【解析】瘢痕性幽门梗阻经非手术治疗不能治愈，故 141 题选 A。多数胃十二指肠溃疡大出血，可经非手术治疗止血，约 10% 的患者须急症手术止血。故 142 题选 B。

143 ~ 144. E、B 【解析】胃大部切除术后碱性反流性胃炎的典型临床表现是剑突下持续烧灼痛，进食后加重，抑酸药无效；胆汁性呕吐，呕吐后疼痛依旧；体重减轻；易发生癌变。故 143 题选 E。慢性不完全输入段梗阻的典型表现为由于胆汁、胰液、十二指肠液不能及时排空，潴留在输入肠袢，储存到一定量时，特别在进食后分泌液明显增加，发生强烈的输入段肠蠕动，将其倾注入胃内，引起大量呕吐胆汁。如果为完全性输入段梗阻，不会呕吐胆汁。故 144 题选 B。

145 ~ 146. B、E 【解析】中枢神经系统白血病多见于急性淋巴细胞白血病，轻者表现为头痛、头晕，重者有呕吐、颈项强直，甚至抽搐、昏迷，脑脊液可检出幼稚细胞。故 145 题选 B。急性单核细胞白血病有贫血、发热、出血、牙龈增生和肿胀等症状。故 146 题选 E。

147 ~ 148. C、E 【解析】胃溃疡腹痛多在餐后约 1 小时发生，经 1 ~ 2 小时后逐渐缓解，至下餐进食后再重复上述节律。故 147 题选 C。肠易激综合征患者都有不同程度的腹痛，部位不定，以下腹和左下腹多见，排便或排气后缓解。故 148 题选 E。

149 ~ 150. A、D 【解析】检查及治疗肛门直肠疾病时，应根据患者身体情况和检查具体要求选择以下不同的体位。①胸膝位：是检查肛管最常用的体位。②左侧卧位：是肛肠科检查及手术治疗时最为常用的体位，让患者向左侧卧于检查床上，臀部靠近床边，上侧的髋膝关节各屈曲 90°，向腹部靠近，下腿伸直，使肛门及臀部充分暴露。此位适用于年老体弱及重病的患者。故 149 题选 A。③截石位：为直肠肛管手术时常采用的体位。④蹲位：患者下蹲排大便姿势，用于检查内痔、脱肛和直肠息肉等。故 150 题选 D。⑤弯腰前俯位：该方法是肛门视诊最常用体位。

110-4

2024全国临床执业医师资格考试冲刺试卷与解析（二）

（医学综合笔试部分）

第四单元

考试日期：20××年×月×日
考试时间：16：30～18：30

考生姓名：________
准考证号：________
考 场 号：________

中国协和医科大学出版社
北 京

A_1 型选择题

答题说明

每一道考题下面有 A、B、C、D、E 五个备选答案，请从中选择一个最佳答案。

1. 关于子宫内膜在月经周期中的变化，叙述错误的是
   A. 子宫内膜有功能层和基底层
   B. 功能层受卵巢激素影响而呈周期性变化
   C. 靠近子宫肌层的 1/3 内膜为功能层
   D. 雌激素使子宫内膜呈增殖期变化
   E. 孕激素使增殖期子宫内膜转化为分泌期内膜
2. 有先兆偏头痛的先兆特点是
   A. 感觉先兆多为双侧麻木
   B. 必须在头痛前发生而非与头痛同时发生
   C. 视觉先兆多为偏盲
   D. 多表现为偏侧运动障碍
   E. 持续时间为 5 ~60 分钟
3. 胎头衔接是指
   A. 枕骨进入骨盆入口平面，胎头最低点到达坐骨棘水平
   B. 枕颏径进入骨盆入口平面，胎头最低单接近坐骨棘水平
   C. 双顶径进入骨盆入口平面，胎头最低点接近或达到坐骨棘水平
   D. 双顶径到达坐骨棘平面
   E. 双顶径到达坐骨结节平面
4. 重症肌无力胆碱能危象是由于
   A. 抗胆碱酯酶药物过量
   B. 胆碱酯酶活性消失
   C. 抗胆碱酯酶药物用量不足
   D. 抗胆碱酯酶药物作用突然消失
   E. 抗胆碱酯酶药物过敏
5. 下列病毒性疾病中，血白细胞总数及中性粒细胞比例升高的是
   A. 病毒性肝炎
   B. 麻疹
   C. 艾滋病
   D. 流行性乙型脑炎
   E. 流行性腮腺炎
6. 亚急性感染性心内膜炎可有
   A. 血清谷草转氨酶（GOT）增高
   B. 脾肿大
   C. 颜面蝶形红斑
   D. 病理性 Q 波
   E. 抗链球菌溶血素 O 升高
7. 不属于中毒型细菌性痢疾临床特征的是
   A. 起病时肠道症状可不明显
   B. 迅速发生休克与呼吸衰竭
   C. 均有脑膜刺激征
   D. 多见于 2 ~7 岁儿童
   E. 急起高热，反复惊厥
8. 有关子宫腺肌病，下述表达正确的是
   A. 均合并外在性子宫内膜异位症
   B. 多发生在初产妇
   C. 病灶中子宫内膜对卵巢激素敏感
   D. 假孕疗法无效
   E. 月经量增多，经期延长，继发痛经，子宫均匀增大和质较硬
9. 判断风湿热活动性的指标不包括
   A. 红细胞沉降率增快
   B. C 反应蛋白阳性
   C. 抗链球菌溶血素 O（ASO）增高
   D. 发热、乏力
   E. α_2 球蛋白增高
10. 了解胎儿成熟度最常用的检查项目是

A. 检测羊水中卵磷脂/鞘磷脂比值
B. 检测羊水中肌酐值
C. 检测羊水中胆红素类物质
D. 检测羊水中淀粉酶值
E. B 超检查胎儿双顶径值

11. 下列关于药物对胎儿的影响，正确的是
A. 着床前期用药对胚胎及胎儿的影响很大
B. 与用药时的胎龄无关
C. 晚期胚泡着床后至 10 周左右是药物的致畸期
D. 妊娠 12 周以后药物致畸作用明显减弱
E. 药物毒性作用出现越早，发生畸形越轻

12. 新生儿消化系统特点中，下列哪项是错误的
A. 贲门括约肌发达
B. 幽门括约肌较发达
C. 食管下段括约肌压力低
D. 胃底发育差，呈水平位
E. 肠管壁较薄，通透性高

13. 易发生贫血性梗死的器官是
A. 心、脑、肠
B. 肾、肠、脑
C. 心、脾、肾
D. 脾、心、肺
E. 肾、心、肺

14. 最常见的早期输血并发症是
A. 溶血反应
B. 发热反应
C. 细菌污染反应
D. 出血倾向
E. 酸中毒

15. 新生儿败血症的诊断哪项不正确
A. 精神不振、拒食、面色青灰
B. 热型绝大多数为稽留热
C. 可出现黄疸、肝脾大
D. 小儿往往有脐炎
E. 可并发胆红素脑病（核黄疸）

16. 易发生各种感染和传染病的时期是
A. 新生儿期
B. 婴儿期
C. 幼儿期
D. 学龄前期
E. 青春期

17. 老年人最常见的硬脊膜外肿瘤是
A. 淋巴瘤
B. 脊膜外瘤
C. 胶质瘤
D. 转移瘤
E. 脊索瘤

18. 小婴儿化脓性脑膜炎怀疑合并硬脑膜下积液，首选的简便诊断方法是
A. 颅脑 B 超检查
B. 头颅 CT 检查
C. 颅透光检查
D. 试验性硬膜下穿刺
E. 腰椎穿刺脑脊液检查

19. 好发于儿童及青少年的卵巢肿瘤是
A. 性索间质肿瘤
B. 生殖细胞肿瘤
C. 上皮性肿瘤
D. 转移性癌
E. 非特异性间质瘤

20. 颅前窝骨折造成的“熊猫眼”指的是
A. 双侧视盘水肿
B. 眶周广泛性淤血斑
C. 乳突部皮下淤血斑
D. 双眼视网膜出血
E. 双额部皮肤表面淤血

21. 细菌性阴道病最常见的病原体是
A. 金黄色葡萄球菌
B. 溶血性链球菌
C. 大肠埃希菌
D. 加德纳菌
E. 沙眼衣原体

22. 外阴阴道假丝酵母菌病最主要传播途

径是
A. 性接触传播
B. 血行传播
C. 间接传播
D. 直接传播
E. 内源性传播
23. 绒毛膜癌常见的转移部位依次是
A. 肺、盆腔、肝、脑、阴道
B. 肺、阴道、盆腔、肝、脑
C. 肺、脑、盆腔、肝、阴道
D. 阴道、肺、盆腔、肝、脑
E. 肺、肝、阴道、盆腔、脑
24. 钝器致成人头皮血肿的打击伤，处理时要重点考虑的是
A. 及时抽吸血肿或引流
B. 颅骨及脑损伤的可能
C. 局部镇痛或冷敷
D. 血肿位于头皮的层次
E. 血肿的大小及出血量
25. 常与结核瘤进行鉴别诊断时需要考虑
A. 肺脓肿
B. 周围型肺癌
C. 肺囊肿
D. 淋巴瘤
E. 结节病
26. 发生子痫前期的高危因素不包括
A. 双胎妊娠
B. 糖尿病
C. 羊水过多
D. 前置胎盘
E. 营养不良
27. 患者知觉体验中表现为错觉的是
A. 看见面前的高楼变矮
B. 将输液管看成是一条蛇
C. 感觉周围的事物变得不真实
D. 听见汽车喇叭声音里有骂他的声音
E. 感觉自己的双手不属于自己
28. 氯化钾静脉滴注浓度一般不得超过
A. 0.1%
B. 0.3%
C. 0.6%
D. 0.9%
E. 1.2%
29. 苯丙酮尿症患儿出现症状通常在
A. 出生后1～3个月
B. 出生后3～6个月
C. 出生后6～9个月
D. 出生后9～12个月
E. 出生后1～3岁
30. 营养不良患儿皮下脂肪消减的顺序是
A. 躯干-臀部-四肢-腹部-面颊
B. 面颊部-腹部-躯干-臀部-四肢
C. 腹部-躯干-臀部-四肢-面颊
D. 四肢-躯干-腹部-面颊
E. 躯干-臀部-腹部-面颊
31. 下列哪项不符合完全性前置胎盘的常见临床表现
A. 胎位不正的发生率高
B. 先露高浮
C. 第一次出血多在妊娠36周以后
D. 易发生出血性休克
E. 较其他类型前置胎盘易发生胎儿窘迫
32. 关于慢性硬脑膜下血肿，下列哪种说法是错误的
A. 可有精神症状
B. 可有肢体偏瘫
C. 一定有外伤史
D. 多见于中老年
E. 可有颅内压增高症状
33. 动脉导管未闭时，血液的分流方向是
A. 肺动脉→主动脉
B. 主动脉→肺动脉
C. 左心室→右心室
D. 右心房→左心房
E. 左心房→右心房
34. 精神分裂症最常见的感知觉障碍是
A. 视物变形症

B. 感觉减退
C. 幻觉
D. 内感性不适
E. 错觉

35. 谵妄状态的主要特征为
A. 意识障碍，且昼轻夜重
B. 幻觉
C. 记忆减退
D. 错觉
E. 注意涣散

36. 关于头皮裂伤，下列哪项是错误的
A. 创口有脑组织外溢，须立即缝合头皮，变开放为闭合损伤
B. 处置时着重检查有无颅骨和脑损伤
C. 尽早清创缝合
D. 清创时限放宽至 24 小时
E. 即使创口不大，出血也较多

37. 腺垂体功能减退症最常见原因是
A. 希恩（Sheehan）综合征
B. 各种垂体肿瘤
C. 空蝶鞍综合征
D. 糖尿病血管病变
E. 颅内感染后遗症

38. 下面关于胎心率变异减速的描述哪项不恰当
A. 减速与宫缩无关系
B. 下降迅速且幅度大
C. 持续时间长短不一
D. 恢复缓慢
E. 是脐带受压兴奋迷走神经所致

39. 异位妊娠时，受精卵着床最高的发生率是哪个部位
A. 卵巢
B. 输卵管壶腹部
C. 输卵管间质部
D. 输卵管峡部
E. 宫颈管

40. 关于女性生殖道防御机制的描述，正确的是
A. 阴道黏膜为柱状上皮，抗感染力强
B. 正常阴道菌群以乳杆菌和大肠埃希菌为主
C. 两侧大阴唇自然合拢，防止外界污染
D. 妇女正常月经可增加宫腔感染的机会
E. 阴道正常为碱性环境，可抑制病原体生长

41. 判断小儿体格发育最常用的指标是
A. 动作发育能力
B. 语言发育程度
C. 智能发育水平
D. 神经反射发育
E. 体重、身高、头围

42. 患者感到周围的环境和事物失去了色彩生机，好像与自己隔了一层膜。该表现属于
A. 幻觉
B. 人格解体
C. 梦样状态
D. 朦胧状态
E. 非真实感

43. 不属于蛋白质-能量营养不良常见并发症的是
A. 维生素 A 缺乏症
B. 呼吸道感染
C. 腹泻病
D. 佝偻病
E. 缺铁性贫血

44. 不属于新生儿窒息阿普加（Apgar）评分内容的是
A. 拥抱反射
B. 肌张力
C. 皮肤颜色
D. 呼吸
E. 心率

45. 疑为维生素 D 缺乏性手足搐搦症患儿做陶瑟（Trousseau）征检查。袖带的压力

应维持在

A. 舒张压以下

B. 收缩压与舒张压之间

C. 收缩压以下

D. 舒张压以上

E. 收缩压以上

46. 新生儿寒冷损伤综合征最先出现硬肿的部位是

A. 小腿

B. 大腿

C. 臀部

D. 面颊

E. 上肢

47. 关于雌、孕激素的生物合成和代谢，正确的是

A. 卵巢不能合成雌酮

B. 孕激素来自雄烯二酮

C. 雌三醇活性最强

D. 雌激素是由颗粒细胞单独产生

E. 甾体激素主要在肝脏代谢

48. 下列哪项处理胎盘早剥的措施是错误的

A. 重度胎盘早剥，不能在短时间内结束分娩者剖宫产

B. 发现子宫胎盘卒中，立即行子宫切除术

C. 轻度胎盘早剥，胎儿存活，胎儿窘迫者剖宫产

D. 破膜后产程无进展，产妇情况恶化，胎儿死亡，也要行剖宫产术

E. 初产妇轻度胎盘早剥，估计短时间能结束分娩者可阴道分娩

49. 人工喂养比母乳喂养更容易产生佝偻病的原因是

A. 牛乳中钙、磷比例不适当

B. 牛乳中含有较多乳糖

C. 牛乳中含锌和铜较多

D. 牛乳中矿物质成分较少

E. 牛乳中含铁量较人乳高

50. 不符合猩红热患儿皮疹特点的是

A. 皮疹粗糙，砂纸样

B. 常有散在糠屑样脱皮

C. 在腋窝、腹股沟等皮肤皱褶处皮疹稀疏

D. 常在 24 小时内遍及全身

E. 疹间皮肤也呈红色

51. 迷走神经的耳郭凹面躯体感觉纤维中枢支终止于

A. 下涎核

B. 迷走神经背核

C. 三叉神经脊束核

D. 疑核

E. 孤束核

A_2 型选择题

答 题 说 明

每一道考题是以一个小案例出现的，其下面都有 A、B、C、D、E 五个备选答案，请从中选择一个最佳答案。

52. 女，23 岁。外阴瘙痒、白带增多 5 天。妇科检查：外阴皮肤黏膜充血，小阴唇内侧见多个小菜花状赘生物、宫颈柱状上皮异位，子宫正常大，附件无明显异常。为确诊，应选择的辅助检查是

A. 赘生物活组织检查

B. 白带革兰染色检查

C. B 超检查

D. 宫颈刮片细胞学检查

E. 血常规

53. 经产妇，27 岁。足月顺产后第 2 天，出现轻微下腹部阵痛。脐下 3 指可触及宫底，无压痛，阴道流血不多，无恶心、呕吐。本例恰当处理措施应为

A. 按摩子宫

B. 排除肠梗阻

C. 一般无须处理

D. 给予止血药物

E. 抗生素预防感染

54. 男，35 岁。头部外伤后昏迷 1 小时，出现右侧肢体瘫痪，后逐渐好转。头颅 CT 示颅内有散在高密度影。应考虑为

A. 脑震荡

B. 脑内血肿

C. 急性硬脑膜下血肿

D. 急性硬脑膜外血肿

E. 脑挫裂伤

55. 男孩，1 岁。高热 6 天，精神差，频繁咳嗽，阵发性喘憋。查体：鼻翼扇动，吸气性凹陷，双肺叩诊稍浊，呼吸音减低，双肺闻及少量中湿啰音。白细胞计数 $9.0\times10^9/L$。胸部 X 线片示双肺片状密度较淡阴影。最可能的诊断为

A. 金黄色葡萄球菌肺炎

B. 呼吸道合胞病毒肺炎

C. 腺病毒肺炎

D. 肺炎支原体肺炎

E. 肺炎链球菌肺炎

56. 男，18 岁。近 1 年对家人亲友变得冷淡，不去上学，不洗澡，不主动更换衣服，对与自己有关的各种事情表现得无动于衷。最可能的诊断是

A. 人格障碍

B. 精神分裂症

C. 抑郁症

D. 恐惧症

E. 创伤后应激障碍

57. 男婴，1 个月。查体：左侧心前区闻及 3～4 级收缩期粗糙杂音。经多方面检查确诊为室间隔缺损。缺损自然闭合一般发生在

A. 出生后 3 个月内

B. 出生后 5 个月内

C. 出生后 6 个月内

D. 出生后 9 个月内

E. 2 岁以内

58. 男，68 岁。2 年前出现过短暂的意识模糊，清醒后有几天听到空中有人在向他打招呼，思维迟缓，情感脆弱，几周后症状明显减轻。近半年类似症状发作过 2 次，记忆力明显减退。头颅 MRI 示大脑多发性腔隙性梗死。最可能的诊断是

A. 精神分裂症

B. 血管性痴呆

C. 抑郁发作

D. 阿尔茨海默病

E. 癫痫所致精神障碍

59. 女婴，7 个月。阵发性哭闹，并呕吐 2 次，面色苍白，表情痛苦。最可能的诊断是

A. 脑膜炎

B. 中耳炎

C. 生理性哭闹

D. 肠套叠

E. 肠痉挛

60. 女婴，2 天。足月产，出生 1 分钟 Apgar 评分 3 分。查体：P 90 次/分。嗜睡，面色微绀，前囟饱满，心音低钝，四肢肌张力减低，拥抱反射消失。最可能的诊断是

A. 新生儿肺透明膜病

B. 新生儿缺氧缺血性脑病

C. 新生儿败血症

D. 新生儿低血糖

E. 胎粪吸入综合征

61. 男，46 岁。因双眼睑及四肢无力入院。入院诊断：重症肌无力。给予血浆置换治疗，置换液为新鲜冷冻血浆。在血浆置换过程中患者出现面部瘙痒、潮红，胸部及四肢出现少量荨麻疹。查体：体温 37.6℃，血压 115/65mmHg。该患者可能出现的输血反应为

A. 非溶血性发热性输血反应

B. 细菌污染反应

C. 变态反应

D. 溶血性输血反应

E. 循环超负荷

62. 男，60 岁。突起右上肢麻木、乏力，5 分钟后缓解。3 天后再发右上肢麻木、乏力，并且左眼视物模糊，30 分钟后缓解。体查无异常。该患者的诊断最可能的是

A. 左侧大脑中动脉的短暂性脑缺血发作（TIA）

B. 左侧大脑后动脉的 TIA

C. 左侧大脑前动脉的 TIA

D. 癫痫发作

E. 椎基底动脉系统 TIA

63. 一青年患者，突然出现剧烈头痛、恶心和呕吐，意识清楚、四肢无瘫痪、颈项有阻力。为鉴别其为蛛网膜下腔出血，还是化脓性脑膜炎，宜采用的主要方法是

A. 血白细胞总数和分类检查

B. 头颅 CT 扫描

C. 反复测量体温

D. 抽血做细菌培养

E. 腰椎穿刺查脑脊液

64. 初孕妇，26 岁。妊娠 42 周，无宫缩来院就诊。妇科检查：子宫高度 32cm，枕左前位，胎头已衔接，胎心率 120 次/分。进行缩宫素激惹试验，宫缩时重复出现晚期减速。本例应考虑的病因是

A. 胎儿躯干局部受压

B. 胎儿畸形

C. 宫缩时脐带受压

D. 宫缩时胎头受压

E. 胎儿缺氧

65. 女，26 岁。患重症肌无力 5 年，因感冒后肌无力加重，大量服用溴吡斯的明后出现流口水，大量出汗，肌束颤动，腹痛。此种表现是由于

A. 乙酰胆碱（ACh）毒蕈碱样作用亢进

B. 中枢 ACh 神经元传递减慢

C. 神经-肌肉接头处 ACh 兴奋传递加速

D. ACh 神经元的后发放

E. ACh 烟碱样作用亢进

66. 女，23 岁，妊娠 50 天。在外院做人工流产术。现术后 8 天，小腹疼痛，阴道流血未止，量中等，有臭味，体温 38℃。血常规：WBC 15×10^9/L，N 0.9，Hb 100g/L。妇科检查：阴道内血性分泌物有臭味，宫体略大，触痛明显，附件略增厚而压痛。最可能的诊断是

A. 难免流产

B. 不全流产

C. 流产继发感染

D. 宫外孕继发感染

E. 急性盆腔炎

67. 初产妇，26 岁。妊娠 39 周，临产后 9 小时，胎儿娩出 5 分钟，胎盘未娩出。不恰当的处理是

A. 用力下压宫底

B. 检查宫体是否变硬

C. 测量血压

D. 检查阴道有无流血

E. 观察脐带有无自行延长

68. 女孩，8 个月。发热、腹泻、轻咳 2 天

入院。大便10余次/日，蛋花汤样。大便镜检：白细胞2~3个/HP，大便细菌培养阴性。血常规：WBC 7.5×10^9/L。除轻度脱水征外，无其他异常。最可能的诊断是
A. 致病性大肠埃希菌肠炎
B. 细菌性痢疾
C. 病毒性肠炎
D. 金黄色葡萄球菌性肠炎
E. 真菌性肠炎
69. 男，49岁。骑自行车于路口转弯处，扭头后视时突觉全身松软无力，犹如“骨架消失”，人和车倒地。神志清楚，四肢无法动弹，持续约3分钟后缓解。最可能的诊断是
A. 脑梗死
B. 偏头痛
C. 短暂性脑缺血发作（TIA）跌倒发作
D. 神经症
E. 内耳眩晕症
70. 男，35岁。体重75kg，因外伤性股骨颈骨折第2次入院手术。患者一般状况良好，BP 125/80mmHg，Hb 150g/L，血型鉴定为A型，抗体筛查发现存在多种红细胞抗体，交叉配血试验无法配上相容性血液。若需输血，应考虑的输血策略是
A. 输注其亲属的全血
B. 输注O型红细胞
C. 输注洗涤红细胞
D. 贮存式自身输血
E. 输注Rh阴性红细胞
71. 女，54岁。脑动脉硬化症病史3年，突感眩晕、呕吐、言语不清。查体：声音嘶哑、吞咽困难、言语含混，左眼裂小、瞳孔小、水平眼震，左面部及右半身痛觉减退，左侧指鼻试验不准。诊断为
A. 左侧大脑前动脉血栓形成
B. 右侧颈内动脉血栓形成
C. 左侧颈内动脉血栓形成
D. 右侧小脑后下动脉血栓形成
E. 左侧小脑后下动脉血栓形成
72. 小儿，1岁。高热、剧烈呕吐2天入院。经腰椎穿刺行脑脊液检查后，确诊为“化脓性脑膜炎”。近1天昏睡，意识不清，颈强（+），反复抽搐，给予相应处理后，持续高热，并出现双瞳孔不等大，肢体张力增强。进一步紧急处理为
A. 给予退热，止抽
B. 配伍更有效抗生素
C. 给予地塞米松静脉滴注
D. 20%甘露醇脱水
E. 给予呋塞米脱水
73. 女，25岁。停经10周，阴道少量流血1周，大量流血3天，伴下腹胀痛。昨日起有畏寒、发热，查体：血压80/60mmHg，脉搏120次/分，面色苍白，神清，阴道有活动性流血，子宫如妊娠50天大，软，宫口松，可容1指，宫口外仍有组织堵塞，子宫压痛明显，双侧穹隆未触及肿块，但有压痛。血红蛋白80g/L，白细胞计数 18×10^9/L，中性粒细胞占比0.85。除立即抗休克抗感染治疗外，应做何恰当处理
A. 立即钳夹出残留胚胎组织
B. 3天后再行刮宫术
C. 立即行刮宫术
D. 立即静脉滴注缩宫素
E. 静脉滴注止血药
74. 女孩，3岁。反复肺炎5次。查体：身体瘦弱，胸骨左缘第3~4肋间闻及4/6级全收缩期杂音，传导广泛，伴震颤，P_2亢进。最符合该患儿目前情况的血流动力学改变是
A. 无分流

B. 右向左分流
C. 体循环血量增加
D. 肺循环血量增加
E. 肺动脉压正常

75. 女，34 岁。月经稀发 2 年，闭经半年，溢乳 3 个月。对诊断最有价值的测定项目是
A. 人绒毛膜促性腺激素（hCG）
B. 雄激素
C. 雌激素
D. 孕激素
E. 催乳素（PRL）

76. 男孩，6 岁。在夏季突发高热 5 小时，呕吐 1 次，抽搐 2 次。查体：神志不清，面色苍白，心率加快，手足湿冷，BP 60/45mmHg。为明确诊断，首选的检查是
A. 外周血白细胞计数及分类
B. 血培养
C. 肛诊取粪便，做常规检查
D. 脑脊液检查
E. 头部 CT 检查

77. 女婴，妊娠 38 周分娩，出生体重 2.3kg，体温不升，不吃不哭，巩膜黄染，肝脾大。该患儿属于
A. 早产低出生体重儿、新生儿败血症
B. 足月正常体重儿、新生儿败血症
C. 早产正常体重儿、新生儿败血症
D. 足月低出生体重儿、新生儿败血症
E. 足月低出生体重儿、新生儿溶血病

78. 女，40 岁。1 年前患者乘坐电梯时，被困在电梯里十几小时后被救。数日后患者开始反复不自主地回忆起被困电梯里的情景，仿佛又回到当时，感觉非常逼真。内心非常恐惧，伴心悸、出冷汗、面色苍白、全身发冷。每天都在心惊胆战中度过，怕得要死。不愿回忆但控制不住，每次持续半小时以上，每天反复出现 10 余次。睡眠差，经常半夜在噩梦中惊醒。常常一个人发呆，自己感到对任何事情都发生不了兴趣，常常对家人大发脾气。为回避坐电梯，将自家高层卖掉。最可能的诊断是
A. 急性应激障碍
B. 创伤后应激障碍
C. 游离转换障碍
D. 病理性激情发作
E. 躁狂状态

79. 男孩，3 岁。出生时正常，6 个月后肤色变浅，发色变黄，偶有惊厥发生，不会走路，不会说话，身上有怪臭味。有助于诊断的检查是
A. 血钙测定
B. 脑电图
C. 血镁测定
D. 尿甲苯胺蓝试验
E. 尿三氯化铁试验

80. 女，24 岁。干部。告诉医生自己在饭厅吃饭觉得菜很淡，想拿酱油，但别人先拿走了；想喝水时，有人即去倒水，认为别人了解自己的想法。该症状是
A. 超价观念
B. 罪恶妄想
C. 夸大妄想
D. 嫉妒妄想
E. 思维被洞悉妄想

81. 初孕妇，25 岁。妊娠 37^{+2} 周，基础血压不高。近 5 天出现头痛、眼花，血压 160/100mmHg，尿蛋白（++），尿雌激素/肌酐值为 11，胎心 148 次/分。此时如何处理最恰当
A. 积极治疗至妊娠 38 周时终止妊娠
B. 积极治疗 24～48 小时后终止妊娠
C. 积极治疗，等待自然分娩
D. 静脉滴注缩宫素引产
E. 立即行剖宫产术

82. 男，33 岁。问他几岁，答“三十三，三月初三，三月桃花开，开花结果给猴吃，我是属猴的。”此现象最可能是
A. 强迫思维
B. 思维破裂
C. 思维插入
D. 思维散漫
E. 思维奔逸

83. 女孩，6 岁。反复喘息发作 2 年，近 3 天又出现喘息发作，双肺广泛哮鸣音，考虑诊断为支气管哮喘。此病与外源性变应性肺泡炎不同点主要为
A. 有变应原接触史
B. 血中嗜酸性粒细胞增多
C. 喘息
D. 变应原
E. 胸部 X 线表现

84. 初产妇，35 岁。妊娠 41 周，足先露，宫缩 50 秒/3 ~4 分，胎心率 148 次/分，先露浮，宫口 3cm，胎儿双顶径 10cm，测对角径长 11cm。最恰当的处理是
A. 静脉滴注稀释缩宫素
B. 静脉注射葡萄糖
C. 宫口开全臀助产术
D. 宫口开全臀牵引术
E. 剖宫产术

85. 男婴，2 个月。妊娠 43 周分娩，出生体重 4000g，出生后 48 小时排胎便，喂养困难并常呕吐、便秘。查体：反应迟钝，皮肤中度黄染，心音低钝，腹胀，脐疝。最可能的诊断是
A. 婴儿肝炎综合征
B. 先天性巨结肠
C. 先天性甲状腺功能减退症
D. 唐氏综合征
E. 胃食管反流病

86. 某正常儿童，身高 90cm，前囟已闭，头围 48.5cm，乳牙 20 枚，血压 86/55mmHg。其年龄最可能是
A. 1 岁半
B. 2 岁
C. 3 岁
D. 4 岁
E. 5 岁

87. 28 岁，经产妇。妊娠 37 周，阴道无痛性多量流血 5 小时入院。查体：血压 80/60mmHg，脉搏 102 次/分。无宫缩，宫底在剑突下 2 指，臀先露，胎心率 94 次/分，骨盆外测量正常。最可能的诊断是
A. 先兆临产
B. 正常产程
C. 前置胎盘
D. 胎盘早剥
E. 先兆子宫破裂

88. 女，26 岁。阴道不规则流血 1 个月。尿 hCG 检查阳性。胸部 X 线检查发现多个棉团状阴影。超声检查示子宫肌层内边界不清的不均质回声区域，血液丰富。2 年前曾患葡萄胎。最有可能的诊断是
A. 侵蚀性葡萄胎
B. 葡萄胎残留
C. 绒毛膜癌
D. 胎盘部分滋养细胞肿瘤
E. 上皮样滋养细胞肿瘤

89. 男，58 岁。近半年工作压力大，经常出现差错，刚做过的事就记不起来，性格变得古怪，喜怒无常，有时情绪低落。一次喝了 50ml 啤酒后，找不到家而露宿街头。最可能的诊断是
A. 复发性抑郁症
B. 阿尔茨海默病
C. 躁狂症
D. 神游症
E. 急性酒精中毒

90. 女，54 岁。白带增多，均匀稀薄，有臭

味，阴道黏膜无明显充血，阴道 pH 5.0。最可能的诊断是
A. 急性淋病
B. 细菌性阴道病
C. 滴虫阴道炎
D. 外阴阴道假丝酵母菌病
E. 萎缩性阴道炎

91. 女，36 岁。2 周前因与丈夫争吵后，出现左侧感觉麻木，自述从头到足均为左侧麻木，以正中为界限，持续存在，经检查左侧头面部及躯干四肢感觉略迟钝，余无阳性体征，头颅 CT、MRI 均未见异常。最可能的诊断是
A. 腔隙性脑梗死
B. 急性应激反应
C. 末梢神经炎
D. 分离性障碍
E. 疑病症

92. 患儿，2 岁。百日咳后持续发热半月余，体温在 38℃左右。易倦，食欲缺乏，消瘦，近 1 周头痛，烦躁，时有呕吐。查体：心肺听诊无异常。肝肋下 1.0cm，颈强（±）。脑脊液：外观清，蛋白（+），白细胞计数 $80 \times 10^6/L$，糖 2.4mmol/L，氯化物 105mmol/L。诊断为
A. 百日咳合并脑炎
B. 中毒性脑病
C. 结核性脑膜炎
D. 病毒性脑膜炎
E. 化脓性脑膜炎

93. 某患者，自幼常发生黄疸，贫血检查证实为遗传性球形红细胞增多症。治疗时最宜采用
A. 糖皮质激素
B. 反复多次少量输血
C. 脾切除术
D. 酌情应用免疫抑制药
E. 可不必治疗

94. 女，30 岁。产后 6 个月，月经周期缩短，妇科检查无异常。基础体温曲线呈双相型，提示
A. 无排卵性异常子宫出血
B. 子宫内膜不规则脱落
C. 黄体功能不足
D. 早期妊娠
E. 卵巢纤维瘤

95. 男，21 岁。右侧肢体抽搐 2 年。突然昏迷 1 小时。查体：浅昏迷，左侧肢体偏瘫。CT 示右额叶脑内血肿。临床诊断最可能是
A. 原发性癫痫
B. 脑动脉硬化症
C. 脑动脉瘤
D. 脑血管畸形
E. 高血压脑出血

96. 女，35 岁。2 个月前驾车发生重大交通事故致丈夫身亡，自己轻伤。近 1 个月频频噩梦，梦境中反复呈现车祸惨象，时常感到心悸不安，不敢看交通事故的新闻，不敢再驾车，情感麻木，郁郁寡欢。该患者的诊断是
A. 抑郁症
B. 焦虑症
C. 创伤后应激障碍
D. 急性应激障碍
E. 适应障碍

97. 妊娠 8 周行吸宫术后 12 天，阴道持续流血，量时多时少，偶有腹痛。妇科检查：宫口松，子宫如妊娠 40 天大小，较软，尿妊娠试验阳性。应考虑的诊断为
A. 绒毛膜癌
B. 侵蚀性葡萄胎
C. 子宫内膜炎
D. 吸宫不全
E. 子宫复旧不良

98. 足月婴儿出生时全身皮肤青紫，Apgar

评分为 3 分。查体：昏迷，反射消失，肌张力低下，心率慢，呼吸不规则。诊断为缺氧缺血性脑病。临床分度为

A. 极轻度
B. 轻度
C. 中度
D. 重度
E. 极重度

99. 3 岁男孩，智能低下、身材矮小，染色体检查示 46，XY，-14，+t（14q21q）。追查其母，为平衡易位染色体携带者，核型应为

A. 45，XX，-14，-21，+t（14q21q）
B. 45，XX，-15，-21，+t（14q21q）
C. 46，XX，-15，+t（15q21q）
D. 46，XX，-14，+t（14q21q）
E. 46，XX，-21，+t（14q21q）

100. 女孩，6 岁。反复咳嗽 3 个月，活动后加重，常于夜间咳醒，痰不多，无发热，抗生素治疗无效。既往有湿疹史。查体：双肺呼吸音粗，余无异常。最可能的诊断是

A. 支气管异物
B. 咳嗽变异性哮喘
C. 支气管肺炎
D. 喘息性支气管炎
E. 支气管炎

101. 女，35 岁。5 年前出现痛经并逐渐加重，经量较多。妇科检查：子宫如妊娠 60 天大小，质韧，触痛明显，活动好，盆底无触痛结节。考虑诊断为

A. 子宫肌瘤
B. 子宫肉瘤
C. 子宫内膜癌
D. 子宫腺肌病
E. 子宫内膜异位症

A_3/A_4 型选择题

答 题 说 明

以下提供若干个案例，每个案例下设若干道考题。请根据案例所提供的信息，在每一道考题下面的 A、B、C、D、E 五个备选答案中选择一个最佳答案。

（102～104 题共用题干）

初孕妇，妊娠 39 周，剧烈持续腹痛 4 小时入院。查体：贫血貌，血压 130/80mmHg，脉搏 120 次/分。产检：子宫硬，不松弛，有局限性压痛，胎位不清，胎心 110 次/分，阴道少量流血，肛查宫口未开。

102. 可能的诊断是

A. 前置胎盘
B. 胎盘边缘血窦破裂
C. 继发性贫血
D. 低张性子宫收缩乏力
E. 胎盘早剥

103. 为明确诊断，最有价值的辅助检查是

A. 胎心监护
B. 阴道检查
C. B 超检查
D. 血红细胞计数及血红蛋白值
E. 尿蛋白测定

104. 此时最恰当的处理应是

A. 输血输液
B. 静脉滴注缩宫素引产
C. 给予镇静药等待产程发动
D. 剖宫产结束分娩
E. 吸氧，密切观察

(105～107 题共用题干)

婴儿，3 个月。患有先天性心脏病（先心病），气促 1 天，伴轻咳嗽，无发热。查体：呼吸 65 次/分，无发绀，双肺闻及细湿啰音，心率 185 次/分，心音低钝，胸骨左缘第 3～4 肋间闻及 4/6 级收缩期杂音，伴有震颤，肝肋下 4cm，剑突下 4cm。胸部 X 线片示心胸比率 0.60，左心室增大，肺纹理增多。

105. 最可能的诊断是
A. 室间隔缺损合并肺炎
B. 房间隔缺损合并肺炎
C. 室间隔缺损合并心力衰竭
D. 房间隔缺损合并心力衰竭
E. 室间隔缺损合并肺水肿

106. 应给予的治疗是
A. 立即手术治疗
B. 抗生素治疗
C. 密切观察
D. 地高辛治疗
E. 普萘洛尔治疗

107. 该患儿在治疗中突然出现气促加重、呼吸困难，发绀，面色苍白，心率增快达 180 次/分，双肺闻及细湿啰音和哮鸣音。最可能的诊断为
A. 合并毛细支气管炎
B. 痰液引起窒息
C. 哮喘发作
D. 急性肺水肿
E. 缺氧发作

(108～110 题共用题干)

男，34 岁。近 1 个月来多次因阵发性恐惧、胸闷、濒死感在医院急诊科就诊，症状持续约半小时后消失。多次查血常规、心电图及头颅 CT 等未见明显异常。该患者为此担心苦恼，但仍能坚持工作。

108. 该患者的主要症状是
A. 心前区疼痛
B. 急性焦虑发作
C. 高血压危象
D. 转换症状
E. 慢性焦虑

109. 最可能的诊断是
A. 二尖瓣脱垂
B. 甲状腺功能亢进症
C. 疑病障碍
D. 惊恐障碍
E. 广泛性焦虑障碍

110. 长期治疗最适当的药物是
A. 地西泮
B. 甲巯咪唑
C. 帕罗西汀
D. 普萘洛尔
E. 硝酸甘油

(111～112 题共用题干)

男，33 岁。因急性坏疽性阑尾炎行阑尾切除术，术后第 10 天出现发热，体温 39.2℃，腹胀、恶心，肛门有下坠感，里急后重，曾排便 4 次，为黏液样便。

111. 此时首选的检查是
A. 粪便培养
B. 腹部 X 线平片
C. 血常规
D. 便常规
E. 直肠指诊

112. 诊断明确后，除抗感染和支持疗法外，首选的处理措施是
A. 经下腹正中切口进入腹腔引流
B. 经直肠穿刺抽液定位后切开引流
C. 经原麦氏切口进入腹腔引流
D. 腹部透热理疗
E. 温盐水加甲硝唑保留灌肠

(113～115 题共用题干)

经产妇，31 岁。现妊娠 35 周。查体：血压 120/80mmHg，宫底 35cm，胎心 136 次/分。空腹血糖 6.2mmol/L，尿糖（+）。

2 年前因妊娠 8 个月死胎进行引产术。

113. 对该患者最有意义的辅助检查是
A. 葡萄糖耐量试验
B. 血常规
C. 尿常规
D. 尿雌三醇
E. 血生化检查

114. 经控制饮食后 2 周，空腹血糖 6.1mmol/L，胎心率 136 次/分，无应激试验异常型。此时最恰当的措施是
A. 左侧卧位
B. 间断吸氧
C. 自行胎动计数
D. 立即终止妊娠
E. 胎儿生物物理评分

115. 对该产妇分娩的新生儿，不必要的处理是
A. 检查血糖值
B. 按早产儿处理
C. 监测血钙的值
D. 定时滴服葡萄糖
E. 加压吸氧

(116～117 题共用题干)

女，30 岁。结婚 4 年不孕，近 3 年，痛经且逐渐加重。妇科检查：子宫后壁有 2 个触痛性硬韧结节，右侧附件区扪及鸭卵大、活动不良囊性肿物，压痛不明显。

116. 本例右侧附件区囊性肿物最可能是
A. 卵巢滤泡囊肿
B. 卵巢黄体囊肿
C. 卵巢子宫内膜异位囊肿
D. 输卵管卵巢囊肿
E. 皮样囊肿

117. 为进一步确诊，最有价值的辅助检查方法是
A. 血清 CA125 值测定
B. 盆腔 B 型超声检查
C. 诊断性刮宫活组织检查
D. 子宫输卵管碘油造影
E. 腹腔镜检查

(118～119 题共用题干)

患儿，10 岁。水肿、尿少 3 天入院。查体：神清，眼睑水肿明显，双下肢非凹陷性水肿。血压 145/96mmHg，心、肺无异常。

118. 该患儿最可能的诊断是
A. 急性泌尿系感染
B. 急性肾小球肾炎
C. 急进性肾炎
D. 肾炎性肾病
E. 单纯性肾病

119. 假若该患儿出现剧烈头痛、呕吐、抽搐，首先应考虑出现
A. 中毒性脑病
B. 颅内出血
C. 化脓性脑膜炎
D. 低钠性脑水肿
E. 高血压脑病

(120～121 题共用题干)

女，24 岁。因停经 6 周诊断为早孕，行人工流产术。术中出现心动过缓、血压下降、面色苍白、出汗、胸闷等症状。

120. 最可能的诊断是
A. 子宫穿孔
B. 羊水栓塞
C. 人工流产综合征
D. 吸宫不全
E. 宫腔感染

121. 正确的处理方法是
A. 静脉注射地西泮
B. 静脉注射阿托品
C. 肌内注射肾上腺素
D. 静脉滴注多巴胺
E. 终止手术，待病情好转后再进行

(122～124 题共用题干)

6 个月婴儿，呕吐，腹泻 3 天，排便

10余次/日，呈蛋花汤样，有腥臭味，尿量极少，皮肤弹性差，前囟、眼窝明显凹陷，四肢厥冷。粪便镜检偶见白细胞。血清钠135mmol/L。

122. 病原学诊断最可能是
   A. 金黄色葡萄球菌肠炎
   B. 难辨梭状芽孢杆菌肠炎
   C. 空肠弯曲菌肠炎
   D. 产毒性大肠埃希菌肠炎
   E. 白念珠菌肠炎

123. 脱水的程度和性质是
   A. 中度等渗性脱水
   B. 中度低渗性脱水
   C. 重度等渗性脱水
   D. 重度低渗性脱水
   E. 重度高渗性脱水

124. 该患儿的首批补液原则是
   A. 2∶1 等张含钠液 20ml/kg
   B. 2∶1 等张含钠液 100～120ml/kg
   C. 1/2 张含钠液 100～200ml/kg
   D. 2/3 张含钠液 50～100ml/kg
   E. 1/2 张含钠液 50～100ml/kg

（125～126 题共用题干）

女孩，6 岁。于 7 月 8 日突然出现高热，2 小时后抽搐，面色灰暗，四肢凉。血压下降，心、肺未见异常，脑膜刺激征阴性。

125. 最可能的诊断为
   A. 颅内出血
   B. 结核性脑膜炎
   C. 颅内肿瘤
   D. 中毒型细菌性痢疾
   E. 化脓性脑膜炎

126. 为确诊，应进一步检查
   A. 血常规
   B. 便常规
   C. 脑脊液
   D. 脑电图
   E. 头颅 CT

（127～129 题共用题干）

男孩，4 岁。反复颜面及眼睑水肿 1 个月，诊断为肾病综合征，近 3 天水肿加重，尿量明显减少，每日 100ml，并伴有腹胀、腹痛。查体：血压 120/75mmHg，腹膨隆，全腹压痛，轻微反跳痛，腹部移动性浊音阳性。尿蛋白（+++），镜检红细胞 0～3 个/HP，白细胞 1～3 个/HP。

127. 该患儿可能合并了
   A. 腹膜炎
   B. 肾静脉栓塞
   C. 低钾血症
   D. 急性肾功能不全
   E. 泌尿道感染

128. 该患儿拟给予泼尼松长程疗法，正确的疗程是
   A. 8 周
   B. 3 个月
   C. 6 个月
   D. 9 个月
   E. 1.0～1.5 年

129. 如出现上述激素治疗疗效不佳的情况，可酌情进行如下治疗，但不包括
   A. 延长泼尼松诱导期
   B. 甲泼尼龙冲击疗法
   C. 环磷酰胺冲击疗法
   D. 环孢霉素 A
   E. 输注清蛋白

（130～132 题共用题干）

女，45 岁。3 小时前车祸头部受伤，伤后立即昏迷，做 CT 后入院。入院检查中度昏迷，右瞳孔散大，光反射消失，左上下肢肌张力增高，病理征（+），左顶枕有直径 4.0cm 头皮下血肿，CT 示右额颞部高密度新月影像。

130. 诊断是
   A. 右额颞脑挫伤，脑疝

B. 右额颞急性硬脑膜下血肿，脑疝
C. 右额颞急性硬脑膜外血肿，脑疝
D. 右额颞急性硬脑膜下积液，脑疝
E. 右额颞脑内血肿，脑疝

131. 出血来源为
A. 脑膜中动脉
B. 脑表面挫伤小动脉
C. 桥静脉
D. 矢状窦
E. 蛛网膜颗粒

132. 最重要的治疗是
A. 冬眠物理降温
B. 气管切开
C. 脱水治疗
D. 止血，预防感染治疗
E. 血肿清除术

(133～135 题共用题干)

男，45 岁，经理。送来急诊，自述半小时前突然感到气紧、胸闷、心悸、头晕、出汗，认为生命垂危，要求紧急处理。近 1 个月来这种情况发生过 3 次，每次持续 0.5～1.0 小时，发病间隙期一切正常，发病与饮食无明显关系。

133. 最大可能的诊断是
A. 游离转换障碍发作
B. 低钾血症
C. 惊恐发作
D. 心肌梗死
E. 内脏性癫痫

134. 最有助于鉴别诊断的检查是
A. 追问起病诱因
B. 心电图
C. 脑电图
D. 血钾测定
E. 头颅 CT

135. 最适宜的急诊处理是
A. 输入葡萄糖
B. 吸氧
C. 暗示治疗
D. 抗癫痫药
E. 地西泮注射

B_1 型选择题

答 题 说 明

以下提供若干组考题，每组考题共用在考题前列出的 A、B、C、D、E 五个备选答案，请从中选择一个与问题关系最密切的答案。每个备选答案可能被选择一次、多次或不被选择。

(136～137 题共用备选答案)
A. 乙肝疫苗第三针
B. 百白破疫苗第二针
C. 百白破疫苗第一针
D. 麻腮风疫苗第一针
E. 脊髓灰质炎灭活疫苗第一针

136. 4 个月婴儿，应接种
137. 6 个月婴儿，应接种

(138～139 题共用备选答案)
A. 宫颈上皮内瘤变（CIN）Ⅰ
B. CIN Ⅲ
C. 镜下早期浸润癌
D. 浸润癌ⅠB1 期
E. 浸润癌ⅠA2 期

138. 广泛性子宫切除术+盆腔淋巴结清扫术主要用于

139. 改良广泛性子宫切除术+盆腔淋巴结清扫术主要用于

(140～141 题共用备选答案)

A. 出生后 1～2 岁
B. 出生后 3～4 个月
C. 出生后 3 个月内
D. 出生后 5～7 个月
E. 出生后 8～10 个月

140. 儿童卵圆孔解剖性关闭的时间是
141. 80% 儿童动脉导管解剖性关闭的时间是

(142～143 题共用备选答案)

A. 胎盘早期剥离和羊水栓塞
B. 双胎
C. 妊娠合并心脏病
D. 前置胎盘
E. 羊水过多

142. 产科领域容易致 DIC 的疾病是
143. 妊娠晚期无痛性阴道流血应首先考虑

(144～146 题共用备选答案)

A. 唐氏综合征（21 三体综合征）
B. 软骨发育不良
C. 先天性甲状腺功能减退症
D. 佝偻病
E. 苯丙酮尿症

下列病例，最可能的诊断是

144. 女孩，2 岁。智能落后，表情呆滞，眼距宽，眼裂小，鼻梁低，口半张，舌伸出口外，皮肤细嫩，肌张力低下，右侧贯通掌。
145. 男孩，1 岁。智能落后，表情呆滞，鼻梁低，舌宽大并常伸出口外，皮肤苍黄、粗糙，四肢粗短，腱反射减弱。
146. 男婴，15 天。皮肤毛发色素减少，有癫痫样发作，尿有鼠尿气味。

(147～148 题共用备选答案)

A. 膝关节
B. 肘关节
C. 前臂
D. 上臂
E. 大腿

147. 最容易发生骨筋膜室综合征的部位是
148. 最容易发生损伤性骨化的部位是

(149～150 题共用备选答案)

A. 月经 5～6 日刮宫子宫内膜呈增生和分泌并存
B. 月经 5～6 日刮宫子宫内膜呈分泌性
C. 经前诊断性刮宫子宫呈增生性
D. 经前诊断性刮宫子宫内膜呈蜕膜反应
E. 经前诊断性刮宫子宫内膜呈分泌不良

149. 无排卵性功能失调性子宫出血子宫内膜的表现是
150. 卵巢黄体功能不足子宫内膜的表现是

参考答案与解析

1. C 【解析】子宫内膜可分为功能层和基底层。功能层是胚胎植入的部位，受卵巢激素变化的调节，具有周期性增殖、分泌和脱落性变化；基底层靠近肌层，不受卵巢激素的周期性调节，不发生剥脱，在月经后再生并修复子宫内膜创面，重新形成子宫内膜功能层。在雌激素作用下，内膜表面上皮、腺体、间质、血管均呈增殖性变化，称为增殖期。黄体分泌的孕激素、雌激素使增殖期内膜继续增厚，腺体更增长弯曲，出现分泌现象。故选 C。

2. E 【解析】有先兆偏头痛在头痛之前或头痛发生时，常以可逆的局灶性神经系统症状为先兆，表现为视觉、感觉、言语和运动的缺损或刺激症状。最常见为视觉先兆，如视物模糊、暗点、闪光、亮点亮线或视物变形；其次为感觉先兆。先兆症状一般在 5 ~ 20 分钟内逐渐形成，持续不超过 60 分钟；头痛在先兆同时或先兆后 60 分钟内发生。故选 E。

3. C 【解析】胎头双顶径进入骨盆入口平面，胎头颅骨最低点接近或达到坐骨棘水平，称为衔接。故选 C。

4. A 【解析】重症肌无力胆碱能危象是由于抗胆碱酯酶药物过量引起。肌无力危象是由于抗胆碱酯酶药物用量不足引起，反拗危象是由于抗胆碱酯酶药物突然失效引起。故选 A。

5. D 【解析】流行性乙型脑炎的白细胞总数一般在（10 ~ 20）$\times10^9$/L，个别可高达 30×10^9/L，病初中性粒细胞占比增至 0.80 以上，以后淋巴细胞占多数，可出现异型淋巴细胞。麻疹、艾滋病白细胞总数减少；流行性腮腺炎白细胞总数一般正常，睾丸炎白细胞总数可以增多；急性病毒性肝炎初期白细胞总数正常或略高，黄疸期白细胞总数正常或稍低，淋巴细胞相对增多。故选 D。

6. B 【解析】亚急性感染性心内膜炎患者脾脏常有轻至中度肿大，质地软，可有压痛。其发生主要是由于菌血症，以及循环免疫复合物长期刺激，导致网状内皮细胞增殖。故选 B。

7. C 【解析】中毒型细菌性痢疾是急性细菌性痢疾的危重型。起病急骤，突发高热、病情严重，迅速恶化并出现惊厥、昏迷和休克。病初细菌性痢疾的肠道症状可不明显，甚至无腹痛与腹泻。本型多见于 2 ~ 7 岁儿童，病死率高。故选 C。

8. E 【解析】子宫腺肌病多发生于 30 ~ 50 岁经产妇，约 15% 合并子宫内膜异位症，故选项 A、B 错误。主要表现为：①月经异常，经期延长、月经量增多。②继发性痛经，进行性加重。③体征，子宫常均匀增大呈球形，质地硬并有压痛，子宫腺肌瘤可表现为质硬的结节；选项 E 正确。镜检特征为不成熟的内膜，对雌激素有反应性改变，但对孕激素无反应或不敏感，选项 C 错误。治疗上无根治本病的有效药物，包括促性腺激素释放激素激动药（GnRH-α）和手术治疗，选项 D 错误。故选 E。

9. C 【解析】ASO 增高只能表明近期内有 A 组乙型溶血性链球菌感染，不能判断是否处于风湿热活动期。风湿热活动指标有红细胞沉降率增快、C 反应蛋白阳性、发热、乏力，α_2 球蛋白增高等。故选 C。

10. E 【解析】A 选项中检测值>2 仅提示胎儿肺成熟，不选 A。B 选项中数值主要监测胎儿肾成熟度，不能全面反映胎儿成熟情况，不选 B。C 选项中数值监测胎儿肝成熟度，不选 C。检测羊水中淀粉酶值反映胎儿唾液腺成熟度，D 不正确。B 型超声检查胎儿双顶径值>8.5cm，提示胎儿成熟，大脑成熟真正意义上表明胎儿已成熟。故选 E。

11. D 【解析】妊娠期间，孕妇用药通过胎盘屏障可以直接影响胚胎及胎儿。最严重的药物毒性是影响胚胎分化和发育，导致胎儿畸形和功能障碍，具体影响与用药时的胎龄密切相关。着床前期用药对胚胎及胎儿的影响不大；晚期胚泡着床后至 12 周左右是药物的致畸期，药物毒性作用出现越早，发生畸形越严重；妊娠 12 周以后直至分娩，胎儿各器官已形成，药物致畸作用明显减弱，但某些药物对尚未分化完全的器官还可能产生影响，妊娠期药物对神经系统的影响一直存在。故选 D。

12. A 【解析】新生儿消化系统特点有：①贲门括约肌松弛而幽门括约肌较发达，胃呈水平位，容量小，很容易发生溢乳。②新生儿的肠道相对较长，肠壁较薄、通透性高，有利于吸收乳汁中的营养物质，但是肠腔内毒素和消化不全的产物也很容易进入血液循环，出现中毒症状。③除胰淀粉酶外，其他消化酶都能满足消化蛋白质及脂肪的需要。④新生儿食管下段括约肌发育不成熟，控制能力差，常发生胃食管反流。故选 A。

13. C 【解析】贫血性梗死多发生在组织结构致密，侧支循环不丰富的实质性器官，如心、肾和脾，因梗死灶内出血少而呈灰白色。故选 C。

14. B 【解析】输血的早期并发症主要有：①发热反应，这是最常见的早期输血并发症。②变态反应。③溶血反应。④循环超负荷。⑤细菌污染反应。故选 B。

15. B 【解析】新生儿产后感染败血症往往与细菌从脐部皮肤黏膜损伤处及消化道等侵入有关，新生儿败血症无特征性的表现，早期表现为精神不佳、食欲缺乏、哭声弱、体温异常等，转而发展为精神萎靡、嗜睡、不吃、不哭、不动、面色欠佳及病理性黄疸，呼吸异常，肝脾大等，体温不稳定。新生儿可有发热和体温不升，可为弛张热。故选 B。

16. B 【解析】婴儿 5～6 个月后从母体获得的抗体日渐消失，自身免疫功能又未发育成熟，易发生各种感染和传染病，应按时进行预防接种，积极预防各种传染病和感染性疾病。故选 B。

17. D 【解析】脊髓压迫症为脊椎或椎管的占位性病变，引起脊髓压迫的原因很多，肿瘤为较常见的原因，而肿瘤中又以硬脊膜外转移多见，95% 以上为髓外转移瘤，常由转移灶先侵犯脊柱的椎体或椎弓根，多数情况为椎体癌灶压迫硬脊膜腔前面。故选 D。

18. C 【解析】当小儿化脓性脑膜炎合并硬脑膜下积液时，在治疗中体温不降或退而复升，出现进行性前囟饱满、颅缝分离等，怀疑时可做颅透光检查，必要时行 B 超检查或 CT 扫描，前囟穿刺可以明确诊断。故选 C。

19. B 【解析】生殖细胞肿瘤来源于原始的生殖细胞，好发于儿童和青少年，占卵巢肿瘤的 20%～30%。其中青春期前占 60%～90%，绝经后占 4%。故选 B。

20. B 【解析】颅前窝骨折多累及额骨水平部（眶顶）和筛骨。骨折出血可经前鼻孔流出或进入眶内在眼睑和球结膜下形成淤血斑，俗称“熊猫眼”或“眼镜征”。故选 B。

21. D 【解析】正常阴道内以乳杆菌占优势，细菌性阴道病时，乳杆菌减少，导致其他细菌大量繁殖，主要有加德纳菌、厌氧菌及人型支原体，其中以厌氧菌居多，故选 D。

22. E 【解析】外阴阴道假丝酵母菌病的传播途径包括内源性传播、性接触直接传播和间接传播。内源性传播为主要传播途径。假丝酵母菌属于机会致病菌，可寄生于阴道、口腔及肠道等处，一旦条件适宜即可引起感染，故选 E。

23. B 【解析】绒毛膜癌主要经血行播散，转移发生早且广泛。最常见的转移部位是肺，其次是阴道，以及盆腔、肝和脑等。故选 B。

24. B 【解析】头皮血肿的处理有以下几点：①发生头皮血肿的当时，可在局部用纱布绷带加压包扎或用冰块、冰水、热水袋装上冷水外敷，以促使血管收缩，阻止继续出血。②24 小时后可涂擦跌打药酒、红花油，以及用热敷促进血肿吸收。较小的血肿几天后多能吸收而愈。③大血肿不易吸收，可剃去头发，局部消毒后用注射针反复穿刺抽出积血，但禁止自行用针随便穿刺放血，应由医生进行处理。④巨大血肿，用上述方法治疗无效时，应送医院手术切开止血，如血肿感染化脓，应手术切开上药治疗。⑤发生头皮血肿，还应警惕有无颅内血肿、脑震荡或脑挫伤。故选 B。

25. B 【解析】结核瘤是成年人继发性肺结核的一种类型，它是一种有纤维包膜的圆形或椭圆形的干酪病灶，直径在 1.5cm 以上。一般无症状。它的体积可以在很长时间内没有变化，机体抵抗力低下时也可以播散形成播散型肺结核或液化咳出形成空洞，一般很好诊断。但不典型者需要与周围型肺癌进行鉴别，尤其是老年患者，在周围型肺癌可表现为密度均匀、边界清晰肿块，也可表现为癌性空洞，此时很难和结核瘤鉴别，需行病理活检才可以最后确诊。故选 B。

26. D 【解析】双胎妊娠、羊水过多及巨大胎儿使子宫张力过高均易导致妊娠期高血压疾病。此外，妊娠期高血压疾病的发病因素还有营养不良；糖尿病；体型矮胖，身体质量指数>$24kg/m^2$；高血压及肾炎病史；精神紧张；寒冷或气温变化过大；年轻或高龄初孕妇；家属有高血压史，孕妇母亲有妊娠高血压综合征史。故选 D。

27. B 【解析】错觉是对客观事物歪曲的知觉。病理性错觉在意识障碍时出现，多表现为错视和错听，并常带有恐怖色彩，如患者把输液管看成一条正在吸血的蛇等。多见于谵妄状态。故选 B。

28. B 【解析】氯化钾用于低钾血症（多由严重吐泻不能进食、长期应用排钾利尿药或肾上腺皮质激素所引起）的防治，也可用于强心苷中毒引起的阵发性心动过速或频发室性期前收缩。静脉滴注时，速度宜慢，浓度不可太高（一般不超过 0.3%，治疗心律失常时可加至 0.6%~0.7%），否则不仅引起局部剧痛，还可导致心脏停搏。故选 B。

29. B 【解析】苯丙酮尿症患儿出生时都正常，通常在 3 ~6 个月时始初现症状。1 岁时症状明显。故选 B。

30. C 【解析】皮下脂肪层消耗的顺序首先是腹部，其次为躯干、臀部、四肢，最后为面颊。故选 C。

31. C 【解析】以胎盘下缘与宫颈内口的关系，将前置胎盘分为 3 类：①完全性前置胎盘，或称中央性前置胎盘，胎盘组织完全覆盖宫颈内口。第一次出血多在妊娠 28 周左右。②部分性前置胎盘，胎盘组织部分覆盖宫颈内口。③边缘性前置胎盘，胎盘附着于子宫下段，胎盘边缘到达宫颈内口，未覆盖宫颈内口。故选 C。

32. C 【解析】慢性硬脑膜下血肿的出血来源和发病机制尚不完全清楚。好发于老年人，多有轻微头部外伤。血肿进展缓慢，病程较长，可为数月甚至数年。临床表现可归纳为 3 种类型：①以颅内压增高为主。②以病灶症状为主。③以智力和精神症状为主。故选 C。

33. B 【解析】动脉导管未闭，由于主动脉压力的升高和肺血管阻力下降，血液由主动脉流入肺动脉，造成左向右分流，结果使左心负荷加重，左心逐渐肥厚扩张；同时，由于肺血流增加，使肺循环压力升高，加重了右心负担，血流量大的病例终因长期负荷过重而引起痉挛性收缩，继之导致肺小血管壁增厚。故选 B。

34. C 【解析】精神分裂症可出现多种感知觉障碍，最突出的感知觉障碍是幻觉，包括幻听、幻视、幻嗅、幻味及幻触等，而幻听最为常见。故选 C。

35. A 【解析】谵妄状态是一种以意识模糊为基础，伴有普遍精神活动发生障碍的状态。病程呈波动性，夜间加重，白天减轻。故选 A。

36. A 【解析】创口有脑组织外溢，应按开放性脑损伤处理，除彻底清创，缝合头皮变开放为闭合损伤外，应争取缝合或修补硬脑膜，以减少颅内感染和癫痫的发生率。最后缝合头皮，术后加强抗感染。故选 A。

37. B 【解析】腺垂体功能减退症是由腺垂体分泌激素不足所引起的症候群。本病可分为部分性与完全性两类，前者受累激素仅 1 ~ 2 种，后者则为全部垂体前叶激素合成与分泌不足。临床表现主要取决于垂体前叶激素缺乏的种类与程度。垂体腺瘤是成年人腺垂体功能减退症最常见原因。故选 B。

38. D 【解析】胎心率减速与宫缩无特定关系，下降迅速且下降幅度>70 次/分，恢复迅速，是宫缩时脐带受压迷走神经兴奋导致。故选 D。

39. B 【解析】常由于输卵管管腔或周围的炎症，引起管腔通畅不佳，阻碍受精卵正常运行，使之在输卵管内停留、着床、发育，导致输卵管妊娠流产或破裂。部位以输卵管壶腹部最多见。故选 B。

40. C 【解析】正常女性的生殖道存在着防御功能，两侧大阴唇在自然状态下是合拢的，这样就不利于细菌感染到阴道里。阴道本身有自净的作用，阴道内有大量的乳杆菌，这些乳杆菌可以将阴道内富含的糖原分解成乳酸，使阴道维持在酸性的环境下。宫颈口在非经期的时候呈关闭状态，同时黏膜可以分泌黏液形成黏液栓，这样当阴道发生阴道炎的时候，由于这些黏液栓的封堵作用，也可以减少阴道炎的细菌逆行感染宫颈口、子宫内膜，阻止这种感染的逆行延续。子宫内膜和输卵管也可以发生周期性的脱落（正常月经），这样也不利于细菌的感染播散。故选 C。

41. E 【解析】体格生长是儿童生长和发育的一个重要方面，常用的形态指标有体重、身高（长）、头围、胸围、上臂围、皮下脂肪等。故选 E。

42. E 【解析】非真实感是指患者感到周围事物和环境发生了变化，变得不真实，犹如隔了层窗纱。梦样状态是指在意识清晰度降低的同时出现梦样的体验。朦胧状态是指在意识清晰度降低的同时伴有意识范围缩小。故选 E。

43. D 【解析】营养不良常见的并发症有维生素 A 缺乏症、呼吸道感染、腹泻病、缺铁性贫血及低血糖等。佝偻病较少见。故选 D。

44. A 【解析】新生儿窒息 Apgar 评分内容为肌张力、皮肤颜色、呼吸、心率及对刺激的反应 5 项体征。拥抱反射是婴儿出生后数月存在的暂时性反射。故选 A。

45. B 【解析】低钙束臂征（Trousseau 征），也称陶瑟征，以血压计袖带包裹上臂，使血压维持在收缩压和舒张压之间，5 分钟内该手出现痉挛为阳性。故选 B。

46. A 【解析】新生儿寒冷损伤综合征的皮肤硬肿，不能移动，按之似橡皮样感，呈暗红色或青紫色，伴水肿者有指压凹陷。硬肿常呈对称性，其发生顺序依次为下肢-臀部-面颊-上肢-全身。严重水肿可妨碍关节运动，胸部受累可致呼吸困难。所以小腿最先发生硬肿。故选A。

47. E 【解析】卵巢合成的雌激素包括雌二酮、雌酮和雌三醇，故A错误。孕激素在妊娠早期由卵巢黄体产生，自妊娠8～10周后胎盘合体滋养细胞是产生孕激素的主要来源，故B错。雌三醇活性不是最强的，故C错。卵泡产生雌激素是黄体生成素（LH）、卵泡刺激素（FSH）分别作用于卵泡膜细胞和颗粒细胞的协同结果，故D错误。故选E。

48. B 【解析】若发现为子宫胎盘卒中，同样经注射宫缩药及按摩等积极处理后，宫缩多可好转，出血也可得到控制。若子宫仍不收缩，出血多且血液不凝，出血不能控制时，则应在输入新鲜血的同时行子宫切除术。故选B。

49. A 【解析】食物中钙、磷比例直接影响钙、磷的吸收，母乳钙、磷比例适宜（2∶1），钙的吸收率较高；而牛乳钙、磷含量虽高于人乳，但钙、磷比例不当，钙的吸收率较低，人工喂养者更易发生佝偻病。故选A。

50. C 【解析】猩红热皮疹在腋窝、腹股沟等皮肤皱褶易受摩擦部位更密集，可有皮下出血点形成紫红色线条，即帕氏线。故选C。

51. C 【解析】迷走神经的躯体感觉纤维分布于外耳道及耳郭凹面的一部分皮肤（耳支），终止于三叉神经脊束核。故选C。

52. A 【解析】病理检查能明确病变性质。根据该患者妇科检查结果，应进一步行赘生物或组织检查以明确组织性质。故选A。

53. C 【解析】在产褥早期因宫缩引起下腹部阵发性剧烈疼痛，称为产后宫缩痛，于产后1～2天出现，持续2～3天后自然消失。产后首日因宫颈外口升至坐骨棘水平，致使宫底稍上升平脐，以后每日下降1～2cm。血性恶露约持续3天，渐转为浆液性恶露，约2周后变为白色恶露，持续2～3周干净。该产妇表现属于产褥期正常表现，不需特殊处理。故选C。

54. E 【解析】脑挫裂伤是外力造成的原发性脑器质性损伤。意识障碍是本病最突出的症状之一，伤后立即发生，持续时间长短不一，与脑损伤轻重相关；伤后立即出现与脑挫裂伤部位相应的神经功能障碍或体征。典型CT表现为局部脑组织内有高低密度混杂影，点片状高密度影为出血灶，低密度影则为水肿区。故选E。

55. C 【解析】选项A金黄色葡萄球菌肺炎一般多见于<6个月婴幼儿，感染中毒症状重，白细胞计数升高，胸部X线示肺浸润、大疱、脓肿影，该患儿与此不符。选项B呼吸道合胞病毒肺炎，多发于冬、春季，2～6个月婴幼儿多见，约2/3有发热、严重喘憋、满肺哮鸣音，胸部X线示肺纹理重，可见肺气肿表现，该患儿表现以咳嗽为主，胸部X线也不支持。选项C腺病毒肺炎，多发于6～24个月婴儿，稽留高热，感染中毒症状重，咳嗽较剧，易并发多系统损害，胸部X线示肺实变影，可有胸膜炎胸腔积液，体征不明显时即可有胸部X线表现，该患儿与此症表现相似。选项D肺炎支原体肺炎多发于冬、春季，热型不定，热程长，咳嗽严重；体征不明显，可有其他系统症状；胸部X线示肺门影增浓，小叶肺炎改变、间质肺炎改变、均一实变影，该患儿与此不符。选项E肺炎链球菌肺炎多发于>2岁小儿，胸部X线示大叶实变影，白细胞计数升高，核左移，该患儿与此不符。故选C。

56. B 【解析】精神分裂症的单纯型多以青少年起病，病情进展缓慢，以行为的某些方面发生显著而持久的总体性质的改变为主，表现为丧失兴趣、缺乏目的、懒散、自我专注及社会退缩。极少有幻觉、妄想或仅出现一过性幻觉妄想。病期在 1 年以上。根据该患者的症状特点，考虑为精神分裂症的可能性大。故选 B。

57. E 【解析】室间隔缺损有自然闭合可能，小型缺损 75% 在 2 岁内自然闭合。对于临床无症状、心电图和 X 线检查无明显异常，且肺动脉压力正常的小型室间隔缺损，不必急于手术，但需定期随访。故选 E。

58. B 【解析】血管性痴呆（VD）是由于脑血管病变导致的精神障碍。精神症状：①意识障碍，部分患者可出现短暂的意识障碍，以急性脑综合征为主要表现，一般发生在夜间。②感知觉障碍，可有视幻觉和听幻觉等。③思维障碍，以妄想最为常见。④情感障碍，早期主要表现为情感脆弱、易激惹、情绪不稳及抑郁情绪等，后期主要为欣快、情感平淡或淡漠。⑤行为障碍。⑥记忆障碍和智能障碍。CT 及 MRI 可见单处或多处梗死、腔隙和软化灶。故选 B。

59. D 【解析】凡健康婴幼儿突然发生阵发性腹痛或阵发性规律性哭闹、呕吐，便血和腹部扪及腊肠样肿块时，可确诊肠套叠。该患儿阵发性哭闹，呕吐 2 次，面色苍白，表情痛苦，最大可能为肠套叠。故选 D。

60. B 【解析】该患儿为出生后 2 天，出生时阿普加（Apgar）评分 1 分钟≤3 分，提示有明确窒息，出现神经系统症状并持续至 24 小时以上，表现为意识改变（嗜睡）、肌张力改变（减弱）、原始反射异常（拥抱反射消失），符合新生儿缺氧缺血性脑病的临床特点。新生儿肺透明膜病多见于早产儿，常表现为出生后 6 小时内出现呼吸窘迫，进行性加重。胎粪吸入综合征应有胎粪吸入病史，常表现为出生后呼吸窘迫。新生儿低血糖症常表现为面色苍白，神志不清，脉搏减慢，呼吸暂停，体温不升。故选 B。

61. C 【解析】输血变态反应特点：表现为皮肤瘙痒，出现局限性或广泛性荨麻疹，或发生血管神经性水肿、支气管痉挛，严重者可导致过敏性休克。故选 C。

62. A 【解析】根据患者发病突然，局部脑和/或视网膜功能障碍，历时短暂，无后遗症状及阳性体征判断为短暂性脑缺血发作（TIA）。该患者右上肢麻木乏力，左眼视物模糊，考虑为左侧大脑中动脉的 TIA。椎基底动脉系统 TIA 最常见的症状是眩晕、平衡障碍、眼球运动异常和复视。故选 A。

63. E 【解析】化脓性脑膜炎时，脑脊液细胞数明显增高，主要为中性粒细胞。蛛网膜下腔出血最具诊断价值和特征性的检查是腰椎穿刺脑脊液检查，其压力增高（$>200mmH_2O$），肉眼观察为均匀一致的血性脑脊液，镜检可见大量红细胞。另外，可见外周血中的白细胞，以中性粒细胞为主。腰椎穿刺查脑脊液可帮助鉴别这两种疾病。故选 E。

64. E 【解析】胎心监护宫缩时重复出现晚期减速表示胎盘功能减退，即缩宫素激惹试验（+），提示宫内胎儿缺氧。故选 E。

65. D 【解析】溴吡斯的明为胆碱酯酶抑制药，与新斯的明相似，其有效剂量为后者的 4 倍，维持时间较持久，而不良反应较少，主用于重症肌无力、手术后腹胀与尿潴留。大剂量使用后导致乙酰胆碱神经元后发放增强，出现胆碱样表现。故选 D。

66. C 【解析】该患者人工流产术后出现腹痛、阴道流血、血性分泌物有臭味等表现，白细胞计数升高，最可能是流产继发感染。不全流产可有大量出血，但不会有感染症状。附件略增厚为人工流产术后表现，可排除宫外孕。故选 C。

67. A 【解析】第三产程时助产者可协助胎盘娩出，但不应在胎盘尚未完全剥离时用力下压宫底，以免导致胎盘部分剥离或子宫内翻，A 错。故选 A。

68. C 【解析】病毒性肠炎一般起病急，主要临床表现为腹泻，排黄色水样便，无黏液及脓血，量多，多数伴有发热，患儿早期可能出现呼吸道症状，还可并发腹胀、腹痛和恶心、呕吐等，也可有全身乏力、酸痛、头晕、头痛等。腹泻重者可发生等渗性脱水、代谢性酸中毒和电解质紊乱。病毒性肠炎是一种常见的消化道疾病，80%寒冷季节的婴幼儿腹泻是由病毒感染引起的。结合该患儿表现及细菌培养阴性。故选 C。

69. C 【解析】跌倒发作是椎基底动脉系统 TIA 的特征性症状，是脑干下部网状结构缺血所致，可见于患者转头或仰头时表现为下肢突然失去张力而跌倒，无意识丧失，可很快自行站起。49 岁患者扭头时突觉全身松软无力而倒地，神志清楚，四肢无法动弹，持续时间短暂，最可能诊断为 TIA 跌倒发作。故选 C。

70. D 【解析】该患者抗体筛查发现存在多种红细胞抗体，交叉配血试验无法配上相容性血液，但患者一般状况良好，BP 及 Hb 均在正常范围内，比较适合的是贮存式自身输血。故选 D。

71. E 【解析】根据该患者有脑动脉硬化症病史，眩晕、呕吐、言语不清，眼震及指鼻试验不准初步怀疑是小脑栓塞引起；一侧小脑半球病变时，表现为同侧肢体共济失调，指鼻试验、跟膝胫试验、轮替试验笨拙，而患者左侧指鼻试验不准，考虑可能是左侧小脑后下动脉血栓形成。故选 E。

72. D 【解析】根据该患儿临床表现，推断可能是脑疝先兆，宜紧急脱水降颅内压，首选甘露醇，必要时可联合给予呋塞米。故选 D。

73. A 【解析】根据该患者有停经史、阴道出血逐渐增多，检查宫口松，有组织堵塞，休克等表现诊断为不全流产。不全流产时，由于部分组织残留宫腔或堵塞于宫颈口，极易引起子宫大量出血。一经确诊，应输血输液的同时尽快行刮宫术或钳刮术，清除宫腔内残留组织，并给予抗生素预防感染。故选 A。

74. D 【解析】根据题干信息，考虑该患儿为室间隔缺损。室间隔缺损时由于左心室压力高于右心室，故血液自左心室向右心室分流，分流使肺循环血量增多，主动脉及体循环血量减少。故选 D。

75. E 【解析】闭经泌乳、月经稀发是催乳素瘤典型的临床表现。正常人血 PRL 基础浓度一般少于 20μg/L，生理因素刺激的 PRL 升高一般不超过 100μg/L。检测血清 PRL，结合临床及垂体影像学检查，可确诊为催乳素瘤。故选 E。

76. C 【解析】根据该患者临床表现考虑为急性细菌性痢疾。确诊的首选检查为便常规检查。为黏液脓血便。镜检有大量脓细胞、红细胞与巨噬细胞；便细菌培养可分离到痢疾杆菌；便免疫检测痢疾杆菌抗原阳性。故选 C。

77. D 【解析】足月儿是指出生时胎龄满 $37 \sim 41^{+6}$ 周的新生儿。低出生体重儿是指出生体重<2500g 的新生儿。新生儿败血症临床表现不典型，部分患儿可无明显临床表现，一旦发现临床表现病情已非常危重。多数患儿表现为反应差，精神较萎靡，吃奶减少或不吃，体温低或体温波动，病理性黄疸，呼吸急促、暂停、呻吟。该患儿表现符合新生儿败血症的

特点，故选 D。

78. B 【解析】创伤后应激障碍也称延迟性心理反应，多在创伤事件后数天至半年内发病。该个体曾经暴露于同时具备以下两点的创伤性事件：①此人经历、目睹或者遭遇到一个或多个涉及自身或他人的实际死亡，或受到死亡的威胁，或严重的受伤，或躯体完整性受到威胁。②此人的反应包括强烈的恐惧、无助或惊恐。与该患者相符。故选 B。

79. E 【解析】苯丙酮尿症的神经系统表现为智能发育落后，该患儿在 3 岁仍不会走路，说明智能发育落后；外貌约 90% 的患儿在出生数月后因黑色素合成不足，毛发、皮肤和虹膜色泽变浅；由于患儿的尿和汗液中可排出苯乙酸，故有特殊的鼠尿样臭味，该患儿可以诊断为苯丙酮尿症。尿氯化三铁试验用于较大婴儿和儿童的筛查。故选 E。

80. E 【解析】思维被洞悉妄想，或称内心被揭露感，是指患者认为其内心所想的事，未经语言文字表达而被周围人所洞悉。该症状常常与关系妄想或其他妄想及幻觉（幻听）等同时存在。故选 E。

81. B 【解析】该患者近 5 天头痛、视物模糊，血压 160/100mmHg，尿蛋白（++），所以考虑已发生轻度子痫前期。胎儿 37^{+2} 周，说明已经基本发育成熟，故积极治疗 24～48 小时控制血压后终止妊娠。故选 B。

82. E 【解析】思维奔逸是指联想速度加快、数量增多、内容丰富生动。患者表现为健谈，说话滔滔不绝，口若悬河，感到头脑特别灵活，就像机器加了“润滑油”，思维敏捷，概念一个接一个地不断涌现出来。患者说话的语速快，语量多，主题极易随环境而发生改变（随境转移），也可有音韵联想（音联），或字意联想（意联）。故选 E。

83. E 【解析】支气管哮喘的 X 线表现多无异常，外源性变应性肺泡炎的胸部 X 线表现多为双肺弥散的结节，边界不清，或呈磨玻璃阴影。有的阴影为网状或网结节型，病变分布虽无特殊的倾向但肺尖和基底段较少。故选 E。

84. E 【解析】剖宫产手术适应证有：①头盆不称较明显，可在临产时或在临近预产期时手术；相对的头盆不称，可先试产，如不成功再手术。②有前次剖宫产史者，应全面分析情况后处理。如试产，应严密观察，并做好剖宫分娩的准备。③前置胎盘及胎盘早剥流血多而宫口未开者，应考虑手术。④重度妊娠高血压综合征、妊娠合并心脏病、胎位异常、高龄初产、巨大儿和脐带脱垂等。⑤宫缩乏力经缩宫素静脉滴注引产无进步者。⑥软产道异常等。该产妇为高龄初产、足先露（易发生脐带脱垂）、胎儿双顶径 10cm（为巨大儿），考虑应行剖宫产。故选 E。

85. C 【解析】先天性甲状腺功能减退症主要临床特征为智能落后、生长发育迟缓、生理功能低下等。患儿常为过期产，出生体重常大于第 90 百分位，常为巨大儿。生理性黄疸期延长，达 2 周以上。胎便排出延迟，出生后常有腹胀、便秘、脐疝；患儿多睡少动，对外界反应迟钝，肌张力低下，吸吮差，喂养困难，哭声低且少哭等。该患儿符合上述特点。故选 C。

86. C 【解析】正常儿童身高 2 岁时达 87cm，2 岁后到 12 岁前平均每年增长 6～7cm。前囟 1～2 岁时闭合。头围 2 岁时约 48cm。乳牙总数 20 个，3 岁出齐。儿童年龄越小，血压越低。不同年龄小儿血压的正常值可用公式推算：收缩压（mmHg）= 80+（年龄×2）；舒张压应为收缩压的 2/3。综合考虑，该儿童的年龄最可能在 3 岁。故选 C。

87. C 【解析】前置胎盘的临床表现：①妊娠晚期或临产时无痛性阴道流血。②胎位异常，胎头高浮，臀先露较为多见。③贫血、休克等。根据题干信息，最可能诊断为前置胎盘。故选 C。

88. C 【解析】葡萄胎排空后 1 年以上发病，出现阴道流血及肺部转移体征，胸部 X 线检查发现多个棉团状阴影，妇科超声检查显示子宫肌层内边界不清的不均质回声区域，是典型的绒毛膜癌的表现。故选 C。

89. B 【解析】近事遗忘、智力减退、情绪不稳、喜怒无常属于阿尔茨海默病（AD）的特点。故选 B。

90. B 【解析】细菌性阴道病主要是由于加德纳菌感染引起，表现为均匀一致的稀薄白带伴鱼腥样气味，阴道黏膜无充血，阴道 pH>4.5，还可有线索细胞阳性。该患者表现符合细菌性阴道病的诊断。急性淋病、滴虫阴道炎、外阴阴道假丝酵母菌病、老年性阴道炎无臭味。故选 B。

91. D 【解析】分离性障碍，个体对应激性生活事件的经历和反应是引发本病的重要因素。主要表现之一是分离性感觉障碍，可表现为躯体感觉麻木、丧失、过敏或异常，或其他特殊的感觉障碍。皮肤麻木区域的边界表明，更接近患者关于躯体疾病的概念，而与神经解剖不符，也与客观检查不符。该患者因与丈夫争吵后出现症状，且客观检查无异常，考虑为分离性障碍。故选 D。

92. C 【解析】结核性脑膜炎可分为 3 期，早期主要表现为儿童性格和精神状态改变，如懒动、少言、易倦，伴有发热、消瘦、食欲缺乏、呕吐等。中期可见脑膜刺激征、颅内压增高、脑神经和脑实质损害。晚期可有意识模糊、昏迷，甚至出现脑疝死亡。脑脊液压力增高，典型外观呈毛玻璃样，白细胞计数多在（50～500）$\times10^6$/L，分类以淋巴细胞为主，糖量和氯化物均下降，蛋白量增多。故选 C。

93. C 【解析】脾切除术对遗传性球形红细胞增多症有显著疗效。术后多数贫血及黄疸可改善，但球形细胞依然存在。手术方式应首选腹腔镜切脾。贫血严重时需输注红细胞，注意补充叶酸以防叶酸缺乏而加重贫血或诱发危象。故选 C。

94. C 【解析】该患者基础体温曲线呈双相型，提示为排卵性功血。有排卵性异常子宫出血表现：①黄体功能不足，表现为月经周期缩短。②子宫内膜不规则脱落，表现为月经周期正常、经期延长、经量增多。故选 C。

95. D 【解析】年轻人有抽搐病史，突然发病，CT 诊断为颅内出血，其最常见的病因为脑血管畸形破裂。脑动脉硬化和高血压脑出血最常见于老年人，脑动脉瘤常见于中、老年人，一般无抽搐病史，常表现为蛛网膜下腔出血。故选 D。

96. C 【解析】创伤后应激障碍是个体经历，是由于受到异乎寻常的威胁性、灾难性心理创伤，导致延迟出现和长期持续的精神障碍。创伤性事件特点为：事件本身对未来的情绪体验具有创伤性影响；对躯体或生命产生极大的伤害或威胁。多在创伤事件后数天至半年内发病。故选 C。

97. D 【解析】绒毛膜癌、侵蚀性葡萄胎有潜伏期，A、B 不正确。人工流产后部分胎盘残留，也可能部分胎儿残留，术后阴道持续流血超过 10 天，血量过多或流血停止后又多量流血，应考虑吸宫不全。故选 D。

98. D 【解析】缺氧缺血性脑病临床可分轻、中、重 3 度。其中轻度：出生 24 小时内症状最明显，常淡漠与激惹交替，肌张力正常或增加，瞳孔扩大，无惊厥。中度：24～72 小时内症状最明显，意识淡漠，嗜睡，出现惊厥、肌阵挛。重度：出生至 72 小时症状最明显，昏迷，深浅反射消失，肌张力低下，心动过缓，呼吸不规则或暂停等。根据该患儿临床表现，符合重度缺氧缺血性脑病的诊断。故选 D。

99. A 【解析】小儿为 46，XY，-14，+t（14q21q），属于 GD/G 易位型唐氏综合征，这种易位型约半数为遗传性，即亲代中有 14/21 平衡易位染色体携带者，核型为 45，XX（或 XY），-14，-21，+t（14q21q）。其母亲核型应为 45，XX，-14，-21，+t（14q21q）。故选 A。

100. B 【解析】根据该患者的临床表现应诊断为咳嗽变异性哮喘，其诊断标准为：①咳嗽持续或反复发作>1 个月，常伴有夜间或清晨发作性咳嗽，痰少，运动后加重，临床无感染症状，或经长期抗生素治疗无效。②用支气管扩张药可使咳嗽发作缓解（是诊断本病的基本条件）。③有个人或家庭过敏史，气道反应性测定、变应原检测可作为辅助诊断。④除外其他疾病导致的慢性咳嗽。故选 B。

101. D 【解析】子宫腺肌病初步诊断的依据：①典型的进行性加重的痛经病史及月经过多史。②妇科检查示子宫均匀性增大或局限性隆起，质地硬并压痛，经期压痛更明显。③B 超示子宫增大，边界清楚，子宫肌层增厚，回声不均。子宫肌瘤、子宫肉瘤、子宫内膜癌均不会出现继发性痛经进行性加重，子宫内膜异位症常有盆底触痛性结节，一般无子宫增大。故选 D。

102. E 【解析】妊娠 20 周后或分娩期，正常位置的胎盘在胎儿娩出前，部分或全部从子宫壁剥离，称为胎盘早剥。主要症状为突发腹痛伴阴道流血，贫血程度与外出血不符。分为轻型和重型及混合型。该孕妇持续腹痛伴阴道少量出血，子宫硬，压痛明显，胎位不清，最可能出现重型胎盘早剥。故选 E。

103. C 【解析】B 型超声检查可清楚地显示胎盘与子宫壁之间出现液性暗区，对可疑及轻型胎盘早剥有较大帮助。重型胎盘早剥可见暗区内出现光点反射（积血机化）、胎盘绒毛板向羊膜腔凸出。胎心监护则了解胎儿情况。实验室检查只能了解贫血程度及凝血障碍。故选 C。

104. D 【解析】一旦确诊胎盘早剥，应及时终止妊娠。宫口已开大，估计短时间能迅速分娩者可经阴道分娩。重型胎盘早剥，特别是初产妇宫口未开，不能在短时间结束分娩者，应立即行剖宫产术结束分娩。故选 D。

105. C 【解析】该患儿胸骨左缘第 3～4 肋间闻及 4/6 级收缩期杂音，伴有震颤，最可能为室间隔缺损。患儿心率 185 次/分，心音低钝，肝大。胸部 X 线片示心胸比率 0.60，左心室增大，肺纹理增多，提示心力衰竭可能。故选 C。

106. D 【解析】地高辛可用于先天性心脏病等急慢性心功能不全，尤其适用于伴有快速心室率的心功能不全。故选 D。

107. D 【解析】急性肺水肿是心内科急症之一，主要表现为突然出现严重的呼吸困难，端坐呼吸，伴咳嗽，常咳出粉红色泡沫样痰，患者烦躁不安，口唇发绀，大汗淋漓，心率增快，双肺布满湿啰音及哮鸣音，严重者可引起晕厥及心搏骤停。故选 D。

108. B 【解析】急性焦虑发作以惊恐发作为主要临床特征，发作间歇期基本正常。典型的惊恐发作表现：①精神症状，主要表现为患者突然出现的强烈的惊恐体验，伴濒死感、窒息感或失控感。②躯体症状，是由自主神经功能紊乱所引起，出现心血管系统、呼吸系统和神经系统的症状。故选 B。

109. D 【解析】惊恐障碍是一种以反复发作的惊恐发作为主要原发症状的焦虑障碍。一般急性发作，症状在发病后约 10 分钟达到高峰，体格检查无阳性发现。在 1 个月内至少有几次（3 次）明显的惊恐发作，或首次发作后继发的焦虑持续 1 个月以上。患者表现符合惊恐障碍的临床特点。故选 D。

110. C 【解析】该患者考虑为惊恐障碍，临床上治疗惊恐障碍主要使用抗抑郁药物，特别是 5-羟色胺再摄取抑制药（SSRIs）进行一线治疗，而苯二氮䓬类药物只在急性治疗阶段短期使用。帕罗西汀属于 SSRIs，作用广谱，无依赖性，是长期治疗最适当的药物。故选 C。

111. E 【解析】急性坏疽性阑尾炎患者行阑尾切除术后，出现体温升高，里急后重、黏液样便等典型直肠刺激症状，考虑盆腔脓肿可能。直肠指诊可发现肛管括约肌松弛，在直肠前壁可触及向直肠腔内膨出、有触痛、有时有波动感的肿物，可作为首选检查。故选 E。

112. B 【解析】盆腔脓肿较大者需手术治疗。在骶管或硬膜外麻醉下，患者取截石位，用肛门镜显露直肠前壁，穿刺抽出脓液后循穿刺针做一小切口，再用血管钳插入扩大切口，排出脓液，然后放置橡皮管引流 3～4 天。故选 B。

113. A 【解析】该产妇妊娠晚期空腹血糖（FPG）≥5.1mmol/L，考虑为妊娠糖尿病，应行糖耐量试验。故选 A。

114. D 【解析】妊娠已满 37 周，无应激试验异常型，提示胎儿宫内储备能力下降，应及时终止妊娠。故选 D。

115. B 【解析】该患者为妊娠合并糖尿病，属于高危妊娠，故新生儿应该按照高危产儿处理。新生儿出生应留脐带血，进行血糖、胰岛素、胆红素、血红蛋白、钙、磷、镁的测定。无论出生时状况如何，均应视为高危新生儿，尤其是妊娠期血糖控制不满意者，需给予监护，注意保暖和吸氧，重点防止新生儿低血糖，应在开奶的同时，定期滴服葡萄糖液。故选 B。

116. C 【解析】凡育龄妇女有继发痛经进行性加重和不孕史，盆腔检查扪及盆腔内有触痛性结节或子宫旁有不活动的囊性包块，即可初步诊断为子宫内膜异位症。其中卵巢子宫内膜异位症最多见，以单个多见，称为卵巢子宫内膜异位囊肿。故选 C。

117. E 【解析】腹腔镜检查是目前诊断子宫内膜异位症的最佳方法。在腹腔镜下对可疑病变进行活检即可确诊为子宫内膜异位症。故选 E。

118. B 【解析】该患儿水肿、尿少、血压增高，支持急性肾小球肾炎诊断，待实验室检查尿常规及血清补体 C3 等进一步确诊。故选 B。

119. E 【解析】急性肾小球肾炎重者可以出现循环充血、高血压脑病、肾功能不全等。该患儿出现剧烈头痛、呕吐、抽搐，考虑为高血压脑病表现。故选 E。

120. C 【解析】人工流产综合征：术中或术毕时，部分患者出现心动过缓、血压下降、面色苍白、头晕、胸闷、大汗淋漓，严重者出现昏厥、抽搐等症状，大多数停止手术后逐渐恢复。故选 C。

121. B 【解析】发现人工流产综合征症状立即停止手术，吸氧，一般能自行恢复。严重者静脉注射阿托品。患者有心动过缓、血压下降等严重反应。故选 B。

122. D 【解析】产毒性大肠埃希菌肠炎起病较急，病情轻重不一。大便呈黄绿色蛋花汤样，有腥臭味，可发生脱水、电解质紊乱和酸中毒。大便镜检偶见白细胞。有腥臭味可以排除轮状病毒肠炎。故选 D。

123. C 【解析】该患儿大便有腥臭味，尿量极少，皮肤弹性差，前囟、眼窝明显凹陷，四肢厥冷，提示重度脱水。血清钠 135mmol/L，提示等渗性脱水。故选 C。

124. A 【解析】重度脱水伴循环障碍者，首先用 2：1 等张含钠液 20ml/kg 扩容。故选 A。

125. D 【解析】选项 A 一般发生于早产儿，无发热症状，常有神经系统症状及脑膜刺激征，故可除外；选项 B 一般并非突然起病，有结核中毒症状，患儿性格改变等前驱症状出现 1～2 周后出现惊厥等，故可除外；选项 C 一般不发生于小儿，症状进展缓慢，有神经系统症状，与患儿不符，可除外；选项 D 中毒型细菌性痢疾多发于 2～7 岁儿童，起病急骤，高热，嗜睡，反复惊厥，迅速发生呼吸衰竭、休克或昏迷，肠道症状多不明显，根据该患儿临床表现考虑可能为该病，故选 D。选项 E 表现可为高热、惊厥，但脑膜刺激征阳性，故可除外。

126. B 【解析】该患儿诊断为中毒型细菌性痢疾，为进一步确诊应行便常规，中毒型细菌性痢疾病初大便可正常，以后出现脓血黏液便，镜检可见大量脓细胞、红细胞和吞噬细胞。也可行其余选项检查以除外其他疾病，但确诊检查为便常规。故选 B。

127. A 【解析】该患儿腹胀、腹痛，腹膨隆，全腹压痛，轻微反跳痛，腹部移动性浊音阳性，所以考虑为感染并发腹膜炎。故选 A。

128. D 【解析】长程治疗为使用泼尼松治疗应达到 9 个月或更长。故选 D。

129. E 【解析】对于糖皮质激素依赖性肾病，可以予以调整激素剂量和疗程、更换激素制剂、甲泼尼龙冲击治疗，免疫抑制药，如环磷酰胺、环孢素治疗。故选 E。

130. B 【解析】该患者有头部外伤史，之后出现昏迷、右瞳孔散大，光反射消失，所以考虑为脑疝；左顶枕有直径 4.0cm 头皮下血肿，CT 示右额颞部高密度新月影像，考虑为硬脑膜下血肿。故选 B。

131. B 【解析】急性和亚急性硬脑膜下血肿的出血来源主要是脑皮质血管，大多由对冲性脑挫裂伤所致，好发于额极、颞极及其底面。故选 B。

132. E 【解析】对于硬脑膜下血肿，出血量较少，无进行性意识恶化，血肿厚度<10mm，中线移位<5mm 的急性硬脑膜下血肿，可暂行非手术治疗。患者已出现颅内压增高进行性加重，并有脑疝，需进行手术治疗，手术治疗采用骨瓣开颅血肿清除和/或去骨瓣减压术。故选 E。

133. C 【解析】惊恐发作以反复发作、迅速中止、发作突然、反应强烈为特点。结合题干信息，考虑为惊恐发作。故选 C。

134. B 【解析】辅助检查有助于鉴别躯体和精神疾病。心电图有助于鉴别心脏疾病。该患者此时最重要的是排除心脏疾病。故选 B。

135. E 【解析】地西泮治疗惊恐发作起效快。故选 E。

136～137. B、A 【解析】乙肝疫苗接种时间：出生时、1 个月、6 个月。百白破疫苗接种时间：3 个月、4 个月、5 个月、18 个月。麻腮风疫苗接种时间：8 个月、18 个月。脊髓灰质炎灭活疫苗接种时间：2 个月、3 个月。故 136 题选 B，137 题选 A。

138～139. D、E 【解析】广泛性子宫切除术是要求切除的边缘距离肿瘤边缘不少于 4cm 为原则，切除全部的宫颈组织，切断了子宫骶韧带和主韧带，影响性腺轴的功能，主要用于浸润癌ⅠB1 和ⅡA1 期。故 138 题选 D。改良式子宫切除术是在筋膜内切除子宫，不离断子宫骶韧带和主韧带，减少了血管和神经的损伤，不影响性腺轴的功能，主要用于浸润癌

Ⅰ A2 期患者。故 139 题选 E。

140～141. D、C 【解析】出生后脐血管被阻断，呼吸建立，肺泡扩张，肺小动脉管壁肌层逐渐退化，管腔变薄并扩张，肺循环压力下降，从右心经肺动脉流入肺脏的血液增多，使肺静脉回流至左心房的血流量也增多，左心房压力因而增高。当左心房压力超过右心房时，卵圆孔先在功能上关闭，到出生后 5～7 个月，解剖上大多闭合。故 140 题选 D。足月儿约 80% 在出生后 10～15 小时形成动脉导管功能性关闭，约 80% 婴儿于出生后 3 个月、95% 婴儿于出生后 1 年内形成解剖性关闭。故 141 题选 C。

142～143. A、D 【解析】胎盘早期剥离时，严重早剥处的胎盘绒毛和蜕膜中释放大量组织凝血活酶进入母体循环导致 DIC。妊娠时母血呈高凝状态，羊水中含多量促凝物质，进入母血后易在血管内产生大量的微血栓，消耗大量凝血因子及纤维蛋白原，发生 DIC。故 142 题选 A。妊娠晚期或临产时，突发性无诱因、无痛性阴道流血是前置胎盘的典型症状。故 143 题选 D。

144～146. A、C、E 【解析】唐氏综合征是最为常见的染色体畸变疾病，临床表现为特殊面容、眼距宽、眼裂小、鼻梁低平、舌常伸出口外、流涎多等；智能低下；体格发育迟缓；伴发畸形、先天性心脏病、消化道畸形、隐睾、贯通掌等。故 144 题选 A。先天性甲状腺功能减退症可表现为皮肤粗糙、生理性黄疸时间延长、舌外伸、智能低下、运动发育障碍、生长发育停滞、四肢短等。故 145 题选 C。苯丙酮尿症是常染色体隐性遗传病，临床主要特征是智能低下、癫痫发作、色素减少，患儿尿液和汗液排出苯乙酸，有特殊鼠尿样臭味儿。故 146 题选 E。

147～148. C、B 【解析】骨筋膜室综合征最多见于前臂掌侧和小腿，常由创伤、骨折的血肿和组织水肿使骨筋膜室内容物体积增加或外包扎过紧、局部压迫使骨筋膜室容积减小，导致骨筋膜室内压力增高所致。故 147 题选 C。损伤性骨化多见于肘关节，如肱骨髁上骨折，是由反复暴力复位或骨折后肘关节伸屈活动受限而进行的强力反复牵拉所致。故 148 题选 B。

149～150. C、E 【解析】无排卵性异常子宫出血临床表现为月经完全不规则，常不伴痛经，子宫内膜受雌激素单一控制，使子宫内膜呈增生性改变。故 149 题选 C。黄体分泌孕激素可以刺激内膜分泌，故黄体功能不足时，子宫内膜分泌不良。故 150 题选 E。

110-1

2024 全国临床执业医师资格考试
冲刺试卷与解析（三）

（医学综合笔试部分）

第一单元

考试日期：20××年×月×日
考试时间：16：30～18：30

考生姓名：________
准考证号：________
考 场 号：________

中国协和医科大学出版社
北 京

A_1 型选择题

答 题 说 明

每一道考题下面有 A、B、C、D、E 五个备选答案，请从中选择一个最佳答案。

1. 医学伦理学中尊重原则所涵盖的权利不包括
   A. 自主选择权
   B. 社会免责权
   C. 个人隐私权
   D. 知情同意权
   E. 人格尊严权
2. 单纯性下肢静脉曲张的病因不包括
   A. 静脉壁薄弱
   B. 静脉瓣膜缺陷
   C. 遗传因素
   D. 重体力劳动
   E. 长期卧位
3. 承担精神障碍患者再次诊断的精神科执业医师人数是
   A. 5 人
   B. 2 人
   C. 4 人
   D. 1 人
   E. 3 人
4. 下列氨基酸中能转化生成儿茶酚胺的是
   A. 脯氨酸
   B. 色氨酸
   C. 酪氨酸
   D. 天冬氨酸
   E. 甲硫氨酸
5. 对于长期慢性病患者，宜采取的医患关系模式是
   A. 主动-被动型
   B. 被动-主动型
   C. 指导-合作型
   D. 共同参与型
   E. 合作-指导型
6. 下列物质属于发热激活物的是
   A. 白细胞致热源
   B. 内生致热源
   C. 干扰素
   D. 肿瘤坏死因子
   E. 白喉毒素
7. 精神不振，面色少华，少气懒言，动作迟缓的临床意义是
   A. 精亏神衰
   B. 邪盛神乱
   C. 得神
   D. 少神
   E. 神乱
8. 氨基糖苷类药物的抗菌机制是
   A. 抑制细菌蛋白质合成
   B. 抑制细菌细胞壁合成
   C. 影响细菌细胞膜通透性
   D. 干扰细菌叶酸代谢
   E. 抑制细菌 DNA 螺旋酶
9. 预防医学的特点不包括
   A. 着重于疾病预防
   B. 研究方法上注重微观和宏观结合
   C. 研究对象包括个体和群体
   D. 以环境、人群为研究重点
   E. 着重于个体治疗
10. 有关抗体分子，错误的是
   A. 由重链和轻链组成
   B. 含可变区和恒定区
   C. 可中和病原微生物

D. 均有J链
E. 有膜结合型和分泌型

11. 诊断癌的最主要的依据是
A. 中、老年人
B. 肿瘤呈浸润性生长
C. 多见核分裂象
D. 肿瘤间质丰富
E. 瘤细胞呈巢状分布

12. HE染色切片中，发现肝细胞体积变大，胞质淡染呈空泡状。为确定空泡的性质，最常用
A. 苏丹Ⅲ染色
B. 普鲁士蓝染色
C. 嗜银染色
D. 免疫组化
E. 电镜检查

13. 对本行政区域内的甲类传染病疫区，省级人民政府可以
A. 实施隔离措施
B. 停工、停业、停课
C. 宣布为疫区
D. 实施封锁
E. 对出入疫区的人员、物资和交通工具实施卫生检疫

14. 健康维护计划的制订原则不包括
A. 健康为导向
B. 个人积极参与
C. 普适性
D. 综合利用
E. 动态性

15. 在临床医学研究中，对待受试者的正确做法是
A. 对受试者的负担不可以过分强调
B. 对受试者的受益要放在首要位置考虑
C. 对受试者的负担和受益要公平分配
D. 需要特别关照参加试验的重点人群的利益
E. 对参加试验的弱势人群的权益可以不必太考虑

16. 下列属于糖酵解途径关键酶的是
A. 柠檬酸合酶
B. 丙酮酸激酶
C. 葡萄糖-6-磷酸酶
D. 苹果酸脱氢酶
E. 葡萄糖-6-磷酸脱氢酶

17. 国家规定与艾滋病检测相关的制度是
A. 义务检测
B. 强制检测
C. 有奖检测
D. 自愿检测
E. 定期检测

18. 弥漫性毛细血管内增生性肾小球肾炎最主要的病变是
A. 肾小球毛细血管扩张充血及血栓形成
B. 毛细血管内血栓形成及基底膜增厚
C. 中性粒细胞浸润及肾球囊上皮细胞增生
D. 毛细血管壁纤维素样坏死
E. 毛细血管内皮细胞及系膜细胞增生

19. 下列均为大气污染对健康的直接损害，除外
A. 急性中毒
B. 机体免疫力下降
C. 儿童佝偻病的发生增加
D. 变态反应
E. 致癌作用

20. Meta分析中常见的偏倚不包括
A. 引用偏倚
B. 发表偏倚
C. 文献库偏倚
D. 失访偏倚
E. 多次发表偏倚

21. 一般情况下，需要由主治医师申请、上级医师审核、科室主任核准签发的输血

备血量是

A. 200～400ml

B. 600～800ml

C. 400～600ml

D. 100～200ml

E. 800～1600ml

22. 从一个计量资料的总体中抽样，产生抽样误差的原因是

A. 样本均数不等于零

B. 总体中的个体存在差别

C. 样本均数大于总体均数

D. 总体均数不等于零

E. 样本是从总体中有意识抽取的一部分

23. 下列疾病的预防以一级预防为主要控制策略的是

A. 碘缺乏病

B. 类风湿关节炎

C. 胰腺癌

D. 结肠直肠癌

E. 乳腺癌

24. 患者有损害，但医疗机构不承担赔偿责任的情形，不是法律明文规定的是

A. 患者不配合医疗机构进行符合诊疗规范的诊疗

B. 患者的近亲属不配合医疗机构进行符合诊疗规范的诊疗

C. 医务人员在抢救生命垂危的患者等紧急情况下已经尽到合理诊疗义务

D. 医务人员无明显医疗过错

E. 限于当时的医疗水平难以诊疗

25. 预防接种异常反应是指

A. 心理因素引起的个体心因性反应

B. 疫苗本身特性引起的接种后一般反应

C. 合格疫苗在实施规范接种过程中给受种者造成损害

D. 受种者在接种时正处于某种疾病的前驱期，接种后偶合发病

E. 接种单位违反预防接种方案给受种者造成损害

26. 胆汁酸合成的限速酶是

A. β-羟-β-甲戊二酸单酰辅酶A（HMG-CoA）还原酶

B. 鹅脱氧胆酰辅酶A合成酶

C. 胆固醇7α-羟化酶

D. 胆酰辅酶A合成酶

E. 7α-羟胆固醇氧化酶

27. 针对女性患者，诊断淋病的金标准是

A. 尿培养

B. 血培养

C. 宫颈管分泌物培养

D. 血清学检查

E. 阴道分泌物培养

28. 在多中心人体试验审查中，项目总负责人的单位伦理委员会审查通过后，项目参加单位的伦理委员会应当

A. 重新审查

B. 不再审查

C. 只审查本单位的可行性

D. 只审查方案的科学性

E. 只审查受试者的知情同意书

29. 有关筛检，错误的是

A. 筛检试验应费用低廉

B. 应能迅速出结果

C. 目的是早期发现罕见病病例

D. 检查对象为表面上无病的人

E. 筛检试验应对人体无害

30. 下列甲状旁腺激素（PTH）的作用中，叙述错误的是

A. 生理剂量的PTH促进钙化作用

B. 过量的PTH促进骨盐溶解

C. 促进肾小管重吸收钙，血钙升高

D. 抑制肾小管重吸收磷，血磷降低

E. 促进肠中磷的吸收，抑制钙的吸收

31. 在鉴别肠道致病菌和非致病菌的单糖发

酵试验中，具有鉴别意义的单糖是
A. 葡萄糖
B. 麦芽糖
C. 蔗糖
D. 菊糖
E. 乳糖

32. 临床上测定基础代谢率，主要用来判断哪个器官的功能
A. 甲状腺
B. 肾上腺
C. 胰腺
D. 心
E. 肝

33. 有些人在工作中认真负责，有些人敷衍了事，有些人得过且过。这些表现在人的性格特征中属于
A. 态度特征
B. 理智特征
C. 认知特征
D. 情绪特征
E. 意志特征

34. K_m 值是指反应速度为 $1/2V_{max}$ 时的
A. 酶浓度
B. 底物浓度
C. 抑制剂浓度
D. 激活剂浓度
E. 产物浓度

35. 投射性测验的理论基础是
A. 精神分析理论
B. 行为主义理论
C. 人本主义理论
D. 认知理论
E. 心理生理学理论

36. 血红素合成的原料是
A. 乙酰 CoA、甘氨酸、Fe^{3+}
B. 琥珀酰 CoA、甘氨酸、Fe^{2+}
C. 乙酰 CoA、甘氨酸、Fe^{2+}
D. 丙氨酰 CoA、组氨酸、Fe^{2+}
E. 草酰 CoA、丙氨酸、Fe^{2+}

37. 细胞静息电位为-90mV，当其受刺激后变为-100mV 时的膜电位变化称为
A. 极化
B. 复极化
C. 超极化
D. 反极化
E. 去极化

38. 佩戴金属首饰后局部皮肤出现炎症反应，其免疫病理基础可能是
A. Ⅰ型变态反应
B. Ⅱ型变态反应
C. Ⅲ型变态反应
D. Ⅳ型变态反应
E. 阿蒂斯（Arthus）反应

39. 不是病毒衣壳主要功能的是
A. 保护病毒核酸
B. 具有抗原性
C. 决定病毒复制、遗传特性
D. 参与感染过程
E. 无包膜病毒衣壳可与细胞表面受体结合

40. 关于心身疾病，下列说法中错误的是
A. 属于心理生理障碍
B. 心理治疗以森田疗法最为合适
C. 主要累及受自主神经支配的系统或器官
D. 由情绪因素引起，以躯体症状为主要表现
E. 症状的波动与心理因素特别是情绪因素密切相关

41. 与肝癌相关的肿瘤抗原是
A. 癌胚抗原（CEA）
B. 甲胎蛋白（AFP）
C. 肿瘤特异性抗原（TSA）
D. 癌-睾丸抗原（CTA）
E. 前列腺特异性抗原（PSA）

42. 在我国最多见的淋巴瘤类型是

A. 弥漫性大 B 细胞淋巴瘤
B. 自然杀伤（NK/T）细胞淋巴瘤
C. 黏膜相关淋巴组织（MALT）淋巴瘤
D. 蕈样霉菌病
E. 滤泡性淋巴瘤

43. 在通常情况下，手术治疗前最重要的伦理原则是
A. 检查周全
B. 知情同意
C. 减轻患者的疑惑
D. 安慰家属
E. 确定手术方式

44. 流行病学研究中常出现的 3 类偏倚是
A. 选择、中心、混杂偏倚
B. 中心、信息、混杂偏倚
C. 选择、信息、混杂偏倚
D. 选择、信息、中心偏倚
E. 选择、数据、混杂偏倚

45. 按照中华人民共和国《人类辅助生殖技术和人类精子库伦理原则》的要求，目前允许实施的辅助生殖技术是
A. 人卵胞质移植
B. 精子捐赠助孕
C. 胚胎赠送助孕
D. 人卵核移植
E. 非商业性代孕

46. 硝酸甘油舒张血管平滑肌的机制是
A. 激活腺苷酸环化酶，增加环磷酸腺苷（cAMP）
B. 直接作用于血管平滑肌
C. 激动 β_2 受体
D. 体内代谢生成一氧化氮（NO）
E. 阻断 Ca^{2+}通道

47. 最适合治疗肺水肿的药物是
A. 呋塞米
B. 氢氯噻嗪
C. 氨苯蝶啶
D. 螺内酯
E. 乙酰唑胺

48. 医患交流中，能够使得沟通更为有效与顺畅的方法是
A. 尽量多用书面沟通
B. 避免表达态度和情感
C. 善用问句引导话题
D. 尽量使用医学术语
E. 提供的信息越多越好

49. 以下不属于国家医疗保险模式优点的是
A. 资金来源稳定
B. 医疗保险覆盖面广
C. 社会共济能力强
D. 医疗服务效率高
E. 公共卫生服务得到充分保障

50. 筛检试验的金标准是当前
A. 患者最乐意接受的诊断疾病的方法
B. 临床公认的诊断疾病最可靠的方法
C. 临床上最先进的诊断疾病的方法
D. 临床上最快速、简单的诊断方法
E. 临床上最新发明的诊断方法

51. 与月经周期中分泌期体温升高相关的激素是
A. 孕酮
B. 雌三醇
C. 雌二醇
D. 雄烯二酮
E. 雌酮

52. 心理测验工作应遵守的原则为
A. 真诚、中立、回避
B. 自强、自立、自省
C. 信度、效度、常模
D. 客观、保密、标准化
E. 自主、学习、实效

53. 外呼吸指的是
A. 肺与血液的气体交换
B. 外界环境与气道间气体交换
C. 肺毛细血管血液与外界环境间气体交换

D. 外界 O_2 进入肺的过程
E. 体内 CO_2 出肺的过程

54. 麦氏点（McBurney 点）位于
A. 脐与右髂结节连线的中、外 1/3 交点处
B. 脐与右髂前上棘连线的中 1/3 处
C. 脐与右髂嵴连线的中 1/3 处
D. 脐与右髂结节连线的中、内 1/3 交点处
E. 脐与右髂前上棘连线的中、外 1/3 交点处

55. 免疫应答的基本过程包括
A. 识别、活化、效应 3 个阶段
B. 识别、活化、排斥 3 个阶段
C. 识别、活化、反应 3 个阶段
D. 识别、活化、增殖 3 个阶段
E. 识别、活化、应答 3 个阶段

56. 限制性内切酶的作用是
A. 特异切开单链 DNA
B. 特异切开双链 DNA
C. 连接断开的单链 DNA
D. 切开变性的 DNA
E. 切开错配的 DNA

57. 关于身体活动的说法，不正确的是
A. 不同的身体活动类型促进健康的作用不相同
B. 适度增加身体活动可以获得更大的健康效益
C. 高强度的身体活动可能造成伤害
D. 成年人每周应至少参加 5 次中等强度的身体活动
E. 高血压患者不应该参加身体活动

58. 下列属于精神分析疗法的是
A. 系统脱敏
B. 厌恶疗法
C. 自由联想
D. 森田疗法
E. 催眠疗法

59. 下列可在基因克隆技术中用作克隆载体的物质是
A. 组织活细胞中直接提
B. 小鼠基因组 DNA
C. 酵母基因组 DNA
D. 质粒 DNA
E. 人类基因组 DNA

60. 延缓普鲁卡因局部吸收的药物是
A. 肾上腺素
B. 异丙肾上腺素
C. 胰岛素
D. 去甲肾上腺素
E. 庆大霉素

61. 甲类传染病的报告时限是
A. 2 小时
B. 6 小时
C. 12 小时
D. 24 小时
E. 48 小时

62. 需要进行强制管理的传染病是
A. 猩红热
B. 麻风病
C. 艾滋病
D. 霍乱
E. 血吸虫病

63. 下列食物中，铁的良好来源是
A. 动物肝脏
B. 鱼
C. 蛋黄
D. 大豆
E. 小麦

64. 决定肺部气体交换方向的主要因素是
A. 气体的溶解度
B. 气体的分压差
C. 肺泡膜的通透性
D. 气体分子量的大小
E. 气体与血红蛋白的亲和力

65. 临床预防服务的主要内容

A. 健康咨询
B. 筛查
C. 药物治疗
D. 化学预防
E. 免疫接种

66. DNA 的一级结构是
A. 多聚 A 结构
B. 核小体结构
C. 双螺旋结构
D. 三叶草结构
E. 多核苷酸排列顺序

67. 可作为人类免疫缺陷病毒（HIV）受体的表面分子是
A. CD20
B. CD3
C. CD4
D. CD21
E. CD8

68. 关于男性尿道的说法，错误的是
A. 有排尿和排精功能
B. 有 3 处狭窄
C. 自然悬垂时有 2 个弯曲
D. 平均长 16～22cm
E. 2 个弯曲是耻骨上弯和耻骨下弯

69. 属于继发性免疫缺陷病的是
A. X 连锁低丙球蛋白血症
B. 迪格奥尔格（DiGeorge）综合征
C. 慢性肉芽肿病
D. 获得性免疫缺陷综合征（AIDS）
E. 白细胞黏附缺陷

70. 第三代喹诺酮类药物的抗菌机制是其抑制了细菌的
A. 蛋白质合成
B. 细胞壁合成
C. DNA 螺旋酶
D. 二氢叶酸还原酶
E. 二氢叶酸合成酶

71. 热射病的主要发病机制为
A. 大量出汗导致血容量不足
B. 机体脱水后补充大量淡水
C. 机体蓄热导致中枢体温调节功能障碍
D. 外周血管扩张致脑供血不足
E. 头部受强热辐射直接照射致脑组织水肿

72. 血氧容量、动脉血氧分压和血氧含量正常，而动-静脉血氧含量差增大见于
A. 心力衰竭
B. 呼吸衰竭
C. 室间隔缺损
D. 氰化物中毒
E. 慢性贫血

73. 对放疗最敏感的卵巢肿瘤是
A. 颗粒细胞瘤
B. 纤维瘤
C. 无性细胞瘤
D. 内胚窦瘤
E. 未成熟畸胎瘤

74. 具有麻醉药品处方资格的执业医师，违反规定开具麻醉药品处方，造成严重后果的，卫生行政部门依法对其做出的处理是
A. 警告
B. 吊销执业证书
C. 暂停执业半年
D. 罚款
E. 取消麻醉药品处方资格

75. 不是嘌呤核苷酸从头合成的直接原料的是
A. 甘氨酸
B. 天冬氨酸
C. 谷氨酸
D. CO_2
E. 一碳单位

76. 衡量人群中在短时间内新发病例的频率，采用的指标为

A. 罹患率
B. 发病率
C. 患病率
D. 感染率
E. 发病比

A_2 型选择题

答题说明

每一道考题是以一个小案例出现的，其下面都有 A、B、C、D、E 五个备选答案，请从中选择一个最佳答案。

77. 男，55 岁。黑矇 4 年，伴胸闷、乏力，近 1 年加重。查体：心界不大，心率 45 次/分，节律不齐，双肺无啰音，下肢无水肿。最适宜的治疗措施为
A. 静脉注射阿托品
B. 静脉滴注硝酸甘油
C. 皮下注射肾上腺素
D. 临时植入心脏起搏器
E. 心脏复律

78. 男，21 岁。近半年来反复心悸、胸痛、劳力性呼吸困难，时有头晕或短暂神志丧失。查体：心脏轻度增大，心尖部有 2 级收缩期杂音和第四心音，胸骨左缘第 3 ~4 肋间闻及较粗糙的喷射性收缩期杂音。诊断为梗阻性肥厚型心肌病，应选用的药物是
A. 硝酸甘油
B. 普萘洛尔
C. 氢氯噻嗪
D. 地高辛
E. 卡托普利

79. 刘某有家族遗传病史，怀孕后担心胎儿健康，到某医疗机构进行遗传病诊断。后因医疗纠纷投诉至卫生监督机构。经查，该医疗机构未取得遗传病诊断资质。根据规定，负责遗传病诊断许可的卫生行政部门是
A. 县级卫生行政部门
B. 地方医学会
C. 地方医师协会
D. 妇幼保健院
E. 乡镇卫生院

80. A 县张某系鼠疫患者，在 B 市传染病医院隔离治疗期间，擅自逃出医院回到 A 县，脱离隔离治疗。为防止疾病传播，可以协助传染病医院追回张某采取强制隔离治疗措施的是
A. 卫生行政部门
B. 疾病控制中心
C. 民政部门
D. 司法部门
E. 公安部门

81. 某村发生一起民居垮塌事故，重伤者 9 人，急送乡卫生院抢救。市中心血站根据该院用血要求，急送一批无偿献血的血液到该院。抢救结束后，尚余 900ml 血液，该院却将它出售给另一医疗机构。根据《中华人民共和国献血法》规定，对于乡卫生院的这一违法行为，县卫生行政部门除了应当没收其违法所得外，还可以对其处以罚款
A. 10 万元以下

B. 5 万元以下
C. 3 万元以下
D. 1 万元以下
E. 5 千元以下

82. 某人在参加一次聚餐 3 天后，突然出现发热、腹痛和腹泻。腹泻，始为水样便，1 天后转变为黏液脓血便，并有里急后重感。根据以上症状，应考虑的疾病和检查方法是
A. 伤寒：取脓血便进行免疫荧光检查
B. 葡萄球菌食物中毒：取剩余食物分离致病菌
C. 沙门菌食物中毒：取剩余食物分离致病菌
D. 霍乱：取脓血便直接镜检
E. 细菌性痢疾：取脓血便分离肠道致病菌

83. 男，50 岁，某公司总经理。在公司某次业务培训会的开幕式上致辞后出现口误，宣布“会议闭幕”。此口误背后折射出该总经理的心理活动为
A. 潜意识
B. 前意识
C. 超我
D. 意识
E. 本我

84. 女，24 岁。2 年来无原因地认为同事指桑骂槐地议论她，街上行人的举动及电视内容都针对她。为之心情烦躁，不敢上班。该患者的精神症状最可能是
A. 影响妄想
B. 情感脆弱
C. 夸大妄想
D. 关系妄想
E. 焦虑

85. 男，30 岁。突发上腹剧痛 3 小时，怀疑消化道穿孔，无休克表现。为进一步明确诊断，首选的检查方法是
A. 腹腔诊断性穿刺
B. 腹部立位平片检查
C. CT 检查
D. B 超检查
E. X 线胃肠钡剂检查

86. 某生参加高考前数月产生严重焦虑，来到咨询室后，该生讲述了其内心的恐惧与担心，治疗师只是认真地倾听，不做指令性指导。这种心理疗法的理论属于
A. 精神分析理论
B. 认知理论
C. 人本主义理论
D. 心理生理理论
E. 行为理论

87. 女，68 岁。已被诊断为胃癌，既想做手术切除病灶恢复健康，又害怕胃大部切除术后影响消化功能，于是犹豫不决，心理矛盾。这属于心理的
A. 双趋冲突
B. 双避冲突
C. 趋避冲突
D. 多重趋避冲突
E. 心理挫折

88. 男，64 岁。突发心悸 4 小时就诊。心电图：P 波消失，代之以 f 波，心室率 130 次/分，节律绝对不规则。为减慢心室率，应选择的药物是
A. 美托洛尔
B. 阿托品
C. 沙丁胺醇
D. 利多卡因
E. 新斯的明

89. 某患者胃窦部有一圆形溃疡，直径 2cm，溃疡较浅，边缘不整齐，外形火山口状。其诊断最可能为
A. 急性胃炎
B. 胃溃疡
C. 应激性溃疡

D. 早期凹陷型胃癌
E. 溃疡型胃癌

90. 男，28 岁。头部外伤，当即昏迷约 3 小时，醒后出现头痛、呕吐，右耳道流出血性液体。诊断应为
A. 脑震荡、颅前窝骨折
B. 脑挫伤、颅中窝骨折
C. 脑震荡、颅后窝骨折
D. 脑挫伤、颅前窝骨折
E. 脑震荡、颅中窝骨折

91. 女，19 岁。因发热伴头痛、烦躁 2 天，于 1 月 28 日入院。查体：T 39℃，BP 130/80mmHg，精神差，神志清楚，全身散在瘀点、瘀斑，颈抵抗阳性，Kernig 征及 Babinski 征均阳性。实验室检查：腰椎穿刺脑脊液压力 240mmH_2O，外观混浊，WBC 1200 × 10^6/L，蛋白质 1.5g/L，糖 2.5mmol/L，氯化物 100mmol/L。本病蛛网膜切片的病理改变不包括
A. 血管扩张充血
B. 可见大量中性粒细胞
C. 可见大量淋巴细胞和单核细胞
D. 明显水肿
E. 可见纤维素

92. 某人已被确诊为某病，而本人否认自己有病，此人角色行为的改变属于
A. 角色行为冲突
B. 角色行为减退
C. 角色行为强化
D. 角色行为异常
E. 角色行为缺如

93. 某单位职工，男，48 岁。平时性情怪异，与同事相处甚难，某同事想让其就诊心理咨询，但该职工坚决反对，心理医师也不主张这样的人来门诊治疗，是因为心理治疗的性质有
A. 学习性
B. 自主性
C. 实效性
D. 应用性
E. 操作性

94. 某医师拟比较 4 组人群血型分布（A、B、AB 型和 O 型）的差别，适宜的统计分析方法为
A. u 检验
B. 回归分析
C. 秩和检验
D. t 检验
E. χ^2 检验

95. 男，75 岁。间断咳嗽、咳痰 12 年，加重伴气短 2 天就诊。吸烟 40 余年，每天约 20 支。胸部 X 线片示双肺纹理粗乱。动脉血气示 pH 7.34，PaO_2 55mmHg，$PaCO_2$ 48mmHg。该患者氧疗的最佳方式是
A. 持续低流量吸氧
B. 无重复呼吸面罩吸氧
C. 普通面罩吸氧
D. 气管插管、机械通气
E. 间断高流量吸氧

96. 男，20 岁。原发性肾病综合征患者，首次治疗，每日用泼尼松 60mg，3 周后尿蛋白仍为（++++）。此时应
A. 改为地塞米松
B. 将泼尼松加量到 80mg/d
C. 改用环磷酰胺
D. 用原量继续观察
E. 泼尼松减量到 40mg/d，加用免疫抑制药

97. 女，44 岁。8 年来劳累后心悸气短。既往曾患过“风湿性关节炎”。近日因劳累病情加重，心悸，气喘，咯血，不能平卧，急诊入院。查体：半卧位，慢性重病容。P 80 次/分，BP 100/70mmHg。心向左侧扩大，心律完全不整，心率

120次/分，心尖区舒张期雷鸣样杂音，主动脉瓣区收缩期和舒张期杂音。肝肋下3cm，下肢轻度水肿。诊断：风湿性心脏病，二尖瓣狭窄，主动脉瓣狭窄及关闭不全，心房颤动，心功能Ⅱ级。该患者在用强心苷治疗的过程中，心率突然减为50次/分。此时应选用下述何种药物治疗

A. 异丙肾上腺素
B. 去甲肾上腺素
C. 肾上腺素
D. 间羟胺
E. 多巴胺

98. 某地市级卫生行政部门接到举报，称市中心医院妇产科主治医师陶某违反《中华人民共和国母婴保健法》及其实施办法相关规定，未经市级卫生行政部门批准擅自从事母婴保健专项技术服务，经查证举报属实，依法给予陶某行政处罚。陶某的违法行为是

A. 擅自开展宫腔镜手术
B. 擅自从事婚前医学检查
C. 擅自从事助产技术服务
D. 擅自开展婴儿保健
E. 擅自开展孕妇营养咨询和指导

99. 女，25岁。12岁时曾患结核病，近1月余胸闷，咳嗽、痰少，偶有血丝痰。痰结核分枝杆菌（+），规范治疗7个月仍痰结核分枝杆菌（+）。首先考虑的措施是

A. 加大药物剂量
B. 加强支持疗法
C. 复查X线胸片
D. 结核分枝杆菌培养+药敏试验
E. 纤维支气管镜检查

100. 男，40岁。患有肾病综合征病应用泼尼松1mg/（kg·d）治疗1周。临床医师判断此患者对激素治疗有效，主要根据是

A. 患者尿量明显增多，水肿消退
B. 患者食欲增加
C. 患者尿中红细胞减少
D. 血常规示红细胞增加
E. 血钾降低

101. 男，56岁。突发性右侧肢体瘫痪，1天后排黑粪2次。有高血压和糖尿病病史5年。黑粪原因很可能是

A. 食管癌
B. 胃癌
C. 胃溃疡
D. 急性胃黏膜病变
E. 胃底静脉曲张破裂出血

102. 肝体积明显缩小，外观呈黄绿色，表面呈结节状，光镜下见肝细胞大片坏死，同时可见肝细胞再生结节，明显胆汁淤积，大量炎症细胞浸润，结节间纤维组织及小胆管明显增生。应诊断为

A. 急性黄疸性普通型肝炎
B. 重度慢性肝炎
C. 急性重型肝炎
D. 亚急性重型肝炎
E. 门脉性肝硬化

103. 某医师给住院患者开具了药物医嘱后，很快发现自己的医嘱有误，但判断其不会给患者造成严重后果。此时该医师的最佳做法是

A. 不告知患者失误实情，后续治疗中适当弥补
B. 纠正医嘱，并对出现的失误予以积极补救
C. 失误不会造成严重后果，可隐瞒以避免纠纷
D. 不告知其他人，对患者进行密切观察
E. 先不告诉患者，若其知情再为自己

的失误辩护

104. 某研究者拟采用多中心、随机、双盲临床试验评价补肾活血颗粒改善帕金森病患者运动功能的有效性，试验组使用的中药配方包括山茱萸、何首乌和当归等成分。对照组用药由淀粉、糊精和苦味剂等成分制成，其气味、口感与试验组用药非常近似，但没有药理作用。该试验采用的对照属于
A. 交叉对照
B. 标准疗法对照
C. 自身对照
D. 安慰剂对照
E. 空白对照

105. 女，70 岁。因尿路感染于 5 天前开始服用氨苄西林，现出现腹泻。取便标本，培养出大量革兰阳性葡萄球菌。腹泻最可能发生的机制是
A. 菌群失调
B. 肠毒素使腺苷环化酶活性增加
C. 细菌侵袭肠黏膜所致
D. 内毒素作用于肠黏膜
E. 肠蠕动加快

106. 男，50 岁。反复咳嗽、咳痰 4 年，近半年来发作时常伴呼吸困难。查体：双肺散在哮鸣音，肺底部有湿啰音。肺功能测定：第一秒用力呼气量/用力肺活量为 55%，残气量/肺总量为 35%。诊断应考虑为
A. 支气管哮喘
B. 慢性喘息型支气管炎
C. 慢性单纯型支气管炎
D. 慢性支气管炎合并肺气肿
E. 支气管哮喘合并肺气肿

107. 男孩，3 岁。以发热、咽痛、呼吸困难入院。查体：体温 38.5℃，咽部及扁桃体有一层灰白色膜，心率 103 次/分。实验室检查：白细胞计数 23×10^9/L。初诊为白喉。正确治疗原则是
A. 注射白喉抗毒素
B. 注射丙种球蛋白及青霉素
C. 注射白喉抗毒素及抗生素
D. 注射白喉类毒素及抗生素
E. 注射青霉素或红霉素

108. 某山区一妇女育有 3 个子女，生活贫困，长期从事重体力劳动。近期感觉头晕、乏力、血清蛋白下降、水肿。最需要补充的食物是
A. 白面
B. 红薯
C. 绿叶菜
D. 大米
E. 豆类相关制品

109. 某疾病既往病死率很高，近年来某研究所新研发了一种药物，可以延长该病患者的生命，但不能彻底治愈该病。此时该病的
A. 患病率增加
B. 患病率减少
C. 发病率减少
D. 发病率增加
E. 对发病率和患病率无影响

110. 在 800 名病例与 800 名对照病例研究中，有 300 名病例和 100 名对照有暴露史。*OR* 值应为
A. 1.4
B. 2.3
C. 4.2
D. 无法计算
E. 5

111. 女，65 岁。发热、咳嗽、痰中带血、胸痛 2 个月。胸部 X 线片发现右下肺周边有一直径 6cm 的结节状阴影。首先应考虑为
A. 肺脓肿
B. 结核球

C. 周围型肺癌
D. 团块状硅结节
E. 转移性肺癌

112. 南方某村居民以玉米为主食，某年秋天突然有10余人出现发热、呕吐、厌食、黄疸，随后出现腹水、水肿。因抢救及时未出现死亡病例，经医生诊断排除传染性肝炎，分析原因与居民主食玉米有关。该情况最可能是
A. 污水灌田引起玉米中铬超标
B. 玉米晾晒过程被多环芳烃污染
C. 玉米中有农药残留
D. 玉米被黄曲霉毒素污染
E. 玉米中混进了有毒植物种子

113. 女，30岁。里急后重伴排便不尽感2个月，粪便带血1个月。肛门可见复性肿物，直肠指诊于直肠侧壁触及柔软、光滑、有蒂包块。对确诊最有意义的检查是
A. 腹部B超
B. 直肠镜
C. 下消化道X线钡剂造影
D. 直肠指诊
E. 粪便隐血试验

114. 某吸烟者，从上个月开始戒烟。按行为改变的阶段模式，他目前处于
A. 无打算阶段
B. 打算阶段
C. 维持阶段
D. 无打算阶段
E. 行动阶段

115. 男，25岁。1周前右足底被铁钉刺伤，未做清创处理。近日，感头痛、咬肌紧张酸胀，诊断为破伤风。其发病机制中错误的是
A. 破伤风梭菌产生的内毒素引起症状
B. 痉挛毒素是引起症状的主要毒素
C. 溶血毒素引起组织局部坏死和心肌损害
D. 破伤风是一种毒血症
E. 毒素也可影响交感神经

116. 男，60岁。突发喘憋1小时。查体：BP 160/70mmHg，双肺满布湿啰音，心率105次/分。该患者最适宜的治疗措施是
A. 口服氨苯蝶啶
B. 静脉滴注小剂量多巴胺
C. 静脉注射呋塞米
D. 口服螺内酯
E. 口服氢氯噻嗪

A_3/A_4 型选择题

答题说明

以下提供若干个案例，每个案例下设若干道考题。请根据案例所提供的信息，在每一道考题下面的A、B、C、D、E五个备选答案中选择一个最佳答案。

（117～118题共用题干）

女，37岁。头痛、头晕2年，1周来加重伴心悸、乏力、鼻出血及牙龈出血来诊。查体：BP 180/110mmHg，皮肤黏膜苍白，Hb 65g/L，PLT 148×10^9/L，尿蛋白（+++），尿RBC 3～5个/HP，BUN 38mmol/L，Scr 887μmol/l，Ccr 10ml/min。肾脏B超左肾8.9cm×4.6cm×4.1cm，右肾8.7cm×

4.4cm×4.1cm，双肾皮质变薄。

117. 该患者诊断可能为
   A. 急性肾衰竭
   B. 慢性肾衰竭氮质血症期
   C. 慢性肾衰竭尿毒症期
   D. 轻度高血压脑病
   E. 急进性肾小球肾炎

118. 该患者不应该出现的电解质和酸碱平衡失调是
   A. 低钙血症
   B. 高镁血症
   C. 低钠血症
   D. 低镁血症
   E. 代谢性酸中毒

(119～120 题共用题干)

男，39 岁。5 天来发热、头痛、乏力、食欲缺乏，行走时小腿疼痛，伴有咳嗽。查体：体温 39.8℃，面色潮红，结膜充血，视力正常，双侧腹股沟淋巴结肿大，腓肠肌压痛明显，无脑膜刺激征及病理反射。肝肋下 1.5cm。血常规：WBC 12.7×10^9/L，N 0.74，L 0.21，E 0.03，M 0.02。发病前常参加水田劳动。

119. 首选的药物治疗是
   A. 氟康唑
   B. 吡喹酮
   C. 磺胺嘧啶
   D. 青霉素
   E. 阿苯达唑

120. 下列病原治疗药物的应用原则，正确的是
   A. 开始时肌内注射小剂量
   B. 退热后即可停药
   C. 疗程 2 周以上
   D. 静脉滴注大剂量
   E. 每日只需用药 1 次

(121～123 题共用题干)

女，43 岁。因易乏力、间歇头晕 3 个月就诊，伴肢端麻木，无多尿、口渴。查体：身高 165cm，体重 75kg，BP 140/92mmHg，心、肺无异常，双膝反射减弱。实验室检查：空腹血糖（FPG）6.5mmol/L，餐后 2 小时血糖（2hPG）12mmol/L。

121. 为明确诊断，应
   A. 做肾功能检查
   B. 做头部 CT，以确定有无脑梗死
   C. 做 EKG，以确定有无冠心病
   D. 再验血糖，或考虑做口服葡萄糖耐量试验（OGTT）
   E. 检查下肢神经传导速度

122. 该患者最佳的治疗药物是
   A. 卡托普利
   B. 格列本脲
   C. 格列喹酮
   D. 二甲双胍
   E. 甲苯磺丁脲

123. 半个月后患者来复诊，并诉说曾到附近诊所诊治，给加用每日 1 片（2.5mg）格列本脲。服药后常有心悸、出汗，四肢软弱，复查空腹血糖为 7.2mmol/L，餐后血糖 11.1mmol/L。下一步最佳的处理措施是
   A. 加用另一种降血糖药物
   B. 改用胰岛素
   C. 停药观察
   D. 加大用药剂量至每日 2 片（5mg）
   E. 停用格列本脲，改用阿卡波糖或二甲双胍治疗

(124～126 题共用题干)

女，45 岁。左乳房包块 5 个月，乳房无不适症状，有时感左肩背部不适，隐痛。查体：一般情况好，左乳房外上象限可触及 3cm×2cm 包块，质硬，不光滑，活动，无压痛，左腋窝触及 3 枚肿大淋巴结。钼靶摄片：左乳房 2cm×2cm 高密度影，周边有毛刺，中央有细沙样钙化点。

124. 最可能的诊断是
A. 乳腺癌
B. 急性乳腺炎
C. 乳房纤维腺瘤
D. 乳管内乳头状瘤
E. 乳房肉瘤

125. 若该患者拟行手术治疗，预防术后感染最重要的措施是
A. 缝合前彻底冲洗
B. 术前纠正贫血和低蛋白血症
C. 术前、术中、术后应用广谱抗生素
D. 安置有效的术后引流管
E. 遵守无菌操作

126. 该患者术后 3 年出腰背部疼痛，逐渐加重。为明确诊断，首选的检查是
A. 正电子发射计算机断层显像（PET-CT）
B. 癌胚抗原（CEA）
C. 癌抗原 15-3（CA15-3）
D. 同位素骨扫描
E. 免疫指标检测

B$_1$ 型选择题

答题说明

以下提供若干组考题，每组考题共用在考题前列出的 A、B、C、D、E 五个备选答案，请从中选择一个与问题关系最密切的答案。每个备选答案可能被选择一次、多次或不被选择。

（127 ~ 129 题共用备选答案）
A. 可处以 3 万元以下罚款
B. 可处以 1 万元以上 10 万元以下罚款
C. 可处以 1 万元以下罚款
D. 可处以 5000 元以下罚款
E. 可处以 3000 元以下罚款

127. 诊所未经备案执业的
128. 医疗机构诊疗活动超出备案范围的
129. 医疗机构使用非卫生技术人员从事医疗卫生技术工作的

（130 ~ 131 题共用备选答案）
A. 肺肉质变
B. 肺脓肿
C. 早期肺门淋巴结病变
D. 肺空洞形成
E. 蜂窝肺

130. 硅沉着病可出现
131. 大叶性肺炎渗出物清除不完全时可并发

（132 ~ 133 题共用备选答案）
A. 获得原始资料
B. 统计设计
C. 统计归纳，进行分组和汇总
D. 撰写文章
E. 计算统计指标，选择合适的检验方法并作出恰当的结论

132. 收集资料是
133. 整理资料是

（134 ~ 136 题共用备选答案）
A. 细菌
B. 类毒素
C. 梅毒螺旋体
D. 衣原体
E. 病毒

134. 可在培养基中生长繁殖的微生物是
135. 仅含有一种核酸的微生物是
136. 属于非微生物的是
(137~138 题共用备选答案)
A. IgG
B. IgA（分泌型）
C. IgM
D. IgD
E. IgE
137. 黏膜局部抗感染作用的抗体是
138. 引起Ⅰ型变态反应的反应素抗体是
(139~140 题共用备选答案)
A. 自然杀伤（NK）细胞
B. B 细胞
C. 肥大细胞
D. 细胞毒性 T 细胞
E. 浆细胞
139. 具有特异性细胞毒作用的细胞是
140. 可分泌抗体的细胞是
(141~142 题共用备选答案)
A. 糖的无氧酵解
B. 糖的有氧氧化
C. 磷酸戊糖途径
D. 乳酸生成反应
E. 2, 3-二磷酸甘油酸支路
141. 成熟红细胞所需能量来自
142. 红细胞中还原型烟酰胺腺嘌呤二核苷酸磷酸（NADPH）主要来自
(143~144 题共用备选答案)
A. 利尿药
B. α 受体阻断药
C. β 受体阻断药
D. 血管紧张素转化酶抑制药
E. 二氢吡啶类钙通道阻滞药
143. 妊娠患者最不宜选用的降压药为
144. 哮喘患者最不宜选用的降压药为
(145~146 题共用备选答案)
A. 氧化反应
B. 还原反应
C. 水解反应
D. 葡糖醛酸结合反应
E. 7α-羟化酶催化反应
145. 属于肝生物转化第二相的反应是
146. 属于胆汁酸合成限速酶催化的反应是
(147~148 题共用备选答案)
A. 盐酸
B. 蛋白质分解产物
C. 脂酸钠
D. 脂肪
E. 糖类
147. 刺激小肠黏膜释放促胰液素作用最强的物质是
148. 刺激小肠黏膜释放缩胆囊素作用最强的物质是
(149~150 题共用备选答案)
A. 200ml
B. 250ml
C. 300ml
D. 400ml
E. 500ml
149. 血站对献血者每次采集血液量一般为
150. 血站对献血者每次采集血液量最多不得超过

参考答案与解析

1. B 【解析】尊重原则主要包括尊重患者的生命、人格、隐私权、自主权及处理好一些相关的特殊问题，知情同意是患者自主选择权的具体体现。社会免责权属于人体试验现实伦理的范畴。故选 B。

2. E 【解析】静脉壁薄弱、静脉瓣膜缺陷及浅静脉内压力升高，是引起浅静脉曲张的主要原因。遗传因素可导致静脉壁薄弱和静脉瓣膜缺陷。长期站立、重体力劳动、妊娠、慢性咳嗽、习惯性便秘等，可增加血柱重力，使瓣膜承受过度的压力，逐渐松弛，不能紧密关闭。故选 E。

3. B 【解析】患者及其监护人对诊断结论有异议，提出再次诊断要求时，承担再次诊断的医疗机构应当在接到再次诊断要求后指派 2 名初次诊断医师以外的精神科执业医师进行再次诊断。故选 B。

4. C 【解析】酪氨酸进一步代谢可生成多巴、多巴胺、去甲肾上腺素和肾上腺素等儿茶酚胺物质。酪氨酸羟化酶是合成儿茶酚胺的关键酶，受终产物的反馈调节。故选 C。

5. D 【解析】共同参与型是现代医患关系的一种发展模式，是指医患双方近似相等的权利和地位，医患双方共同合作、参与。适用于大多数慢性病的治疗。故选 D。

6. E 【解析】发热激活物包括外致热源和体内某些产物，如细菌、病毒和抗原抗体复合物。白喉毒素为发热激活物。白细胞致热源、干扰素、肿瘤坏死因子均为内生致热源。故选 E。

7. D 【解析】少神又称神气不足，是指精气不足，神气不旺的表现。介于得神与失神之间。临床表现为精神不振，两目乏神，面色少华，肌肉松软，倦怠乏力，少气懒言，动作迟缓等。故选 D。

8. A 【解析】氨基糖苷类抗生素（如链霉素、庆大霉素）的抗菌机制主要是抑制细菌蛋白质合成，还能破坏细菌胞质膜的完整性。抑制细菌细胞壁合成主要是 β-内酰胺类抗生素（青霉素类、头孢菌素类等）抗菌的作用机制。影响细菌细胞膜通透性主要是多肽类抗生素和抗真菌药。干扰细菌叶酸代谢是磺胺类药物抗菌的作用机制。抑制 DNA 回旋酶（DNA 螺旋酶）主要是喹诺酮类药物抗菌的作用机制。故选 A。

9. E 【解析】预防医学的特点：①预防医学的工作对象包括个体及确定的群体，主要着眼于健康和无症状患者。②研究方法上注重微观和宏观相结合，但更侧重于影响健康的因素与人群健康的关系。③采取的对策更具积极的预防作用，具有较临床医学更大的人群健康效益。故选 E。

10. D 【解析】J 链由浆细胞合成，是 IgA 或 IgM 连接形成二聚体或五聚体所必需。故选 D。

11. E 【解析】组织学特点：癌细胞呈巢状、腺管状、索状排列，核仁明显，异型性明显，浸润性生长。其中癌细胞呈巢状排列是诊断癌的最主要的依据。故选 E。

12. A 【解析】细胞化学染色的原理是细胞中的化学成分及其相应底物呈一系列的化学反应，形成于显微镜下可见到的反应产物。苏丹Ⅲ染色冷冻切片可显示中性脂肪呈现橘红色，由此可鉴别空泡是否为脂肪还是气体。故选 A。

13. D 【解析】省、自治区、直辖市人民政府可以决定对本行政区域内的甲类传染病疫区实施封锁。但是，封锁大、中城市的疫区或者封锁跨省、自治区、直辖市的疫区，以及封锁疫区导致中断干线交通或者封锁国境的，由国务院决定。疫区封锁的解除，由原决定机关决定并宣布。故选 D。

14. C 【解析】健康维护计划的制订原则：①健康为导向的原则。②个性化的原则。③综合性利用的原则。④动态性的原则。⑤个人积极参与的原则。故选 C。

15. C 【解析】《涉及人的生物医学研究伦理审查办法》规定，对受试者的负担和受益要公平分配，并可适当减轻或免除受试者在受试过程中因受益而承担的经济负担；对于丧失或缺乏能力维护自身权力和利益的受试者（脆弱人群），包括儿童、孕妇、智能低下者、精神病患者、囚犯、经济条件差和文化程度很低者，应予以特别保护。故选 C。

16. B 【解析】糖酵解途径是指细胞在乏氧条件下细胞质中分解葡萄糖生成丙酮酸的过程。该途径中有 3 种关键酶，分别为己糖激酶、6-磷酸果糖激酶-1 和丙酮酸激酶。磷酸烯醇式丙酮酸转化为丙酮酸时由丙酮酸激酶催化，有腺苷三磷酸（ATP）生产，此反应不可逆。故选 B。

17. D 【解析】国家实行艾滋病自愿咨询和自愿检测制度。县级以上地方人民政府卫生主管部门指定的医疗卫生机构，应当按照国务院卫生主管部门会同国务院其他有关部门制定的艾滋病自愿咨询和检测办法，为自愿接受艾滋病咨询、检测的人员免费提供咨询和初筛检测。故选 D。

18. E 【解析】弥漫性毛细血管内增生性肾小球肾炎，有弥漫性毛细血管内皮细胞和系膜细胞增生，伴中性粒细胞和巨噬细胞浸润，病变严重处血管壁发生纤维素样坏死、局部出血，可伴血栓形成。本题需选出最主要的病变，故 E 最符合。

19. C 【解析】环境污染对人体健康的危害的表现形式为急慢性危害、致癌、致畸、致突变。儿童佝偻病的发生增加是由于缺乏活性维生素 D 造成的，不是由大气污染引起的。故选 C。

20. D 【解析】Meta 分析中主要的偏倚包括抽样偏倚（检索文件时的偏倚，包括发表偏倚、索引偏移、查找偏移、参考文献偏倚、英语语种偏倚、多次发表偏倚）、选择偏倚（纳入标准偏倚、筛选者偏倚）、研究内偏倚、发表偏倚。没有失访偏倚，故选 D。

21. E 【解析】同一患者一天申请备血量在 800～1600ml 的，由具有中级以上专业技术职务任职资格的医师提出申请，经上级医师审核，科室主任核准签发后，方可备血，E 正确。同一患者一天申请备血量达到或超过 1600ml 的，由具有中级以上专业技术职务任职资格的医师提出申请，科室主任核准签发后，报医务部门批准，方可备血。故选 E。

22. B 【解析】观察值与实际值的差别为误差。抽样误差来源于个体的变异。抽样误差可以用统计方法进行分析，一般来说，从同一个总体进行抽样，样本含量越大，则抽样误差越小，样本统计量与总体参数越接近。故选 B。

23. A 【解析】一级预防又称病因预防，是在疾病尚未发生时针对病因或危险因素采取措施，降低有害暴露的水平，增强个体对抗有害暴露的能力，预防疾病的发生或至少推迟疾病的发生。碘缺乏病的病因是机体碘含量不足，长期坚持补碘是防治本病的有效途径，属于病因预防。类风湿关节炎、胰腺癌、结肠直肠癌、乳腺癌的病因不明确。故选 A。

24. D 【解析】根据《中华人民共和国侵权责任法》，患者有损害，但因下列情形之一的，医疗机构不承担赔偿责任：①患者或者其近亲属不配合医疗机构进行符合诊疗规范的诊疗。②医务人员在抢救生命垂危的患者等紧急情况下已经尽到合理诊疗义务。③限于当时的医疗水平难以诊疗。故选 D。

25. C 【解析】预防接种异常反应是合格疫苗在规范接种过程中相关各方均无过错但造成受种者机体组织器官损害，C 正确。余选项均为不属于预防接种异常反应的情形。故选 C。

26. C 【解析】肝细胞以胆固醇为原料合成初级胆汁酸，胆固醇 7α-羟化酶是胆汁酸合成的限速酶。故选 C。

27. C 【解析】淋球菌对柱状上皮及移行上皮黏膜有亲和力，宫颈为柱状上皮，而阴道为鳞状上皮，因而淋球菌主要侵及宫颈。诊断淋病的金标准是宫颈管分泌物培养。尿培养、血培养以及血清学检查对淋病不具有确诊意义。故选 C。

28. C 【解析】多中心研究的伦理审查应由项目总负责人单位的伦理委员会进行科学和伦理的审查，参加项目的单位伦理委员会只审查在本单位的可行性。故选 C。

29. C 【解析】筛检的目的包括：①早期发现可疑患者，做到早诊断、早治疗，提高治愈率，实现疾病的二级预防。②发现高危人群，以便实施相应的干预，降低人群的发病率，实现疾病的一级预防。③了解疾病自然史。④进行疾病监测。C 选项表述有误，故选 C。

30. E 【解析】甲状旁腺激素（PTH）是甲状旁腺分泌的由 84 个氨基酸残基组成的蛋白质，其主要作用靶器官是骨和肾。PTH 刺激破骨细胞的活化，促进骨盐溶解，使血钙增高与血磷下降。PTH 促进肾小管对钙的重吸收，抑制对磷的重吸收。同时 PTH 还可刺激肾合成 $1,25\text{-}(OH)_2\text{-}D_3$，从而间接地促进小肠对钙、磷的吸收。故选 E。

31. E 【解析】在生化反应中，乳糖发酵试验在初步鉴别肠道致病和非致病菌时有重要意义，非致病菌多数能分解乳糖，而肠道致病菌一般不分解乳糖，而所有选项中只有乳糖符合题意。故选 E。

32. A 【解析】甲状腺素可以增强所有细胞全部生化反应的速率。因此，甲状腺素的增多即可引起基础代谢率的升高。基础代谢率的测定是临床上甲状腺功能亢进的重要诊断指征之一。基础代谢率明显降低见于甲状腺功能减退症、艾迪生病、肾病综合征、垂体性肥胖症等，以及病理性饥饿时；基础代谢率明显升高则见于甲状腺功能亢进症、糖尿病、红细胞增多症、白血病及伴有呼吸困难的心脏病等。故选 A。

33. A 【解析】态度特征主要表现在对各种社会关系的处理上。一是对社会、集体、他人的态度，如是爱集体、善交际、有礼貌，还是孤僻、粗暴等；二是对工作学习的态度，如是勤劳、认真、首创精神，还是懒惰、马虎、墨守成规等；三是对自己的态度，如自信或自卑、羞怯或大方等。故选 A。

34. B 【解析】K_m 即米氏常数，是指酶促反应达到其最大速度（V_{max}）一半时的底物浓度。它可以表示酶（E）与底物（S）之间的亲和力，K_m 值越小，亲和力越强，反之亦然。K_m 是一种酶的特征常数，只与酶的结构、底物和反应环境（如温度、pH、离子强度）有关，与酶的浓度无关。故选 B。

35. A 【解析】精神分析理论是阐述人的精神活动，包括欲望、冲动、思维，幻想、判断、决定、情感等，会在不同的意识层次里发生和进行，是投射性测验的理论基础。故选 A。

36. B 【解析】体内大多数组织均有合成血红素的能力，但合成的主要部位是骨髓与肝。血红素合成原料是甘氨酸、琥珀酰 CoA 和 Fe^{2+} 等简单小分子物质，在线粒体和胞质内进行。故选 B。

37. C 【解析】生理学中，通常将安静时细胞膜两侧处于外正内负的稳定状态称为极化。静息电位增大（如细胞内电位由-70mV 变为-90mV）表示膜的极化状态增强，这种静息电位增大的过程或状态称为超极化。静息电位减小（如细胞内电位由-70mV 变化为-50mV）的过程或状态称为去极化。膜内电位变为正值、膜两侧极性倒转的状态称为反极化。细胞膜去极化后再向静息电位方向恢复的过程称为复极化。故选 C。

38. D 【解析】Ⅰ型变态反应又称速发型变态反应。Ⅱ型变态反应又称细胞毒型变态反应，如血型不合的输血反应、新生儿溶血症。Ⅲ型变态反应又称免疫复合物型变态反应，如血清病、免疫复合物型肾小球肾炎。Ⅳ型变态反应又称迟发型变态反应，如接触性皮炎、移植排斥反应、结核分枝杆菌引起的组织损伤等。阿蒂斯（Arthus）反应也就是实验性局部过敏反应，是指在预防接种过程中，经过多次注射后，注射局部出现水肿、出血和坏死等剧烈炎症反应。故选 D。

39. C 【解析】决定病毒复制、遗传特性是核酸的功能，故选 C。

40. B 【解析】心身疾病也称心理生理疾病，是一组与心理和社会因素密切相关，但以躯体症状表现为主的疾病，特别是与情绪因素密切相关，主要累及自主神经所支配的器官和组织，并导致这些器官和组织产生结构改变的一组疾病。心身疾病的心理干预手段，应视不同层次、不同方法、不同目的而决定，支持疗法、环境控制和认知疗法等心理治疗方法均可选用。故选 B。

41. B 【解析】癌胚抗原（CEA）为胃癌、结肠癌的标志物，甲胎蛋白（AFP）为原发型肝癌的标志物，前列腺特异性抗原（PSA）为前列腺癌的肿瘤标志物。故选 B。

42. A 【解析】非霍奇金淋巴瘤（NHL）约占所有淋巴瘤的 80%~90%，在我国发生在成人淋巴结的 NHL 主要是弥漫性大 B 细胞淋巴瘤，在儿童和青少年则是急性淋巴母细胞白血病/淋巴瘤、伯基特（Burkitt）淋巴瘤及间变性大细胞淋巴瘤。故选 A。

43. B 【解析】根据《纽伦堡法典》和《赫尔辛基宣言》的精神，必须履行知情同意权，知情同意是患者自主权的一个最重要而又具体的形式，是医学科研和人体试验、临床医疗领域的基本伦理原则之一。故选 B。

44. C 【解析】偏倚是指在研究或推论过程中所获得的结果系统地偏离真实值。在流行病学研究中易出现且对观察结果有较大影响的偏倚可以分为选择性偏倚、信息偏倚和混杂偏倚 3 类。故选 C。

45. B 【解析】按照中华人民共和国《人类辅助生殖技术和人类精子库伦理原则》的要求，可以实行精子捐赠助孕，B 正确。根据保护后代的原则，医务人员不得实施代孕技术，不得实施胚胎赠送助孕技术，不得实施以生育为目的的嵌合体胚胎技术，余选项错误。故选 B。

46. D 【解析】硝酸甘油是一氧化氮（NO）的供体，在平滑肌细胞内经谷胱甘肽转移酶的催化释放出 NO，NO 与受体结合后可激活鸟苷酸环化酶，增加环磷酸腺苷（cGMP）含量，减少细胞内 Ca^{2+}释放和外 Ca^{2+}内流，使血管平滑肌松弛。故选 D。

47. A 【解析】静脉注射呋塞米能迅速扩张容量血管，使回心血量减少，在利尿作用发生前即可缓解急性肺水肿，是急性肺水肿的迅速有效的治疗手段之一。氢氯噻嗪是中效利尿药，可用于治疗各种原因引起的水肿，对轻至中度心源性水肿疗效较好，是慢性心功能不全的主要治疗药物之一。氨苯蝶啶是保钾利尿药，临床上常与排钾利尿药合用治疗顽固性水肿。螺内酯也是保钾利尿药，主要用于治疗与醛固酮升高有关的顽固性水肿、充血性心力衰竭。乙酰唑胺是碳酸酐酶抑制药，主要治疗青光眼、急性高山病、碱化尿液。故选 A。

48. C 【解析】医患交流时，尽量多用口头语进行交往（A、D 错）；交谈过程中要及时反馈、正确共情（B 错）；善于提问，既可避免让喜爱倾诉的患者反复诉说自己的不适，又可以了解到紧张羞涩不善言辞的患者的真实情况（C 对）；应适当解释（E 错）。故选 C。

49. D 【解析】国家医疗保险模式的优点：资金来源稳定，医疗保险覆盖面广，社会共济能力强，公共卫生和预防服务能够得到充分保障。缺点：医疗机构之间缺乏竞争，卫生资源配置效率低下，医疗服务效率低下；由于供需双方缺乏费用意识，使得医疗消费增长过快，政府财政不堪重负。故选 D。

50. B 【解析】筛检试验的金标准（诊断标准）是指公认的最可靠、最权威，可反映有病或无病实际情况的诊断方法。故选 B。

51. A 【解析】育龄期女性的基础体温在卵泡期较低，排卵日最低，排卵后在孕酮的作用下升高，直至下次月经来临。故选 A。

52. D 【解析】心理测验工作应遵守的原则：①标准化原则，须贯彻测验的始终。②保密原则，是道德标准。③客观原则，对结果作出评价时要遵循客观性原则，对结果的解释要符合受试者的实际情况。故选 D。

53. C 【解析】肺毛细血管血液与外界环境间气体交换称为外呼吸，毛细血管内的血液通过组织液与细胞交换气体的过程称为内呼吸。故选 C。

54. E 【解析】阑尾根部的体表投影点通常在脐与右髂前上棘连线的中、外 1/3 交点处，称为 McBurney 点。故选 E。

55. A 【解析】免疫应答是机体免疫系统对抗原刺激所产生的以排除抗原为目的的生理过程，分为 3 个阶段：①抗原识别阶段，是抗原通过某一途径进入机体，并被免疫细胞识别、呈递和诱导细胞活化的开始时期，又称感应阶段。②淋巴细胞活化阶段，是接受抗原刺激的淋巴细胞活化和增生的时期，又称活化阶段。③抗原清除阶段，是免疫效应细胞和抗体发挥作用将抗原灭活并从体内清除的时期，也称效应阶段。故免疫应答的基本过程包括识别、活化、效应 3 个阶段。故选 A。

56. B 【解析】限制性内切酶的作用是能识别 DNA 特异性序列并在识别位点或其周围切割双链 DNA。故选 B。

57. E 【解析】高血压患者的身体活动主要以提高心肺和代谢系统功能、稳定血压、控制体重、预防并发症和缓解精神压力为目标。提倡高血压患者进行有氧、中低强度，持续10分钟以上的活动。故选E。

58. C 【解析】心理分析疗法又称精神分析疗法、分析性心理治疗，是心理治疗中最主要的一种治疗方法，其主要由自由联想、释梦、移情和阻抗4部分组成。故选C。

59. D 【解析】可充当克隆载体的DNA分子有质粒DNA、噬菌体DNA和病毒DNA，他们经适当改造后仍具有自我复制的能力。故选D。

60. A 【解析】肾上腺素与局部麻醉药配伍，可延缓局部麻醉药的吸收，延长局部麻醉药作用时间。故选A。

61. A 【解析】甲类传染病和乙类传染病中的肺炭疽、严重急性呼吸综合征、人感染高致病性禽流感和脊髓灰质炎患者、病原携带者或疑似患者，应于2小时内上报给当地的疾病预防控制中心，同时通过网络直报。其他的传染病应在24小时内通过国家信息报告管理系统进行报告。故选A。

62. D 【解析】甲类传染病也称强制管理传染病，包括鼠疫、霍乱。猩红热、艾滋病、血吸虫病属于乙类传染病，麻风病属于丙类传染病，均无须采取甲类传染病控制措施。故选D。

63. A 【解析】铁的良好来源：动物血、肝脏、鸡胗、大豆、黑木耳、牛羊肉、瘦肉、红糖、蛋黄、干果（杏干、葡萄干）。一般来源：鱼、谷物、菠菜、扁豆、瓜子（南瓜、西葫芦等种子）。此外，用铸铁锅煮番茄或其他酸性食物，也可增添铁质。故选A。

64. B 【解析】氧分压为溶解于血液中的氧所产生的张力，简单地可以理解为局部氧气的浓度。在人体中，氧气的扩散首先是从肺泡进入动脉血，由红细胞将氧气运输到全身各个组织器官。由此可见氧气的扩散方向就是氧分压的分布梯度，因此肺泡气中的氧分压最高。同理，肺部二氧化碳的扩散也是顺着分压差进行扩散。故选B。

65. C 【解析】临床预防服务的内容包括：①求医者的健康咨询。②健康筛检。③免疫接种。④化学预防。⑤预防性治疗。故选C。

66. E 【解析】DNA的一级结构是多核苷酸排列顺序，即构成DNA的脱氧核苷酸自5′至3′端的排列顺序。双螺旋结构是DNA的二级结构。核小体结构是染色质的基本组成单位，是DNA的高级结构。多聚A结构是真核生物mRNA 3′端的多聚腺苷酸尾。三叶草结构是tRNA的二级结构。故选E。

67. C 【解析】人类免疫缺陷病毒（HIV）选择性的侵犯带有CD4分子的细胞，主要有$CD4^+$淋巴细胞、单核巨噬细胞、树突状细胞等。细胞表面CD4分子是HIV受体，通过HIV囊膜蛋白gp120与细胞膜上CD4结合后，gp120构象改变使gp41暴露。gp41在其中起着桥的作用，利用自身的疏水作用介导病毒囊膜与细胞膜融合，最终造成细胞破坏。故选C。

68. E 【解析】男性尿道有排尿和排精功能，起自膀胱尿道内口，止于阴茎头的尿道外口。成人尿道平均长16～22cm，分为前列腺部、膜部和海绵体部三部分。男性尿道的3个狭窄分别为尿道内口、尿道膜部和尿道外口，3个膨大分别是尿道前列腺部、尿道球部和舟状窝。自然悬垂时有2个弯曲，即耻骨下弯和耻骨前弯。故选E。

69. D 【解析】继发性免疫缺陷病是后天因素造成的，又称获得性免疫缺陷病。艾滋病即获得性免疫缺陷综合征（AIDS），是由人类免疫缺陷病毒感染引起的一组综合征，属于继发性免疫缺陷病，故选 D。

70. C 【解析】第三代喹诺酮类是通过抑制细菌 DNA 合成酶之一的螺旋酶，造成细菌染色体的不可逆损害而呈选择性杀菌作用。故选 C。

71. C 【解析】热射病是指因高温引起的人体体温调节功能失调，体内热量过度积蓄，引发神经器官受损。故选 C。

72. A 【解析】循环性缺氧是指因组织血流量减少使组织供氧量减少所引起的缺氧，全身性循环障碍见于心力衰竭和休克。缺氧时血氧变化特点为血氧容量、动脉血氧分压、动脉血氧饱和度和血氧含量正常，动-静脉血氧含量差增大。故选 A。

73. C 【解析】卵巢恶性肿瘤的治疗原则是以手术为主，加用化疗、放疗的综合治疗。手术起关键作用，尤其是首次手术；化疗为重要的辅助治疗，预防复发；放疗中以无性细胞瘤最敏感，颗粒细胞瘤中度敏感，上皮性癌也有一定敏感。故选 C。

74. B 【解析】具有麻醉药品和第一类精神药品处方资格的执业医师，违反规定开具麻醉药品和第一类精神药品处方，或者未按照临床应用指导原则的要求使用麻醉药品和第一类精神药品的，由其所在医疗机构取消其麻醉药品和第一类精神药品处方资格；造成严重后果的，由原发证部门吊销其执业证书。故选 B。

75. C 【解析】体内从头合成嘌呤核苷酸的原料包括磷酸核糖、天冬氨酸、谷氨酰胺、甘氨酸、CO_2 和一碳单位。故选 C。

76. A 【解析】罹患率和发病率一样，也是人群新病例数的指标，通常多指在某一局限范围、短时间内的发病率。观察时间可以日、周、旬、月为单位。适用于局部地区疾病的暴发，食物中毒、传染病及职业中毒等暴发流行情况。其优点是可以根据暴露程度精确的测量发病概率。故选 A。

77. D 【解析】该患者有心动过缓，节律不齐，且出现黑矇、胸闷、乏力表现，近期加重，应考虑临时植入心脏起搏器，纠正心律失常。故选 D。

78. B 【解析】β 受体阻断药（如普萘洛尔）是梗阻性肥厚型心肌病的一线治疗药物，可减轻左心室流出道梗阻，并改善左心室壁顺应性。梗阻性肥厚型心肌病患者慎用增强心肌收缩力和降低心脏前负荷的药物，如洋地黄、硝酸甘油及利尿药，以免加重左心室流出道梗阻。故选 B。

79. A 【解析】医疗保健机构开展婚前医学检查、遗传病诊断、产前诊断及施行结扎手术和终止妊娠手术的，必须符合国务院卫生行政部门规定的条件和技术标准，并经县级以上地方人民政府卫生行政部门许可。故选 A。

80. E 【解析】鼠疫属于甲类传染病。根据规定，医疗机构发现甲类传染病时，对患者、病原携带者，予以隔离治疗，隔离期限根据医学检查结果确定。对于拒绝隔离治疗或者隔离期未满擅自脱离隔离治疗者，可以由公安机关协助医疗机构采取强制隔离治疗措施。故选 E。

81. A 【解析】医疗机构出售无偿献血的血液的，由县级以上地方人民政府卫生行政部门予以取缔，没收违法所得可以并处 10 万元以下的罚款；构成犯罪的，依法追究刑事责任。故选 A。

82. E 【解析】聚餐后出现胃肠道症状，有黏液脓血便，并伴里急后重感，首先考虑为细菌性痢疾。实验室检查方法是脓血便分离肠道致病菌，可以明确诊断。其他选项均不符合题中描述的症状、疾病诊断。故选 E。

83. A 【解析】潜意识是指无法被个体感知的那一部分心理活动，不能被客观现实、道德理智所接受。其心理活动内容包括人的原始的盲目冲动、各种本能活动和被压抑的愿望，如各种本能的要求和欲望、已被意识遗忘的童年创伤。题中该经理无意出现口误，说出会议闭幕，符合潜意识的心理活动。故选 A。

84. D 【解析】关系妄想是指患者坚信不疑地认为环境中本与他无关的事物与他有关，如别人的讲话、咳嗽、一举一动都针对他，并常与被害妄想交织在一起，认为周围人的咳嗽是故意刺激他，偶尔的一瞥是对他不怀好意。故选 D。

85. B 【解析】怀疑消化道穿孔首选的检查方法为腹部立位平片，80%的急性胃十二指肠溃疡穿孔患者可见膈下新月状游离气体。根据既往有溃疡病史，突发上腹部刀割样剧痛，加上典型的“板样腹”腹部征和 X 线检查的膈下游离气体可以确定消化道穿孔的诊断。故选 B。

86. C 【解析】该治疗师只是认真地倾听来访者讲述其内心的恐惧与担心，不做指令性指导，这符合人本主义疗法的特点——以患者为中心、把心理治疗看成一个转变过程、非指令性治疗的技巧。本疗法主要适用于正常人群的普通心理咨询，故选 C。

87. C 【解析】双趋冲突是指在一个人的面前同时有两个具有同样吸引力的目标，而引起同样程度的动机，但必须从中抉择其一时发生的心理冲突。双避冲突是指一个人同时面临着两件不欢迎或令人讨厌的事物，产生同等的逃避动机，要回避其一就必然遭遇另一件时产生的心理冲突。趋避冲突是指一个人对同一目标采取矛盾的态度，既向往又拒绝时发生的心理冲突。多重趋避冲突是指必须在两个或两个以上的各有优缺点的事物或目标间抉择时产生的心理冲突。故选 C。

88. A 【解析】根据该患者的临床表现及心电图考虑诊断为急性心房颤动，最初治疗的目的是减慢心室率。静脉注射 β 受体阻断药或钙通道阻滞药，洋地黄仍可选用，但已不作为首选用药。必要时，洋地黄与 β 受体阻断药或钙通道阻滞药合用。故选 A。

89. E 【解析】进展期胃癌可分为息肉型、溃疡型和浸润型。溃疡型胃癌主要表现为癌组织坏死脱落形成溃疡，溃疡一般比较大，边界不清，多呈皿状。也可隆起如火山口状，边缘清楚，底部凹凸不平。故选 E。

90. B 【解析】脑震荡表现为一过性脑功能障碍。意识障碍是脑挫裂伤最突出的症状，受伤当时立即出现。颅中窝骨折若骨折线累及颞骨岩部，血液和脑脊液可经中耳和破裂的鼓膜由外耳道流出，形成耳漏；如鼓膜未破，则可沿咽鼓管流至鼻咽部。根据题干信息，可诊断为脑挫伤、颅中窝骨折。故选 B。

91. C 【解析】根据发热、全身散在瘀点、瘀斑等症状，查体颈抵抗阳性、Kernig 征及 Babinski 征均阳性，脑脊液检查外观混浊、白细胞数明显增多、蛋白增高、糖降低等结果，考虑该患者为化脓性脑膜炎。病理表现为化脓性改变，所以不会出现可见大量淋巴细胞和单核细胞。故选 C。

92. E 【解析】角色行为缺如即未能进入角色，没有意识到自己是个患者，拒绝认同患者角色。表现为患者意识不到自己有病或否认病情的严重程度。故选 E。

93. B 【解析】心理治疗要完成对人的思维、行为以至于人格的改造与纠正，其治疗过程不同于传统的医学治疗，具有自主性和学习型的特点。其中自主性是指心理治疗的关键是帮助患者自己改变自己，要求患者的主动和配合，患者从一开始就承担主动的作用，否则无法达到治疗最佳效果。故选 B。

94. E 【解析】χ^2 检验也称卡方检验，是用途非常广泛的一种假设检验，它可用于两个及两个以上率或构成比的比较；两分类变量间相关关系分析等。人群血型分布的差别即构成比的差别，适用于 χ^2 检验。故选 E。

95. A 【解析】该患者有吸烟史，长期咳嗽、咳痰，近期加重，最可能为 COPD；PaO_2<60mmHg，$PaCO_2$<50mmHg，提示 I 型呼吸衰竭。COPD 常引起慢性呼吸衰竭，患者常伴有 CO_2 潴留，氧疗时需保持低流量吸氧，防止血氧饱和度过高。故选 A。

96. D 【解析】肾病综合征患者首次治疗应首先行糖皮质激素治疗，经 8 周后判断疗效，如有效者应维持用药，随后缓慢减量。8 周以上正规治疗无效病例，须排除影响疗效的因素，如感染、水肿所致的体重增加和肾静脉血栓形成等，应尽可能及时诊断与处理。目前治疗仅 3 周，所以应继续当前用量观察。故选 D。

97. A 【解析】根据该患者病情可知为强心苷中毒所致房室传导阻滞，可用阿托品或异丙肾上腺素提高房室传导速度，治疗心律失常。故选 A。

98. B 【解析】从事遗传病诊断、产前诊断的人员，须经省、自治区、直辖市人民政府卫生行政部门许可；从事婚前医学检查的人员，须经设区的市级人民政府卫生行政部门许可；从事助产技术服务、结扎手术和终止妊娠手术的人员须经县级人民政府卫生行政部门许可。故选 B。

99. D 【解析】该患者肺结核复发，规范治疗 7 个月痰结核分枝杆菌仍阳性，提示可能药物疗效欠佳，可能为耐药肺结核，首先应进行结核分枝杆菌培养和药敏试验，根据药敏试验结果选择药物治疗方案。故选 D。

100. A 【解析】激素治疗是通过抑制免疫炎症反应、抑制醛固酮和抗利尿激素分泌，影响肾小球基底膜通透性等综合作用发挥其利尿、消除尿蛋白的作用，从而使患者尿量增加，水肿消退。故选 A。

101. D 【解析】黑粪多为上消化道出血所致。患者有高血压和糖尿病史，突发右侧肢体瘫痪，考虑发生了脑卒中，而中枢神经病变易引发库欣（Cushing）病溃疡而导致消化道出血，考虑黑粪原因为急性胃黏膜病变。故选 D。

102. D 【解析】亚急性重型肝炎光镜下显示细胞大片坏死，同时可见肝细胞再生结节，明显胆汁淤积，大量炎症细胞浸润，结节间纤维组织及小胆管明显增生。故选 D。

103. B 【解析】药物治疗时，医师应遵循的伦理要求是对症下药，剂量安全；合理配伍，细致观察；节约费用，公正分配。该医师发现药物医嘱有错后，应立即更正，并对可能出现的情况做好处理，保证患者的正当利益不受侵犯。故选 B。

104. D 【解析】安慰剂是感官性状与试验药物相似，但没有效应的物质，常用淀粉、生理盐水等成分制成，其外形、颜色、大小、味道与试验药物极为相近。给对照组以安慰剂可满足对照组对治疗的心理需求，而心理状态往往对临床疗效产生一定的影响。空白对照是不给予对照组任何措施。标准疗法对照是给予对照组以常规或现行最好的疗法。故选 D。

105. A 【解析】长期大量应用广谱抗生素后，大多数敏感菌和正常菌群被抑制或杀灭，但耐药菌则获得生存优势而大量繁殖致病，如耐药金黄色葡萄球菌引起腹泻、败血症，对抗生素不敏感的白色假丝酵母菌引起鹅口疮、阴道炎、肠道和肛门感染。故选 A。

106. B 【解析】该患者反复咳嗽、咳痰 4 年，肺底部有湿啰音，符合慢性支气管炎诊断。发作时伴呼吸困难，散在哮鸣音，符合慢性喘息型支气管炎表现。肺气肿时，残气量/肺总量大于 40%。故选 B。

107. C 【解析】白喉的正确治疗原则为尽早一次足量给予白喉抗毒素，中和血液中的毒素，同时配合使用抗生素，首选青霉素。故选 C。

108. E 【解析】营养不良性水肿又称低蛋白血症，是一种营养缺乏的特殊表现，由于长时间的负氮平衡，以致血浆蛋白减少，胶体渗透压降低，出现全身性水肿为其特征。该患者生活贫困，并出现清蛋白下降、水肿，考虑为营养不良性水肿，需要补充含蛋白质丰富的食物，可选豆类食品。故选 E。

109. A 【解析】如果一种药物不能治愈疾病，仅能延长患者的生命，那么人群中带病生存的人数将会不断增加，该病的患病率就会逐渐升高。故选 A。

110. C 【解析】OR 值表示病例组和对照组中的暴露比例与非暴露比例的比值之比，是反映疾病与暴露之间关联强度的指标。计算 $OR = [P_1/(1-P_1)]/[P_0/(1-P_0)]$，其中 P_1 为病例组的暴露比例，P_0 为对照组的暴露比例。故选 C。

111. C 【解析】老年女性，咳嗽、咯血、胸痛，无明显炎症征象，胸部 X 线片示肺部阴影，首先考虑肺癌。肺癌按解剖学部位分为中央型、周围型。周围型是发生于段以下支气管，常在近胸膜的肺周边组织形成孤立的癌结节。肺脓肿常有高热、咳脓臭痰，胸部 X 线片示脓肿有液平面。结核球应有低热、盗汗等结核中毒症状。硅沉着病硅结节有长期接触病史。转移性肺癌常有原发病灶的表现，胸部 X 线表现为散在、多发、表浅的病灶。故选 C。

112. D 【解析】花生和玉米是最容易被黄曲霉污染的粮食，曲霉毒素是剧毒物质，仅次于肉毒毒素，是目前已知霉菌中毒性最强的。它的毒害作用主要体现在肝，呈急性肝炎、出血性坏死、肝细胞脂肪变性和胆管增生。脾和胰也有轻度的病变。题中居民以玉米为主食，出现呕吐、黄疸、腹水、水肿，以肝功能急剧损害表现为主，诊断为黄曲霉毒素急性中毒。故选 D。

113. B 【解析】患者出现里急后重伴排便不尽感，粪便带血，结合直肠指诊检查，最可能为直肠癌。直肠镜检查可明确肿瘤位置、大小、距肛缘距离等，并可行组织活检，明确病变性质，对明确诊断最有意义。故选 B。

114. E 【解析】处于行动阶段的人，在过去 6 个月中目标行为已经有所改变。该吸烟者已经开始戒烟，故选 E。

115. A 【解析】破伤风梭菌的芽孢在缺氧环境中发育为增殖体，迅速繁殖并产生大量的外毒素（A 错误），主要是痉挛毒素，引起患者的一系列临床症状和体征。痉挛毒素吸收至脊髓、脑干等处，抑制突触释放抑制性神经递质，还可阻断脊髓对交感神经的抑制。其溶血毒素引起组织局部坏死和心肌损害。所以可以认为破伤风是一种毒血症。故选 A。

116. C 【解析】该患者突发喘憋，双肺满布湿啰音，考虑急性左心衰竭可能。氨苯蝶啶、螺内酯、呋塞米、氢氯噻嗪均属于利尿药；多巴胺属正性肌力药，可降低外周阻力、扩张肾血管。急性左心衰竭应快速利尿，首选呋塞米静脉注射，有利于减轻心脏负荷、扩张静脉、缓解肺水肿。故选 C。

117. C 【解析】根据肾功能受损的不同程度，慢性肾衰竭（CRF）分为如下。①肾功能不全代偿期：内生肌酐清除率（Ccr）50 ~ 80ml/min，尿素氮（BUN）不高，血肌酐（Scr）正常，夜尿增多，无其他临床症状。②肾功能不全失代偿期：Ccr 20 ~ 50ml/min，Scr 达 133 ~ 442μmol/L，BUN 超过 7.1mmol/L，可有无力、食欲缺乏、轻度贫血等。③肾衰竭期：Scr 442 ~ 707μmol/L，Ccr 10 ~ 20ml/min，BUN 上升达 17.9 ~ 28.6mmol/L，出现贫血、水电解质酸碱平衡紊乱等各系统的多种临床表现。④尿毒症期：Scr 达 707μmol/L 以上，Ccr 降至 10ml/min 以下，BUN 超过 28.6mmol/L，有明显的酸中毒、贫血及严重的全身各系统症状。该患者贫血、BUN 和 Scr 升高、双肾缩小支持 CRF 的诊断；Scr>707μmol/L，血尿素氮>28.6mmol/L，已达尿毒症期。故选 C。

118. D 【解析】尿毒症期肾小球滤过率明显减少时镁的排出量减少，会产生轻度的高镁血症，其症状为嗜睡、言语障碍、食欲缺乏，严重时可出现心动过缓，房室或室内传导阻滞，腱反射消失。故选 D。

119. D 【解析】钩端螺旋体病是急性自然疫源性传染病，早期以急性发热、全身酸痛、结膜充血、腓肠肌压痛、浅表淋巴肿大等为特征，中期严重者引起肺出血，肝、肾损害，脑膜脑炎等。治疗的关键和根本措施是杀灭病原菌，强调早期应用有效的抗生素，首选青霉素。故选 D。

120. A 【解析】部分钩端螺旋体病患者于首次用药后出现赫氏反应，宜采用开始小剂量与分次给药方案。故选 A。

121. D 【解析】该患者餐后 2 小时血糖增高，首先应明确有无糖尿病，需要再次检查血糖，或考虑做 OGTT。该患者双膝反射减弱，肢端麻木，无明确神经系统定位体征，考虑可能为糖尿病周围神经病变，但需要首先确诊糖尿病。故选 D。

122. D 【解析】单纯饮食控制及体育锻炼治疗无效的 2 型糖尿病，特别是肥胖的 2 型糖尿病患者首选二甲双胍治疗。该患者身体质量指数约为 27.6kg/m^2，提示超重，首选二甲双胍。故选 D。

123. C 【解析】该患者服药后常有低血糖表现，应先停药，并观察血糖，以明确诊断。故选 C。

124. A 【解析】乳腺癌包块最多见于外上象限，患侧无痛单发的小肿块，肿块多质硬、不光滑，分界不清，活动度差，同侧腋窝可触及异常肿大的淋巴结。肿块逐渐增大，分界不清，活动度小，可致局部皮肤隆起。X 线检查表现为边界不规则或呈毛刺状的高密度影，或细小密集成簇的钙化点，其形态不一，成行排列。故选 A。

125. E 【解析】乳腺癌手术切口为Ⅰ类切口，预防术后感染最重要的措施是遵守无菌操作。术前纠正贫血和低蛋白血症，术前、术中、术后应用广谱抗生素，安置有效的术后引流管均可减少术后感染，但不是最重要的措施。缝合前彻底冲洗与预防术后感染无关。故选 E。

126. D 【解析】乳腺癌常发生骨转移。该患者乳腺癌术后 3 年出现腰背部疼痛，考虑转移性骨肿瘤可能。骨扫描是检测转移性骨肿瘤敏感的方法，可作为首选。故选 D。

127～129. A、B、B 【解析】诊所未经备案执业的，由县级以上人民政府卫生行政部门责令其改正，没收违法所得，并处 3 万元以下罚款；拒不改正的，责令其停止执业活动。故 127 题选 A。诊疗活动超出登记或者备案范围的，由县级以上人民政府卫生行政部门予以警告、责令其改正，没收违法所得，并可以根据情节处以 1 万元以上 10 万元以下的罚款；情节严重的，吊销其《医疗机构执业许可证》或者责令其停止执业活动。故 128 题选 B。使用非卫生技术人员从事医疗卫生技术工作的，由县级以上人民政府卫生行政部门责令其限期改正，并可以处以 1 万元以上 10 万元以下的罚款；情节严重的，吊销其《医疗机构执业许可证》或者责令其停止执业活动。故 129 题选 B。

130～131. C、A 【解析】硅沉着病的基本病变是肺组织内硅结节形成和肺弥漫性间质纤维化。Ⅰ期硅沉着病硅结节主要局限于淋巴系统，两侧肺门淋巴结肿大，淋巴结内见硅结节形成。大叶性肺炎时由于肺内炎性病灶中中性粒细胞渗出过少，释放的蛋白酶不足以溶解渗出物中的纤维素，大量未能被溶解吸收的纤维素被肉芽组织取代而机化，病变肺组织呈褐色肉样外观，称肺肉质变。故 130 题选 C，131 题选 A。

132～133. A、C 【解析】收集资料是根据研究的目的、实验设计的要求，收集准确完整的含有丰富信息的原始资料；医学统计资料主要有实验数据、现场调查资料、医疗卫生工作记录、报表和报告卡等。整理资料是把收集到的原始资料，有目的地进行科学加工，使资料系统化、条理化，以便进行统计分析；包括审查与设计分组。分析资料是对经过统计整理的资料进行一系列统计描述和统计推断，阐明事物的规律性。故 132 题选 A，133 题选 C。

134～136. A、E、B 【解析】细菌可以在培养基中生长繁殖。故 134 题选 A。梅毒螺旋体和衣原体不可以在培养基中生长繁殖，属于原核细胞型微生物。病毒是仅含有一种核酸的微生物。故 135 题选 E。类毒素是外毒素在人工方法脱去毒性而保留抗原性的外毒素生物制品。故 136 题选 B。

137～138. B、E 【解析】黏膜相关系统的 B 细胞在黏膜局部受抗原刺激后所产生的大量分泌型 IgA（sIgA）分布于黏膜表面，是黏膜局部抗感染作用的主要因素，故 137 题选 B。变应原进入机体后，诱导 B 细胞产生 IgE 抗体，其与靶细胞有高度的亲和力，牢固地吸附在肥大细胞、嗜碱性粒细胞表面，当同一抗原再次进入致敏机体，与 IgE 抗体结合，就会引发细胞膜的一系列生物化学反应，引起Ⅰ型变态反应，故 138 题选 E。IgG、IgM 与Ⅱ型、Ⅲ型变态反应有关。

139～140. D、E 【解析】抗原提呈细胞是指能够加工处理抗原并将抗原信息提呈给 T 淋巴细胞的一类细胞，如 B 细胞。自然杀伤（NK）细胞主要参与抗体依赖的细胞介导的细胞毒作用。肥大细胞主要引起速发型变态反应。细胞毒性 T 细胞属于 T 细胞亚群，具有特异性细胞毒作用，可介导细胞免疫，是杀伤病毒感染细胞、肿瘤细胞的效应细胞。故 139 题选 D。B 细胞主要参与体液免疫，受抗原刺激后会增殖分化，产生大量浆细胞分泌抗体。故 140 题选 E。

141～142. A、C 【解析】因成熟红细胞没有线粒体，不能进行糖的有氧氧化，而只能靠糖酵解提供能量。故 141 题选 A。红细胞内磷酸戊糖旁路途径较其他细胞活跃，而磷酸戊糖旁路途径的生理意义主要是为核酸的生物合成提供核糖，提供大量 NADPH 作为供氢体。

故 142 题选 C。

143～144. D、C **【解析】**高钾血症、妊娠和双侧肾动脉狭窄患者禁用血管紧张素转化酶抑制药。故 143 题选 D。哮喘患者最不宜选用的降压药为 β 受体阻断药，因其阻断支气管平滑肌的 β 受体可诱发或加重哮喘发作。故 144 题选 C。

145～146. D、E **【解析】**通常将生物转化反应分为两相反应：第一相反应包括氧化、还原、水解反应；第二相反应即结合反应，结合反应主要是指与葡糖醛酸的结合反应。故 145 题选 D。胆汁酸的合成过程中其核心是对胆汁酸合成关键酶的调控，最主要的酶是胆固醇 7α-羟化酶。故 146 题选 E。

147～148. A、B **【解析】**胰液分泌受促胰液素和缩胆囊素的调节。刺激小肠黏膜分泌促胰液素最强的因素是盐酸，其次为蛋白质分解产物和脂酸钠，糖类几乎不起作用。故 147 题选 A。缩胆囊素由小肠黏膜 I 细胞分泌。引起缩胆囊素分泌的因素由强至弱为蛋白质分解产物、脂酸钠、盐酸和脂肪，糖类无刺激作用。故 148 题选 B。

149～150. A、D **【解析】**血站对献血者每次采集血液量一般为 200ml，最多不得超过 400ml，两次采集间隔不少于 6 个月。故 149 题选 A，150 题选 D。

110-2

2024全国临床执业医师资格考试
冲刺试卷与解析（三）

（医学综合笔试部分）

第二单元

考试日期：20××年×月×日

考试时间：9：00～11：30

考生姓名：________

准考证号：________

考 场 号：________

中国协和医科大学出版社

北 京

A_1 型选择题

答题说明

每一道考题下面有 A、B、C、D、E 五个备选答案，请从中选择一个最佳答案。

1. 单纯性二尖瓣狭窄首先发生代偿性肥大和扩张的部位是
   A. 左心室
   B. 右心室
   C. 左心房
   D. 左心房、左心室同时发生
   E. 左心房、右心室同时发生
2. 下列属于肩周炎特点的是
   A. 男性多于女性
   B. 右侧多于左侧
   C. 肩部疼痛，与动作无关系
   D. 肩关节外展、外旋、后伸受限
   E. 肩部三角肌无萎缩
3. 泌尿系结石的血尿特点是
   A. 无痛性肉眼血尿
   B. 终末血尿伴膀胱刺激征
   C. 初始血尿
   D. 疼痛伴血尿
   E. 血尿+蛋白尿
4. 仰卧位时，吸入性肺脓肿好发于
   A. 上叶后段或下叶背段
   B. 下叶后基底段
   C. 右上叶前段或后段
   D. 右下叶后基底段
   E. 肺尖部
5. 老年心力衰竭患者症状加重的最常见诱因是
   A. 过度劳累
   B. 摄入液体过多
   C. 心肌缺血
   D. 室性期前收缩
   E. 呼吸道感染
6. 下列不会出现骨折特有体征的是
   A. 腕骨骨折
   B. 颅骨骨折
   C. 肱骨骨折
   D. 胫骨骨折
   E. 股骨骨折
7. 主要用于预防支气管哮喘的药物是
   A. 氨茶碱
   B. 异丙肾上腺素
   C. 特布他林
   D. 色甘酸钠
   E. 肾上腺素
8. 阿托品对下列有机磷中毒症状无效的是
   A. 瞳孔缩小
   B. 流涎、流汗
   C. 腹痛、腹泻
   D. 小便失禁
   E. 骨骼肌震颤
9. 区别血红蛋白尿与血尿的主要方法是
   A. 尿蛋白电泳
   B. 尿比重
   C. 尿沉渣镜检
   D. 尿胆红素
   E. 尿蛋白定性试验
10. 髋关节后脱位最不常见的合并症是
   A. 髋臼后缘骨折
   B. 股骨头骨折
   C. 股神经损伤
   D. 坐骨神经损伤
   E. 髋臼壁骨折
11. 以下哪项对肺血栓栓塞症发病过程和预

后没有重要影响
A. 栓子大小和数量
B. 是否同时存在其他心肺疾病
C. 个体反应的差异
D. 血栓溶解的快慢
E. 患者的肺活量

12. 支气管扩张症出现咯血时，一般不主张应用
A. 镇咳药
B. 镇静药
C. 抗生素
D. 止血药
E. 中草药

13. 与感染性心内膜炎临床表现不符合的是
A. 早期易出现严重贫血
B. 可有低热
C. 可伴有脾大
D. 心脏杂音性质可变
E. 皮肤黏膜可出现瘀点

14. 下列选项不是水中毒的常见原因的是
A. 抗利尿激素分泌过多
B. 肾功能障碍
C. 大量饮水
D. 大量输液
E. 重度低蛋白血症

15. 慢性肾脏病（CKD）4 期是指肾小球滤过率（GFR）
A. 50 ~ 59ml/(min · 1.73m^2)
B. <10ml/(min · 1.73m^2)
C. ≥60ml/(min · 1.73m^2)
D. <15ml/(min · 1.73m^2)
E. 15 ~ 29ml/(min · 1.73m^2)

16. 左心房增大合并明显肺动脉高压时心界呈
A. 普大形
B. 三角烧瓶形
C. 球形
D. 梨形
E. 靴形

17. 肱骨外科颈骨折部位是
A. 肱骨大、小结节交界处
B. 肱骨大、小结节移行为肱骨干的交界处
C. 肱骨头周围的环形沟
D. 肱骨头与肱骨干的交界处
E. 肱骨上端干骺端处

18. 不属于骨折特有体征的是
A. 畸形
B. 骨擦音
C. 局部肿胀
D. 局部异常活动
E. 骨擦感

19. 儿童风湿热的相关发病机制是
A. 链球菌直接损害
B. Ⅲ型变态反应
C. Ⅳ型变态反应
D. Ⅰ型变态反应
E. 肠球菌的毒素作用

20. 治疗呼吸衰竭时，为建立通畅的气道应采取以下措施，除了
A. 给予祛痰药促进排痰
B. 给予支气管解痉药
C. 给予可待因镇咳
D. 必要时行气管插管吸痰
E. 必要时行气管切开吸痰

21. 肺动脉栓塞更易发生于
A. 右侧和下肺叶
B. 左侧和下肺叶
C. 右侧和上肺叶
D. 左侧和上肺叶
E. 全肺

22. 肺炎链球菌肺炎的典型症状是
A. 寒战和高热
B. 气急和发绀
C. 咳黏液脓性痰

D. 咳铁锈色痰
E. 患侧胸部疼痛

23. 心力衰竭患者水肿通常出现在
A. 眼睑
B. 双手
C. 颜面
D. 身体最低部位
E. 腹部

24. “餐叉”畸形见于
A. 肱骨髁上骨折
B. 桡骨上端骨折
C. 桡骨下端骨折
D. 尺骨下端骨折
E. 尺骨上端骨折

25. 可引起男子乳房女性化和妇女多毛症的药物是
A. 甘露醇
B. 螺内酯
C. 呋塞米
D. 糖皮质激素
E. 氢氯噻嗪

26. 难以鉴别的肾癌和肾囊肿，最可靠的检查方法是
A. 静脉尿路造影
B. 逆行肾盂造影
C. B 超
D. 肾动脉造影
E. CT

27. 股骨干下 1/3 骨折的典型移位是
A. 骨折远端向前移位
B. 骨折端向前成角移位
C. 骨折远端向后移位
D. 骨折远端向内移位
E. 骨折近端向侧方移位

28. 确定肺结核是否为传染源的最主要依据是
A. 红细胞沉降率检查
B. X 线检查
C. 痰结核分枝杆菌检查
D. 结核菌素试验
E. 血结核抗体检查

29. 前列腺癌（T_{1b}、T_2 期）的最佳治疗方法是
A. 应用促黄体素释放激素类似物（LHRH-A）
B. 睾丸切除
C. 根治性前列腺切除
D. 抗雄激素治疗
E. 化疗

30. 急性心包炎存在心包积液时最突出的症状是
A. 心前区疼痛
B. 发热
C. 呼吸困难
D. 声音嘶哑
E. 咳嗽

31. 鉴别上尿路结石与腹腔钙化灶常用的检查方法是
A. 静脉尿路造影
B. CT
C. 腹部正侧位 X 线平片
D. B 超
E. MRI

32. 原发性肺结核的临床特异性体征是
A. 病灶常为多结节性
B. 肺内可有一个或多个空洞病灶
C. 病灶位于锁骨上、下区
D. 原发灶、淋巴管炎及肺门淋巴结炎
E. 肺内常见结核球

33. 下列表现属于肺癌副肿瘤综合征的是
A. 一侧眼睑下垂、瞳孔缩小
B. 声音嘶哑
C. 胸壁静脉曲张
D. 吞咽困难
E. 杵状指（趾）

34. 扩张型心肌病的主要体征是
A. 第三心音
B. 心房颤动
C. 第三心音奔马律
D. 呼吸困难
E. 心脏扩大

35. 弥漫性新月体性肾小球肾炎中新月体的主要成分是
A. 肾小球囊壁层上皮细胞
B. 肾小球囊壁层上皮细胞和单核巨噬细胞系统
C. 肾小球囊脏层上皮细胞和单核细胞
D. 肾小球系膜细胞和内皮细胞
E. 肾小球系膜细胞

36. 不属于垂体腺瘤体征的是
A. 视神经萎缩
B. 双颞侧偏盲
C. 闭经、泌乳
D. 肢端肥大
E. 单侧视野缺损

37. 急性肾衰竭患者少尿期或无尿期，需紧急处理的电解质紊乱是
A. 低氧血症
B. 低钠血症
C. 低钙血症
D. 高镁血症
E. 高钾血症

38. 治疗急性肺脓肿停用抗生素的指征是
A. 已用抗生素 4 周
B. 临床症状消失
C. 体征恢复正常
D. 胸部 X 线片示脓肿液平消失
E. X 线片示空洞和炎症消失

39. 要了解肾结核患者肾功能、病变程度与范围，首选的检查方法是
A. CT 平扫
B. 静脉尿路造影
C. MRI
D. 逆行肾盂造影
E. B 超

40. 以下对糖尿病检验结果的解释正确的是
A. 尿糖阴性可以排除糖尿病
B. 尿糖阳性可以诊断为糖尿病
C. 尿酮体阳性仅见于糖尿病
D. 空腹血糖正常可以排除糖尿病
E. 餐后 2 小时血糖正常可以是糖尿病

41. 上尿路结石体外冲击波碎石的禁忌证是
A. 合并肾积水
B. 结石直径 1.5cm
C. 腰痛
D. 结石远端尿路梗阻
E. 血尿

42. 机体对慢性Ⅱ型呼吸衰竭所进行的代偿性反应是
A. 血钾增加
B. 阴离子间歇增加
C. 肾脏回吸收碳酸氢根增加
D. 呼吸频率增加
E. 潮气量增加

43. 对药物治疗无效的反复发作室性心动过速或心室颤动的心力衰竭患者，最适宜的治疗为
A. 服用阿托品
B. 植入性心脏转复除颤器
C. 服用奎尼丁
D. 安置房室顺序起搏器
E. 静脉滴注维拉帕米

A_2 型选择题

答 题 说 明

每一道考题是以一个小案例出现的，其下面都有 A、B、C、D、E 五个备选答案，请从中选择一个最佳答案。

44. 男，67 岁，吸烟者。家属发现患者呼之不应半小时急送医院。有慢性阻塞性肺疾病（COPD）病史 30 余年。查体：BP 150/50mmHg，浅昏迷状，球结膜水肿。双肺可闻及干湿啰音，$A_2<P_2$。下肢水肿。为明确诊断首选的检查是
A. 动脉血气分析
B. 胸部 X 线检查
C. 心脏超声
D. 动态心电图
E. 肺功能

45. 女，45 岁。发热、咳嗽、咳脓痰 3 天。胸部 X 线片示右上肺大片状阴影，其内可见多个透亮区，叶间裂略下移。最可能的诊断是
A. 肺脓肿
B. 金黄色葡萄球菌肺炎
C. 肺结核
D. 肺炎链球菌肺炎
E. 肺炎克雷伯菌肺炎

46. 男，48 岁。反复咳嗽、咳脓痰 10 余年，近 2 天来出现咯血，每日约 250ml。查体：右下肺可闻及中小水泡音，可见杵状指。该患者最可能出现的情况是
A. 支气管动脉破裂
B. 支气管静脉破裂
C. 肺毛细血管炎
D. 肺动脉分支破裂
E. 肺静脉分支破裂

47. 男，20 岁。反复出现咯血 1 周，进行性少尿 5 天。血压 160/100mmHg，尿蛋白（+++），红细胞满视野。入院后病情进行性恶化，出现肾衰竭，急需采取的治疗是
A. 应用止血药物
B. 降低血压
C. 纠正酸中毒
D. 应用泼尼松
E. 透析治疗

48. 男，56 岁。充血性心力衰竭，心房颤动，心率长期在 100～110 次/分，口服地高辛 0.25mg。2 周后心率无明显下降。为进一步控制心率，应首选
A. 硝普钠
B. β 受体阻断药
C. 螺内酯
D. 苯妥英钠
E. 硝苯地平

49. 男，50 岁。从 1.5m 高处摔下，右胸着地。查体：神清，呼吸 34 次/分，心率 100 次/分，血压 130/75mmHg，右胸壁畸形，无伤口，出现反常呼吸，双肺呼吸音粗，无干湿啰音。身体其余部分无损伤。现场急救的最重要处理是
A. 静脉输液治疗
B. 给氧、镇静、镇痛治疗
C. 加压包扎，迅速消除反常呼吸
D. 行气管插管、人工控制呼吸
E. 行气管切开术

50. 女，65 岁。2 型糖尿病患者，昏迷

1 天入院。血压 160/85mmHg，血糖 38.9mmol/L，血清钠 160mmol/L，血 pH 7.35，血酮体弱阳性。根据以上结果判断最可能的诊断是

A. 糖尿病酮症酸中毒昏迷
B. 饥饿性酮症酸中毒
C. 高血糖高渗状态
D. 乳酸性酸中毒
E. 脑血管意外

51. 女，38 岁。健康查体发现右前上纵隔椭圆形阴影，边界清晰，密度均匀，与周围组织界线明显。首先考虑诊断可能是

A. 胸腺瘤
B. 淋巴瘤
C. 神经源性肿瘤
D. 心包囊肿
E. 支气管囊肿

52. 女，69 岁。呼吸困难伴左胸痛 2 天。活动后呼吸困难加重，胸痛于吸气时加重，无咳嗽、咳痰、咯血和发热。结肠癌术后化疗中。查体：BP 110/75mmHg，口唇发绀，左下肺可闻及少许细湿啰音，HR 96 次/分，律齐，$P_2>A_2$，胸骨左缘第 5 肋间可闻及 2/6 级收缩期杂音。首先考虑的诊断是

A. 重症肺炎
B. 急性左心衰竭
C. 肺血栓栓塞症
D. 急性心肌梗死
E. 结肠癌肺转移

53. 男，35 岁。高热、寒战、咳嗽 3 天。1 周前曾因面部疖挤压排脓。查体：双肺呼吸音增强。血常规示白细胞计数 18×10^9/L，中性粒细胞占比 0.91。胸部 X 线片示双肺多发性圆形密度增高阴影。该患者最可能的诊断是

A. 吸入性肺脓肿
B. 肺淋巴瘤
C. 血源性肺脓肿
D. 肺血管炎
E. 肺真菌病

54. 女孩，9 岁。5 天前突然右髋疼痛，并有高热。体温 39.5℃，脉搏 110 次/分，白细胞计数 22×10^9/L，中性粒细胞占比 0.98，红细胞沉降率 30mm/h。右髋关节肿胀，不敢活动。考虑为

A. 急性化脓性髋关节炎
B. 急性风湿髋关节炎
C. 类风湿髋关节炎
D. 髋周软组织炎
E. 髋关节结核

55. 女，26 岁。3 小时前摔伤左前臂，来院检查发现左前臂肿胀、瘀斑、剧痛，并有短缩成角畸形。首先考虑的诊断是

A. 前臂软组织挫伤
B. 尺神经损伤
C. 前臂双骨折
D. 桡骨骨折
E. 尺骨骨折

56. 男，72 岁。因持续胸痛 6 小时入院。查体：双肺底有少量湿啰音。诊断为急性心肌梗死。该患者的心功能分级为

A. NYHA 分级Ⅰ级
B. NYHA 分级Ⅳ级
C. NYHA 分级Ⅱ级
D. Killip 分级为Ⅱ级
E. Killip 分级为Ⅲ级

57. 女，55 岁。散步时突然昏迷被送入急诊。初步诊断为心搏骤停，首先进行胸外心脏按压。操作错误的是

A. 使患者平卧于硬板床上
B. 按压时双肘伸直
C. 按压时使胸骨下陷 5～6cm
D. 按压频率为 100～120 次/分

E. 在心尖区按压

58. 男，42岁。心悸、气短、胸闷、胸痛不适5年，心前区收缩期杂音。超声心动图示室间隔肥厚。心电图见异常Q波。以下超声所见正确的是
A. 鼓帆征
B. 城垛征
C. 蛙泳征
D. SAM征
E. 钻石征

59. 老年患者，排尿困难3个月。体检发现前列腺变硬。为排除前列腺癌，最有价值的检查方法是
A. 前列腺特异性抗原（PSA）
B. B超
C. CT
D. MRI
E. 前列腺穿刺活检

60. 女，40岁。1周前出现咽喉痛伴发热，随后出现心悸、气短、易激动等症状。查体：甲状腺左叶肿大、触痛、质硬。血 T_3 及 T_4 升高，红细胞沉降率80mm/h，^{131}I 摄取率下降。首先考虑的诊断是
A. 甲状腺左叶出血
B. 桥本甲状腺炎
C. Graves病
D. 亚急性甲状腺炎
E. 自主性高功能性甲状腺腺瘤

61. 男，35岁。因车祸右小腿受伤，经拍X线片，诊断为右胫骨中下1/3交界处斜型骨折。其易发生
A. 骨筋膜室综合征
B. 脂肪栓塞
C. 延迟愈合或不愈合
D. 血管损伤
E. 神经损伤

62. 男，50岁。咳嗽、间断咯血3个月，咳大量脓痰伴发热1周就诊。吸烟史30年，胸部X线片示左下肺阴影伴空洞，洞壁厚薄不一，有液平。诊断为肺脓肿。该患者应首先考虑的基础疾病是
A. 肺结核
B. 肺血管炎
C. 支气管肺癌
D. 支气管扩张
E. 支气管囊肿

63. 女，28岁。持续胸痛1天，深吸气时加重。查体：BP 110/70mmHg，双肺呼吸音清晰，$P_2>A_2$，血清肌钙蛋白水平正常。心电图：除aVR外的其他导联ST段呈弓背向下抬高。该患者最可能的诊断是
A. 变异型心绞痛
B. 急性心肌炎
C. 急性心肌梗死
D. 急性肺血栓栓塞症
E. 急性心包炎

64. 男，35岁。阵发性心悸3年，发作时按摩颈动脉窦心悸可突然终止。发作时心电图：心室率190次/分，逆行P波，QRS波群形态与时限正常。该患者最可能的诊断是
A. 心房颤动
B. 窦性心动过速
C. 房性期前收缩
D. 室性心动过速
E. 阵发性室上性心动过速

65. 男孩，5岁。几天前曾有膝盖磕伤，突发寒战，体温39℃，右膝部疼痛剧烈，不敢活动，局部无明显肿胀。首先考虑的诊断是
A. 慢性骨髓炎
B. 慢性血源性骨髓炎

C. 类风湿关节炎
D. 急性血源性骨髓炎
E. 胫骨结节骨软骨病

66. 男，72 岁。前臂外伤 25 小时来诊。查体：体温 37.9℃，前臂畸形，反常活动，创口流血，手腕活动自如。应考虑
A. 桡神经损伤
B. 尺神经损伤
C. 开放性骨折
D. 正中神经损伤
E. 前臂肌腱损伤

67. 男，42 岁。2 年前诊断为原发性慢性肾上腺皮质功能减退症，长期口服氢化可的松（30mg/d）替代治疗。近 2 天发热，体温 38℃，咽痛。目前氢化可的松应
A. 改用等效量的地塞米松
B. 因有感染而暂时停用
C. 剂量减少 1/2
D. 剂量维持不变
E. 剂量增加 2 ~3 倍

68. 女，35 岁。误服有机磷农药 50ml，立即被其家人送往医院。该患者抢救成功的关键是
A. 彻底洗胃
B. 早期应用解磷定
C. 早期应用阿托品
D. 解磷定与阿托品合用
E. 静脉注射毛花苷 C

69. 男，58 岁。因突发胸痛，以急性心肌梗死收入院。查体：平卧位，BP 120/80 mmHg，双肺底闻及少量湿啰音。该患者的心功能分级为
A. Ⅱ级（NYHA 分级）
B. Ⅲ级（NYHA 分级）
C. Ⅱ级（Killip 分级）
D. Ⅲ级（Killip 分级）
E. Ⅰ级（NYHA 分级）

70. 患者跌倒，手掌撑地，肩外展、外旋，出现肩痛、肿胀、活动受限。查体：杜加斯（Dugas）征阳性。该患者肩部的畸形是
A. 屈曲外展、外旋
B. 屈曲内收、内旋
C. 方肩
D. 肩过度后伸
E. 肩过度膨隆

71. 女，34 岁。继发性闭经 1 年，伴有潮热、出汗、心烦。血卵泡刺激素（FSH）60U/L。闭经原因最可能是
A. 卵巢功能早衰
B. 子宫内膜结核
C. 垂体性闭经
D. 下丘脑性闭经
E. 精神因素

72. 男，40 岁。患糖尿病 10 余年，尿蛋白阴性，近 1 个月感下腹部胀，排尿不畅伴尿失禁。B 超示膀胱扩大，尿潴留。其原因应考虑
A. 糖尿病自主神经病变
B. 糖尿病合并泌尿系感染
C. 糖尿病合并慢性前列腺炎
D. 糖尿病肾病
E. 糖尿病合并泌尿系结石

73. 女，35 岁。支气管哮喘重度发作 2 天，使用氨茶碱、沙丁胺醇、大剂量激素治疗无效。查体：呼吸浅快，口唇发绀，意识不清，双肺哮鸣音较弱。血气分析：动脉血氧分压（PaO_2）50mmHg，动脉血二氧化碳分压（$PaCO_2$）70mmHg。进一步救治措施应为
A. 静脉推注地塞米松
B. 给予高浓度吸氧
C. 静脉滴注 5% 碳酸氢钠

D. 联合应用抗生素静脉滴注

E. 气管插管，正压机械通气

74. 男，28 岁。发作性心动过速 8 年，突发突止。发作时心电图提示心率 180 次/分，节律规则，QRS 波群时限正常，可见逆行 P 波。该患者最可能的诊断是

A. 窦性心动过速

B. 室性心动过速

C. 心房颤动

D. 阵发性室上性心动过速

E. 心房扑动

75. 女孩，13 岁。因水肿 3 天，剧烈头痛、呕吐 2 天入院。2 周前曾发热、咽痛。查体：P 110 次/分，BP 170/120mmHg，双肺无异常。Hb 110g/L。尿常规：蛋白（++），RBC 30～50 个/HP，尿比重 1.020。血尿素氮 9.4mmol/L。最可能的诊断是

A. 急性肾小球肾炎合并严重循环充血

B. 急进性肾小球肾炎

C. 急性肾小球肾炎合并高血压脑病

D. 急性肾小球肾炎合并急性肾功能不全

E. 急性肾小球肾炎

76. 男，65 岁。患急性胰腺炎入院，出现多器官功能障碍综合征。分析其发生机制，不属于重要损害因子的是

A. 细胞因子

B. 炎症介质

C. 生长因子

D. 全身炎症反应

E. 组织缺血-再灌注过程

77. 女，60 岁。发现主动脉瓣狭窄 10 年，快走时心前区憋闷 3 年。心电图示左心室肥厚。治疗宜首选

A. 主动脉瓣瓣膜置换术

B. 主动脉瓣球囊成形术

C. 心脏移植

D. 冠状动脉旁路移植术

E. 主动脉瓣修补术

78. 男，63 岁，吸烟 40 年。反复咳嗽、咳白色泡沫痰 20 余年，气促 10 年。近 2 天因受寒后出现发热伴咳黄脓痰，气喘不能平卧。查体：双肺语音震颤减弱，可闻及散在干湿啰音，心界缩小，心率 110 次/分。肺功能示吸入支气管扩张药后第一秒用力呼气量（FEV_1）/用力肺活量（FVC）< 70%，FEV_1 < 60% 预计值。该患者最可能的诊断是

A. 慢性支气管炎急性加重期

B. 支气管哮喘

C. 支气管扩张

D. 肺结核

E. 慢性阻塞性肺疾病急性加重期

79. 女，17 岁。割腕自杀未遂。拇指对掌功能障碍和手桡侧半感觉障碍，示、中指远节感觉消失。初步判断为

A. 腓总神经损伤

B. 桡神经损伤

C. 正中神经损伤

D. 臂丛神经损伤

E. 脑神经损伤

80. 男，42 岁。患急性重症胰腺炎并发休克 36 小时，经抗休克治疗后行胰腺和其周围坏死组织清除、腹腔引流术。术后呼吸 22 次/分，心率 106 次/分，血压 96/60mmHg，中心静脉压 10cmH_2O。动脉血氧分压 66mmHg，尿量 10ml/h，尿比重 1.002。该患者目前最紧急的并发症是

A. 心功能不全

B. 肺功能衰竭

C. 肾衰竭

D. 血容量不足

E. 体内抗利尿激素分泌过多

81. 一风湿性心瓣膜病患者，心率80次/分，心律不规整，肝大，肋下3.0cm，下肢轻度水肿。优先选用哪一种药物治疗
A. 毛花苷C 0.8mg，静脉注射
B. 呋塞米20mg，静脉注射
C. 高流量吸氧
D. 硝普钠25mg，静脉滴注
E. 地高辛0.25mg，每日1次口服

82. 男，67岁。患高血压18年，2年前患急性前壁心肌梗死。门诊测血压170/100mmHg，心率96次/分。该患者的最佳药物选择是
A. 美托洛尔
B. 维拉帕米
C. 卡托普利
D. 吲达帕胺
E. 阿夫唑嗪

83. 女，65岁。近半年来反复出现头痛、头晕，今晨在突然转头时感眩晕、耳鸣，恶心、呕吐，摔倒在地，2分钟后缓解。既往曾类似发作2次。X线片示第5~6颈椎后缘骨质增生，椎间孔明显缩小。最可能的诊断是
A. 神经根型颈椎病
B. 脊髓型颈椎病
C. 交感神经型颈椎病
D. 椎动脉型颈椎病
E. 癫痫发作

84. 女，42岁。发热2个月，体温38℃左右，发现左腹股沟可触及5cm×5cm质软肿物，按压痛。B超示其为低回声。腰椎正位片示腰大肌阴影增宽，L_1、L_2椎体边缘骨质破坏，椎间隙狭窄。首先应考虑的诊断是
A. 骨髓炎
B. 腰椎结核
C. 骨巨细胞瘤
D. 转移性骨肿瘤
E. 类风湿关节炎

85. 女，34岁。胸闷、气短1月余，伴干咳。查体：R 22次/分，BP 90/80mmHg，端坐位，颈静脉怒张，双肺未闻及干湿啰音，HR 90次/分，律齐，心音低而遥远，P_2无亢进，肝肋下3cm，肝颈静脉回流征阳性，双下肢水肿。其心浊音界可能为
A. 靴形
B. 梨形
C. 烧瓶样
D. 向左扩大
E. 普大心

86. 男，40岁。发作性心悸、头痛、大汗，发作时血压230/130mmHg，平素血压不高。对诊断最有帮助的是发作时测定尿
A. 儿茶酚胺
B. 蛋白
C. 钾、钠、氯
D. 钙、磷
E. 游离皮质醇

87. 女，66岁。快步行走时右下肢疼痛，休息数分钟后缓解。其父亲52岁时被确诊为急性心肌梗死。血压170/106mmHg，血清总胆固醇6.0mmol/L，两次空腹血糖>9.0mmol/L，右足背动脉搏动未触及。该患者高血压诊断的分级是
A. 2级，高危
B. 2级，很高危
C. 1级，低危
D. 1级，高危
E. 1级，很高危

88. 女，64岁。持续胸痛4小时，突然出现头晕。查体：BP 95/65mmHg，HR

32次/分，心律齐。心电图：Ⅱ、Ⅲ、aVF导联ST段弓背向上抬高0.3mV，$V_1 \sim V_5$导联ST段压低0.2mV，QRS波群时限0.14秒。该患者最可能出现的心律失常是
A. 二度窦房传导阻滞
B. 完全性右束支传导阻滞
C. 三度房室传导阻滞
D. 心房扑动
E. 窦性心动过缓

89. 男，54岁。1年前日常活动后出现胸骨后疼痛，每日2～3次，近2个月发作次数增多，每日5～6次，轻微活动也能诱发，发作时心电图ST段呈一过性水平压低。应诊断为
A. 稳定型心绞痛
B. 不稳定型心绞痛
C. 心内膜下心肌梗死
D. 中间综合征
E. 变异型心绞痛

90. 男，45岁。发现高血压2年，近日血压170/110mmHg，心率100次/分，血浆肾素增高。首选哪种药物治疗
A. 氢氯噻嗪
B. 硝苯地平
C. 美托洛尔
D. 硝酸甘油
E. 地西泮

91. 男，30岁。车祸2小时后送至医院，主诉咳嗽、胸部疼痛。查体：T 36.5℃，HR 130次/分，R 30次/分，BP 90/60mmHg，神清，右胸部压痛明显，右肺呼吸音低，下肢有骨折征。X线胸片示右侧液气胸。其创伤种类为
A. 穿透伤
B. 非贯通伤
C. 开放伤
D. 挤压伤
E. 闭合伤

92. 男，23岁。摔伤后90分钟急诊。查体：血压80/50mmHg，心率120次/分，呼吸30次/分。烦躁，左侧呼吸音弱，左下胸叩诊呈浊音。胸部X线片示左胸腔积液，胸腔闭式引流出血性液400ml，复查胸部X线片见肺野清晰，积液影消失，3小时后又引流出不凝固血性液600ml。血压75/50 mmHg。此时应
A. 补液加开胸探查
B. 快速大量补液
C. 输入血小板
D. 输入纤维蛋白原
E. 输入新鲜血

93. 男，40岁。半年来剧烈活动时诱发胸骨后疼痛，休息数分钟可自行缓解，近3天来发作频繁，且于上楼或步行时均可诱发，夜间也有发作。BP 130/80mmHg，HR 60次/分。该患者的最佳治疗方案是
A. 硝酸甘油+肝素静脉滴注
B. 异山梨酯+美托洛尔+阿司匹林口服
C. 异山梨酯+硝苯地平口服
D. 尿激酶溶栓治疗
E. 主动脉内球囊反搏泵

94. 男，65岁。15小时前因咳嗽而突然右下腹剧烈疼痛，右侧阴囊肿胀、疼痛。右侧腹股沟区呈“梨形”隆起，不能回纳。行急诊手术治疗，术中发现嵌顿的肠管已坏死。应采取的手术方法是
A. 无张力疝修补术
B. 疝囊高位结扎术
C. 巴西尼（Bassini）疝修补术
D. 疝成形术
E. 弗格森（Ferguson）修补术

95. 女，35岁。尿频、尿痛伴肉眼血尿1

天。既往体健。查体无异常。尿亚硝酸盐阳性，尿沉渣镜检红、白细胞满视野。抗生素疗程一般为

A. 14 天
B. 5 天
C. 7 天
D. 10 天
E. 3 天

96. 女，52 岁。B 超检查发现肝占位性病变 1 周，肝功能正常。下列哪项阳性最有助于诊断原发性肝癌

A. γ-谷氨酰转肽酶（γ-GT）
B. 甲胎蛋白（AFP）
C. MRI
D. CT
E. B 超

97. 女，40 岁。右上腹阵发性绞痛伴恶心、呕吐 3 小时来院急诊。查体：体温 37℃，右上腹轻压痛，Murphy 征（-）。既往检查胆囊内有小结石。该患者首先考虑胆囊结石，合并

A. 急性胆囊炎
B. 急性胆管炎
C. 急性胆绞痛
D. 急性胰腺炎
E. 急性胃炎

98. 男，48 岁。高热寒战 6 天，胸部 X 线片为左肺大片致密阴影，近 1 天来少尿。查体：口唇干燥，四肢厥冷，血压 70/60mmHg，中心静脉压 $5cmH_2O$。目前最重要的治疗措施为

A. 静脉滴注青霉素 400 万 U
B. 静脉滴注间羟胺
C. 静脉滴注低分子右旋糖酐 500ml
D. 静脉滴注 5% 碳酸氢钠 200ml
E. 立即气管插管

99. 女，31 岁。发热伴刺激性干咳 3 天，1 周前陪伴 5 岁女儿住院，女儿 4 天前好转已出院。查体：T 38.5℃，心、肺正常。血常规正常，胸部 X 线片示右下肺少许薄片状阴影。该患者经验性治疗首选的药物是

A. 阿莫西林
B. 阿奇霉素
C. 头孢呋辛
D. 奥司他韦
E. 阿米卡星

100. 男，30 岁。右腹股沟梨形肿块 5 年，时隐时现，逐渐增大，站立时出现，平卧后消失。查体：浅环超过一指，压迫深环后肿块不出现。最可能的诊断是

A. 先天性睾丸鞘膜积液
B. 精索肿物
C. 精索鞘膜积液
D. 腹股沟斜疝
E. 腹股沟直疝

101. 男，15 岁。2 个月前无意中发现右小腿近端肿物，无疼痛及活动障碍。查体：右小腿近端可触及约 3cm×2cm 肿物，质地较硬，无活动，无明压痛。X 线检查见右胫骨干骺端有蒂的骨性突起，无骨质破坏及骨反应。最适宜的处理方法为

A. 中药外敷
B. 切开取病理
C. 随诊观察
D. 穿刺活检
E. 手术切除

102. 女，48 岁。反复咳嗽、咳痰、咯血 20 年，再发咯血 3 天就诊。查体：T 37.8℃，左下肺可闻及湿啰音。杵状指（+）。该患者最可能的诊断是

A. 慢性支气管炎

B. 支气管扩张
C. 肺脓肿
D. 肺结核
E. 肺癌

103. 男，35 岁。机器碾压致腕部、手部受伤，手掌部皮肤严重缺损，肌腱外露，手指均不能屈曲，感觉消失，第 2 ~3 掌骨骨折。不正确的处理是
A. 在止血带下清创
B. 行皮瓣移植术
C. 肌腱、神经损伤必须同时行一期修复
D. 影响血供的血管损伤应立即修复
E. 骨折必须复位固定

104. 男，17 岁。感冒 1 周后出现颜面及双下肢水肿。查体：血压 140/90mmHg，颜面及双下肢轻度水肿。尿常规：蛋白（++），红细胞（+）。血肌酐（Scr）176μmol/L，补体 C3 轻度下降。诊断为急性肾小球肾炎。下列哪类药物不宜使用
A. 利尿药
B. 血管紧张素转化酶抑制药
C. 血管紧张素Ⅱ受体阻断药
D. 糖皮质激素
E. 钙通道阻滞药

105. 男，67 岁。反复咳嗽、咳痰 30 余年，加重 1 周。查体：双肺可闻及干湿啰音。动脉血气分析：pH 7.21，$PaCO_2$ 75mmHg，PaO_2 50mmHg，HCO_3^- 19.6mmol/L。酸碱平衡失调的类型是
A. 代谢性碱中毒
B. 呼吸性酸中毒合并代谢性酸中毒
C. 代谢性酸中毒
D. 呼吸性酸中毒
E. 呼吸性酸中毒合并代谢性碱中毒

106. 男，35 岁。因蛋白尿待查入院。24 小时尿蛋白定量 3.8g，血清蛋白 30g/L，肾活检示轻度系膜增生性肾炎。该患者最不易出现的并发症是
A. 感染
B. 肾静脉血栓形成
C. 急性肾衰竭
D. 卒中
E. 蛋白营养不良

107. 女孩，1 岁。急起高热、流涎、厌食。查体：咽部充血，咽腭弓、悬雍垂、软腭等处可见 2 ~4mm 大小的疱疹，心肺（-）。最可能的诊断是
A. 疱疹性口炎
B. 鹅口疮
C. 咽结膜热
D. 猩红热
E. 疱疹性咽峡炎

108. 女，21 岁。因发热、干咳、乏力 20 天，咯血 2 天入院。查体：T 38.5℃，消瘦，右上肺语音震颤增强，叩诊浊音，可闻及支气管呼吸音。PPD 试验（1 单位）硬结 20mm，表面有水疱。胸部 X 线片于右上第 2 ~4 前肋处见密度高，浓淡不均阴影。最可能的诊断是
A. 右上肺癌
B. 右上肺结核
C. 右上包裹性积液
D. 右上大叶性肺炎
E. 右上支气管扩张症

A_3/A_4 型选择题

答 题 说 明

以下提供若干个案例，每个案例下设若干道考题。请根据案例所提供的信息，在每一道考题下面的 A、B、C、D、E 五个备选答案中选择一个最佳答案。

(109 ~ 110 题共用题干)

男，41 岁。间歇性水肿 10 余年，伴恶心、呕吐 10 天。BP 160/110mmHg。血常规：Hb 80g/L。尿常规：尿蛋白（++），颗粒管型 2 ~ 3 个/HP。血肌酐（Scr）490μmol/L。

109. 原发病的诊断可能是
A. 隐匿型肾小球肾炎
B. 原发性高血压
C. 慢性肾盂肾炎
D. 慢性肾小球肾炎
E. 肾病综合征

110. 为了判断上述患者是否为慢性肾衰竭，应首选的检查是
A. 肾穿刺
B. 静脉肾盂造影
C. 肾脏 CT
D. 肾脏 MRI
E. 肾脏 B 超

(111 ~ 113 题共用题干)

女孩，3 岁。身高 75cm，智力低下，鼻梁低平，舌体宽厚，常伸出口外，腹轻胀，便秘，有脐疝。

111. 最可能的诊断是
A. 黏多糖贮积症
B. 先天性甲状腺功能减退症
C. 唐氏综合征
D. 软骨发育不良
E. 先天性巨结肠

112. 为明确诊断，首选的检查是
A. 染色体核型分析
B. 尿黏多糖测定
C. 骨龄测定
D. 血三碘甲腺原氨酸（T_3）、甲状腺素（T_4）、促甲状腺激素（TSH）
E. B 超检查肛管测压

113. 最佳的治疗方案是
A. 无须特殊治疗
B. 补充生长激素
C. 补充碘剂
D. 补充甲状腺激素
E. 补充多种维生素

(114 ~ 116 题共用题干)

女，24 岁。在春季旅游中突感胸闷、呼吸困难、全身大汗。查体：唇稍发绀，呼吸急促，双肺满布干啰音，心率 90 次/分，律齐。过去曾有类似发作，休息后自行缓解。

114. 下列诊断哪项可能性最大
A. 过敏性休克
B. 心源性哮喘
C. 慢性阻塞性肺疾病
D. 支气管哮喘
E. 变态反应性肺浸润

115. 用下列哪种药物治疗最合适
A. 毛花苷 C
B. 呋塞米
C. 山莨菪碱
D. 阿托品
E. 氨茶碱

116. 经处理后仍无明显缓解，且连续发作

约1天多。可能发生了下列哪种情况
A. 气胸
B. 外源性变应性肺炎
C. 哮喘持续状态
D. 急性左心衰竭
E. 纵隔气肿

（117～118题共用题干）

男，20岁。右胸刀刺伤2小时就诊。既往体健。查体：T 36.5℃，HR 120次/分，R 24次/分，BP 80/60mmHg。面色苍白，皮肤潮湿，右胸腋前线第5肋间有2cm伤口，有血液流出，右胸叩诊实音，呼吸音减弱。急行胸腔闭式引流术，引流出血性液体约600ml，1小时内又引流出血性液体300ml。

117. 此时首先考虑的诊断是
A. 凝固性血胸
B. 肺挫伤
C. 迟发性血胸
D. 心脏压塞
E. 进行性血胸

118. 最有效的处置措施是
A. 气管插管呼吸机辅助呼吸
B. 开胸探查
C. 输液、输血
D. 镇静、吸氧
E. 调整引流管位置

（119～121题共用题干）

女，28岁。阵发性心悸3年，每次突然发生，可自行终止，持续10分钟至3小时不等。查体：甲状腺不大，心界稍大，心率180次/分，律齐，杂音听不清。

119. 为明确诊断应立即做
A. 心电图检查
B. 超声心动图检查
C. 心向量图检查
D. 心脏X线检查
E. T_3、T_4、TSH检查

120. 刺激悬雍垂后，心率突然降至75次/分，停止刺激未再变化。最可能的诊断为
A. 阵发性室上性心动过速
B. 窦性心动过速
C. 心房扑动
D. 室性心动过速
E. 阵发性心房颤动

121. 关于预防本病的复发，下列说法错误的是
A. 是否需长期药物预防，取决于发作频繁程度及发作严重性
B. 药物选择可参考临床经验
C. 可首选洋地黄、长效钙通道阻滞药或β受体阻断药
D. 导管消融术对本病的预防无效
E. 药物选择可依据心脏电生理试验结果

（122～124题共用题干）

女，48岁。近1个月感口渴，饮水量增至每天2000ml。身高156cm，体重71kg。空腹血糖10.0mmol/L，餐后血糖14.0mmol/L，系初次发现高血糖，过去无糖尿病病史。

122. 给患者的治疗建议是
A. 饮食及运动治疗
B. 双胍类降血糖药
C. 磺酰脲类降血糖药
D. α-葡萄糖苷酶抑制药
E. 胰岛素

123. 按以上建议治疗3个月后，检查示空腹血糖8.6mmol/L，餐后血糖12.5mmol/L。进一步的治疗建议为
A. 氯磺丙脲
B. 格列齐特
C. 二甲双胍
D. 阿卡波糖

E. 胰岛素

124. 4 年后该患者被发现有浸润性肺结核，降血糖治疗宜
A. 原降血糖药增加剂量
B. 改用降血糖作用更强的口服降血糖药
C. 增加一种口服降血糖药
D. 双胍类、磺酰脲类、α-葡萄糖苷酶抑制药联合使用
E. 胰岛素治疗

（125～126 题共用题干）

女，51 岁。右腹股沟下方包块 3 年，平卧后可变小，4 小时前搬重物后包块突然增大，并出现胀痛，逐渐加重。1 小时前出现右下腹阵发性绞痛。查体：表情痛苦，肠鸣音亢进，可闻及气过水声。右腹股沟下方可触及 3cm×3cm 包块，触痛明显，无搏动感，平卧手法还纳未成功。

125. 如行外科治疗，传统术式中最常用的是
A. McVay 法
B. Bassini 法
C. Halsted 法
D. Ferguson 法
E. Shouldice 法

126. 在处理疝囊后，一般将切断的腹股沟韧带修复后缝合在
A. 精索后方与腹外斜肌腱膜上
B. 精索前方与联合腱上
C. 精索后方与联合腱上
D. 精索前方与腹外斜肌腱膜上
E. 耻骨肌筋膜上

（127～129 题共用题干）

男，40 岁，装卸工人。腰扭伤，经治疗腰痛缓解，但仍有左下肢麻痛并放射。查体：腰背肌痉挛，沿坐骨神经走行有压痛，直腿抬高试验阳性。

127. 为明确诊断首选的检查方法是
A. X 线片
B. CT
C. MRI
D. ECT
E. 肌电图

128. 最可能的诊断是
A. 腰部棘上韧带炎
B. 腰椎结核
C. 腰椎骨髓炎
D. 单纯坐骨神经痛
E. 腰椎间盘突出症

129. 如果病史较长，反复发作，其治疗方法应考虑
A. 牵引
B. 按摩
C. 手术
D. 理疗
E. 封闭

（130～132 题共用题干）

男，21 岁。近半年来反复心悸、胸痛、劳力性呼吸困难，时有头晕或短暂神志丧失。查体：心脏轻度增大，心尖部有 2 级收缩期杂音和第四心音，胸骨左缘第 3～4 肋间闻及较粗糙的喷射性收缩期杂音。

130. 最可能的诊断是
A. 冠心病心绞痛
B. 二尖瓣关闭不全
C. 主动脉瓣狭窄
D. 梗阻性肥厚型心肌病
E. 病毒性心肌炎

131. 最有价值的诊断方法是
A. 胸部 X 线检查
B. 心电图
C. 超声心动图
D. 心脏核素检查
E. 冠状动脉造影

132. 应选用的药物是
A. 地高辛
B. 硝酸甘油
C. 普萘洛尔
D. 卡托普利
E. 氢氯噻嗪

（133～134 题共用题干）

男，16 岁。半小时前被刀刺伤右前胸送来急诊室就诊。查体：右前胸部有 3cm 长刀伤口，并可闻及空气出入的响声。

133. 首要的处理措施是
A. 给氧，保持呼吸道通畅
B. 输血、输液，防治休克
C. 立即封闭胸壁伤口
D. 闭式胸膜腔引流术
E. 紧急剖胸探查术

134. 进一步的主要处理措施是
A. 锁骨中线第 2 肋间置管行闭式引流术
B. 腋中线第 6～8 肋间置管行闭式引流术
C. 剖胸探查术止血，修复损伤
D. 应用抗生素，防止感染
E. 气管插管或气管切开

（135～136 题共用题干）

男，15 岁。全身水肿 1 周。查体：血压 120/70mmHg，腹部移动性浊音阳性。尿蛋白定量 6.5g/d，尿沉渣红细胞 0～2 个/HP。血清蛋白 22g/L，胆固醇 8mmol/L，血尿素氮 6.5mmol/L，血肌酐 98μmol/L。抗链球菌溶血素 O 升高，血补体 C3 0.88g/L（正常值 0.8～1.5g/L）。

135. 最可能的临床诊断是
A. 原发性肾病综合征
B. 狼疮肾炎
C. 急进性肾小球肾炎
D. 急性肾小球肾炎
E. 慢性肾小球肾炎

136. 最可能的肾脏病理类型是
A. 新月体性肾炎
B. 膜性肾病
C. 微小病变性肾病
D. 重度系膜增生性肾炎
E. 系膜毛细血管性肾炎

B_1 型选择题

答题说明

以下提供若干组考题，每组考题共用在考题前列出的 A、B、C、D、E 五个备选答案，请从中选择一个与问题关系最密切的答案。每个备选答案可能被选择一次、多次或不被选择。

（137～138 题共用备选答案）
A. 微小病变性肾病
B. 系膜增生性 IgA 肾病
C. 膜性肾病
D. 毛细血管内增生性肾小球肾炎
E. 系膜毛细血管性肾小球肾炎

137. 男，32 岁。上呼吸道感染 2 天后出现肉眼血尿，血压正常。尿常规：蛋白阳性，尿红细胞满视野，24 小时尿蛋白定量 3.8g。血浆清蛋白 29g/L，血肌酐 110μmol/L。应诊断为

138. 男孩，9 岁。眼睑及双下肢水肿 3 天，

血压正常。尿常规：蛋白阳性，无尿红细胞，24 小时尿蛋白定量 5.4g。血浆清蛋白 27g/L，血肌酐 95μmol/L。应诊断为

（139～140 题共用备选答案）

A. 透明管型
B. 蜡样管型
C. 上皮细胞管型
D. 白细胞管型
E. 红细胞管型

139. 正常人尿中偶见

140. 慢性肾功能不全尿毒症时尿中常见

（141～142 题共用备选答案）

A. 化疗
B. 放疗
C. 手术切除
D. 化疗和根治性手术
E. 放疗和根治性手术

141. 骨肉瘤采用的治疗方法是

142. 骨巨细胞瘤采用的治疗方法是

（143～144 题共用备选答案）

A. 干酪性肺炎
B. 肺癌
C. 革兰阴性杆菌肺炎
D. 急性肺脓肿
E. 葡萄球菌肺炎

143. 上肺部病变伴低热、乏力，经正规抗菌药物治疗后肺部病灶不吸收，最先考虑的是

144. 多见于体弱、心肺慢性疾病患者院内获得性感染的是

（145～146 题共用备选答案）

A. 近 3 个月内劳力诱发的心绞痛的频率和程度加重，对硝酸甘油的需求增加
B. 心绞痛发作与体力活动无关，可出现短暂 ST 段抬高
C. 心绞痛的发作与劳累有关，其性质在 1～3 个月内无改变
D. 既往无心绞痛或心肌梗死病史，近 1～2 个月内劳累时出现心绞痛
E. 劳累和休息时均可出现心绞痛

145. 稳定型心绞痛为

146. 恶化型劳力性心绞痛为

（147～148 题共用备选答案）

A. 重搏脉
B. 奇脉
C. 交替脉
D. 水冲脉
E. 短绌脉

147. 脉压增大时可出现

148. 心脏压塞时可出现

（149～150 题共用备选答案）

A. 夜间胰岛素作用不足
B. 夜间曾发生过低血糖
C. 夜间胰岛素作用过多
D. 晨起胰岛素分泌过多
E. 清晨皮质醇等胰岛素对抗激素分泌增多所致

149. 索莫吉（Somogyi）反应的原因是

150. 黎明现象的原因是

参考答案与解析

1. C 【解析】二尖瓣狭窄早期，左心室未受累及，在左心室的舒张期，左心房血流入左心室受阻，左心房代偿性扩张，进一步发生肺小动脉内膜增厚，肺动脉压持续升高致右心室代偿性肥大，继而出现右心房肥大。整个心脏X线表现为倒置的“梨形心”。故选C。

2. D 【解析】肩周炎多为中、老年人患病，女性多于男性，左侧多于右侧，也可两侧先后发病。肩各方向主动、被动活动均不同程度受限，以外旋、外展和内旋、后伸最重。逐渐出现肩部某一处局限性疼痛，与动作、姿势有明显关系。肩周炎后期可出现三角肌、冈上肌等的失用性萎缩。故选D。

3. D 【解析】泌尿系结石的血尿多为疼痛伴血尿。全程无痛性肉眼血尿常提示泌尿系统肿瘤，尤其是中、老年人。终末血尿伴膀胱刺激征为泌尿系结核的典型表现。初始血尿提示病变位于尿道，一般继发于炎症。血尿+蛋白尿常见于肾小球肾炎。故选D。

4. A 【解析】吸入性肺脓肿是由病原体经口、鼻、咽腔吸入致病。由于右主支气管较陡直，且管径较粗大，吸入物易进入右肺。仰卧位时，好发于上叶后段或下叶背段；坐位时好发于下叶后基底段；右侧卧位时，好发于右上叶前段或后段。故选A。

5. E 【解析】心力衰竭患者症状加重的诱因包括过度劳累、情绪激动、摄入液体过多、心律失常、呼吸道感染、治疗不当和原有心脏病变加重或并发其他疾病等，其中最常见的诱因为呼吸道感染。故选E。

6. B 【解析】骨折的特有体征是畸形、反常活动、骨擦音或骨擦感，具有三者之一即可诊断为骨折。但有些骨折如裂缝骨折、嵌插骨折、脊柱骨折及骨盆骨折，没有典型的骨折特有体征，应常规进行X线平片检查，必要时行CT或MRI检查，以便确诊。颅骨骨折多为线性骨折或凹陷骨折，不出现骨折的特有体征。故选B。

7. D 【解析】色甘酸钠主要用于预防支气管哮喘发作。氨茶碱可用于缓解支气管哮喘、喘息型支气管炎、阻塞性肺气肿等的喘息症状，也可用于心源性哮喘。肾上腺素可兴奋β_2受体，松弛支气管平滑肌，扩张支气管，解除支气管痉挛。特布他林主要用于支气管哮喘、气管炎、慢性支气管炎、肺气肿及其他肺部疾病引起的支气管痉挛。异丙肾上腺素治疗支气管哮喘。氨茶碱、异丙肾上腺素、特布他林、肾上腺素只能治疗支气管哮喘，起不到有效的预防作用。故选D。

8. E 【解析】阿托品为M胆碱受体阻断药，作用于外周M受体，能缓解M样症状（A、B、C、D均对），对N受体无作用（E错）。故选E。

9. C 【解析】血尿是指尿液离心后沉渣在显微镜下检查红细胞>3个/HP。血尿应与红色尿（血红蛋白尿、肌红蛋白尿、药物致红色尿等）及假性血尿（如月经污染尿）相鉴别，尿沉渣镜检有助于鉴别诊断，血尿含有红细胞，红色尿则没有。故选C。

10. C 【解析】髋关节后脱位可合并坐骨神经损伤，合并股神经损伤较少见。故选 C。

11. E 【解析】栓子的大小和数量、多个栓子的递次栓塞间隔时间、是否同时存在其他心肺疾病、个体反应的差异及血栓溶解的快慢，对肺血栓栓塞症（PTE）发病过程和预后有重要影响。而患者肺活量对 PTE 发病过程和预后并没有重要影响。故选 E。

12. A 【解析】支气管扩张症如果出现大咯血，镇咳药抑制咳嗽反射，容易引起血液不易咯出，从而导致呼吸道阻塞引起窒息。因此，大咯血时不主张用镇咳药。故选 A。

13. A 【解析】贫血多见于亚急性感染性心内膜炎者，有苍白无力和多汗。主要由于感染抑制骨髓所致。多为轻、中度贫血，晚期患者有重度贫血。故选 A。

14. E 【解析】水中毒较少发生，指机体的摄入水总量超过了排出水量，以致水分在体内潴留，引起血浆渗透压下降和循环血量增多。其病因：①各种原因所致的抗利尿激素分泌过多。②肾功能不全，排尿能力下降。③机体摄入水分过多或接受过多的静脉输液。故选 E。

15. E 【解析】慢性肾脏病 4 期肾小球滤过率（GFR）为 15 ~ 29ml/(min · 1.73m^2)。故选 E。

16. D 【解析】二尖瓣狭窄时，可见左心房增大或合并肺动脉段扩大，心界呈梨形。“普大形心”见于扩张型心肌病，“靴形心”见于高血压，“烧瓶心”见于心包积液。故选 D。

17. B 【解析】肱骨外科颈为肱骨大结节、小结节移行为肱骨干的交界部位，是骨松质和密质骨的交界处，位于解剖颈下 2 ~ 3cm，有臂丛神经、腋血管在内侧经过，是肱骨骨折的好发部位，且骨折易合并神经血管损伤。故选 B。

18. C 【解析】骨折的特有体征包括局部畸形、异常活动、骨擦音或骨擦感。局部肿胀属于骨折的一般局部表现。故选 C。

19. B 【解析】风湿热是 A 组乙型溶血性链球菌咽峡炎后引起的Ⅲ型变态反应，与机体产生的抗链球菌抗体与人体组织产生交叉免疫有关。故选 B。

20. C 【解析】可待因是中枢性镇咳药，可抑制咳嗽反射，导致痰液不能顺利排出而堵塞气道，因此禁用于呼吸衰竭患者。故选 C。

21. A 【解析】引起肺血栓栓塞的血栓可以来源于下腔静脉径路、上腔静脉径路或右心腔，其中大部分来源于下肢深静脉。肺动脉栓塞既可以是单一部位的，又可以是多部位的，病理检查发现多部位或双侧性血栓栓塞更为常见，影像学检查发现栓塞更易发生于右侧和下肺叶。故选 A。

22. D 【解析】肺炎链球菌肺炎起病多急骤，高热、寒战、全身肌肉酸痛，体温通常在数小时内升至 39 ~ 40℃，高峰在下午或傍晚，或呈稽留热，脉率随之增速。可有患侧胸部疼痛，放射到肩部或腹部，咳嗽或深呼吸时加剧。呼吸系统症状有咳嗽，咳黏液脓性痰，可有痰中带血，典型者咳铁锈色痰。故选 D。

23. D 【解析】心源性水肿主要是右心衰竭的表现，右心衰竭后体静脉压力升高，引起右心负荷过重，影响静脉回流，造成下肢和脏器的淤血、水肿，水肿特点是首先出现在身体下垂的部位。故选 D。

24. C 【解析】伸直型桡骨下端骨折即科利斯（Colles）骨折，可出现典型畸形，正面观呈“枪刺”样，侧面观呈“餐叉”畸形；X 线检查可见骨折远端向桡、背侧移位，近端向掌侧移位。故选 C。

25. B 【解析】螺内酯的不良反应：①高钾血症，最为常见。②胃肠道反应。③低钠血症，单独应用时少见，与其他利尿药合用时发生率增高。④抗雄激素样作用或对其他内分泌系统的影响，长期服用本药可致男性乳房发育、阳痿、性功能低下，可致女性乳房胀痛、声音变粗、毛发增多、月经失调、性功能下降。⑤中枢神经系统表现，长期或大剂量服用本药可发生行走不协调、头痛等。⑥变态反应，出现皮疹甚至呼吸困难。⑦暂时性血浆肌酐、尿素氮升高，主要与过度利尿、有效血容量不足，引起肾小球滤过率下降有关。⑧轻度高氯性酸中毒。故选 B。

26. D 【解析】B 超是诊断肾癌最简便无创的检查方法，敏感性高，但囊性肿瘤与肾囊肿难以鉴别，对于小的肾癌需结合 CT 或肾动脉造影诊断。CT 是目前诊断肾癌最可靠的影像学方法，MRI 对肾癌诊断的准确性与 CT 相仿。肾癌和肾囊肿在静脉尿路造影和逆行肾盂造影的表现相似，不能进行鉴别。对体积小，B 超和 CT 不能确诊的肾癌，可考虑做肾动脉造影，肿瘤表现病理性新生血管、动静脉瘘、造影剂池样聚集与包膜血管增多等，囊肿内血管却很少。故选 D。

27. C 【解析】股骨干下 1/3 骨折时，近折端由于股前、外、内的肌牵引而向前上移位，远折端由于腓肠肌的牵拉及肢体的重力作用而向后方移位，可能损伤腘动脉、腘静脉、胫神经和腓总神经。故选 C。

28. C 【解析】痰结核分枝杆菌检查是确诊肺结核最特异的方法，痰中找到结核分枝杆菌是确诊肺结核的主要依据。痰内一旦发现结核分枝杆菌，肺结核的诊断便可确定。同时痰涂片是诊断肺结核、发现传染源最准确的方法。另外，治疗中也会应定期查痰涂片，用以考核和评价治疗效果。痰结核分枝杆菌阳性患者疗程结束后，连续 3 次查痰涂片阴性为肺结核治愈。故选 C。

29. C 【解析】局限于前列腺包膜以内的前列腺癌（T_{1b}，T_2）可以进行根治性前列腺切除术，也是治疗前列腺癌的最佳方法。故选 C。

30. C 【解析】呼吸困难是心包积液时最突出的症状，可能与支气管、肺、大血管受压引起肺淤血有关。呼吸困难严重时，患者呈端坐呼吸，身体前倾、呼吸急速、面色苍白，可伴有发绀；也可因压迫气管、食管而产生干咳、声音嘶哑及吞咽困难；还可出现上腹部疼痛、肝大、全身水肿、胸腔积液或腹水；重症患者可出现休克。故选 C。

31. C 【解析】超声作为上尿路结石的首选影像学检查，但不能鉴别上尿路结石与腹腔钙化灶。尿路 X 线片能发现 90% 以上的阳性结石，正侧位摄片可以除外腹内其他钙化阴影如胆囊结石、肠系膜淋巴结钙化、静脉石等。故选 C。

32. D 【解析】原发性肺结核由肺内原发病灶（Ghon 灶）、淋巴管炎和肺门淋巴结结核构成，原发灶多位于肺上叶下部或下叶上部近胸膜处，肺内一般不会形成空洞。结核球属于继发性肺结核。故选 D。

33. E 【解析】A、B、C、D 均属于肺外胸内扩展引起的症状和体征。肥大性肺性骨关节病常见于肺癌，也见于局限性胸膜间皮瘤和肺转移癌（胸腺、子宫、前列腺转移）。多侵犯上、下肢长骨远端，发生杵状指（趾）和肥大性骨关节病。故选 E。

34. E 【解析】扩张型心肌病是一种原因未明的原发性心肌疾病。本病的特征为左心室或右心室或双侧心室扩大，并伴有心室收缩功能减退，伴或不伴充血性心力衰竭。室性或房性心律失常多见。故选 E。

35. A 【解析】新月体性肾小球肾炎是因为病变肾小球毛细血管袢严重损伤，毛细血管壁断裂，血液流入肾小囊并凝固，导致肾小囊上皮细胞增生，形成新月体。构成新月体的主要成分是增生的肾小囊壁层上皮细胞，其间混有单核巨噬细胞、中性粒细胞和纤维蛋白。故选 A。

36. E 【解析】垂体瘤是颅内常见肿瘤，以垂体腺瘤占大多数。垂体瘤向鞍上生长压迫视神经系统，包括视交叉、视神经和视束，以视交叉前端受压最常见。视交叉前端纤维支配双鼻侧视网膜神经纤维，导致双颞侧偏盲。当视交叉位置靠后，肿瘤向上生长可压迫一侧或双侧视神经，引起视神经萎缩、视力减退。腺瘤激素分泌过多可引起相应综合征，如生长激素分泌过多引起肢端肥大，催乳素分泌过多引起闭经、泌乳。故选 E。

37. E 【解析】高钾血症是急性肾衰竭患者少尿期或无尿期最严重的并发症，也是主要的死因之一。故应监测血钾浓度，出现高钾血症时可用 10% 葡萄糖酸钙 50 ~ 100ml 或 5% 氯化钙 50ml 分次静脉注射或静脉滴注对抗钾离子对心脏的抑制，加强心肌收缩；或进行血液透析降低钾的浓度。故选 E。

38. E 【解析】急性肺脓肿的抗生素疗程为 6 ~ 8 周，直至胸部 X 线片示空洞和炎症消失，或仅有少量的残留纤维化。故选 E。

39. B 【解析】静脉尿路造影能显示尿路形态是否规则，有无扩张、推移、压迫和充盈缺损等；同时可了解分侧肾功能。造影前应做碘过敏试验。妊娠及肾功能严重损害为禁忌证。逆行肾盂造影适用于静脉尿路造影显示尿路不清晰或禁忌者，可进一步了解肾盂、输尿管充盈缺损改变的原因。故选 B。

40. E 【解析】糖尿病的诊断标准是：症状 + 随机血糖 ≥ 11.1mmol/L，或空腹血糖≥7.0mmol/L，或口服葡萄糖耐量试验（OGTT）中 2 小时血浆葡萄糖（2hPG）≥ 11.1mmol/L。因此，血糖升高是目前诊断糖尿病的依据，而尿糖只是诊断糖尿病的线索，其阴性和阳性并不能排除或诊断糖尿病。在长期饥饿状态或剧烈频繁呕吐时，也可出现尿酮阳性。空腹血糖正常并不能排除糖尿病，还有其他两项诊断标准。故选 E。

41. D 【解析】上尿路结石体外冲击波碎石的禁忌证是结石远端尿路梗阻、妊娠、出血性疾病、严重心脑血管疾病、主动脉或肾动脉瘤、尚未控制的泌尿系感染等。过于肥胖、肾位置过高、骨关节严重畸形、结石定位不清等，因技术原因也不宜采用此法。故选 D。

42. C 【解析】慢性Ⅱ型呼吸衰竭时，表现为代偿性呼吸性酸中毒并代谢性碱中毒，肾减少碳酸氢根的排出以维持 pH 的恒定。故选 C。

43. B 【解析】对药物治疗无效的反复发作室性心动过速或心室颤动的心力衰竭患者，最适宜的治疗是植入型心脏转复除颤器，故选 B；根据题干，A、C 和 E 为药物治疗，属于无效，故不选；D 为安置房室顺序起搏器，属于预防室性心动过速发作的措施，故不选。

44. A 【解析】肺心病是由慢性支气管炎、阻塞性肺气肿、支气管扩张、肺结核、支气管哮喘及肺尘埃沉着病等反复发作，进而引起右心室肥大，以至发展成右心衰竭的心脏病。此病发展缓慢，常常要数年或数十年才发展成为肺心病。根据该患者 30 年慢性阻塞性肺疾病（COPD）病史及查体表现，可考虑为肺心病。该患者目前昏迷状态应考虑为 CO_2 潴留所致肺性脑病，应行动脉血气分析确定有无高碳酸血症。故选 A。

45. E 【解析】肺炎克雷伯菌肺炎急性起病，高热、咳嗽、咳痰和胸痛。常伴有畏寒、气急、心悸，可早期出现休克。痰黏稠脓性，量多带血，典型痰呈砖红色、胶冻状。胸部 X 线片表现为肺叶实变，多为右肺上叶、双肺下叶，可有多发性蜂窝状脓肿，可见叶间裂下垂。故选 E。

46. A 【解析】根据该患者病史及症状表现，考虑是支气管扩张症。炎症可致支气管壁血管增多，并伴相应支气管动脉扩张及支气管动脉和肺动脉吻合。本病 50%~70% 的病例可发生咯血，大出血常为小动脉被侵蚀或增生的血管被破坏所致。故选 A。

47. E 【解析】无尿 2 天或少尿 4 天是透析治疗的指征之一，现该患者已进行性少尿 5 天，入院后病情进行性恶化，出现肾衰竭，应立即采取透析治疗，挽救生命。故选 E。

48. B 【解析】心房颤动控制心室率的药物包括 β 受体阻断药、非二氢吡啶类钙通道阻滞药（如维拉帕米、地尔硫䓬）和洋地黄类药物（如地高辛）。单药控制心室率不满意时，可联合应用。β 受体阻断药可引起心率减慢，心肌收缩力减弱，心排血量减少，心肌耗氧量下降，血压降低，适用于本例患者控制心室率。硝普钠常用于各种高血压急症的治疗。螺内酯为保钾利尿药，可用于充血性心力衰竭的治疗。苯妥英钠主要用于治疗室性心律失常，特别对强心苷中毒所致室性心律失常有效。硝苯地平为二氢吡啶类钙通道阻滞药。故选 B。

49. C 【解析】该患者为老年男性，有外伤史，神清，呼吸偏快，心率、血压尚稳，右侧连枷胸，双肺无明显损伤，首先考虑诊断多根多处肋骨骨折。连枷胸会出现纵隔扑动，致缺氧、二氧化碳潴留，循环衰竭，故应积极处理。原则为镇痛、清理呼吸道分泌物、固定胸廓、防治并发症。作为现场急救，最重要处理是加压包扎，迅速消除反常呼吸。故选 C。

50. C 【解析】高血糖高渗状态多见于中、老年人，临床以严重高血糖、高血浆渗透压、脱水为特点，无明显酮症酸中毒，常有不同程度的意识障碍和昏迷。该患者为老年女性，患有 2 型糖尿病，主要表现为昏迷、血钠增高、血糖明显增高，血 pH 正常，血酮体弱阳性，首先考虑为高血糖高渗状态。故选 C。

51. A 【解析】根据前上纵隔肿瘤，首先考虑为胸腺瘤或胸骨后甲状腺肿；椭圆形阴影，边界清晰，密度均匀，与周围组织界线明显，包囊完整，进一步考虑为胸腺瘤。故选 A。

52. C 【解析】肺血栓栓塞症常表现呼吸困难、胸痛、咯血、发绀、肺部闻及细湿啰音、肺动脉瓣区第二心音（P_2）亢进。故选 C。

53. C 【解析】吸入性肺脓肿一般是病原体经口、鼻、咽腔吸入致病。血源性肺脓肿是指因皮肤外伤感染、疖、痈等所致的感染中毒症，菌栓经血行播散到肺引起小血管栓塞、炎症和坏死而形成肺脓肿，致病菌以金黄色葡萄球菌、表皮葡萄球菌及链球菌常见。X线片示病灶分布在一侧或两侧，呈散在局限性炎症或边缘整齐的球形病灶，中央有小脓腔和气液平。患者表现符合血源性肺脓肿的临床特征，故选C。

54. A 【解析】该患儿急性起病，高热，脉搏过快，血常规提示严重感染，红细胞沉降率增快，右髋关节疼痛、肿胀、不敢活动，首先考虑诊断急性化脓性髋关节炎。急性风湿性关节炎，表现为游走性大关节炎，对称性，常伴风湿病的其他器官表现。类风湿髋关节炎多见于20~45岁女性，一般发病缓慢，受累关节多为对称性，近侧指间关节常见。髋周软组织炎、髋关节结核起病都较缓慢。故选A。

55. C 【解析】前臂双骨折时，患者前臂出现疼痛、肿胀、畸形及功能障碍。检查可发现骨擦音及假关节活动。骨传导音减弱或消失。尺、桡骨骨干双骨折可发生多种移位，如重叠、成角、旋转及侧方移位等。故选C。

56. D 【解析】Killip分级适用于评价急性心肌梗死时心力衰竭的严重程度。①Ⅰ级，无心力衰竭的临床症状与体征。②Ⅱ级，有心力衰竭的临床症状与体征。肺部50%以下肺野湿啰音，心脏第三心音奔马律。③Ⅲ级，严重的心力衰竭临床症状与体征；严重肺水肿，肺部50%以上肺野湿啰音。④Ⅳ级，有心源性休克。故选D。

57. E 【解析】胸外按压时，按压部位应位于胸骨下半段，余选项均正确。故选E。

58. D 【解析】蛙泳征见于大量心包积液，鼓帆征见于二尖瓣脱垂，钻石征见于扩张型心肌病，SAM征见于肥厚型心肌病，城垛征见于二尖瓣狭窄。根据本题患者的症状及超声结果即室间隔肥厚，心电图见异常Q波，考虑为肥厚型心肌病，其超声可见室间隔流出道部分向左心室内突出，二尖瓣前叶在收缩期前移（SAM征）。故选D。

59. E 【解析】前列腺癌多发生于50岁以上男性，对于前列腺癌的检查，前列腺特异性抗原（PSA）有一定组织特异性，前列腺癌常伴有血清PSA升高，但不是确诊手段，故A错；B超、CT、MRI均为影像学检查，可反映形态学变化，并不能明确判断其良恶性，故B、C、D错；前列腺穿刺活检可通过病理学诊断确定其良恶性，故选E。

60. D 【解析】亚急性甲状腺炎起病前1~3周常有病毒性咽炎、腮腺炎、麻疹或其他病毒感染症状。甲状腺区发生明显疼痛，吞咽时疼痛加重。可有全身不适、食欲缺乏、肌肉疼痛、发热、心动过速、多汗等。甲状腺轻至中度肿大，有时单侧肿大明显，甲状腺质地较硬，显著触痛。甲状腺毒症期可有特征性的分离现象，即血清T_3、T_4升高，TSH降低，^{131}I摄取率降低。红细胞沉降率可加快。故选D。

61. C 【解析】胫骨干横切面呈三棱形，在中下1/3交界处移行为四边形，在三棱形和四边形交界处是骨折的好发部位。胫骨营养血管从胫骨干上中1/3交界处进入骨内，在中下1/3的骨折使营养动脉损伤，供应下1/3段胫骨的血液循环显著减少；同时，下1/3胫骨几乎无肌肉附着，由胫骨远端获得的血液循环很少，因此下1/3骨折愈合较慢，容易发生延迟愈合或不愈合。故选C。

62. D 【解析】肺脓肿可继发于细菌性肺炎、支气管扩张、支气管囊肿、支气管肺癌、肺结核空洞等。支气管扩张临床表现为慢性咳嗽、大量脓痰、反复咯血、肺部感染及慢性感染中毒症状，根据该患者的临床表现及病史，可以考虑其基础疾病是支气管扩张。故选 D。

63. E 【解析】血清肌钙蛋白水平正常，可以排除 B、C 选项；急性肺血栓栓塞症时双肺可闻哮鸣音、湿啰音，偶有胸膜摩擦音或胸腔积液的相应体征，本例不符合，不选 D；变异型心绞痛特征为静息心绞痛，表现为一过性 ST 段动态改变（抬高），不选 A。胸骨后、心前区疼痛为急性心包炎的特征，疼痛性质尖锐，与呼吸运动相关，且该患者心电图表现符合急性心包炎的改变。故选 E。

64. E 【解析】心动过速突然开始与终止，但心律规则；通过颈动脉窦按摩、瓦尔萨尔瓦（Valsalva）动作、诱导恶心等刺激迷走神经的方法能使心动过速终止或减慢，如果出现以上临床表现首先应考虑阵发性室上性心动过速。故选 E。

65. D 【解析】急性血源性骨髓炎是化脓性细菌感染引起的骨膜、骨密质、骨松质与骨髓组织的炎症，儿童多见，发病前常有外伤史。起病急骤，有寒战，继而出现高热至 39℃以上；早期患区剧痛，肢体呈半屈曲状，周围肌肉痉挛，因疼痛抗拒做主动与被动活动，局部皮温高，有局限性压痛，肿胀并不明显；数天后可出现局部水肿，压痛更加明显，说明已形成骨膜下脓肿。故选 D。

66. C 【解析】该患者前臂外伤，出现畸形、反常活动、创口流血，提示开放性骨折。手腕活动自如，提示无神经、肌腱损伤。故选 C。

67. E 【解析】原发性慢性肾上腺皮质功能减退症患者出现发热、咽痛的症状，考虑处于应激状态，此时应使血皮质醇浓度达到正常人轻度应激时的激素水平，每天的氢化可的松用量 100mg 左右即可，所以应为目前剂量的 2～3 倍。故选 E。

68. A 【解析】急性有机磷农药中毒治疗的关键是彻底清除毒物、及时合理应用解毒剂、防治并发症。首先应终止接触毒物，迅速清除毒物。故选 A。

69. C 【解析】该患者为急性心肌梗死，采用 Killip 分级。题干中双肺底闻及少量湿啰音，提示肺部啰音的范围小于 1/2 肺野，所以为Ⅱ级（Killip 分级）。故选 C。

70. C 【解析】根据该患者外伤史、肩痛、杜加斯（Dugas）征阳性，考虑是肩关节脱位；其常表现为肩部肿胀和功能障碍，伤肢呈弹性固定于轻度外展内旋位，肘屈曲，用健侧手托住患侧前臂。外观呈“方肩”畸形，肩峰明显突出，肩峰下空虚。伤肢轻度外展，不能贴紧胸壁，如肘部贴于胸前时，手掌不能同时接触对侧肩部（Dugas 征，即搭肩试验阳性）。故选 C。

71. A 【解析】40 岁前，由于卵巢内卵泡耗竭或医源性损伤发生卵巢功能衰竭，称为卵巢功能早衰。以低雌激素及高促性腺激素为特征，表现为继发性闭经，常伴有围绝经期症状。激素特征为高促性腺激素，特别是 FSH 升高，FSH>40U/L，伴雌激素水平下降。患者继发性闭经 1 年，伴潮热、出汗、心烦等围绝经期症状，血 FSH 升高，首先考虑卵巢功能早衰可能。故选 A。

72. A 【解析】慢性糖尿病患者可并发自主神经病变，并可较早影响胃肠、心血管、泌尿系统和性器官功能，临床可表现为胃排空延迟、腹泻、直立性低血压、尿失禁、尿潴留等。患者有长期糖尿病病史，发生尿潴留首先应考虑自主神经病变。故选 A。

73. E 【解析】重度或危重度哮喘发作时，经氧疗，应用糖皮质激素、β 受体激动药等治疗后，病情持续恶化者，应及时采用辅助机械通气治疗。其指征包括意识改变，呼吸肌疲劳等。可以先使用鼻面罩等非创伤性通气方式，若无效，应及早插管机械通气，并适当使用呼气末正压通气，可以减少呼吸肌疲劳，减轻氧耗，清除呼吸道分泌物。根据题干信息，故选 E。

74. D 【解析】阵发性室上性心动过速症状突发突止，可由运动或情绪激动诱发，多有反复发作史。发作时心率多在 160～240 次/分，快而整齐。心电图示 QRS 波群呈室上性，快而整齐，房室折返者多在 QRS 波群后见到逆行的 P 波。故选 D。

75. C 【解析】该患者发病前 2 周有发热、咽痛史，有血尿、蛋白尿、水肿、高血压，血尿素氮升高，最可能为急性肾小球肾炎。患者血压明显升高，出现剧烈头痛、呕吐等表现，最可能为高血压脑病。故选 C。

76. C 【解析】多器官功能障碍综合征的机制主要是炎症反应和代偿性抗炎症反应两方面，涉及多种炎症介质和细胞因子（包括多种抗炎症介质）。全身炎症反应只是机制的一个方面。另外，小血管的炎症反应常能引起组织缺血-再灌注损伤，后者反过来又引起更严重的炎症反应。生长因子与组织再生、分化有关，并不是多器官功能障碍综合征的重要损害因子。故选 C。

77. A 【解析】人工瓣膜置换术为治疗成人主动脉瓣狭窄的主要方法。无症状的轻、中度狭窄患者无手术指征。重度狭窄（平均跨瓣压>50mmHg）伴心绞痛、晕厥或心力衰竭症状为手术的主要指征。严重左心室功能不全、高龄、合并主动脉瓣关闭不全或冠心病，增加手术和术后晚期死亡风险，但不是手术禁忌证。有冠心病者，需要同时做冠状动脉旁路移植术。故选 A。

78. E 【解析】吸入支气管扩张药后第一秒用力呼气量（FEV_1）/用力肺活量（FVC）<0.70 及 FEV_1% 预计值<0.80 者，可确定为不完全可逆的气流受限，是诊断慢性阻塞性肺疾病（COPD）的必要条件。该患者为老年男性，有吸烟史，有长期咳嗽、咳白色泡沫痰病史，肺气肿体征，肺功能检查示气流受限，故该患者 COPD 诊断明确。因受凉后出现发热、咳黄脓痰、气喘不能平卧、肺部有干湿啰音，考虑该患者因感染而致急性发作的可能性大。故选 E。

79. C 【解析】正中神经损伤常由儿童肱骨髁上骨折和腕部切割伤引起。腕部损伤时所支配的鱼际肌和蚓状肌麻痹表现为拇指对掌功能障碍和手桡侧半感觉障碍，特别是示、中指远节感觉消失。而肘上损伤则所支配的前臂肌也麻痹，除上述表现外，另有拇指和示、中指屈曲功能障碍。故选 C。

80. C 【解析】尿量是反映肾血流灌注情况的指标。中心静脉压正常，血压正常接近下限，但尿量仍少，尿比重降低，可能已经发生肾衰竭。故选 C。

81. B 【解析】根据风湿性心瓣膜病病史，肝大，下肢水肿考虑该患者可能为二尖瓣狭窄。查体见肝大，下肢轻度水肿，提示体循环淤血，右心功能不全，后负荷增大，故应给予呋塞米利尿，减轻水肿，降低后负荷。故选 B。

82. A 【解析】高血压合并发生过心肌梗死患者应选用血管紧张素转化酶抑制药（ACEI）或 β 受体阻断药，预防心室重塑。尽可能选择长效制剂。美托洛尔可降低心率，降低血压，预防心绞痛，改善心肌梗死患者预后，减少死亡率，降压作用持续时间较长，为长效制剂。故选 A。

83. D 【解析】椎动脉型颈椎病的临床表现：①眩晕，为本型主要症状，可表现为旋转性、浮动性或摇晃性眩晕。②头痛，主要表现为枕部、顶枕部疼痛，也可放射到颞部。③视觉障碍，为突发性弱视或失明、复视，短期内自动恢复。④猝倒，是椎动脉受刺激突然痉挛引起。⑤心脏症状，如心悸、心律失常。⑥可有不同程度的运动及感觉障碍，以及精神症状。故选 D。

84. B 【解析】该患者为中年女性，长期低热、腹股沟肿物（可能为寒性脓肿），结合腰椎 X 线示腰大肌阴影增宽，L_1、L_2 椎体边缘骨质破坏、椎间隙狭窄，首先考虑为腰椎结核。骨髓炎多有高热等全身症状；骨巨细胞瘤 X 线多表现为肥皂泡样改变；转移性骨肿瘤一般有原发肿瘤的表现（如乳腺癌、肺癌等的相应表现）；类风湿关节炎的特征为损害呈多发性和对称性，有典型的晨僵。故选 B。

85. C 【解析】根据该患者有呼吸困难、肝大、颈静脉怒张、双下肢水肿等症状，并且心音遥远、心音低钝，可以诊断为心包积液。心包积液的心脏叩诊浊音界呈烧瓶样。故选 C。

86. A 【解析】嗜铬细胞瘤为起源于神经外胚层嗜铬组织的肿瘤，主要分泌儿茶酚胺，表现为高血压、头痛、心悸、高代谢状态、高血糖、多汗。发作性的高血压提示该病。故选 A。

87. B 【解析】高血压分级：1 级高血压为收缩压 140 ~ 159mmHg 和/或舒张压 90 ~ 99mmHg，2 级高血压为收缩压 160 ~ 179mmHg 和/或舒张压 100 ~ 109mmHg，3 级高血压为收缩压≥180mmHg 和/或舒张压≥110mmHg。分为 4 个危险层：低危、中危、高危、很高危。很高危是指单纯的 3 级高血压患者，或 3 级高血压患者有 3 个以上其他危险因素或靶器官损害，或高血压患者有临床并发症或合并糖尿病。危险因素包括年龄（男>55 岁，女>65 岁），血脂异常，早发心血管病家族史等；靶器官损害包括左心室肥厚等。故选 B。

88. C 【解析】房室传导阻滞的分型：①一度，是指从心房到心室的电激动传导速度减慢，心电图表现为 PR 间期延长超过 0.20 秒，但是每个心房激动都能传导至心室。②二度Ⅰ型，是指从心房到心室的传导时间逐渐延长，直到有一个心房的激动不能传递到心室。③二度Ⅱ型，是指心房的激动突然阻滞不能下传至心室，心电图表现为 QRS 波群有间期性脱漏。④三度，又称完全性房室传导阻滞，是指全部的心房激动都不能传导至心室，其特征为心房与心室的活动各自独立、互不相干，且心房率快于心室率。根据该患者心电图表现可以判定是下壁心肌梗死，且患者心率 32 次/分，有头晕，最可能是三度房室传导阻滞。故选 C。

89. B 【解析】选项 A，稳定型心绞痛是指劳累性心绞痛发作的性质在 1 ~ 3 个月并无改变。选项 B，不稳定型心绞痛是指稳定型劳力性心绞痛和心肌梗死中间状态。选项 C，心内膜下心肌梗死为缺血性坏死累及心室壁的内层，不到心室壁厚度的50%。患者多出现胸骨后压榨样剧烈疼痛，向左上肢放射。休息和含硝酸甘油不能缓解，常伴烦躁不安、出汗、恐惧或濒死感。选项D，中间综合征的特点是疼痛在休息或睡眠时发生，历时较长，达30分钟至1小时或以上，但无心肌梗死的客观证据，常为心肌梗死的前奏。选项E，变异型心绞痛发作时，心电图示有关导联的ST段抬高，与之相对应的导联则ST段可压低，为冠状动脉突然痉挛所致，迟早会发生心肌梗死。结合该患者表现，考虑为不稳定型心绞痛，故选B。

90. C 【解析】β受体阻断药主要用于轻至中度高血压，尤其是静息时心率较快的中青年患者或合并心绞痛者。房室传导阻滞、哮喘、慢性阻塞性肺疾病及外周血管病者禁用，胰岛素依赖性糖尿病慎用。故选C。

91. E 【解析】该患者车祸后出现右胸部明显压痛，右肺呼吸音低，右下肢骨折征。X线胸片示右侧液气胸，最可能为右胸部损伤、右侧液气胸、右下肢骨折。患者皮肤保持完整，属于闭合伤。开放伤有皮肤破损。既有入口又有出口者称为穿透伤，也称贯通伤。只有入口没有出口者称为非贯通伤。挤压伤是肌肉丰富的肢体或躯干在较大范围、连续数小时以上受外部重物挤压或固定位置的挤压而造成的肌肉损伤，患者受伤部位表面无明显伤口，但常有淤血、水肿、发绀，伤及内脏时可引起呕血、咯血，甚至休克。故选E。

92. A 【解析】脉搏逐渐增快，血压持续下降；经输血补液后血压不升或升高又迅速降低；闭式引流后，引流液持续3小时，每小时>200ml。有上述表现者应考虑胸腔进行性出血。根据题干信息，考虑该患者进行性出血的可能性大，此时应补液并开胸止血，明确病因。故选A。

93. A 【解析】该患者为劳力性心绞痛，3天来症状加重，转变为不稳定型心绞痛。可以给予硝酸酯类药物、抗凝等治疗。因患者心率较慢（60次/分），不适合给予美托洛尔。故选A。

94. B 【解析】该患者手术区污染严重，不宜做任何修补术和成形术，以免因感染而致修补失败。可行疝囊高位结扎术，等炎症消退可考虑修补术。故选B。

95. E 【解析】尿路刺激症状、尿亚硝酸盐阳性提示尿路感染，急性起病、查体无异常提示急性膀胱炎。该患者为青年女性，既往体健，查体无异常。治疗上推荐使用三日疗法，如诺氟沙星0.2g，每日3次，连续3天。故选E。

96. B 【解析】该患者为中老年女性，B超检查发现肝占位，首先应明确肝占位病变的良、恶性。甲胎蛋白（AFP），当肝细胞发生癌变时，肝脏出现产生这种蛋白质的功能，而且随着病情恶化它在血清中的含量会急剧增加，AFP成为诊断原发性肝癌的一个特异性临床指标。在大约80%的肝癌患者血清中升高。故选B。

97. C 【解析】该患者无查科（Charcot）三联征（腹痛、寒战高热、黄疸），排除急性胆管炎，不选B。急性胆囊炎的典型体征是Murphy征（+），排除A。急性胰腺炎常表现为饱餐后左上腹痛，向左腰背部放射，呕吐后腹痛不缓解，左上腹压痛、反跳痛，排除D。急性胃炎常有诱因，腹痛常位于左上腹或剑突下，严重者并发呕血、黑粪，排除E。该患者诊断为胆囊结石，胆绞痛是其典型症状。故选C。

98. C 【解析】该患者高热、寒战，X线胸片示左肺大片致密阴影，所以考虑为肺部感染。查体出现四肢厥冷，血压及中心静脉压均降低，故为肺部感染导致的休克，血容量降低，首选补充血容量。故选C。

99. B 【解析】该患者为中年女性，表现为刺激性干咳，心、肺无异常体征。X线片示右下肺少许薄片状阴影，考虑为支原体肺炎的可能性大，经验治疗首选大环内酯类抗生素。故选B。

100. D 【解析】腹股沟斜疝多见于儿童及青壮年，肿块常在站立、行走、咳嗽或劳动时出现，多呈带蒂柄的梨形，并可降至阴囊或大阴唇。如患者平卧休息或用手将肿块向腹腔推送，肿块可向腹腔回纳而消失。回纳后，以手指通过阴囊皮肤伸入浅环，可感到浅环扩大、腹壁软弱；此时嘱患者咳嗽，指尖有冲击感。用手指紧压腹股沟管深环，让患者起立并咳嗽，斜疝疝块并不出现。故选D。

101. C 【解析】该患者为青少年，无意中发现骨性肿块而就诊，查体见质地较硬的肿物，X线片见右胫骨干骺端有蒂的骨性突起，无骨质破坏及骨反应。综合以上信息，考虑骨软骨瘤的可能性大。本病一般无须治疗，若肿瘤生长过快，有疼痛或影响关节活动功能者，影响邻骨或发生关节畸形者等，应行切除术。故选C。

102. B 【解析】慢性支气管炎很少咯血，不选A。肺脓肿多急性起病，有高热，咳大量脓臭痰，不选C。肺结核多有低热、盗汗等全身结核中毒症状，不选D。肺癌可有反复咳嗽、咳痰，尤其是近期痰中带血或出现刺激性咳嗽，侵蚀大血管时可发生大咯血，不选E。支气管扩张有慢性咳嗽、大量脓痰、反复肺部感染、咯血等临床表现，病变重或继发感染时常于胸下部或背部闻及湿啰音，部分患者有杵状指。故选B。

103. C 【解析】手外伤的治疗原则：早期彻底清创，争取在6~8小时内进行，避免感染，争取达到一期愈合；正确处理深部组织损伤，创口污染严重，组织损伤广泛，伤后时间超过12小时，或者缺乏必要条件，可以仅做清创后闭合创口，待伤口愈合后，再行二期修复；但是骨折和脱位必须立即复位固定，影响手部血液循环的血管损伤亦立即修复。皮肤缺损伴有重要深部组织如肌腱、神经、骨关节外露者，不适于游离植皮，可用皮瓣移植术。故选C。

104. D 【解析】急性肾小球肾炎，简称急性肾炎，是一组不同病因所致的感染后免疫反应引起的急性弥漫性肾小球炎性病变。临床以水肿、尿少、血尿及高血压为主要表现。绝大多数为链球菌感染后所致，一般可自愈，需控制钠盐摄入，应用抗生素控制感染。对于血压较高的患者可考虑降压治疗，符合透析指征的患者应行透析治疗。常规不应用糖皮质激素治疗。故选D。

105. B 【解析】$pH<7.35$、$PaCO_2 \geq 50mmHg$，证实存在呼吸性酸中毒；HCO_3^- 19.6mmol/L<21mmol/L，说明机体自身调节能力不足，存在代谢性酸中毒。故选B。

106. C 【解析】系膜增生性肾小球肾炎是引起成年人肾病综合征的常见病理类型之一。肾病综合征表现为大量蛋白尿（超过3.5g/24h）、低蛋白血症、明显水肿和高脂血症。因低蛋白血症，容易引起感染、营养不良、肾静脉血栓形成和脑血栓形成，但急性肾衰竭少见。故选 C。

107. E 【解析】疱疹性咽峡炎表现为急起高热、咽痛、流涎、畏食、呕吐等。查体可见咽部充血，咽腭弓、悬雍垂、软腭等处有 2 ~ 4mm 大小的疱疹，周围有红晕，疱疹破溃后形成小溃疡。病程 1 周左右。故选 E。

108. B 【解析】PPD 试验硬结直径>20mm 者为强阳性反应。如果除硬结外，皮肤表面还出现水疱、坏死或淋巴管炎者，为极强阳性反应。PPD 试验强阳性，表示体内有活动性结核病。该患者为青年女性，有发热、干咳、乏力、咯血的表现，PPD 试验为极强阳性，表明体内有活动性结核灶，结合其胸部 X 线表现，首先考虑为肺结核。故选 B。

109. D 【解析】慢性肾小球肾炎以中青年为主，男性多见，起病缓慢、隐匿，以蛋白尿、血尿、高血压、水肿为基本临床表现。结合题干，可选 D。隐匿型肾小球肾炎无水肿、高血压及肾功能损害，不选 A。原发性高血压产生肾损害时，一般先有多年高血压，然后出现蛋白尿、肾功能不全，与该患者不符，不选 B。慢性肾盂肾炎常有反复尿路感染病史，持续性肾小管功能受损，如尿浓缩功能减退、夜尿增多、晨尿比重和渗透压降低等表现，不选 C。肾病综合征的诊断标准为大量蛋白尿、低蛋白血症、高脂血症、水肿，不选 E。故选 D。

110. A 【解析】对肾脏大小接近正常的肾衰竭患者应实施肾活检检查，对明确原发病因、选择治疗方案具有重要意义。肾活检的禁忌证：双侧肾脏萎缩、多囊肾、没有控制的高血压、尿路或肾周感染、出血倾向、呼吸衰竭和病态肥胖等，故 A 正确。由于造影剂有肾毒性，慢性肾衰竭中、晚期患者应避免静脉注射造影剂，故 B 不正确。超声检查可以检测肾脏的大小、对称性，区别肾实质疾病、肾血管疾病及梗阻性肾病，但不是首选的检查，故 E 不正确。选项 C 对肾脏肿物的诊断有一定的意义。MRI 能查明肿块的位置、大小、形态、侵犯范围，故 D 不正确。

111. B 【解析】先天性甲状腺功能减退症可有特殊面容和体态，头大，颈短，皮肤粗糙、面色苍黄，毛发稀疏、无光泽，面部黏液水肿，眼距宽，鼻梁低平，唇厚，舌大而宽厚、常伸出口外。患儿身材矮小，躯干长而四肢短小，腹部膨隆，常有脐疝。智能发育低下，表情呆板、淡漠，神经反射迟钝；运动发育障碍。精神差，安静少动，对周围事物反应少，嗜睡，食欲缺乏，声音低哑，体温低而怕冷，脉搏、呼吸缓慢，肌张力低，肠蠕动慢，腹胀，便秘。故选 B。

112. D 【解析】先天性甲状腺功能减退症应检测血清 T_4、TSH 浓度，如 T_4 降低、TSH 明显升高即可确诊。故选 D。

113. D 【解析】先天性甲状腺功能减退症应早期诊断，尽早治疗，避免对脑发育的损害，一旦诊断应采用甲状腺激素替代疗法。故选 D。

114. D 【解析】喘息和呼吸困难是哮喘的典型症状，喘息的发作往往较突然；呼吸困难呈呼气性，表现为吸气时间短，呼气时间长，患者感到呼气费力；可伴有咳嗽、咳痰、胸闷和胸痛。体征有呼吸加快、端坐呼吸，严重时可出现口唇和指（趾）发绀、呼气延长和双肺哮鸣音，可以反复发作。根据题干，该患者为支气管哮喘。故选 D。

115. E 【解析】茶碱类药物除能抑制磷酸二酯酶，提高平滑肌细胞内的环磷酸腺苷

（cAMP）浓度外，同时具有腺苷受体的拮抗作用；并能促进体内肾上腺素的分泌；增强气道纤毛清除功能和抗炎作用，是目前常用的治疗哮喘的药物之一。目前用于临床的药物品种有氨茶碱、茶碱。故选 E。

116. C **【解析】**哮喘持续状态指的是常规治疗无效的严重哮喘发作，持续时间一般在 12 小时以上。哮喘持续状态并不是一个独立的哮喘类型，而是它的病理生理改变较严重，若对其严重性估计不足或治疗措施不当，常可能导致死亡。故选 C。

117. E **【解析】**提示存在进行性血胸的征象：①持续脉搏加快、血压降低，或虽经补充血容量后血压仍不稳定。②闭式胸腔引流量每小时超过 200ml，持续 3 小时。③血红蛋白、红细胞计数和血细胞比容进行性降低，引流胸腔积血的血红蛋白和红细胞计数与周围血象接近，且迅速凝固。故选 E。

118. B **【解析】**非进行性血胸，胸腔积血量少，可采用胸腔穿刺及时排出积血。进行性血胸应及时行开胸探查手术。凝固性血胸应待伤员情况稳定后尽早手术，清除血块，并剥除胸膜表面血凝块和机化形成的纤维包膜；开胸手术可提早到伤后 2～3 天。感染性血胸应及时改善胸腔引流，排尽感染性积血、积液。故选 B。

119. A **【解析】**该患者阵发性心悸 3 年，每次突然发生，可自行终止，且甲状腺不大，多考虑为心律失常的可能性较大，暂排除甲状腺疾病。对于心律失常一般确诊多用心电图。故选 A。

120. A **【解析】**该患者阵发性心悸，每次突发突止，心率快，且刺激迷走神经会降低心率，均符合阵发性室上性心动过速的临床表现。故选 A。

121. D **【解析】**导管消融技术已十分成熟，安全、有效且能根治心动过速，应优先考虑应用。D 说法错误，故选 D。

122. A **【解析】**该患者为 48 岁女性，身体质量指数 29.2kg/m^2，为肥胖体型；存在口渴、多饮，空腹血糖、餐后血糖均升高，考虑为 2 型糖尿病。治疗首选饮食及运动治疗。故选 A。

123. C **【解析】**该患者经饮食、运动治疗后血糖控制不佳，此时应用降糖药物。2 型糖尿病肥胖患者首选二甲双胍类降糖药。故选 C。

124. E **【解析】**糖尿病患者在合并感染、应激、出现并发症等情况时，选用胰岛素治疗。该患者出现浸润性肺结核，为应用胰岛素治疗的适应证。故选 E。

125. A **【解析】**该患者为中年女性，右腹股沟下方包块，平卧后可变小，首先考虑为股疝。搬重物后包块突然增大，1 小时前出现右下腹阵发性绞痛，触痛明显，平卧手法还纳未成功，应诊断为右侧股疝嵌顿，应及时手术。股疝修补术最常用的是 McVay 法。故选 A。

126. E **【解析】**McVay 法可很好地堵住股环，股疝的另一手术方法是在处理疝囊后，在腹股沟韧带下方将腹股沟韧带腔隙韧带和耻骨肌筋膜缝合在一起，借以关闭股环。故选 E。

127. B **【解析】**该患者腰扭伤后发生左下肢麻痛并放射，腰背肌痉挛，坐骨神经痛，直腿抬高试验阳性应首先考虑腰椎间盘突出症。CT 对诊断有定位和定性的意义，故为首选的检查方法。MRI 价格昂贵，不为首选。故选 B。

128. E 【解析】腰椎间盘突出症患者有外伤史，尤其是弯腰搬重物史。长期弯腰工作者和职业司机发病率较高。绝大部分患者有腰背痛，95%患者坐骨神经痛，肢体麻木。有的患者还可出现肌肉瘫痪和马尾综合征。俯卧时，沿坐骨神经走行处有压痛。直腿抬高试验和加强试验阳性。该患者表现符合腰椎间盘突出症的临床特点，故选 E。

129. C 【解析】手术治疗适用于：①病史长，反复发作，非手术治疗无效者。②出现马尾综合征或单根神经麻痹的患者。③腰椎间盘突出症伴腰椎椎管狭窄或滑脱的患者。方法有前路及后路手术。故选 C。

130. D 【解析】反复心悸、胸痛、劳力性呼吸困难，时有头晕或短暂意识丧失。心脏轻度增大，心尖部有 2 级收缩期杂音和第四心音，胸骨左缘第 3～4 肋间闻及较粗糙的喷射性收缩期杂音，为梗阻性肥厚型心肌病的典型表现。故选 D。

131. C 【解析】超声心动图舒张期室间隔与左心室后壁厚度之比≥1.3 最有诊断价值。故选 C。

132. C 【解析】β 受体阻断药有利于防止心动过速，减轻左心室流出道狭窄。避免使用增强心肌收缩力和减少心脏容量负荷的药物，如洋地黄、硝酸类制剂等，以减少加重左心室流出道梗阻。故选 C。

133. C 【解析】该患者胸部外伤后，伤口可闻及空气出入的声音，提示开放性气胸。急救处理要点是立即将开放性气胸变为闭合性气胸。因此首要处理措施是立即封闭伤口。故选 C。

134. A 【解析】该患者进一步应行闭式胸腔引流术，气胸引流管安置部位一般在前胸壁锁骨中线第 2 肋间隙。故选 A。

135. A 【解析】该患者大量蛋白尿、低蛋白血症、高脂血症、明显水肿是原发型肾病综合征的表现，血补体 C3 正常可排除急性肾炎。故选 A。

136. C 【解析】青少年患者最常见的肾病综合征为微小病变性。故选 C。

137～138. B、A 【解析】青年男性患者，上呼吸道感染 24～72 小时后突发肉眼血尿，伴蛋白尿、低蛋白血症，最可能是系膜增生性 IgA 肾病。故 137 题选 B。患儿眼睑及双下肢水肿，24 小时尿蛋白定量>3.5g，血浆清蛋白<30g/L，考虑为肾病综合征，儿童多见微小病变性肾病。故 138 题选 A。

139～140. A、B 【解析】透明管型正常人偶见，剧烈运动后、肾病时增加；蜡样管型见于慢性肾小球肾炎；上皮细胞管型见于肾病综合征；白细胞管型见于活动性肾盂肾炎、间质性肾炎；红细胞管型见于急性肾小球肾炎。故 139 题选 A，140 题选 B。

141～142. D、C 【解析】骨肉瘤属于恶性肿瘤，采用的治疗方法是化疗和根治性手术。故 141 题选 D。骨巨细胞瘤采用的治疗方法是手术切除。故 142 题选 C。

143～144. A、C 【解析】根据该患者病变部位为上肺部，有低热、乏力的表现，抗菌药物治疗后无效，可初步判断为肺结核。医院获得性肺炎有感染高危因素，患者病原菌多为革兰阴性杆菌及金黄色葡萄糖球菌。故 143 题选 A，144 题选 C。

145～146. C、A 【解析】稳定型心绞痛最常见，是指劳力性心绞痛发作的性质在

1～3个月内并无改变，即每日和每周疼痛发作次数大致相同，诱发疼痛的劳力和情绪激动程度相同，每次发作疼痛的性质和部位无改变，疼痛时限相仿（3～5分钟），用硝酸甘油后，也在相同时间内发生疗效。故145题选C。恶化型劳力性心绞痛是指原为稳定型心绞痛的患者，在3个月内疼痛的频率、程度、时限、诱发因素经常变动，进行性恶化；含服硝酸甘油量增多；易发展为心肌梗死或猝死，也可经治疗后逐渐恢复为稳定型。故146题选A。

147～148. D、B 【解析】大动脉硬化血管的缓冲能力降低时，会出现收缩压升高、舒张压降低、脉压增大的情况，脉搏骤起骤落，犹如潮水涨落，称为水冲脉。故147题选D。奇脉是指吸气时脉搏明显减弱或消失，是由左心室搏血量减少所致。心脏压塞时可出现奇脉。故148题选B。

149～150. B、E 【解析】索莫吉（Somogyi）反应是指在夜间曾发生低血糖，睡眠中未被察觉，但导致体内胰岛素拮抗激素分泌增加，继而发生低血糖后反跳性高血糖。故149题选B。黎明现象是指夜间血糖控制良好，也无低血糖，仅于黎明短时间内出现高血糖，可能由于清晨皮质醇、生长激素等胰岛素拮抗激素分泌增多所致。故150题选E。

110-3

2024全国临床执业医师资格考试冲刺试卷与解析（三）

（医学综合笔试部分）

第三单元

考试日期：20××年×月×日
考试时间：13：30～15：30

考生姓名：________
准考证号：________
考 场 号：________

中国协和医科大学出版社
北 京

A_1 型选择题

答题说明

每一道考题下面有 A、B、C、D、E 五个备选答案，请从中选择一个最佳答案。

1. 关于气性坏疽的治疗，叙述不正确的是
   A. 一经诊断，应急诊清创
   B. 输血
   C. 营养支持治疗
   D. 高压氧治疗
   E. 首选氨基糖苷类抗生素
2. 甲状腺大部切除术后 48 小时内，最危急的并发症是
   A. 喉上神经内侧支损伤
   B. 喉返神经单侧损伤
   C. 手足抽搐
   D. 呼吸困难和窒息
   E. 甲状腺危象
3. 肝性脑病假性神经递质学说中的假性神经递质是指
   A. 苯乙胺和酪胺
   B. 苯乙胺和苯乙醇胺
   C. 酪胺和羟苯乙醇胺
   D. 多巴胺和苯乙醇胺
   E. 苯乙醇胺和羟苯乙醇胺
4. 腹膜炎患者应进行手术探查的情况是
   A. 体温超过 38℃
   B. 年龄超过 60 岁
   C. 出现休克症状
   D. 发病时间大于 6 小时
   E. 血白细胞计数超过 $10\times10^9/L$
5. 下列关于急性细菌性痢疾的叙述，错误的是
   A. 多有发热及毒血症状，腹痛重，常伴里急后重
   B. 多为黏液脓血便，量少
   C. 便培养可有痢疾杆菌生长
   D. 肠黏膜弥漫性充血、水肿
   E. 疼痛多位于右下腹
6. 引起右上腹胆绞痛及黄疸的最常见的原因是
   A. 胆道蛔虫病
   B. 急性胆囊炎
   C. 胆总管结石
   D. 先天性胆总管扩张
   E. 复发性慢性胰腺炎
7. 行胆囊切除手术时，胆总管的探查指征不包括
   A. 胆总管有扩张
   B. 曾有梗阻性黄疸史
   C. 胆囊水肿
   D. 术中胆管造影示胆总管内结石
   E. 术中触及胆总管结石
8. 肠外营养时，使用大量高渗葡萄糖作为单一的能源会引起
   A. 糖异生活跃
   B. 去甲肾上腺素分泌减少
   C. 肝脂肪浸润
   D. 静息能量消耗降低
   E. 蛋白质分解减少
9. 肛裂的主要特点为
   A. 无痛性血便
   B. 肛门部位下坠感
   C. 肛门疼痛伴血便
   D. 肛门口有分泌物
   E. 粪便上附有大量血液
10. 贲门周围血管离断术需离断的血管中不包括
   A. 胃冠状静脉

B. 胃短静脉
C. 胃网膜右静脉
D. 胃后静脉
E. 左膈下静脉

11. 消化性溃疡最常见的并发症是
A. 上消化道出血
B. 穿孔
C. 幽门梗阻
D. 癌变
E. 复合溃疡

12. 关于慢性胰腺炎的饮食疗法，不正确的是
A. 低脂饮食
B. 高维生素饮食
C. 低蛋白饮食
D. 按糖尿病要求控制血糖
E. 少食多餐

13. 对有心脑血管疾病的患者，以下关于术前准备的说法错误的是
A. 纠正水与电解质代谢紊乱
B. 脑卒中者择期手术至少推迟 2 周后
C. 高血压患者术前继续服药
D. 心肌梗死发病后 2 个月安排择期手术
E. 不要求血压降至正常后手术

14. 上消化道大出血最常见的病因是
A. 门静脉高压
B. 胃癌
C. 胃淋巴瘤
D. 胆道出血
E. 消化性溃疡

15. 距肛缘 4 ~ 5cm 的直肠癌，最常用的手术方式是
A. 直肠前切除术
B. 经腹直肠癌切除，远端封闭，近端造瘘术
C. 经腹会阴联合直肠癌根治术
D. 拉下式直肠癌切除术
E. 经直肠镜肿瘤切除术

16. 急性普通型肝炎的病变特点是
A. 以肝细胞变性为主
B. 以肝细胞坏死为主
C. 以汇管区渗出为主
D. 以肝细胞增生为主
E. 以汇管区间质增生为主

17. 临床上最常见的腹外疝是
A. 腹股沟斜疝
B. 股疝
C. 脐疝
D. 腹股沟直疝
E. 直疝

18. 急性重型再生障碍性贫血患者发生感染最多见于
A. 皮肤黏膜
B. 呼吸道
C. 颅内
D. 肛周感染
E. 肠道

19. 下列哪项不符合流行性乙型脑炎的病理改变
A. 神经细胞变性、坏死
B. 血管套形成
C. 软化灶
D. 蛛网膜下腔有脓性渗出物
E. 胶质细胞增生

20. 可判断有机磷杀虫药中毒的严重程度并指导治疗最有意义的是
A. 血氧分压
B. 血胆碱酯酶活力
C. 心率
D. 肺部湿啰音
E. 瞳孔大小

21. 关于应激性溃疡不正确的是
A. 多发生于胃，也可累及食管
B. 不会穿透胃壁全层
C. 最明显的症状是呕血、柏油样便
D. 可发生大出血
E. 可发生于十二指肠

22. 腹部损伤时做诊断性腹腔穿刺，抽出不凝固血液，最可能的诊断为
A. 空腔脏器破裂
B. 误穿入腹腔血管
C. 前腹壁血肿
D. 实质性器官破裂
E. 后腹膜间隙血肿
23. 缺铁性贫血早期最可靠的依据是
A. 血清铁减少
B. 血清铁蛋白降低
C. 血清总铁结合力增高
D. 运铁蛋白饱和度降低
E. 红细胞内原卟啉增高
24. 治疗中枢神经系统白血病的首选药物是
A. 长春新碱
B. 环磷酰胺
C. 三尖杉酯碱
D. 6-巯基嘌呤
E. 甲氨蝶呤
25. 难复性疝不易回纳的内容物最多见的是
A. 乙状结肠
B. 大网膜
C. 小肠
D. 膀胱
E. 横结肠
26. 机体发生创伤后，营养状况的评估指标中不包括的是
A. 血小板测定
B. 体重
C. 清蛋白测定
D. 皮褶厚度
E. 淋巴细胞测定
27. 细菌性肝脓肿，细菌进入肝脏最常见的途径是
A. 肝动脉
B. 胆道
C. 门静脉
D. 外伤伤口
E. 淋巴系统
28. 乳腺癌患者乳腺皮肤出现“酒窝征”的原因是
A. 肿瘤侵犯了腰大肌
B. 肿瘤侵犯了乳房悬韧带（Cooper韧带）
C. 癌细胞堵塞了局部皮下淋巴管
D. 肿瘤侵犯周围腺体
E. 肿瘤侵犯了局部皮肤
29. 十二指肠溃疡易发生穿孔的部位是十二指肠
A. 球部前壁
B. 降部后壁
C. 球部后壁
D. 水平部后壁
E. 升部前壁
30. 病情恢复后不发生病原携带状态的传染病是
A. 乙型肝炎
B. 甲型肝炎
C. 细菌性痢疾
D. 丙型肝炎
E. 伤寒
31. 流行性脑脊髓膜炎的脓液主要聚集于
A. 软脑膜与脑皮质之间的腔隙
B. 蛛网膜与软脑膜之间的腔隙
C. 蛛网膜与硬脑膜之间的腔隙
D. 蛛网膜本身的疏松纤维组织间
E. 软脑膜本身的疏松纤维组织间
32. 确诊伤寒最常用的检测方法是
A. 粪便培养
B. 血培养
C. 尿培养
D. 骨髓培养
E. 胆汁培养
33. 哪一种病理类型的甲状腺癌预后最差
A. 乳头状腺癌
B. 滤泡状腺癌
C. 未分化癌
D. 髓样癌

E. 甲状腺瘤恶变

34. 诊断急性心肌梗死特异性最高的心肌坏死标志物是
A. 肌酸激酶
B. 谷草转氨酶
C. 肌红蛋白
D. 肌钙蛋白
E. 乳酸脱氢酶

35. 休克期反映器官血流灌注最简单可靠的指标是
A. 收缩压
B. 舒张压
C. 脉压
D. 脉率
E. 尿量

36. 乳房后脓肿切开引流最好采用
A. 乳房表面放射状切口
B. 乳房表面横切口
C. 乳晕下缘弧形切口
D. 乳房下缘弧形切口
E. 乳房外侧斜切口

37. 大量呕吐未加处理，短期内常发生
A. 高渗性脱水
B. 低渗性脱水
C. 等渗性脱水
D. 水中毒
E. 水肿

38. 急性痛风性关节炎的主要临床特点不包括
A. 秋水仙碱治疗可迅速缓解关节炎症状
B. 常伴高尿酸血症
C. 单侧第一掌指关节肿痛最为常见
D. 在偏振光显微镜下，关节液内发现呈双折光的针形尿酸盐结晶
E. 疼痛剧烈，初次发作常呈自限性

39. 慢性胃体炎的主要表现为
A. 血清抗壁细胞抗体阳性
B. 血清内因子抗体阴性
C. 胃液酸度正常
D. 血清促胃液素含量低下
E. 约10%发生癌变

40. 下列哪种不是胃食管反流病的主要发病机制
A. 夜间胃酸分泌过多
B. 下食管括约肌压力降低
C. 异常的下食管括约肌一过性松弛
D. 胃排空异常
E. 食管酸廓清能力下降

41. 成年人典型缺铁性贫血，下列血象结果中不支持的是
A. 白细胞计数（WBC）18×10^9/L
B. 平均红细胞体积（MCV）76fl
C. 网织红细胞（RET）0.02
D. 平均红细胞血红蛋白浓度（MCHC）28%
E. 血小板计数（PLT）350×10^9/L

42. 小胃癌的直径小于
A. 2.0cm
B. 0.1cm
C. 0.5cm
D. 1.5cm
E. 1.0cm

43. 有关急性胆囊炎下列哪项是错误的
A. 黄疸出现的早而明显
B. 有时可扪及有触痛的肿大胆囊
C. Murphy 征阳性
D. 右上腹可有压痛及肌紧张
E. 一般无寒战

44. 胎儿成熟障碍常见于
A. 双胎妊娠
B. 妊娠合并甲状腺功能亢进症
C. 妊娠糖尿病
D. 过期妊娠
E. 慢性羊水过多

45. 阑尾切除术最常见的并发症是
A. 出血
B. 粪瘘
C. 腹腔脓肿
D. 切口感染

E. 粘连性肠梗阻

46. 下列哪项不是急性糜烂性胃炎的常见病因
A. 非甾体抗炎药
B. 脑外伤
C. 酒精
D. 幽门螺杆菌感染
E. 严重烧伤

47. 诊断下肢深静脉血栓形成的辅助检查不包括
A. 多普勒超声检查
B. 尿素酶检查
C. 下肢静脉顺行造影
D. 螺旋 CT 静脉成像
E. D-二聚体检查

48. 乳腺囊性增生病临床最突出的特点是
A. 疼痛与月经周期有关
B. 肿块呈颗粒状或结节状
C. 肿块大小不一
D. 肿块质韧
E. 可有乳头溢液

49. 双侧四肢远端出现手套袜子样麻木，病变的定位多在
A. 神经丛
B. 神经末梢
C. 脊髓后角
D. 神经干
E. 脊髓后角

A_2 型选择题

答 题 说 明

每一道考题是以一个小案例出现的，其下面都有 A、B、C、D、E 五个备选答案，请从中选择一个最佳答案。

50. 女，52 岁。肝炎肝硬化 10 年，近 3 个月腹围明显增大，1 周来少尿。无腹痛、发热。查体：腹部无压痛，移动性浊音（+）。实验室检查：血肌酐 134μmol/L，甲胎蛋白（AFP）正常。最可能的并发症是
A. 肝癌
B. 自发性腹膜炎
C. 肝肾综合征
D. 门静脉血栓形成
E. 继发性腹膜炎

51. 男，74 岁。左腹股沟可复性包块 10 年，不能回纳 8 小时。以左腹股沟斜疝嵌顿行急诊手术，术中见部分嵌顿小肠肠管色暗、无蠕动，行部分肠切除术。此时不宜行疝修补术的理由是
A. 术后易继发手术野感染
B. 术后易出现腹胀
C. 患者年龄大，伤口愈合能力低
D. 术前准备不充分
E. 术后易发生上呼吸道感染

52. 男，35 岁。因发热 5 天，尿少 1 天于 1 月 10 日就诊。查体：T 37.8℃，P 108 次/分，BP 80/55mmHg，面部潮红，球结膜充血水肿，腋下可见出血点。实验室检查：血 WBC 19×10^9/L，异型淋巴细胞占比 0.15，尿蛋白（+++）。首先考虑的诊断是
A. 急性肾盂肾炎
B. 肾综合征出血热
C. 伤寒
D. 钩端螺旋体病

E. 流感

53. 男，30 岁，农民。腹痛、腹泻半个月，大便 4～8 次/天，便量多，为暗红色，有腥臭味，肉眼可见血液及黏液，患者无发热，左下腹隐痛。粪便镜检：WBC 10～15 个/HP，RBC 满视野/HP。最可能的诊断是

A. 细菌性痢疾

B. 肠伤寒合并肠出血

C. 阿米巴痢疾

D. 溃疡性结肠炎

E. 血吸虫病

54. 男，30 岁。由 5m 高处跌下 2 小时。查体：BP 104/70mmHg，P 120 次/分。腹痛，腹肌紧张，有压痛和反跳痛，肠鸣音弱。血常规：Hb 80g/L。X 线检查：右侧第 9、10 肋骨骨折，右侧膈肌升高。最可能的诊断是

A. 肝破裂

B. 胃破裂

C. 脾破裂

D. 横结肠破裂

E. 胰腺断裂

55. 女，24 岁。头晕、乏力伴月经量增多 1 年，既往体健。查体：下肢皮肤瘀点，肝、脾肋下未触及。血常规：Hb 60g/L，WBC 2.8×10^9/L，PLT 38×10^9/L，网织红细胞 0.001。胸骨骨髓细胞学检查：骨髓增生活跃，未见巨核细胞。最可能的诊断是

A. 特发性血小板减少性紫癜

B. 再生障碍性贫血

C. 阵发性睡眠性血红蛋白尿

D. 慢性失血性贫血

E. 骨髓增生异常综合征

56. 男孩，12 岁。10 天前出现上唇部红肿见脓头，自行挤压排脓液，后出现发热，体温最高达 38.9℃，寒战，头痛剧烈，意识不清。其最可能的并发症是

A. 颌下淋巴结炎

B. 眼眶内感染

C. 海绵状静脉窦炎

D. 面部蜂窝织炎

E. 化脓性上颌窦炎

57. 男，46 岁。因急性肠梗阻 3 天入院。患者诉口不渴，全身乏力，不能坐起。查体：脉搏 120 次/分，血压 75/60mmHg，眼窝凹陷，皮肤弹性差，尿比重 1.025，血清钠 134mmol/L。最可能的诊断是

A. 高渗性脱水

B. 等渗性脱水

C. 低渗性脱水

D. 缺钠性休克

E. 继发性脱水

58. 男，43 岁。2 个月前发生上消化道出血，经胃镜检查证实为食管静脉曲张，既往有乙型病毒性肝炎病史，目前肝功能有轻度损害。下列既能预防食管曲张静脉再出血，又对肝功能影响最小的术式是

A. 脾肾静脉分流术

B. 肠系膜上静脉-下腔静脉分流术

C. 门腔静脉分流术

D. 脾切除术

E. 脾切除加贲门周围血管离断术

59. 男，52 岁。右季肋部胀痛伴低热 2 月余。查体：颈部可见蜘蛛痣，肝肋下 6cm，质硬，表面不平，压痛（+），肝区可闻及血管杂音，脾肋下 3cm。10 年前曾查 HBsAg（+），谷丙转氨酶（GPT）82U/L。诊断首先考虑

A. 慢性活动性肝炎

B. 肝硬化

C. 肝脓肿

D. 原发性肝癌

E. 慢性胆囊炎

60. 男孩，10 岁。突发剑突下阵发性剧烈绞痛 3 小时，发作时辗转不安，呻吟痛

苦，伴恶心、呕吐，发作过后如常人。查体：无发热、无黄疸，腹平软，无明显压痛。白细胞计数正常。最可能的诊断是

A. 急性胃炎
B. 急性胆囊炎
C. 肠套叠
D. 胆道蛔虫病
E. 胃溃疡穿孔

61. 男，20 岁。因低热、腹痛诊断为结核性腹膜炎。近日来呕吐、腹胀、未解大便。查体：腹部可见肠型和蠕动波，有气过水声，肠鸣音亢进。最可能的并发症是

A. 肠梗阻
B. 肠穿孔
C. 中毒性肠麻痹
D. 肠出血
E. 腹腔脓肿

62. 女，40 岁。妊娠30周单胎畸形，入院行引产术。婚育史：孕 4 产 1。查体：T 37.5℃，BP 135/80mmHg。实验室检查：Hb 73g/L，WBC 8.2×10^9/L，PLT 200×10^9/L，ABO 血型为 A 型，Rh 血型 CCdEE。术前为改善贫血应输注

A. A 型 RhD 阳性悬浮红细胞
B. AB 型 RhD 阴性悬浮红细胞
C. B 型 RhD 阴性悬浮红细胞
D. O 型 RhD 阳性悬浮红细胞
E. A 型 RhD 阴性悬浮红细胞

63. 女，31 岁。甲状腺次全切除术后 6 小时，觉憋气、烦躁，迅速加重。查体：P 110 次/分，BP 120/90mmHg，神志清楚，颈部肿胀，口唇发绀，无声音嘶哑，呼吸急促，双肺呼吸音粗，未闻及啰音。此时应给予的紧急处理措施是

A. 立即面罩高流量吸氧
B. 开放伤口，据情况行气管切开
C. 立即注射呼吸兴奋药
D. 保持引流管通畅
E. 半坐位，充分吸痰

64. 女，36 岁。反复腹泻 2 年，间有脓血便，粪便培养阴性，多种抗生素治疗无效。为明确诊断，首选的检查是

A. 腹部 X 线摄片
B. X 线胃肠钡剂检查
C. 钡剂灌肠造影
D. 结肠镜检查
E. 腹部 CT

65. 青年男性，农民。9 月 1 日入院，4 天来发热、头痛、全身酸痛、乏力，今起心悸、气短、咳嗽、痰带血。查体：体温 40℃，面色苍白，心率 124 次/分，呼吸 36 次/分，肺部散在湿啰音。血常规 WBC 9.6×10^9/L，N 0.8，L 0.2。胸部 X 线片：肺纹理增多，有散在点片状阴影。最可能的诊断是

A. 血行播散性肺结核
B. 支气管肺炎
C. 支气管扩张并感染
D. 肾综合征出血热高血容量综合征
E. 钩端螺旋体病（肺出血型）

66. 男，42 岁。肝硬化病史 5 年，3 天前呕血 500ml，今日出现淡漠少言，脑电图正常。最可能的诊断是

A. 亚临床肝性脑病
B. 肝性脑病 1 期
C. 肝性脑病 2 期
D. 肝性脑病 3 期
E. 肝性脑病 4 期

67. 男，36 岁。患肝硬化 1 年，1 周来发热。查体：全腹痛，腹部明显膨胀。尿量 500ml/d。住院后经检查有以下体征，对目前病情判断最有意义的是

A. 蜘蛛痣及肝掌
B. 腹壁静脉曲张呈海蛇头样
C. 脾大
D. 全腹压痛及反跳痛

E. 腹部移动性浊音阳性

68. 男，48 岁。餐后上腹胀满、恶心、呕吐，上腹隆起 2 周。3 个月前有跌倒上腹触及台阶史。查体：一般情况好，上腹正中膨隆，可触及一个 15cm×12cm 略呈椭圆形、稍囊性的肿块，轻度压痛。X 线钡剂透视可见胃及横结肠均向下移位。诊断应首先考虑

A. 肝囊肿
B. 肠系膜囊肿
C. 腹膜后囊肿
D. 胰腺假性囊肿
E. 胆总管囊肿

69. 女，25 岁。妊娠 5 个月，因转移性右下腹痛 2 小时就诊。诊断为急性阑尾炎，不宜采用的治疗措施是

A. 行阑尾切除术
B. 围手术期加用孕酮
C. 手术切口应偏低
D. 尽量不用腹腔引流
E. 可应用广谱抗生素

70. 男，70 岁。因偏瘫、昏迷就诊，诊断为脑出血。患者随后出现呕血、黑粪，其最可能的病因为

A. 急性糜烂性胃炎
B. 十二指肠球部溃疡
C. 胃癌
D. 肝硬化食管胃底静脉曲张破裂
E. 胃溃疡

71. 男，35 岁。转移性右下腹痛 2 天。右下腹部压痛，肌紧张，反跳痛，肠鸣音减弱。白细胞计数及中性粒细胞占比明显增高。其诊断首先考虑为

A. 胃十二指肠溃疡穿孔
B. 急性胆囊炎并穿孔
C. 绞窄性肠梗阻
D. 急性肠系膜淋巴结炎
E. 急性阑尾炎穿孔

72. 男，60 岁。确诊为 COPD 伴慢性肺心病失代偿期。实验室检查：pH 7.43，PaO_2 60mmHg，$PaCO_2$ 58mmHg，HCO_3^- 39mmol/L，K^+ 2.89mmol/L，Na^+ 135 mmol/L，Cl^- 86mmol/L。该患者的酸碱失衡类型为

A. 呼吸性酸中毒
B. 呼吸性碱中毒
C. 代谢性酸中毒
D. 呼吸性碱中毒+代谢性酸中毒
E. 呼吸性酸中毒+代谢性碱中毒

73. 男，78 岁。既往患冠心病 30 余年。因寒热、大汗，在当地医院诊断为疟疾。下列慎用的药物是

A. 氯喹
B. 奎宁
C. 伯氨喹
D. 磺胺类
E. 青蒿素

74. 男，20 岁。右大腿刀刺伤 18 小时，刀口处红肿，有渗出液。目前最适当的治疗措施是

A. 清创缝合
B. 抗生素治疗
C. 理疗
D. 清理伤口后换药
E. 局部固定

75. 一患者行甲状腺次全切除手术后出现声音嘶哑，喉镜检查示左侧声带麻痹，分析手术中可能损伤的结构是

A. 舌下神经
B. 喉上神经
C. 舌咽神经
D. 左侧喉返神经
E. 右侧喉返神经

76. 男，24 岁，有不洁性接触史。因近 2 天尿急、尿频、排尿刺痛而来院就诊。查体：尿道口有白色脓性分泌物。分泌物涂片染色，镜下见到革兰阴性成双排列的球菌。该患者感染可能是由下述哪种

细菌引起
A. 肺炎链球菌
B. 淋病奈瑟菌
C. 葡萄球菌
D. 链球菌
E. 脑膜炎球菌

77. 女，26岁。外阴瘙痒，分泌物增多，有不洁性接触史。查体发现小阴唇内有多个菜花状赘生物，则该患者可能是
A. 梅毒
B. 淋病
C. 滴虫阴道炎
D. 细菌性阴道病
E. 尖锐湿疣

78. 男，20岁。1周来发热、食欲缺乏、厌油、恶心、呕吐、尿黄，黄疸急剧上升至血清总胆红素170μmol/L，凝血酶原活动度35%，近2天出现嗜睡、烦躁不安，伴牙龈出血、皮下瘀斑。查体：肝肋下未扪及。该患者的诊断首先应想到
A. 急性肝炎
B. 中毒肝炎
C. 急性重型肝炎
D. 淤胆型肝炎
E. 慢性肝炎

79. 女，36岁。因急性一氧化碳中毒入院，治疗1周后症状消失出院。2个月后突然出现意识障碍。既往无高血压及脑血管病史。最可能的诊断是
A. 脑出血
B. 脑梗死
C. 肝性脑病
D. 一氧化碳中毒迟发脑病
E. 中间综合征

80. 女，26岁。3个月来全腹胀，右上腹触及不易推动、边缘不整的肿块，有压痛，近1个月低热、盗汗明显。最可能的诊断是
A. 胆囊肿大，伴炎症
B. 肝结核
C. 结核性腹膜炎
D. 肾结核
E. 肾囊肿

81. 男，40岁。术后粘连性肠梗阻3天，加重1天。查体：可见肠蠕动波，肠鸣音亢进，右下腹有局限性压痛。多次腹部立位平片可见固定肠袢。正确的治疗措施是
A. 继续补液、观察病情变化
B. 注射吗啡镇痛
C. 灌肠治疗
D. 剖腹探查
E. 出现腹膜刺激征后手术

82. 女，29岁。自幼有出血倾向。实验室检查：出血时间延长，凝血时间正常，血小板计数 160×10^9/L，血小板黏附率降低，部分凝血活酶时间延长，凝血酶原时间正常。其父亲也有类似病史。考虑的诊断是
A. 血友病
B. 血管性血友病
C. 过敏性紫癜
D. 维生素K缺乏
E. 遗传性出血性毛细血管扩张症

83. 脾切除术后2天，患者使用呼吸机辅助呼吸，输液12 000ml，24小时尿量300ml，腹腔引流出淡血性液3500ml。查体：T 38.8℃，P 126次/分，BP 97/65mmHg。腹部高度膨隆，腹膜刺激征（+）。血常规：Hb 126g/L，WBC 13.24×10^9/L，N 0.75，L 0.24，PLT 523×10^9/L。膀胱测压为31mmHg。目前最紧迫的处理措施是
A. 控制输液的量和速度
B. 利尿保护肾功能
C. 抗感染治疗
D. 立即剖腹探查
E. 立即胃肠减压

84. 女，35 岁。与家人吵架后服美曲膦酯 100ml，30 分钟后被急送医院。查体：昏迷状态，呼吸困难，皮肤湿冷，双瞳孔如针尖大小。正确的紧急处理是
A. 气管插管气道保护后应用硫黄铜溶液洗胃+导泻
B. 直接应用大量生理盐水洗胃+导泻
C. 直接应用硫酸铜溶液洗胃+导泻
D. 气管插管气道保护后应用 2% 碳酸氢钠溶液洗胃
E. 气管插管气道保护后应用大量温水洗胃+导泻

85. 男，70 岁。因便血及大便习惯改变 3 个月入院，诊断为直肠癌。准备行手术治疗，但患者术前心电图检查示二度Ⅱ型房室传导阻滞，心率 50 次/分，阿托品试验阳性。对于其术前准备，不正确的是
A. 教会患者正确的咳嗽和咳痰方法
B. 交叉配血，备红细胞悬液 800ml
C. 术前一天及手术当天清洁灌肠
D. 不必预防性用抗生素
E. 安装临时心脏起搏器

86. 女，56 岁。冬天煤炉取暖过夜。清晨被家人发现昏迷不醒急送医院。查体：口唇呈樱桃红色。对诊断最有帮助的检查是
A. 血胆碱酯酶活力
B. 血碳氧血红蛋白（COHb）测定
C. 血糖测定
D. 血气分析
E. 颅脑 CT

87. 女，35 岁。2 个月来发热、乏力伴消瘦。左颈、两侧腋窝和腹股沟部位可触及数个黄豆和蚕豆大小淋巴结，脾肋下 3cm。血象正常，红细胞沉降率（ESR）80mm/h，胸部 X 线检查阴性，肝区 B 超正常，淋巴结活检为混合细胞型。淋巴瘤分期为
A. ⅡA
B. ⅡB
C. ⅢA
D. ⅢB
E. ⅣA

88. 男，38 岁。剧烈腹痛 3 小时入院。入院时心电图示心房颤动。查体：腹部平坦，较软，直肠指诊无黏液血便。下列对于确诊最有意义的检查是
A. 腹部 X 线摄片
B. 腹部超声检查
C. 腹部 CT
D. 腹部动脉造影
E. 钡剂灌肠造影

89. 男，25 岁。发生左侧腹部及左下胸部撞击伤 3 小时。查体：神志清，体温 37℃，血压 80/60mmHg，脉率 120 次/分。左侧腹压痛，有轻度反跳痛及肌紧张。血白细胞计数 20×10^9/L，尿镜检红细胞 20 个/HP。正确的急救处理是
A. 大剂量抗菌药物治疗
B. 输血、输液
C. 密切观察
D. 纠正休克的同时，考虑立即剖腹探查
E. 应用 25% 甘露醇静脉注射，密切观察尿液的改变

90. 男，32 岁。发热、下腹痛、腹泻 1 个月。体温最高 38.1℃，大便 3 次/日，黄稀便，无脓血。查体：T 37.5℃，P 90 次/分，R 18 次/分，BP 120/80mmHg。双肺呼吸音清，未闻及干湿啰音，心律齐，腹软，无压痛。腹部 B 超示右下腹部肠壁增厚。对诊断最有意义的检查是
A. 腹部 X 线摄片
B. 腹部 CT
C. 腹腔镜
D. 结肠镜
E. 下消化道 X 线钡剂造影

91. 男，31 岁。有胃溃疡穿孔手术史，3 天前出现腹胀、腹痛伴呕吐、肛门停止排便排气，经检查诊断为肠梗阻。现最为重要的是了解梗阻的
A. 原因
B. 部位
C. 程度
D. 发生速度
E. 是否绞窄
92. 女，62 岁。剑突下持续性胀痛 10 小时余，恶心、呕吐，伴有寒战、发热，过去有类似发作并伴黄疸史，曾诊断传染性肝炎。查体：神志淡漠，体温 39.8℃，血压 75/55mmHg，脉搏 120 次/分，剑突下压痛，肝区叩痛。白细胞计数 28×10^9/L，中性粒细胞占比 0.92，血清淀粉酶 160 索莫吉单位。诊断首先应考虑
A. 急性胰腺炎
B. 胆道蛔虫病
C. 急性胆囊炎，胆石症
D. 急性梗阻性化脓性胆管炎
E. 溃疡病穿孔
93. 男，30 岁。出现肛门剧痛，肛缘可扪及一直径 1cm 包块，触痛。其治疗宜采用
A. 坐浴
B. 注射硬化剂
C. 血栓外痔剥离术
D. 口服镇痛药
E. 封闭
94. 男，32 岁。腹泻 3 个月，大便每日 7～10 次，稀便，无脓血及黏液。有吸毒史 2 年。查体：T 37.5℃，消瘦，神志清楚，肛门周围可见疱疹。实验室检查：粪便镜检偶见白细胞。为明确诊断，最重要的检查是
A. 抗单纯疱疹病毒（HSV）IgM
B. 抗 EB 病毒（EBV）IgM
C. 结核抗体
D. 抗巨细胞病毒（CMV）IgM
E. 抗人类免疫缺陷病毒（HIV）抗体 V
95. 男，30 岁。活动后心悸、气急、发绀、颈静脉怒张 2 个月。查体发现肝大，质地中等，表面平滑，有压痛，腹部移动性浊音阳性，下肢凹陷性水肿。最可能的诊断是
A. 肝硬化腹水
B. 肝癌伴腹水
C. 肝结核伴结核性腹膜炎
D. 肾病综合征伴腹水
E. 右心衰竭、肝淤血伴腹水
96. 女，出生 11 天。不能张口吸乳，偶有咳嗽、蹙眉，头后仰，上肢屈曲，下肢伸直，手半握拳状，无呼吸困难。其最可能的诊断是
A. 手足搐搦症
B. 小儿癫痫
C. 呼吸道感染
D. 产后颅内出血
E. 破伤风
97. 男，36 岁。患十二指肠溃疡 3 年。运动后头晕、出冷汗，吐鲜血数口。查体：呼吸浅促，脉搏细速，血压降为 80/60mmHg。估计其出血量至少大于
A. 200ml
B. 300ml
C. 500ml
D. 600ml
E. 800ml
98. 男，70 岁。肝炎病史 16 年，近 2 个月来食欲缺乏、消瘦，肝区疼痛。查体：轻度黄疸，面部有蜘蛛痣，腹膨隆，肝肋下 4cm，质硬、压痛，脾肋下 3cm，移动性浊音阳性。临床上应首先考虑的是
A. 肝硬化
B. 慢性肝炎
C. 原发性肝癌
D. 继发性肝癌

E. 结核性腹膜炎

99. 男，35 岁。高热、皮肤瘙痒半个月，右颈及锁骨上淋巴结肿大，无压痛，互相粘连。血红蛋白 90g/L，白细胞计数 10×10^9/L，N 0.66，L 0.24。骨髓涂片找到里-施细胞。为明确诊断，首先应做的检查是

A. 肝脾 B 超

B. 腹部或全身 CT

C. 淋巴结活检

D. MRI

E. 中性粒细胞碱性磷酸酶测定

100. 男，27 岁。反复上腹痛、反酸 8 年，进食后加重，空腹减轻。可诊断为

A. 胃溃疡

B. 十二指肠球部溃疡

C. 十二指肠球后溃疡

D. 十二指肠炎

E. 空肠溃疡

101. 男，68 岁。肝右叶巨大肿瘤，腹水征阳性。血清生化检查：清蛋白 20g/L，总胆红素 60μmol/L。血管造影：门静脉右支闭塞。最适合的治疗方法为

A. 扩大肝右叶切除术

B. 肝动脉结扎术

C. 全身化疗

D. 肝动脉内抗癌药持续注入法

E. 放射疗法

102. 女，65 岁。多关节肿痛 2 年，晨僵约 1 小时。查体：双手掌指关节对称性肿胀、压痛。双手 X 线片示双侧第 2、3 掌指关节骨破坏。该患者主要的治疗药物不包括

A. 羟氯喹

B. 来氟米特

C. 柳氮磺吡啶

D. 甲氨蝶呤

E. 别嘌醇

103. 男，56 岁。颈肩痛 1 个月，并向右手放射，右手拇指痛觉减弱，肱二头肌肌力弱。初步诊断是

A. 颈椎病

B. 肩关节周围炎

C. 肩峰撞击综合征

D. 臂丛神经炎

E. 颈部劳损

104. 男，55 岁。胃溃疡病史 5 年。近 1 个月来症状加重，2 小时前餐后突发上腹部剧痛，并扩散至全腹，诊断为胃溃疡穿孔。最佳的治疗方法是

A. 非手术治疗

B. 穿孔修补术

C. 全胃切除术

D. 胃大部切除术

E. 穿孔修补加选择性迷走神经切断术

105. 女，38 岁。胸痛、反酸、胃灼热 3 个月，疑诊胃食管反流病（GERD）。最有助于明确诊断的检查是

A. 上消化道气钡双重造影

B. ^{13}C 尿素呼气试验

C. 24 小时胃食管 pH 监测

D. 腹部 B 超

E. 24 小时心电监测

106. 女，30 岁。7 个月前妊娠 48 天行人工流产术，术后未来月经，雌、孕激素试验均阴性。闭经的原因应是

A. 卵巢性闭经

B. 垂体性闭经

C. 下丘脑性闭经

D. 子宫性闭经

E. 难以确定

A_3/A_4 型选择题

答 题 说 明

以下提供若干个案例，每个案例下设若干道考题。请根据案例所提供的信息，在每一道考题下面的 A、B、C、D、E 五个备选答案中选择一个最佳答案。

（107～108 题共用题干）

男孩，16 岁。发热 4 天，伴食欲减退 2 天就诊。查体：血压 110/80mmHg，左趾甲沟部红肿破溃。血白细胞计数为 20×10^9/L，中性粒细胞占比 0.89。

107. 初步诊断是
A. 左趾甲沟炎
B. 左趾坏疽
C. 左侧小腿丹毒
D. 左小腿蜂窝织炎
E. 感染性休克

108. 左趾经切开引流处理后应给予
A. 庆大霉素
B. 激素
C. 退热药
D. 大剂量青霉素
E. 维生素

（109～111 题共用题干）

女，43 岁。右下腹持续性疼痛 5 天，伴恶心、呕吐，呕出物为胃内容物。查体：T 38.5℃。右下腹有 5.0cm×5.5cm 大小肿块，触痛明显。

109. 最可能的诊断是
A. 粪块所致肠梗阻
B. 盲肠肿瘤
C. 急性化脓性阑尾炎
D. 阑尾周围脓肿
E. 盲肠扭转

110. 此时较合适的处理是
A. 急诊行阑尾切除术
B. 急诊手术脓肿引流
C. 肠道准备后行右半结肠切除术
D. X 线钡剂灌肠
E. 暂不手术，保守治疗

111. 如果急诊手术，最合适的手术方式是
A. 脓肿引流
B. 切除肿块
C. 常规切除阑尾
D. 右半结肠切除
E. 一期肠吻合

（112～113 题共用题干）

男，30 岁。黏液脓血便伴里急后重 2 年。近 1 周腹痛加重，高热。查体：体温 39.2℃，心率 110 次/分，贫血貌，腹部膨隆，全腹有压痛，肠鸣音消失。

112. 该患者最可能的诊断是
A. 肠结核并发肠穿孔
B. 溃疡性结肠炎并发中毒性巨结肠
C. 结肠癌并发肠梗阻
D. 肠易激综合征
E. 克罗恩病

113. 该患者不宜选做的检查是
A. 血常规
B. 红细胞沉降率
C. 免疫指标测定
D. 钡剂灌肠
E. 腹部 B 超

（114～115 题共用题干）

男，49 岁。反复不规律上腹部胀痛 3 年，胃镜诊断为萎缩性胃炎。

114. 下列哪种情况可判断该患者存在活动性胃炎

A. 胃黏膜肠上皮化生
B. 胃黏膜出血
C. 胃黏膜内中性粒细胞增多
D. 胃黏膜中增多的主要是淋巴细胞
E. 胃黏膜纤维组织增生

115. 该患者如考虑为A型胃炎，正确的是
A. 壁细胞抗体阴性
B. 胃酸升高
C. 不出现食欲缺乏、体重下降
D. 不出现恶性贫血
E. 主要位于胃体部

（116～117题共用题干）

女，32岁。发热、多关节疼痛、双侧胸腔积液、尿蛋白（+）半年。实验室检查：抗核抗体（ANA）（+），抗SSA抗体（+），抗Sm抗体（+）。

116. 最可能的诊断是
A. 原发性干燥综合征
B. 系统性红斑狼疮
C. 原发性血管炎
D. 类风湿关节炎
E. 结核性胸膜炎

117. 首选治疗的药物
A. 非甾体抗炎药
B. 镇痛药，如对乙酰氨基酚
C. 小剂量糖皮质激素
D. 免疫抑制药
E. 糖皮质激素联合免疫抑制药

（118～120题共用题干）

女，38岁，已婚。右乳外上象限可触及一直径3cm包块，同侧腋窝触到肿大淋巴结，其他器官系统未见异常。

118. 在询问病史时，对诊断帮助最小的是
A. 家族中有乳腺癌病史
B. EB病毒感染史
C. 结婚年龄
D. 生育史
E. 月经史

119. 若体检结果为$T_2N_1M_0$，按TNM分期法应属于
A. 0期
B. Ⅰ期
C. Ⅱ期
D. Ⅲ期
E. Ⅳ期

120. 术后病理诊断乳腺导管浸润癌伴同侧腋窝淋巴结转移，将行粒子加速器治疗。预期疗效属于
A. 高度敏感
B. 中度敏感
C. 低度敏感
D. 不敏感
E. 可能使病情加重

（121～122题共用题干）

男，54岁。反复脓血便半年，每日3～4次，在当地曾按“痢疾”治疗无明显效果。近1个月出现腹胀，伴阵发性腹痛。查体：消瘦，腹稍胀，腹软，下腹部轻压痛，右下腹可扪及一肿块，质较硬，尚可活动。

121. 根据上述资料，应诊断为
A. 慢性细菌性痢疾
B. 溃疡性结肠炎
C. 结肠息肉
D. 肠结核
E. 结肠癌

122. 首选的辅助检查是
A. 粪细菌培养
B. CT
C. 钡剂检查
D. 纤维结肠镜检查
E. B超

（123～124题共用题干）

男，40岁。烧伤后3小时入院。疼痛剧烈，感口渴。查体：心率150次/分，血压85/65mmHg，面色苍白，头颈部、躯干部布满大小不等水疱，可见潮红创面。两上肢呈焦黄色，无水疱。

123. 该患者Ⅲ度烧伤面积各为

A. 1×9%
B. 2×9%
C. 3×9%
D. 4×9%
E. 5×9%

124. 其中Ⅲ度创面的处理原则是
A. 休克期常规切痂
B. 开始补液后 2 小时内切痂
C. 休克期过后半个月内切痂
D. 争取复苏平稳，据情况尽早切痂
E. 常规分次切痂

（125 ~ 126 题共用题干）

男，34 岁。因急性阑尾炎穿孔伴局限性腹膜炎，行阑尾切除术后 5 天。仍有腹痛、腹胀，体温 38℃以上，大便 3 ~ 5 次/日，有下坠感。血 WBC 18×10^9/L。

125. 首先考虑为
A. 切口感染
B. 并发肠炎或细菌性痢疾
C. 并发膈下脓肿
D. 盆腔脓肿
E. 化脓性门静脉炎

126. 为明确诊断，首先应做的检查是
A. 伤口检查
B. B 超
C. 直肠指诊检查
D. 胸腹部 X 线检查
E. 大便常规检查

（127 ~ 128 题共用题干）

男，45 岁。肝炎病史 20 余年，近 2 个月来出现右侧季肋部持续胀痛，伴厌食、乏力和腹胀。查体：右侧肋缘下可触及肿大的肝脏，质地坚硬，边缘不规则。甲胎蛋白（AFP）>1000μg/L。

127. 首先考虑的诊断是
A. 肝硬化
B. 慢性肝炎活动期
C. 原发性肝癌
D. 细菌性肝脓肿
E. 肝血管瘤

128. 有确定诊断意义的检查是
A. 肝功能检查
B. CT
C. MRI
D. 肝穿刺针吸细胞学检查
E. 选择性肝动脉造影

（129 ~ 130 题共用题干）

男孩，10 岁。发热、头痛、呕吐 3 天，嗜睡半天，于 7 月 10 日入院。既往体健。查体：体温 38.6℃，脉搏 112 次/分，呼吸 20 次/分，血压 130/75mmHg。意识不清，皮肤未见出血点，心、肺未见异常，腹软，压痛及反跳痛（-），肝、脾肋下未触及，颈抵抗（+），双侧 Babinski 征（+）。实验室检查：血 WBC 12.4×10^9/L，N 0.70，L 0.30。腰椎穿刺脑脊液检查：压力 200mmH_2O，白细胞计数 170×10^6/L，单核细胞占比 0.66，多核细胞占比 0.34，蛋白质 1.1g/L，糖 4.2mmol/L，氯化物 115mmol/L。

129. 该患者最可能的诊断是
A. 流行性乙型脑炎
B. 肾综合征出血热
C. 流行性脑脊髓膜炎
D. 结核性脑膜炎
E. 隐球菌性脑膜炎

130. 最有助于确诊的检查是
A. 血清特异性 IgM 抗体
B. 脑脊液涂片找细菌
C. 脑脊液培养
D. 血培养
E. 结核菌素试验

（131 ~ 133 题共用题干）

女，48 岁。突发右上腹剧烈绞痛，伴右肩背痛、恶心、呕吐 24 小时。既往有类似发作，吃油脂食物后右上腹胀、嗳气。查体：T 39.8℃，P 98 次/分，BP 140/90mmHg，无黄疸，可触及肿大胆囊，有明显的腹膜刺激征，Murphy 征阳性。

131. 首先考虑的诊断是
A. 十二指肠溃疡穿孔
B. 肝外胆管结石
C. 急性化脓性胆囊炎
D. 急性梗阻性化脓性胆管炎
E. 急性胰腺炎
132. 最重要的治疗方法是
A. 大剂量抗生素
B. 对症治疗
C. 禁食、输液
D. 胆囊切除术
E. 中药治疗
133. 若有继发性腹膜炎，最多见的致病菌是
A. 厌氧菌
B. 大肠埃希菌
C. 变形杆菌
D. 溶血性链球菌
E. 肺炎链球菌

(134～136 题共用题干)

女，36 岁。主诉头晕、乏力，3 年来月经量多，浅表淋巴结、肝、脾未触及。血红蛋白 58g/L，白细胞计数 8×10^9/L，血小板计数 185×10^9/L。血涂片可见红细胞中心淡染区扩大。网织红细胞计数 0.005。

134. 为明确诊断，需要做的检查不包括
A. 骨髓检查
B. 血清铁和总铁结合力测定
C. 染色体检查
D. 血清铁蛋白测定
E. MCV、MCH、MCHC 测定
135. 为寻找病因，应做的检查是
A. 同位素骨扫描
B. 妇科检查
C. ^{51}Cr 红细胞半寿命期测定
D. 钡剂灌肠检查
E. 叶酸和维生素 B_{12} 测定
136. 除治疗病因外，还应采取的措施是
A. 血浆输注
B. 补充铁剂
C. 大剂量丙球蛋白静脉滴注
D. 维生素 B_{12} 和叶酸
E. 红细胞集落刺激因子

B_1 型选择题

答 题 说 明

以下提供若干组考题，每组考题共用在考题前列出的 A、B、C、D、E 五个备选答案，请从中选择一个与问题关系最密切的答案。每个备选答案可能被选择一次、多次或不被选择。

(137～138 题共用备选答案)

A. 低钙血症
B. 代谢性碱中毒
C. 呼吸性碱中毒
D. 呼吸性酸中毒
E. 代谢性酸中毒

137. pH 升高，HCO_3^- 下降，$PaCO_2$ 下降属于
138. pH 下降，HCO_3^- 下降，$PaCO_2$ 正常属于

(139～140 题共用备选答案)

A. 病变主要位于回盲部
B. 病变主要位于直肠和乙状结肠
C. 病变多位于回肠远段

D. 病变以全结肠弥漫性改变为主

E. 病变不可能位于空肠

139. 肠结核病变位于

140. 克罗恩病病变位于

（141～142 题共用备选答案）

A. 腹泻，大便呈糊样

B. 便秘

C. 便血极常见

D. 钡剂灌肠透视呈铅管征

E. 易并发中毒性巨结肠

141. 溃疡型肠结核常见

142. 增生型肠结核常见

（143～144 题共用备选答案）

A. HBV DNA

B. 抗-HBe

C. 抗-HBs

D. 抗-HBc

E. HBsAg

143. 乙型肝炎病毒复制的指标是

144. 乙型肝炎的保护性抗体是

（145～146 题共用备选答案）

A. 草绿色透明

B. 黄色、混浊、含胆汁、无臭味

C. 淡血性、胰淀粉酶

D. 高稀薄脓性略带臭味

E. 淡血性、臭味重

145. 胃十二指肠急性穿孔时腹腔抽出液为

146. 绞窄性肠梗阻时腹腔抽出液为

（147～148 题共用备选答案）

A. 阵发性睡眠性血红蛋白尿症

B. 缺铁性贫血

C. 再生障碍性贫血

D. 巨幼细胞贫血

E. 自身免疫性溶血性贫血

147. 外周血象三系细胞减少，哈姆（Ham）试验阴性，提示

148. 红细胞代偿增生，库姆斯（Coombs）试验阳性，提示

（149～150 题共用备选答案）

A. 磷脂酶 A

B. 弹力蛋白酶

C. 激肽酶

D. 胰蛋白酶

E. 脂肪酶

149. 参与胰腺及周围脂肪坏死的是

150. 导致血管扩张和血管壁通透性增加的是

参考答案与解析

1. E 【解析】气性坏疽的主要治疗措施有急诊清创、应用抗生素、高压氧治疗及全身支持疗法。抗生素治疗首选青霉素，应用氨基糖苷类抗生素无效。全身支持疗法包括输血、纠正水与电解质失调、营养支持与对症处理等。故选 E。

2. D 【解析】呼吸困难和窒息是甲状腺大部切除术后最严重的并发症，多发生在术后48 小时内，如不及时发现、处理，可危及患者生命。常见原因：①出血及血肿压迫气管。②喉头水肿。③气管塌陷。④双侧喉返神经损伤。故选 D。

3. E 【解析】苯乙醇胺和羟苯乙醇胺在化学结构上与正常（真性）神经递质-去甲肾上腺素和多巴胺相似，但生理效应极弱，称为假性神经递质。故选 E。

4. C 【解析】腹膜炎手术适应证：①经非手术治疗 6 ~ 8 小时后（一般不超过 12 小时），腹膜炎症状及体征不缓解反而加重者。②腹腔内原发病严重，如胃肠道穿孔或胆囊坏疽、绞窄性肠梗阻、腹腔内脏器损伤破裂、胃肠道手术后短期内吻合口瘘所致的腹膜炎。③腹腔内炎症较重，有大量积液，出现严重的肠麻痹或中毒症状，尤其是有休克表现者。④腹膜炎病因不明确，且无局限趋势者。故选 C。

5. E 【解析】急性细菌性痢疾大多累及左半结肠，尤以乙状结肠和直肠病变最重，故疼痛多位于左下腹。阿米巴痢疾时疼痛多位于右下腹。故选 E。

6. C 【解析】胆总管结石梗阻胆管后可出现黄疸，其腹痛多为阵发性绞痛，是胆绞痛和黄疸最常见的原因。故选 C。

7. C 【解析】行胆囊切除术时，下列情况应同时行胆总管探查术：①术前病史、临床表现或影像学检查提示胆总管有梗阻，包括梗阻性黄疸、胆总管结石、反复发作胆绞痛、胆管炎、胰腺炎。②术中证实胆总管有病变，如术中胆道造影证实或扪及胆总管内有结石、蛔虫、肿块。③胆总管扩张直径超过 1cm，胆囊壁明显增厚，发现胰腺炎或胰头肿物，胆管穿刺抽出脓性、血性胆汁或泥沙样胆色素颗粒。④胆囊结石小，有可能通过胆囊管进入胆总管。故选 C。

8. C 【解析】肠外营养时，使用大量高渗葡萄糖作为单一的能源会引起：①静息能量消耗增加。②二氧化碳产生过多。③脂肪肝。④高血糖及高渗性并发症。⑤去甲肾上腺素分泌增多及其所致的神经内分泌系统反应。⑥机体脂肪增多，而蛋白质持续分解。⑦抑制体内有限的糖异生。故选 C。

9. C 【解析】肛裂患者有典型的临床表现，即疼痛、便秘和出血。疼痛多剧烈，有典型的周期性，排便时立刻感到肛管烧灼样或刀割样疼痛，便后数分钟可缓解，随后因肛门括约肌收缩痉挛，再次剧痛，此期可持续半小时至数小时，直至括约肌疲劳、松弛后疼痛缓解，但再次排便时又发生疼痛。排便时常在粪便表面或便纸上见到少量血迹，或滴鲜血，大量出血少见。故选 C。

10. C 【解析】贲门周围血管包括冠状静脉、胃短静脉、胃后静脉、左膈下静脉。门静脉高压时，上述静脉显著扩张。彻底切断上述静脉，包括高位食管支或同时存在的异位高位食管支，同时结扎、切断与静脉伴行的同名动脉，才能阻断门奇静脉间的反常血流，这种断流术称为贲门周围血管离断术。故选 C。

11. A 【解析】大量出血是消化性溃疡最常见的并发症，其发生率占本病患者的 15%~25%，也是上消化道出血的最常见原因。并发于十二指肠溃疡者多于胃溃疡，而并发于球后溃疡者更为多见。尚有 10%~25% 的患者以大量出血为首发症状。故选 A。

12. C 【解析】慢性胰腺炎一般采用高蛋白、低脂肪半流质或高蛋白低脂肪饮食。选用富含维生素 A、B 族维生素及维生素 C 的食物，并适当补充维生素制剂。少食多餐。不可食用刺激性食物。糖尿病患者给予糖尿病饮食。故选 C。

13. D 【解析】心脑血管疾病患者血压过高者术前应选用合适的降压药，使血压平稳在接近正常水平，但不要求降至正常后才做手术，有心肌梗死者 6 个月内不施行择期手术，D 项说法错误。故选 D。

14. E 【解析】上消化道出血的常见病因有以下 5 种。①胃、十二指肠溃疡约占一半，其中 75% 是十二指肠溃疡。②门静脉高压，食管胃底静脉曲张约占 25%。③出血性胃炎又称糜烂性胃炎，约占 5%。④胃癌占 2%~4%。⑤各种原因导致的胆道出血。所以最常见的原因是胃十二指肠溃疡。故选 E。

15. C 【解析】早期瘤体小、局限于黏膜或黏膜下层、分化程度高的直肠癌，适用局部切除术；经腹会阴联合直肠癌根治术（Miles 手术），适用于腹膜返折以下的直肠癌，或病变距肛门<5cm，无条件放化疗的；拉下式直肠癌切除术（直肠低位前切除术，Dixon 手术），适用于齿状线 5cm 以上的直肠癌；经腹直肠癌切除、远端封闭、近端造瘘术（Hartmann 手术），适用于因全身一般情况很差，不能耐受 Miles 手术或急性梗阻不宜行 Dixon 手术的直肠癌患者。故选 C。

16. A 【解析】急性普通型肝炎的病变特点是以肝细胞变性为主，肝细胞广泛变性，呈气球样变及点状坏死。慢性普通型肝炎的病变特点是以肝细胞增生为主。故选 A。

17. A 【解析】临床上最常见的腹外疝是腹股沟斜疝，发病率占全部腹外疝的 75% ~90%。股疝发病率占腹外疝的 3% ~5%。故选 A。

18. B 【解析】急性重型再生障碍性贫血起病急，进展迅速，常以贫血、感染和出血为主要表现。几乎均有出血倾向，60% 以上有内脏出血。感染最多见于呼吸道。故选 B。

19. D 【解析】流行性乙型脑炎是由乙型脑炎病毒感染引起的，主要病理特征是血管扩张充血，血管周围间隙增宽，血管淋巴套形成，故不选 B；神经细胞变性坏死，周围被增生的少突胶质细胞所环绕，不选 A；小胶质细胞增生，多位于小血管及坏死的神经细胞附近，不选 E；灶性神经组织坏死，液化形成筛网状软化灶，不选 C。故选 D。

20. B 【解析】血胆碱酯酶活力是诊断有机磷杀虫药中毒的特异性指标，对判断中毒程度、疗效和预后极为重要。以正常人血胆碱酯酶活力值作为 100%，急性有机杀虫药磷中毒时胆碱酯酶活力值在 50%~70% 为轻度中毒，30%~50% 为中度中毒，30% 以下为重度中毒。故选 B。

21. B 【解析】应激性溃疡多发生于胃（胃底和胃体多见），一部分侵及十二指肠，少数可累及食管。病变多较分散，一般病灶较浅，病变加重时可侵及黏膜下，甚至破坏胃壁全层而发生穿孔。重症可呕血或排柏油样便，反复、大量出血可导致休克、贫血。故选 B。

22. D 【解析】诊断性腹腔穿刺对于判断腹腔内脏有无损伤和哪类脏器损伤有很大帮助。若抽到不凝血，提示系实质性器官破裂所致内出血，因腹膜的去纤维作用而使血液不凝。抽不到液体并不能完全排除脏器损伤，应继续严密观察，必要时可重复穿刺，或改行腹腔灌洗术。故选 D。

23. B 【解析】缺铁性贫血可分为 3 期。①铁减少期（ID）：此期血清铁蛋白降低，余正常。②红细胞生成缺铁期（IDE）：此期血清铁蛋白降低，红细胞内游离原卟啉增高。③缺铁性贫血期（IDA）：此期血清铁蛋白减低，红细胞内游离原卟啉增高，血清铁减少，总铁结合力增高，运铁蛋白饱和度降低。故早期的依据为血清铁蛋白降低。故选 B。

24. E 【解析】多数化疗药物难以通过血脑屏障，不能有效杀灭隐藏在中枢神经系统的白血病细胞，因而引起中枢神经系统白血病。其防治采用静脉滴注大剂量甲氨蝶呤、阿糖胞苷化疗，甲氨蝶呤、阿糖胞苷、糖皮质激素鞘内注射。此外，可用颅脑、脊髓放射治疗。故选 E。

25. B 【解析】难复性疝是指疝内容物在反复疝出和回纳过程中，与疝囊颈部产生摩擦，从而出现粘连等现象，使疝内容物不能顺利回纳或不能完全回纳至腹腔内，内容物最多见的是大网膜。有时，因人体腹膜与腹壁结合松弛，易被推移，可导致盲肠（包括阑尾）、乙状结肠等下移，逐渐形成疝囊壁的一部分。故选 B。

26. A 【解析】外科常用的评估指标包括：①人体测量，如体重、皮褶厚度等。②内脏蛋白测定，如清蛋白、前清蛋白、转铁蛋白。③淋巴细胞测定。④氮平衡试验。故选 A。

27. B 【解析】全身细菌性感染，特别是腹腔内感染时，细菌侵入肝脏，如患者抵抗力弱，可发生细菌性肝脓肿。细菌可经以下途径进入肝：胆道、门静脉、肝动脉、淋巴系统、开放性肝外伤。其中经胆道途径最常见，胆道疾病并发化脓性胆管炎时细菌沿胆道上行，是引起细菌性肝脓肿的主要原因。故选 B。

28. B 【解析】“酒窝征”是指乳腺癌患者的乳房组织中纤维间质受到侵袭、侵犯皮下或累及乳房悬韧带（Cooper 韧带），则乳房病灶部位的皮肤表面常出现不同程度的凹陷区，临床称之为“酒窝征”。癌累及 Cooper 韧带，可使其缩短而致肿瘤表面皮肤凹陷。如皮下淋巴管被癌细胞堵塞，引起淋巴回流障碍，出现真皮水肿，皮肤呈“橘皮样”改变，不选 C。故选 B。

29. A 【解析】急性穿孔是胃十二指肠溃疡的常见并发症。十二指肠球部前壁溃疡多引起急性穿孔，常表现为突然上腹部剧痛，后扩散至全腹部。故选 A。

30. B 【解析】甲型肝炎为急性感染，多为隐性感染，不出现明显症状和体征，感染后可产生持久的免疫力，不存在病原携带状态。故选 B。

31. B 【解析】流行性脑脊髓膜炎是由脑膜炎球菌引起的急性化脓性脑膜炎，化脓菌在蛛网膜下腔（即蛛网膜与软脑膜之间的腔隙）的脑脊液循环中迅速繁殖、播散。故选 B。

32. D 【解析】骨髓培养在病程中出现阳性的时间和血培养相仿。由于骨髓中的单核巨噬细胞吞噬伤寒沙门菌较多，伤寒沙门菌存在的时间也较长，故骨髓培养的阳性率比血培养稍高，可达 80%~95%。对血培养阴性或使用过抗菌药物诊断有困难的疑似患者，骨髓培养更有助于诊断。故选 D。

33. C 【解析】甲状腺未分化癌是甲状腺癌中恶性程度最高的一种，发病率约占全部甲状腺癌的 5%，多见于年老体弱者，发病迅速，往往早期侵犯周围组织，并可发生全身转移。预后很差，存活期短。故选 C。

34. D 【解析】肌钙蛋白作为心肌损伤的特异性标志，其灵敏性和特异性均高于心肌酶。肌红蛋白是心肌坏死后最早出现在血液中的标志，但是无特异性。故选 D。

35. E 【解析】休克早期由于血容量和血压降低，交感-肾上腺髓质系统兴奋，使微血管系统持续痉挛，保证心、脑等重要器官的血液供应。休克期组织持续缺血和缺氧，引起酸性代谢产物增加，微循环血管床大量开放，血液淤滞在脏器中，造成有效循环血量锐减，出现少尿甚至无尿。休克晚期，内皮细胞和实质脏器细胞的损伤和多器官功能障碍。综上所述，尿液是最简单且可靠反映病情的指标，故选 E。

36. D 【解析】急性乳腺炎形成的脓肿可向外溃破，深部脓肿还可穿至乳房与胸肌间的疏松组织中，形成乳房后脓肿。依脓肿部位选择放射状切口或乳晕边缘弧形切口，避免损伤乳管，深部或乳房后脓肿选择乳房下缘弧形切口及对口引流。故选 D。

37. C 【解析】任何等渗性液体大量丢失所造成的血容量减少，短时间内均属于等渗性脱水，如大量呕吐、腹泻等消化液急性丧失。故选 C。

38. C 【解析】急性痛风性关节炎的特点：是常于夜间或清晨突然发作，疼痛剧烈，数小时内出现受累关节红肿热痛，单侧第一跖趾关节最常见；秋水仙碱治疗后，关节症状可以迅速缓解；初次发作常呈自限性，数日内可自行缓解，常伴高尿酸血症；在偏振光显微镜下，关节滑液内发现呈双折光的针形尿酸盐结晶是确诊本病的最确切依据。故选 C。

39. A 【解析】慢性胃炎常见的症状是上腹饱胀不适，食后加重。慢性胃体炎（自身免疫性胃炎）的主要表现为血清抗壁细胞抗体阳性。故选 A。

40. A 【解析】胃食管反流病的主要发病机制为食管抗反流防御机制减弱和反流食物对食管黏膜的攻击作用，其中前者起主要作用，包括：①抗反流屏障功能异常，即食管括约肌压力降低，异常的下食管括约肌一过性松弛等。②食管酸廓清能力下降及胃排空异常。③食管黏膜屏障破坏。B、C、D、E 与上述机制相符，不选，故选 A。

41. A 【解析】小细胞低色素性贫血：男性血红蛋白<120g/L，女性血红蛋白<110g/L，孕妇血红蛋白<100g/L；平均红细胞体积<80fl，平均红细胞血红蛋白量<27pg，平均红细胞血红蛋白浓度 C<0. 32；形态可有明显低色素表现。血清铁：总铁结合力>64. 44μmol/L，运铁蛋白饱和度<0. 15。血清铁蛋白<14mg/L。骨髓铁染色示骨髓小粒可染铁消失，铁粒幼红细胞<15%。本题中 A 选项为细菌感染时的表现，故选 A。

42. E 【解析】小胃癌是指癌灶直径在 10mm 以下，微小胃癌是指癌灶直径在 5mm 以下。故选 E。

43. A 【解析】10%~25%急性胆囊炎患者出现黄疸，但多为轻度或隐性黄疸，可能是胆色素通过受损的胆囊黏膜进入血液循环，或邻近炎症引起奥迪（Oddi）括约肌痉挛所致。患者常有轻至中度发热，通常无寒战，可有畏寒。右上腹胆囊区域可有压痛，炎症波及浆膜时可有腹肌紧张及反跳痛，Murphy 征阳性。有些患者可触及肿大胆囊并有触痛。故选 A。

44. D 【解析】过期妊娠使胎儿窘迫、胎粪吸入综合征、过熟综合征、新生儿窒息、围产儿死亡、巨大儿及难产等不良结局发生率增高，并随妊娠期延长而增加。故选 D。

45. D 【解析】阑尾炎的并发症包括腹腔脓肿，内、外瘘形成，肝门静脉炎等。阑尾炎切除术后并发症包括：术后出血；切口感染，是最常见的术后并发症；粘连性肠梗阻，较常见；阑尾残株炎；粪瘘，很少见。故选 D。

46. D 【解析】急性糜烂性胃炎的常见病因包括：①外源性因素，某些药物如非甾体抗炎药阿司匹林、保泰松、吲哚美辛、肾上腺皮质类固醇、某些抗生素、酒精等，均可损伤胃的黏膜屏障，导致黏膜通透性增加，胃液的氢离子回渗入胃黏膜，引起胃黏膜糜烂、出血。肾上腺皮质类固醇可使盐酸和胃蛋白酶的分泌增加，胃黏液分泌减少、胃黏膜上皮细胞的更新速度减慢而导致本病。②内源性因素，严重感染、严重创伤、颅内压增高、严重灼伤、大手术、休克、过度紧张劳累等。在应激状态下，可兴奋交感神经及迷走神经，前者使胃黏膜血管痉挛收缩，血流量减少；后者则使黏膜下动静脉短路开放，促使黏膜缺血缺氧加重，导致胃黏膜上皮损害，发生糜烂和出血。故选 D。

47. B 【解析】下肢深静脉血栓形成常用的检查方法包括多普勒超声检查、静脉造影、MRI 静脉成像、螺旋 CT 静脉成像和 D-二聚体检查。故选 B。

48. A 【解析】乳腺囊性增生病主要表现为乳房胀痛和肿块，疼痛特点是具有周期性，常与月经周期相关，典型表现是月经前疼痛加重，月经来潮后症状减轻或消失。故选 A。

49. B 【解析】瘫痪及感觉障碍的分布与每个周围神经的支配关系一致。多发性神经炎时出现对称性四肢远端肌肉瘫痪和萎缩，并伴手套-袜套型感觉障碍。故选 B。

50. C 【解析】肝肾综合征的临床特征性表现为“三低一高”，即自发性少尿或无尿、低尿钠、稀释性低血钠和氮质血症。根据题干信息，该患者存在肝硬化腹水，1 周来少尿，血肌酐 134μmol/L，应考虑合并肝肾综合征。故选 C。

51. A 【解析】该患者术中见部分嵌顿小肠肠管色暗，无蠕动，提示为绞窄性疝，已有肠管坏死。绞窄性疝因肠管坏死而局部有严重感染，通常采取单纯疝囊高位结扎、坏死肠段切除、肠造瘘术，此时不宜行疝修补术，因为感染常使修补失败，继发手术感染。故选 A。

52. B 【解析】肾综合征出血热的主要表现如下。①发热期：主要表现有发热、全身中毒症状、血管损伤和肾损害等表现。突起畏寒、高热，头痛、腰痛、眼眶痛，颜面、颈及上胸部皮肤明显充血潮红，球结膜、颜面水肿，腋下及胸背部可见出血点，早期即可出现蛋白尿等。②低血压休克期：多数患者体温开始下降时出现血压下降，少数热退后不久出现血压下降。③少尿期。④多尿期。⑤恢复期。实验室检查血白细胞计数增多并出现异型淋巴细胞，血小板减少，早期尿中有大量蛋白。故选 B。

53. C 【解析】阿米巴痢疾起病缓慢，少有发热，无里急后重，大便次数少，量中等，为暗红色果酱样便，有腐败腥臭味。粪便镜检可见红细胞成堆，白细胞少，可找到溶组织阿米巴滋养体。细菌性痢疾初为稀便或水样便，以后转为黏液脓血便，大便每日 10 余次至数十次，粪便镜检可见大量的白细胞。肠伤寒合并肠出血时粪便常呈暗红色，无腥臭味。溃疡性结肠炎粪便多为黏液脓血便，一般无腥臭味，粪质多为糊状。血吸虫病可见脓血便，粪便镜检可检出虫卵。故选 C。

54. A 【解析】该患者为中年男性，高坠伤、腹痛、腹膜刺激征、肠鸣音弱、血压偏低、脉搏过快、中度贫血，提示腹腔实质性脏器损伤引起大出血。X 线检查：右侧第 9、10 肋骨骨折，右侧膈肌升高，提示损伤脏器为肝，引起右侧膈下血肿。故选 A。

55. E 【解析】A 项骨髓象巨核细胞增多，少部分正常；B 项骨髓增生低下，网织红细胞正常或增高；C 项可出现巨核细胞；D 项网织红细胞大多正常；E 项临床表现隐匿，可无特殊症状。实验室检查时在血浆中发现一系或多系血细胞减少如贫血，较重患者可有苍白、乏力、活动后气促，可有原因不明的低热，由于白细胞减少并发感染而引起高热，并可因血小板减少而出血，皮肤上出现瘀点或瘀斑、牙龈出血，女性月经量多，本例可考虑骨髓增生异常综合征，难治性贫血伴原始细胞增多（MDS-RAEB）型。故选 E。

56. C 【解析】面部，特别是所谓“危险三角区”的上唇周围和鼻部疖，如被挤压或挑破，感染容易沿内眦静脉和眼静脉进入颅内的海绵状静脉窦，引起化脓性海绵状静脉窦炎，出现延及眼部及其周围组织的进行性红肿和硬结，伴疼痛和压痛，并有头痛、寒战、高热，甚至昏迷等。故选 C。

57. B 【解析】等渗性脱水的病因包括大量呕吐、腹膜后感染、肠梗阻等。水和钠呈比例丢失。血容量减少，血清钠仍维持在正常范围。常见临床表现为恶心、食欲缺乏、乏力、少尿等，但不口渴。舌干燥，眼窝凹陷，皮肤干燥、松弛。若在短期内体液丧失量达到体重的5%，患者则会出现脉搏细速、肢端湿冷、血压不稳定或下降等血容量不足的症状。当体液继续丧失达体重的6%~7%时，则可有严重的休克表现。故选 B。

58. E 【解析】脾切除术加贲门周围血管离断术具有手术操作相对简单，止血彻底，对肝脏门静脉血供影响较小，术后并发症发生率低等优点，并通过降低门静脉压力，降低上消化道出血及肝性脑病的发生率。故选 E。

59. D 【解析】我国90%的原发性肝癌患者有乙型肝炎病毒感染的背景，符合该患者 10 年前 HBsAg（+）病史。本病多在肝硬化的基础上发生，蜘蛛痣为肝硬化的体征。原发性肝癌常见的临床表现是肝区疼痛（多为首发症状）、肝大（肋下 4cm）、质硬、轻触痛、黄疸、全身性表现（消瘦、发热、乏力等）、伴癌综合征、转移灶表现。右季肋区可闻及血管杂音。故选 D。

60. D 【解析】胆道蛔虫病的特点是剧烈腹痛与较轻的腹部体征不相称，常突发剑突下钻顶样剧烈绞痛，阵发性加剧。痛时辗转不安、呻吟不止、大汗淋漓，可伴有恶心、呕吐。腹痛可骤然缓解，间歇期可全无症状。急性胃炎一般呈隐痛；胃溃疡穿孔疼痛呈进行性加重；急性胆囊炎腹痛常在右上腹，白细胞计数多升高；肠套叠腹痛多在下腹部。故选 D。

61. A 【解析】根据题干，该患者“呕吐，腹胀，未解大便”高度怀疑肠梗阻，且“肠鸣音亢进”，很可能发生了机械性肠梗阻，故选 A。中毒性肠麻痹时肠鸣音减弱，故不选 C。结核性腹膜炎时很少发生腹腔脓肿、肠出血和肠穿孔，且症状和体征与题干不符，故不选 B、D、E。

62. E 【解析】输血应尽量输入同类型血，Rh 血型 CCdEE 为 Rh 阴性，故该患者需输 A 型 Rh 阴性的血液。故选 E。

63. B 【解析】术后呼吸困难和窒息是甲状腺次全切除术后最严重的并发症，多发生在术后 48 小时内，以呼吸困难为主要临床表现。结合该患者神志清，有憋气、烦躁、呼吸急促、颈部肿胀、口唇发绀等表现，考虑切口内出血的可能性较大。此时应及时剪开缝线，敞开切口，迅速除去血肿，必要时行气管切开。故选 B。

64. D 【解析】根据题中该患者的病史、临床表现与实验室检查，考虑溃疡性结肠炎的诊断可能性大。结肠镜检查是本病诊断与鉴别诊断的最重要的手段之一。故选 D。

65. E 【解析】该患者体温 40℃，高热，排除肺结核，不选 A。支气管肺炎一般无痰中带血，不选 B。无大量咳痰及咯血的表现，排除支气管扩张，不选 C。肾综合征出血热表现为皮肤黏膜“三红”（面、颈和上胸部发红）及“三痛”（头痛、腰痛、眼眶痛），不选 D。

钩端螺旋体病肺出血型表现为初期咳嗽、痰中带血，后期可进展为肺大出血，肺湿啰音进行性增多，可发生口鼻大量涌血和呼吸困难。故选 E。

66. B 【解析】该患者有肝硬化病史，并呕血 500ml，现出现神经症状，可疑肝性脑病。肝性脑病分为潜伏期、1 期、2 期、3 期和 4 期。潜伏期无行为性格异常，脑电图正常。1 期，轻度性格改变，如焦虑、淡漠、健忘等，脑电图多数正常。2 期、3 期和 4 期均会出现脑电图改变。故选 B。

67. D 【解析】该患者有肝硬化病史，查体全腹痛、腹膜炎刺激征、尿量减少，考虑肝硬化并发自发性腹膜炎。故选 D。

68. D 【解析】该患者 3 个月前有腹部外伤史，餐后上腹胀满、恶心、呕吐，表现为慢性胰腺炎的症状，可疑胰腺假性囊肿；X 线钡剂透视可见胃及横结肠均向下移位，为胰腺假性囊肿压迫十二指肠及横结肠所致，符合胰腺假性囊肿的 X 线特征。故选 D。

69. C 【解析】该患者为妊娠中期的阑尾炎，宜手术治疗。围手术期加用孕酮。手术切口必须偏高，操作要轻柔，以减少对子宫的刺激。尽量不用腹腔引流。术后适用广谱抗生素，加强术后护理。临产期的急性阑尾炎如并发阑尾穿孔或全身感染症状严重时，可考虑经腹剖宫产术，同时切除病变阑尾。故选 C。

70. A 【解析】该患者发生脑出血后出现呕血、黑粪，考虑为应激状态所致，应诊断为急性糜烂性胃炎。该病是由各种外源性刺激因子破坏胃黏膜屏障，使 H^+ 及胃蛋白酶逆向弥散入黏膜而导致胃黏膜的急性糜烂。在一些危重疾病，如严重创伤、大面积烧伤、败血症、颅内病变、休克及重要器官的功能衰竭等严重应激状态下容易发生。故选 A。

71. E 【解析】转移性右下腹痛是急性阑尾炎的典型表现。腹肌紧张、压痛、反跳痛和肠鸣音减弱或消失等，提示阑尾炎已发展到化脓、坏疽或穿孔而引起局限性或弥漫性腹膜炎的阶段。患者常见白细胞计数及中性粒细胞比例明显增高。根据本例患者的症状、体征、实验室检查，可诊断为急性阑尾炎穿孔。故选 E。

72. E 【解析】该患者 $PaCO_2$ 升高，提示存在呼吸性酸中毒；HCO_3^- 升高，且血钾降低，血氯降低，提示存在低氯低钾性碱中毒，此时患者存在代偿性的呼吸性酸中毒合并代谢性碱中毒。故选 E。

73. A 【解析】氯喹不良反应轻，有头晕、恶心、呕吐和腹痛等，过量可引起心动过缓、心律失常与血压下降，老年人与心脏病患者慎用。故选 A。

74. D 【解析】该患者的开放性伤口尚无感染征兆，不需要抗生素治疗，B 错误；受伤时间超过 8 小时，不宜清创缝合，A 错误；开放性伤口，不适合理疗，C 错误；患者并没有骨折，不需要局部固定，E 错误。目前的处理应为清理伤口后换药，观察 24 ~ 48 小时，仍无明显感染则缝合。故选 D。

75. D 【解析】舌下神经损伤多发生于颌下腺切除，损伤后可使同侧舌肌萎缩。喉上神经与甲状腺上动脉并行，损伤常发生于结扎甲状腺上动脉时；喉上神经内支受损时，喉黏膜感觉消失，丧失反射性咳嗽功能，易引发吸入性肺炎，饮水呛咳；喉上神经外支受损时，声带松弛，音调降低，但不嘶哑，喉镜示伤侧声带皱缩。舌咽神经主要支配咽及舌头 1/3 的痛温觉和触觉，舌后 1/3 的味觉。一侧喉返神经损伤，大都引起声嘶，术后可由健侧声带代偿性地向患侧过度内收而恢复发音。故选 D。

76. B 【解析】淋病是由淋病奈瑟球菌（又称淋球菌）引起的以泌尿生殖系统化脓性感染为主要表现的性传播疾病。淋球菌为革兰阴性双球菌，呈肾形，成双排列，离开人体不易生存。根据该患者有不良性接触史、尿道炎表现及分泌物涂片结果，考虑为淋球菌感染。故选 B。

77. E 【解析】尖锐湿疣主要通过性接触传播，在 20 ~ 40 岁年龄组发病率最高。女性多半发生于阴蒂、阴唇、会阴部及肛周等部位。初起为小而尖的突起，逐渐增多、扩大，淡红或暗红，质软，表面凹凸不平，呈疣状颗粒，有时皮损很大，呈花菜状。结合该患者表现，考虑为尖锐湿疣。故选 E。

78. C 【解析】急性重型肝炎又称暴发型肝炎，发病多有诱因。以急性黄疸型肝炎起病，但病情发展迅猛，2 周内出现极度乏力，严重消化道症状，出现神经、精神症状，表现为嗜睡、性格改变、烦躁不安、昏迷等，查体可见扑翼样震颤及病理反射，肝性脑病在Ⅱ度以上（按Ⅳ度划分）。黄疸急剧加深，胆酶分离，肝浊音界进行性缩小，有出血倾向，凝血酶原活动度（PTA）<40%，血氨升高，出现中毒性鼓肠，肝臭，急性肾衰竭（肝肾综合征）。即使黄疸很轻，甚至尚未出现黄疸，但有上述表现者，应考虑本病的诊断。故选 C。

79. D 【解析】急性一氧化碳中毒患者在意识恢复后，经过 2 ~ 60 天“假愈期”，出现以下表现之一：①神经或意识障碍，呈现痴呆、木僵、谵妄状态或去皮质状态。②锥体外系功能障碍，出现震颤麻痹综合征。③锥体系神经损害表现，如偏瘫、病理反射阳性或小便失禁等。④大脑皮质局灶性功能障碍表现，如失语、失明、不能站立及继发性癫痫。⑤脑神经及周围神经损害表现，如视神经及周围神经病变等。故选 D。

80. C 【解析】该患者近 1 个月有低热、盗汗，此为结核病临床表现的一个特征。结核性腹膜炎时，因炎症引起渗出、增生、坏死，病理变化反复，常引起腹膜和肠系膜粘连增生，可出现粘连性肠梗阻表现。故选 C。

81. D 【解析】患者术后粘连性肠梗阻加重，右下腹有局限性压痛，多次腹部立位平片可见固定肠袢，提示可能为绞窄性肠梗阻，应立即剖腹探查，以明确诊断。故选 D。

82. B 【解析】血管性血友病是一种常染色体遗传性出血性疾病，多为显性遗传。以自幼发生的出血倾向、出血时间延长、血小板黏附降低、瑞斯托霉素诱导的血小板聚集缺陷及血浆血管性血友病因子（vWF）抗原缺乏或结构异常为其特点。故选 B。

83. E 【解析】该患者术后 2 天，补液量 12 000ml，腹腔引流液+尿液 3800ml，补液量足够。但是血压仍低于正常，且腹部高度膨隆，腹膜刺激征阳性，说明腹腔内有大量液体渗出。因已下置腹腔引流管，引流通畅，则可疑有肠梗阻。如发生肠梗阻，应立即胃肠减压。故选 E。

84. E 【解析】该患者服用美曲膦酯（敌百虫）中毒，处于昏迷状态，呼吸困难，应给予气管插管，保持呼吸道通畅。迅速清除毒物，用清水或 1 : 5000 高锰酸钾溶液反复洗胃，禁用 2% 碳酸氢钠溶液。然后用硫酸钠 20 ~ 40g 溶于 20ml 水，口服，观察 30 分钟。无导泻作用时，再口服或经鼻胃管注入 500ml 水。故选 E。

85. D 【解析】直肠癌术后需卧床静养，为了防止坠积性肺炎的发生，应教会患者正确的咳嗽和咳痰方法，A 正确。直肠癌术前应备血，B 正确。直肠癌术前一天晚服轻泻药并清洁灌肠，手术日早上再行清洁灌肠一次，C 正确。二度Ⅱ型房室传导阻滞易发生心脏停搏，应安装临时起搏器，E 正确。直肠癌术前应预防性应用抗生素，降低术后感染发生率。故选 D。

86. B 【解析】该患者烧煤取暖，有一氧化碳接触史；结合昏迷、口唇黏膜呈樱桃红色等症状，考虑诊断为一氧化碳中毒。血 COHb 浓度升高是一氧化碳中毒诊断最有价值的依据。故选 B。

87. D 【解析】淋巴瘤的分期：①Ⅰ期，病变仅限于一个淋巴结区或淋巴结外单一器官局限受累。②Ⅱ期，病变累及横膈同一侧两个或更多淋巴结区或病变局限侵犯淋巴结以外器官及横膈同侧一个以上淋巴结区。③Ⅲ期，横膈上下都已有淋巴结病变，可以同时伴有脾受累或淋巴结以外某一器官局限受累，加上横膈两侧淋巴结受累。④Ⅳ期，病变已侵犯多处淋巴结及淋巴结以外的部位，如广泛累及肺、肝及骨髓等。各期按全身症状的有无分别为 A、B 两组。B 组症状（有其中之一即为 B 组）包括发热 38℃以上，连续 3 天以上，且无感染原因；6 个月内体重减轻 10%以上；盗汗。该患者的淋巴结肿大涉及双侧淋巴结区域，并伴有发热，属于ⅢB 期。故选 D。

88. D 【解析】根据该患者心房颤动史，剧烈腹痛的症状及轻微的体征，考虑为肠系膜动脉栓塞，因此对于确诊最有意义的检查是动脉造影。故选 D。

89. D 【解析】腹部外伤时进行剖腹探查的指征包括：腹痛和腹膜刺激征加重；肠蠕动音减弱或消失，明显腹胀；全身情况恶化趋势；白细胞计数增多，红细胞计数进行性下降；血压变得不稳或下降；胃肠出血者；积极救治休克不见好转甚至继续恶化。该患者外伤后，出现血压低、脉率高、休克倾向、腹膜刺激征，血白细胞计数升高、血尿，考虑有腹内多个脏器损伤，故宜纠正休克的同时考虑立即剖腹探查。故选 D。

90. D 【解析】肠结核好发于回盲部，临床表现有腹泻、腹痛、右下腹压痛，也可有腹块、原因不明的肠梗阻，伴有发热、盗汗等结核毒血症状。该患者为青年男性，主要表现为长期低热、下腹痛、腹泻，结合 B 超结果，考虑肠结核的可能性大。为明确诊断，最有意义的检查是结肠镜+活组织检查。故选 D。

91. E 【解析】肠梗阻的诊断必须辨明以下问题：是否肠梗阻、机械性还是动力性、单纯性还是绞窄性梗阻、高位还是低位、完全性还是不完全性、梗阻原因。该患者诊断为肠梗阻已经 3 天，须立即予以处理，现在决定治疗方式最重要的因素是判断为单纯性还是绞窄性梗阻。故选 E。

92. D 【解析】急性梗阻性化脓性胆管炎是由于胆管梗阻和细菌感染，胆管内压升高，肝胆血屏障受损，大量细菌和毒素进入血液循环所致的全身严重感染性疾病，是急性胆管炎的严重表现形式，典型表现为腹痛、寒战、高热、黄疸、休克、中枢神经系统受抑制。该患者白细胞计数明显升高，且以中性粒细胞为主，说明存在感染；血压低，神志淡漠，提示存在休克和中枢神经系统受抑制表现；再结合其他症状表现，诊断为急性梗阻性化脓性胆管炎。故选 D。

93. C 【解析】血栓性外痔表现为肛周暗紫色圆形肿物，质硬，压痛明显，可伴有肛门剧痛。治疗宜采用血栓外痔剥离术，摘除血栓，伤口内填入油纱布，不缝合创面。故选 C。

94. E 【解析】该患者消瘦，有明显消化道症状，有吸毒史 2 年，肛周可见疱疹，提示人类免疫缺陷病毒（HIV）感染。故选 E。

95. E 【解析】右心衰竭以体静脉淤血表现为主，症状有消化道症状和劳力性呼吸困难。体征：①水肿，首先出现于身体最低垂的部位，常为对称性、可压陷性。②颈静脉征，颈静脉搏动增强、充盈、怒张，肝颈静脉反流征阳性更具特征性。③肝大，常伴压痛。④心脏体征，可有三尖瓣关闭不全的反流性杂音。故选 E。

96. E 【解析】头后仰，上肢屈曲，下肢伸直，手半握拳状是破伤风的典型表现。手足搐搦症：以腕、踝关节剧烈屈曲、肌肉痉挛为特征，可伴喉痉挛、惊厥。小儿癫痫：惊厥时绝大多数小儿不省人事、两眼紧闭或半睁，眼球上翻、牙关紧闭、口角抽动、头向后仰，四肢反复屈伸，口唇青紫，身体强直，持续十几秒至数分钟。故选 E。

97. E 【解析】消化性溃疡最常见的并发症为出血，出血量大可导致低血容量性休克。轻度休克意识清楚，收缩压正常或稍升高，失血量估计在 800ml 以下；中度休克意识尚可，收缩压为 70 ~ 90mmHg，脉压小，失血量在 800 ~ 1600ml；重度休克意识模糊甚至昏迷，收缩压在 70mmHg 以下或测不到，失血量在 1600ml 以上。故选 E。

98. C 【解析】该患者具有慢性肝炎、肝硬化病史，出现持续性肝区痛，肝大（肝肋下 4cm）、质硬、压痛、消瘦，应警惕原发性肝癌，应做甲胎蛋白（AFP）、B 超、CT 检查有助于肝癌诊断。故选 C。

99. C 【解析】该患者骨髓涂片找到里–施细胞，提示为霍奇金淋巴瘤，为明确诊断应进一步取淋巴结活检，这是确定淋巴瘤诊断最重要的依据。霍奇金淋巴瘤首发症状常为无痛性颈部或锁骨上淋巴结肿大，早期互不粘连，此后与深部组织粘连。故选 C。

100. A 【解析】该患者反复上腹痛、反酸 8 年，进食后加重，空腹减轻，考虑为消化性溃疡。胃溃疡疼痛多为餐后 1 小时内出现，进食疼痛加重，午夜痛少见；十二指肠溃疡疼痛多在两餐之间或餐前发生，进食后疼痛缓解，多有午夜痛和饥饿痛。故选 A。

101. D 【解析】根据题干信息，初步判断为原发性肝癌。原发性肝癌一旦出现明确定位症状提示已进入晚期，绝大多数患者已失去外科手术治疗的机会，原则上不做全身化疗。经剖腹探查发现癌肿不能切除；或作为肿瘤姑息切除的后续治疗者，可采用肝动脉和/或门静脉置泵做区域化疗或化疗栓塞；对未经手术而估计不能切除者，也可行放射介入治疗，即经股动脉做超选择性插管至肝动脉，注入栓塞剂。故选 D。

102. E 【解析】患者双手掌指关节对称性肿胀、压痛，伴晨僵，结合 X 线片表现，最可能是类风湿关节炎（RA）。一经确诊，应早期使用传统抗风湿（DMARDs）药物，常用羟氯喹、来氟米特、柳氮磺吡啶、甲氨蝶呤等。别嘌醇具有抑制尿酸合成作用，一般用于痛风患者的降尿酸治疗。故选 E。

103. A 【解析】该患者为老年男性，颈肩痛 1 个月，并向右手放射，右手拇指痛觉减弱，肱二头肌肌力弱，首先考虑诊断为颈椎病（神经根型，肌皮神经与桡神经受压）。肩关节周围炎、颈部劳损少有手和前臂的根性疼痛。该患者没有明显的神经炎病因。肩峰撞击综合征常有肩袖撞击伤史。故选 A。

104. D 【解析】本题患者有 5 年病史，反复发作，在发生穿孔后应采取根治性手术。相比于其他选项，胃大部切除术效果较好。故选 D。

105. C 【解析】对有典型症状而内镜检查阴性者，行 24 小时胃食管 pH 监测，如证实有食管过度酸反流，胃食管反流病（GERD）诊断成立。故选 C。

106. D 【解析】按闭经的严重程度将闭经分为以下两种。Ⅰ度闭经为子宫内膜已受一定量的雌激素作用，用孕激素后有撤退性子宫出血，提示卵巢具有分泌雌激素的功能；Ⅱ度闭经为子宫内膜未受雌激素的作用，用孕激素后无撤退性子宫出血，提示卵巢分泌雌激素功能缺陷或停止。而雌、孕激素试验均阴性说明子宫对雌、孕激素均无反应，为子宫性闭经。故选 D。

107. A 【解析】甲沟炎是甲沟及其周围组织的化脓性感染，表现为甲沟处红肿、疼痛，重时可有波动感或出脓。根据题干信息，该患者主要表现为左趾甲沟部红肿破溃，伴发热，实验室检查示白细胞增高、以中性粒细胞升高为主，考虑左趾甲沟炎的可能性大。故选 A。

108. D 【解析】甲沟炎的致病菌多为金黄色葡萄球菌，抗菌药物首选青霉素。应用糖皮质激素可使感染扩散。退热药为对症治疗。庆大霉素仅对革兰阴性菌有效。故选 D。

109. D 【解析】急性阑尾炎未经及时治疗并发腹腔脓肿，在阑尾周围形成的脓肿为阑尾周围脓肿。但也可在腹腔其他部位形成脓肿，常见部位有盆腔、膈下和肠间隙等处。临床表现有麻痹性肠梗阻的腹胀症状、腹腔刺激征象、压痛性包块和全身感染中毒症状等。B 超检查可协助诊断和定位。故选 D。

110. E 【解析】非手术治疗仅适用于不同意手术的单纯性阑尾炎，接受手术治疗的前、后，或急性阑尾炎的诊断尚未确定，以及发病已超过 72 小时或已形成炎症肿块等有手术禁忌证者。故选 E。

111. A 【解析】阑尾周围脓肿一经诊断即应在超声引导下穿刺抽脓冲洗或置管引流，或必要时采取手术治疗。故选 A。

112. B 【解析】选项 A，肠结核并发穿孔时可有瘘管形成，肠出血较少见。选项 C、D、E 无脓血便。可排除上述选项。本病例特点：黏液脓血便是溃疡性结肠炎活动期的重要表现。若有发热、腹肌紧张、腹痛加重、出现反跳痛、肠鸣音减弱或消失，可视为中毒性结肠扩张。故选 B。

113. D 【解析】溃疡性结肠炎的重型或暴发型病例一般不宜做钡剂灌肠，以免加重病情或诱发中毒性巨结肠；如发生了中毒性巨结肠，钡剂灌肠则可加重病情，易引起急性肠穿孔。该患者不能做钡剂灌肠。故选 D。

114. C 【解析】慢性萎缩性胃炎主要病理学特征是炎症、萎缩和肠化生，炎症表现为黏膜层以淋巴细胞和浆细胞为主的慢性炎症细胞浸润，活动性炎症时有中性粒细胞浸润，故选 C。D 为干扰选项，A、B、E 不是判断活动性炎症的依据，故不选。

115. E 【解析】慢性萎缩性胃炎分为多灶萎缩性胃炎和自身免疫性胃炎两大类，其中自身免疫性胃炎表现为萎缩改变主要位于胃体部，由自身免疫引起，壁细胞抗体阳性，又称 A 型胃炎，临床有上腹不适、胃酸减少、食欲缺乏、体重下降等表现，严重时可伴有恶性贫血，故选 E。

116. B 【解析】系统性红斑狼疮（SLE）的诊断主要包括颧部红斑、盘状红斑、光过敏、口腔溃疡、关节炎、浆膜炎、蛋白尿、血液系统异常、抗核抗体（ANA）阳性、狼疮细胞阳性或抗双链 DNA 阳性或抗 Sm 抗体阳性。该患者满足诊断条件，故选 B。

117. E 【解析】多数 SLE 患者尤其是在病情活动时，须选用免疫抑制药联合治疗，加用免疫抑制药有利于更好地控制 SLE 活动，保护重要脏器功能，减少复发，以及减少长期激素的需要量和不良反应。故选 E。

118. B 【解析】该患者疑为乳腺癌，目前乳腺癌的病因尚不清楚，认为与结婚年龄、生育史、月经史、遗传和家族史等有关，但是与 EB 病毒感染史无关。故选 B。

119. C 【解析】TNM 临床分期：0 期为 $T_{is}N_0M_0$；Ⅰ期为 $T_1N_0M_0$；Ⅱ期为 $T_{0\sim1}N_1M_0$，$T_2N_{0\sim1}M_0$，$T_3N_0M_0$；Ⅲ期为 $T_{0\sim2}N_2M_0$，$T_3N_{1\sim2}M_0$，$T_3N_2M_0$，T_4 任何 NM_0，任何 TN_3M_0；Ⅳ

期为包括 M_1 的任何 TN。故选 C。

120. B 【解析】粒子加速器治疗属于放射治疗的一种，乳腺导管浸润癌伴同侧腋窝淋巴结转移对其中度敏感，故选 B。

121. E 【解析】该患者为老年男性，脓血便半年，腹胀，伴阵发性腹痛，以及查体的消耗性表现和质硬包块等支持结肠癌诊断。故选 E。

122. D 【解析】结肠癌的诊断首选纤维结肠镜检查，其能够直观地看到肿瘤的大小、形状、肿瘤表面及周围浸润情况等，故选 D。另外，可行 X 线钡餐或气钡双重造影检查。B 超和 CT 扫描检查对了解腹部肿块和肿大淋巴结，发现肝内有无转移等具有帮助。

123. B 【解析】Ⅲ度烧伤：创面苍白或焦黄色，干燥，较硬。多能见到黑紫色树枝样粗大的皮下静脉网，无痛感。本病例Ⅲ度烧伤的部位为双上肢，根据九分法，面积为 5% +6% +7% 。故选 B。

124. D 【解析】Ⅲ度烧伤一般均须切除焦痂植皮，在争取复苏平稳后，根据病情尽早切痂。故选 D。

125. D 【解析】下腹部及盆腔脏器的化脓性感染或腹部手术后腹腔内有渗液，感染的液体向下流至盆腔各间隙，形成盆腔脓肿。其临床表现：发热；脉搏加快；多感下腰部下坠不适；里急后重，大便混有黏液，有排不尽感；膀胱受刺激时出现尿频；下腹部深压痛；直肠指诊可触及向直肠内膨出包块，有明显压痛。故选 D。

126. B 【解析】确诊需要 B 超及 CT 显示盆腔有脓腔存在，或直肠前壁穿刺抽到脓液。注意本题考查点——确诊，如果题干中只有首选则选直肠指诊。故选 B。

127. C 【解析】该患者有肝病病史，出现肝区疼痛、肝大，伴厌食、乏力和腹胀等全身表现，结合甲胎蛋白升高，首先应考虑原发性肝癌可能。故选 C。

128. D 【解析】超声引导下肝穿刺针吸细胞学检查找到肿瘤细胞，对原发性肝癌有确定诊断意义。故选 D。

129. A 【解析】流行性乙型脑炎主要表现为高热、头痛、呕吐，可出现嗜睡、意识障碍，常出现颈项强直、Kernig 征、布鲁津斯基（Brudzinski）征阳性。血常规检查白细胞计数在（10 ~20）$\times10^9$/L；脑脊液压力升高，白细胞计数多在（50 ~500）$\times10^6$/L，蛋白轻度增高，糖及氯化物正常。结合该患者表现，考虑流行性乙型脑炎的可能性大，故选 A。

130. A 【解析】流行性乙型脑炎的病原体为流行性乙型脑炎病毒，感染后机体可产生具有中和作用的特异性 IgM、IgG 抗体和血凝抑制抗体。血清特异性 IgM 抗体阳性可确诊。故选 A。

131. C 【解析】该患者为 48 岁女性，突发右上腹绞痛，向右肩背放射，伴恶心、呕吐。既往有类似发作，进油食后出现右上腹胀。此次查体有发热、无黄疸、胆囊肿大、Murphy 征阳性、腹膜刺激征阳性，因此考虑急性化脓性胆囊炎。故选 C。

132. D 【解析】该患者为急性化脓性胆囊炎，腹膜刺激征明显，发作 24 小时无明显好转，因此需要尽早手术治疗，进行胆囊切除术。故选 D。

133. B 【解析】引起继发性腹膜炎的细菌主要是肠道内的常驻菌群，以大肠埃希菌最多见，其次为厌氧拟杆菌、链球菌、变形杆菌等。故选 B。

134. C 【解析】该患者既往月经量过多，头晕、乏力，血红蛋白降低，血涂片见红细胞中心淡染区扩大，考虑为缺铁性贫血可能，无须做染色体检查。故选 C。

135. B 【解析】考虑该患者缺铁性贫血为血量丢失过多所致，应明确月经量增多的原因，进行妇科检查。故选 B。

136. B 【解析】缺铁性贫血的治疗包括病因治疗和对症治疗，应给予补充铁剂。故选 B。

137～138. C、E 【解析】呼吸性碱中毒患者呼吸急促，手足和口周麻木及针刺感，血气分析为 pH 增高，$PaCO_2$ 和 HCO_3^- 下降。故 137 题选 C。代谢性酸中毒患者有严重腹泻、休克等，又有呼吸加深加快的表现，血气分析：血液 pH、HCO_3^-、BE（剩余碱）降低，$PaCO_2$ 正常或降低。故 138 题选 E。

139～140. A、C 【解析】肠结核是结核分枝杆菌引起的肠道慢性特异性感染，常继发于肺结核，好发部位为回盲部。故 139 题选 A。克罗恩病是胃肠道慢性炎性肉芽肿性疾病，受累部位多见于回肠末端及邻近右侧结肠。故 140 题选 C。

141～142. A、B 【解析】溃疡型肠结核常伴腹泻，大便呈糊样，多无脓血，不伴里急后重。有时腹泻与便秘交替。故 141 题选 A。增生型肠结核以便秘为主。故 142 题选 B。并发症以肠梗阻及合并结核性腹膜炎多见，瘘管、腹腔脓肿、肠出血少见。X 线钡剂检查发现跳跃征、溃疡、肠管变形和肠腔狭窄等征象。

143～144. A、C 【解析】HBV DNA 是乙型肝炎病毒复制最直接、最敏感、最特异的指标。故 143 题选 A。乙型肝炎病毒抗-HBs 为保护性抗体，阳性表示对乙型肝炎病毒有免疫力，见于乙型肝炎恢复期、疫苗接种后。故 144 题选 C。

145～146. A、E 【解析】结核性腹膜炎时腹腔抽出液为草绿色透明腹水。胃十二指肠急性穿孔时抽出液呈黄色、混浊、含胆汁、无臭味，饱食后穿孔时抽出液可含食物残渣。故 145 题选 A。急性重症胰腺炎时抽出液为血性、胰淀粉酶含量高。急性阑尾炎穿孔时抽出液为稀薄脓性略有臭味。绞窄性肠梗阻时抽出液为血性、臭味重。故 146 题选 E。

147～148. C、E 【解析】再生障碍性贫血（AA）主要表现为骨髓造血功能低下，全血细胞减少和贫血、出血、感染综合征。免疫抑制药治疗有效。故 147 题选 C。阵发性睡眠性血红蛋白尿症 Ham 试验阳性。缺铁性贫血、巨幼细胞贫血时，白细胞多正常。自身免疫性溶血性贫血时，Coombs 试验阳性。故 148 题选 E。

149～150. E、C 【解析】急性胰腺炎发生时，胰液中的胰脂肪酶释放入腹腔中，可造成胰腺及周围脂肪坏死。故 149 题选 E。激肽酶的功能为扩张小动脉，增加局部血流，抑制肾素分泌及增加扩血管性前列腺素合酶水平，增加血管通透性及使血管舒张。故 150 题选 C。

110-4

2024全国临床执业医师资格考试冲刺试卷与解析（三）

（医学综合笔试部分）

第四单元

考试日期：20××年×月×日

考试时间：16：30～18：30

考生姓名：________

准考证号：________

考 场 号：________

中国协和医科大学出版社

北 京

A_1 型选择题

答题说明

每一道考题下面有 A、B、C、D、E 五个备选答案，请从中选择一个最佳答案。

1. 我国现在最常用的避孕措施为
   A. 避孕套
   B. 阴道隔膜
   C. 宫内节育器
   D. 口服避孕药
   E. 安全期避孕
2. 宫内节育器（IVD）的常见不良反应是
   A. 阴道出血
   B. 子宫穿孔
   C. 感染
   D. IUD 异位
   E. IUD 嵌顿
3. 苯丙酮尿症患儿的特征性临床表现是
   A. 智能发育落后
   B. 惊厥
   C. 毛发、皮肤色泽变浅
   D. 肌张力增高
   E. 尿和汗液有鼠尿臭味
4. 心脏病产妇胎儿娩出后应立即
   A. 腹部放置沙袋
   B. 静脉注射麦角新碱
   C. 鼓励下床活动
   D. 抗感染
   E. 行绝育手术
5. 急性胎儿窘迫的重要临床征象不包括
   A. 胎儿头皮血 pH<7. 35
   B. 羊水胎粪污染
   C. 胎动减少
   D. 胎心率异常
   E. 胎盘功能减弱
6. 关于正常位置胎盘早剥的叙述，错误的是
   A. 附着在子宫下段，胎盘发生剥离
   B. 妊娠晚期腹痛性阴道流血，首先考虑胎盘早剥
   C. 胎盘早剥一旦确诊，应尽快终止妊娠
   D. 围生儿死亡率增高
   E. 重症胎盘早剥可诱发弥散性血管内凝血（DIC）
7. 下列哪项用于监测肝素用量是否过量
   A. 血小板计数
   B. 3P 试验
   C. 出血时间
   D. 活化部分凝血活酶时间（APTT）
   E. 纤维蛋白原定量
8. 患维生素 D 缺乏性佝偻病的 9 ~ 10 个月婴儿多见的骨骼改变是
   A. 颅骨软化
   B. 肋骨串珠
   C. 方颅
   D. 鸡胸
   E. 肋膈沟
9. 符合幼儿期特点的是
   A. 体格生长发育速度最快
   B. 语言思维和应人应物能力发展迅速
   C. 识别危险的能力较强
   D. 免疫力增强，传染病发生率低
   E. 不易发生营养缺乏和腹泻病
10. 1 周岁小儿的胸围约为
    A. 34cm
    B. 38cm
    C. 42cm

D. 46cm

E. 50cm

11. 属于颅内肿瘤非定位症状的是

A. 头痛、视盘水肿

B. 癫痫、幻嗅

C. 肢体运动和感觉障碍

D. 视力、视野障碍

E. 眼睑下垂、眼球运动障碍

12. 适宜卡介苗（BCG）接种的人群是

A. 结核性脑膜炎患者

B. 结核菌素试验阳性者

C. 严重的结核病患者

D. 新生儿及结核菌素试验阴性的儿童

E. 细胞免疫功能低下者

13. 属于良性卵巢肿瘤的是

A. 库肯勃瘤

B. 内胚窦瘤

C. 颗粒细胞瘤

D. 无性细胞瘤

E. 卵泡膜细胞瘤

14. 符合脑出血手术治疗的适应证是

A. 小脑血肿>10ml、壳核出血>40ml、中脑出血

B. 壳核出血>40ml、额叶出血、脑桥出血

C. 小脑血肿>10ml、延髓出血、严重脑室出血

D. 脑桥出血、额叶出血、严重脑室出血

E. 小脑血肿>10ml、壳核出血>30ml、严重脑室出血

15. 细菌性阴道病的首选治疗药物是

A. 制霉菌素

B. 甲硝唑

C. 头孢菌素

D. 青霉素

E. 阿奇霉素

16. 引起女性继发不孕最常见的原因是

A. 排卵障碍

B. 子宫内膜因素

C. 宫颈因素

D. 输卵管因素

E. 免疫因素

17. 确诊侵蚀性葡萄胎和绒毛膜癌主要取决于

A. 距良性葡萄胎后发生时间的长短

B. 人绒毛膜促性腺激素（hCG）水平的高低

C. 子宫大小程度不同

D. 有无黄素囊肿

E. 有无绒毛结构

18. 急性颅内压增高时患者早期生命体征改变为

A. 血压升高，脉搏变缓，脉压变小

B. 血压升高，脉搏增快，脉压增大

C. 血压降低，脉搏变缓，脉压变小

D. 血压降低，脉搏增快，脉压变小

E. 血压升高，脉搏变缓，脉压增大

19. 观察小儿结核菌素试验结果的时间是

A. 73～96 小时

B. 48～72 小时

C. 24～47 小时

D. 12～23 小时

E. 1～11 小时

20. 导致胎儿生长受限最常见的病因是

A. 胎盘早剥

B. 臀先露

C. 前置胎盘

D. 重度子痫前期

E. 高龄初产

21. 关于躯体化障碍的描述，错误的是

A. 女性多于男性

B. 症状无法用躯体疾病来解释

C. 患者躯体症状是其真实的体验

D. 症状多种，而且多变

E. 患者接受“症状并不等同于躯体疾病”的解释

22. 小儿重度脱水有明显周围循环障碍，扩容液输注时间为
A. 10 ~20 分钟
B. 30 ~60 分钟
C. 70 ~90 分钟
D. 100 ~120 分钟
E. 130 ~150 分钟
23. 导致新生儿胆红素生成过多的疾病是
A. 新生儿败血症
B. 先天性甲状腺功能减退症
C. 先天性胆道闭锁
D. 新生儿窒息
E. 胆汁黏稠综合征
24. 营养性巨幼细胞贫血的病因是
A. 缺乏维生素 B_{12}
B. 缺乏维生素 B_6
C. 缺乏维生素 B_1
D. 缺乏乙酸
E. 缺乏草酸
25. 卵巢囊肿发生蒂扭转时，其蒂的组成是
A. 骨盆漏斗韧带，输卵管，卵巢固有韧带，子宫圆韧带
B. 骨盆漏斗韧带，输卵管，卵巢固有韧带
C. 骨盆漏斗韧带，子宫阔韧带，子宫圆韧带
D. 骨盆漏斗韧带，输卵管，子宫圆韧带
E. 输卵管，子宫阔韧带
26. 心源性脑栓塞 3 小时内最宜选用的药物治疗是
A. 罂粟碱
B. 低分子量肝素
C. 尿激酶
D. 降纤酶
E. 阿司匹林
27. 法洛四联症心脏杂音响度主要取决于
A. 左、右心室之间的压力差
B. 肺动脉瓣狭窄程度
C. 室间隔缺损大小
D. 主动脉骑跨程度
E. 右心室肥大程度
28. 抗抑郁药物治疗原则不包括
A. 个体化、合理用药
B. 停药时逐渐减量
C. 起始剂量应足量、足疗程
D. 尽可能单一用药
E. 倡导全程治疗
29. 重症肌无力患者下列哪块肌肉不受累
A. 眼外肌
B. 咀嚼肌
C. 呼吸肌
D. 眼内肌
E. 四肢肌肉
30. 短暂性脑缺血发作（TIA）出现相应的症状及体征，完全恢复最长应在
A. 6 小时内
B. 12 小时内
C. 24 小时内
D. 48 小时内
E. 72 小时内
31. 多囊卵巢综合征的常见月经改变是
A. 月经周期正常，经量过多
B. 月经频发
C. 月经周期正常，经量过少
D. 月经周期正常，经量延长
E. 月经稀发
32. 对感染人类免疫缺陷病毒（HIV）的孕产妇依法提供预防获得性免疫缺陷综合征（简称艾滋病）母婴传播的服务是
A. 无偿献血
B. 家庭接生
C. 终止妊娠
D. 产前指导
E. 基因诊断
33. 子宫内膜腺上皮细胞的核下开始出现含

糖原小泡，相当于月经周期的

A. 增生期早期

B. 分泌期早期

C. 增生期中期

D. 分泌期中期

E. 增生期晚期

34. 随境转移主要见于

A. 精神分裂症

B. 适应障碍

C. 躁狂症

D. 脑器质性精神障碍

E. 精神发育迟滞

35. 孕妇血清 hCG 浓度达高峰是在妊娠

A. 5～7 周

B. 8～10 周

C. 11～13 周

D. 14～16 周

E. 17～19 周

36. 新生儿期保健的重点时间是

A. 出生后 1 小时内

B. 出生后 1 天内

C. 出生后 3 天内

D. 出生后 1 周内

E. 出生后 2 周内

37. 营养不良患儿应用苯丙酸诺龙的主要作用是

A. 促进消化功能

B. 促进食欲

C. 促进糖原合成

D. 促进蛋白质合成

E. 增强机体免疫功能

38. 热性惊厥发作中最首要的处理是

A. 给氧、保持气道通畅

B. 降低颅内压

C. 降低体温

D. 控制感染

E. 控制惊厥发作

39. 新生儿溶血症的换血量约为婴儿全血量的

A. 1.0 倍

B. 1.5 倍

C. 2.0 倍

D. 2.5 倍

E. 3.0 倍

40. 叶酸是体内重要的维生素，孕妇体内叶酸水平过低最严重的潜在危害是

A. 妊娠期高血压疾病

B. 生出低体重儿

C. 妊娠期严重缺钙

D. 胎儿神经管缺陷

E. 伴有严重锌缺乏

41. 心脏病孕妇容易发生心力衰竭的时期是

A. 妊娠 20～22 周

B. 妊娠 24～26 周

C. 妊娠 28～30 周

D. 妊娠 32～34 周

E. 妊娠 36～38 周

42. 不属于婴儿能量需要的是

A. 基础代谢率

B. 生长发育

C. 食物热力作用

D. 思维活动

E. 排泄损失

43. 猩红热出现皮疹多在发热后

A. 12 小时之内

B. 12～48 小时

C. 60～72 小时

D. 84～96 小时

E. 大于 96 小时

44. 枕骨大孔疝常常是由于下列脑组织的哪一部分疝出枕骨大孔

A. 小脑蚓部

B. 大脑扣带回

C. 顶下小叶

D. 颞叶钩回

E. 小脑扁桃体

45. 关于妊娠合并心脏病对胎儿的影响，叙述不正确的是
A. 流产
B. 难产
C. 死胎
D. 胎儿生长受限
E. 胎儿窘迫

46. 属于情感活动减退的症状是
A. 焦虑
B. 情感淡漠
C. 情感倒错
D. 情感低落
E. 情感脆弱

47. 胎头跨耻征阳性的初产妇于临产后检查，最不可能出现的是
A. 子宫收缩力异常
B. 胎位异常
C. 病理缩复环
D. 胎头衔接
E. 胎膜早破

48. 偏头痛最常见的类型是
A. 典型偏头痛
B. 群集性头痛
C. 普通型偏头痛
D. 眼肌瘫痪型偏头痛
E. 基底动脉型偏头痛

49. 麻疹早期诊断最有意义的临床表现是
A. 发热、流涕、咳嗽
B. 有感冒接触史
C. 耳后淋巴结肿大
D. 手、足出现红色斑丘疹
E. 科氏（Koplik）斑

50. 不会引起病理性颅内压增高的是
A. 脑震荡
B. 颅内肿瘤
C. 脑积水
D. 颅内出血
E. 狭颅症

A_2 型选择题

答 题 说 明

每一道考题是以一个小案例出现的，其下面都有 A、B、C、D、E 五个备选答案，请从中选择一个最佳答案。

51. 男，40 岁。吞咽困难 30 天，不能进水 2 天。口渴、尿少、体重下降。查体：R 26 次/分，BP 80/50mmHg，神志清楚，烦躁。血 Na^+ 152mmol/L、K^+ 3.2mmol/L、HCO_3^- 18mmol/L、$PaCO_2$ 38mmHg。首要处理措施应是
A. 补充血容量
B. 氧疗
C. 纠正酸碱失衡
D. 有控制的补充血钾
E. 应用升压药

52. 女，56 岁。绝经 5 年，少量阴道流血半年余。妇科检查：子宫较正常稍大，右附件区扪及 8cm×6cm 实性肿块。子宫内膜活检报告为“子宫内膜单纯性增生”。最可能的诊断是卵巢
A. 畸胎瘤
B. 颗粒细胞瘤
C. 黏液性囊腺瘤
D. 浆液性囊腺瘤

E. 无性细胞瘤

53. 女，30 岁。停经 46 天后，下腹部隐痛半月余。然后阴道持续少量出血 3 天多，右侧附件触及鸡蛋大韧性包块。考虑为

A. 子宫肌瘤

B. 卵巢囊肿

C. 子宫内膜异位症

D. 陈旧性异位妊娠

E. 妊娠黄体

54. 男，40 岁。脑肿瘤患者，近 1 天出现频繁全身抽搐，且处于昏迷状态。体温 39.5℃，脉搏 140 次/分，呼吸 30 次/分，血压 120/90mmHg。白细胞计数 12×10^9/L。治疗措施不正确的是

A. 紧急手术切除肿瘤

B. 根据病情选用抗生素

C. 静脉注射地西泮

D. 支持治疗，维持水、电解质平衡

E. 给氧

55. 男孩，2 岁。发热伴咳嗽，诊断为肺炎链球菌肺炎，用抗生素治疗的疗程应持续至体温正常后

A. 2~4 天

B. 5~7 天

C. 8~10 天

D. 11~13 天

E. 14~16 天

56. 男，16 岁。近 2 年来无明显原因出现与人交往减少，经常独自呆于一处，有时候会不明原因发笑。对家人漠不关心。生活越来越懒散。以前感兴趣的事情，现在也不做了。最可能的诊断是

A. 中度精神发育迟滞

B. 重性抑郁症迟滞型

C. 精神分裂症单纯型

D. 精神分裂症衰退型

E. 精神分裂症紧张型

57. 男孩，2 岁。高热 4 天，发现面部、躯干红色皮疹。出疹后第 3 天突发惊厥 1 次，伴呕吐 3 次。查体：T 38.5℃，嗜睡，全身皮肤可见红色斑丘疹，疹间皮肤正常，心音有力，肺部无啰音，脑膜刺激征（+）。最可能的诊断是

A. 麻疹并发热性惊厥

B. 化脓性脑膜炎

C. 麻疹脑炎

D. 风疹脑炎

E. 风疹并发热性惊厥

58. 男，70 岁。服用氟桂利嗪 3 个月后出现动作徐缓，僵硬，手部震颤，跌倒 1 次。美多芭治疗无效。查体：智能正常，面具脸，四肢肌力正常，肌张力高。最可能的诊断是

A. 血管性帕金森综合征

B. 多系统萎缩

C. 药物性帕金森综合征

D. 外伤性帕金森综合征

E. 原发性帕金森病

59. 男孩，12 岁。低热 3 周伴双膝关节痛、疲倦、食欲缺乏。查体：HR 126 次/分，心音低钝，心尖部闻及 3/6 级收缩期杂音，双膝关节红、热，轻度肿胀。实验室检查：外周血 WBC 15×10^9/L，N 0.78，抗链球菌溶血素 O（ASO）500U/ml。除应用青霉素抗感染外，最适宜的处理是

A. 阿司匹林

B. 地高辛

C. 泼尼松

D. 地西泮

E. 呋塞米

60. 女，40 岁。因患再生障碍性贫血入院治疗，既往曾多次输血。此时应考虑静脉滴注

A. 浓缩红细胞

B. 去白细胞的红细胞
C. 全血
D. 悬浮红细胞
E. 辐照红细胞

61. 男，38 岁。身高 170cm，体重 90kg，平素每日约饮酒 250ml，持续 10 年。体检时发现脂肪性肝病，遂来院就诊。为确定酒精性肝病的分期和分级，最可靠的检查是
A. 肝脏 B 超
B. 肝脏 CT
C. 肝功能
D. 肝活体组织检查
E. 肝脏血管造影

62. 女，26 岁。自诉感到体内有虫爬、挤压等难以忍受的异样感受，但又不能说出其具体部位。该症状可能属于
A. 运动性幻觉
B. 体形障碍
C. 内感性不适
D. 内脏性幻觉
E. 体像障碍

63. 女，30 岁，初产妇，未临产。妊娠 35 周，恶心、呕吐、乏力伴皮肤黄染、瘙痒 1 周。结合实验室检查诊断为妊娠合并乙型病毒性肝炎（重型）。除保肝治疗外，应采取的措施
A. 尽快使用子宫动脉栓塞术
B. 积极治疗待病情稳定尽快行剖宫产术
C. 尽快使用缩宫素促进宫颈成熟
D. 继续妊娠至 37 周
E. 尽快依沙吖啶腔内引产

64. 男，30 岁。患甲状腺功能亢进症，突然出现双下肢不能动。查体：双下肢膝腱反射减退，无肌萎缩。血清钾 3mmol/L。最可能是下列哪种情况
A. 慢性甲亢性肌病
B. 周期性瘫痪
C. 周围神经炎
D. 重症肌无力
E. 解离转换障碍

65. 初孕妇，28 岁。妊娠 37^{+4} 周，剧烈头痛并呕吐 3 次。查体：BP 170/110mmHg，尿蛋白（++），双下肢轻度水肿。无宫缩，枕右前位，胎心率 138 次/分，估计胎儿体重 2800g。该患者应立即采取的处理措施是
A. 静脉滴注缩宫素
B. 人工破膜后静脉滴注缩宫素
C. 静脉滴注硫酸镁及快速静脉滴注甘露醇
D. 立即行剖宫术
E. 肌内注射哌替啶

66. 初产妇，宫口开全 1.5 小时，胎头已达盆底，持续性枕左横位。最恰当的处理是
A. 等其自然回转
B. 人工协助顺时针转 90°
C. 行会阴后-斜切开术+胎头吸引术
D. 缩宫素静脉滴注
E. 人工协助逆时针转 90°

67. 男，35 岁。头晕、乏力、恶心、呕吐。血清 Na^+ 130mmol/L，血清 K^+ 4.5mmol/L，尿比重 1.010。诊断为
A. 高渗性缺水
B. 等渗性缺水
C. 低渗性缺水
D. 低钾血症
E. 高钾血症

68. 女，25 岁。进行性全身无力 1 年余。晨起时无力症状较轻，活动后加重。否认甲状腺功能亢进症病史。查体：未见明显的肌肉萎缩及肌张力异常，四肢肌力 4 级，四肢腱反射正常，肌疲劳试验阳性。最可能的诊断是

A. 重症肌无力
B. 急性脊髓炎
C. 吉兰-巴雷综合征
D. 多发性肌炎
E. 周期性瘫痪

69. 一肝癌患者，输血几分钟后，突然寒战、高热、心悸、气促、腰背痛，疑发生了溶血反应。其处理宜
A. 立即减慢输血速度+肌内注射异丙嗪
B. 立即停止输血，半坐位、吸氧
C. 立即停止输血并应用肝素治疗
D. 停止输血+口服阿司匹林
E. 立刻终止输血并静脉滴注糖皮质激素

70. 男，21 岁。车祸头部外伤，昏迷 30 分钟后清醒。查体：神志清楚，右颞头皮血肿，神经系统检查无阳性发现。入院观察，5 小时后又转入昏迷，伴右侧瞳孔逐渐散，左侧肢体瘫痪。临床诊断首先考虑是
A. 脑挫伤
B. 脑内血肿
C. 脑水肿
D. 急性硬脑膜下积液
E. 急性硬脑膜外血肿

71. 男，32 岁。确诊肾病综合征，血白蛋白 20g/L。近 2 天感右侧腰部隐痛，尿色偏深，无明显尿频、尿急、尿痛。尿常规：红细胞 20 ~ 30 个/HP，白细胞 0 ~4 个/HP。B 超：双肾、输尿管未见异常。首先考虑的并发症是
A. 急性肾盂肾炎
B. 隐匿性肾炎
C. 肾结核
D. 肾静脉血栓形成
E. 肾肿瘤

72. 女，27 岁。停经 2 个月，阴道流血 3 天，下腹痛 1 天。检查子宫增大如鹅蛋大小，宫口闭。下列对确诊最有意义的检查是
A. 尿妊娠试验
B. A 型超声
C. B 型超声
D. 诊断性刮宫
E. 基础体温测定

73. 男婴，6 个月。患法洛四联症。近 2 天反复于哭闹时突然四肢抽搐，青紫加重，神志不清，呼吸急促，持续时间 2 ~3 分钟。主要原因是
A. 脑栓塞
B. 肺动脉狭窄
C. 心力衰竭
D. 脑炎
E. 心包炎

74. 女，40 岁。闭经、溢乳半年。磁共振成像发现垂体 1.5cm×1.0cm 占位病变，须做激素检查。下列无助于诊断的检查是
A. 测催乳素
B. 测生长激素
C. 测促肾上腺皮质激素
D. 测血管升压素
E. 测促甲状腺激素

75. 初孕妇，30 岁。妊娠 40 周，规律宫缩 4 小时入院。因产程不佳，给予缩宫素静脉滴注，加强宫缩，2 小时后下腹疼痛难忍，孕妇烦躁不安，呼吸急促。心率 110 次/分，胎心率 100 次/分，子宫下段有明显压痛，导尿见血尿。本例最可能的诊断是
A. 先兆子宫破裂
B. 子宫破裂
C. 强直性宫缩
D. 羊水栓塞
E. 胎盘早剥

76. 男婴，1 岁。发热 3 天，流涕、咳嗽，咽部及眼结膜充血，在下眼睑边缘可见

Stimson 线，口腔黏膜充血，既往未接种麻疹疫苗。该患儿诊断为麻疹，其病程属于

A. 潜伏期
B. 前驱期
C. 卡他期
D. 出疹期
E. 恢复期

77. 男孩，6 个月。近 1 个月烦躁、多汗、夜惊。突发两眼上窜、神志不清、四肢抽动。持续约 1 分钟缓解。血清钙 1.6mmol/L，血糖 4.5mmol/L。考虑诊断为

A. 癫痫
B. 化脓性脑膜炎
C. 低血糖
D. 低钙惊厥
E. 高热惊厥

78. 女，19 岁，学生。近 1 年来经常脑内反复思考问题，如做数学题时，反复核对答案，明知不对，但又无法控制。最可能的诊断是

A. 神经衰弱
B. 焦虑症
C. 游离转换障碍
D. 强迫症
E. 精神分裂症

79. 初产妇，26 岁。妊娠 39 周，规律宫缩 3 小时，胎心率 136 次/分。为估计头盆关系，检查头盆相称程度为胎头已入盆，头盆相称。这一结果不会出现的项目是

A. 入口前后径 11cm
B. 髂嵴间径 27cm
C. 骶耻外径 17cm
D. 最窄棘间径 10cm
E. 子宫收缩正常

80. 女，66 岁。2 年来经常不能完整叙述新近发生的事情，却常常无中生有地讲述一些从未发生过的事情，患者意识清楚，但经常记错时间和地点。此症状最可能是

A. 遗忘综合征
B. 脑衰弱综合征
C. 急性脑综合征
D. 痴呆综合征
E. 科塔尔（Cotard）综合征

81. 初孕妇，26 岁。妊娠 36 周，恶心、呕吐进行性加重 5 天，明显黄疸 3 天。血谷丙转氨酶及血清胆红素明显增高，乙型肝炎表面抗原（+）。该患者最佳的处理措施是

A. 卧床休息，口服保肝药物，继续妊娠
B. 隔离、保肝治疗，继续妊娠，密切观察
C. 立即行剖宫产
D. 治疗 1 周，肝功能无明显好转终止妊娠
E. 积极治疗待病情稳定后终止妊娠

82. 男，40 岁。多年饮酒，不饮酒则身体难受、失眠、出汗等。中止饮酒 2 天后，患者出现激越症状，凭空听到其他患者称他是同性恋，而意识清晰，定向力完整。该患者诊断为

A. 精神分裂症
B. 戒酒综合征
C. 心因性精神障碍
D. 抑郁症
E. 癫痫性精神障碍

83. 男孩，9 岁。尿少、水肿 1 天。查体：眼睑部水肿，血压 140/100mmHg。尿蛋白（+），尿红细胞（+++）。该患儿诊断是

A. 急性肾小球肾炎
B. 泌尿系感染

C. 单纯性肾病
D. 肾炎性肾病
E. 继发性肾病

84. 初孕妇，妊娠 36 周。早孕时血压 90/60mmHg，近 1 周来头痛、视物模糊 1 天，突然全身抽搐 1 次，急诊入院。查体：意识尚清，血压 130/90mmHg，胎位为枕左前（LOA），胎心率 148 次/分。下述处理哪项正确
A. 静脉滴注硫酸镁同时剖宫产
B. 引产
C. 积极治疗，24 小时内行剖宫产
D. 积极控制抽搐，病情控制后 2 小时内终止妊娠
E. 控制抽搐，稳定病情，至妊娠 37 周终止妊娠

85. 一个健康儿，体重 7.5kg，身长 62cm。会翻身，能独坐很久，不会爬，能无意识发出“爸爸”“妈妈”等复音，能听懂自己的名字。其月龄最可能为
A. 3 ~4 个月
B. 5 个月
C. 6 个月
D. 7 个月
E. 8 个月

86. 男婴，6 个月。出生体重 3.0kg，出生后人工喂养，皮下脂肪消失，轻度水肿，精神萎靡，反应差，体温低，腹泻与便秘交替进行。该患儿属于
A. 轻度营养不良水肿型
B. 轻度营养不良消瘦型
C. 重度营养不良水肿型
D. 重度营养不良消瘦型
E. 中度营养不良水肿型

87. 初孕妇，29 岁，妊娠 37 周。头痛 1 周，今晨喷射性呕吐 1 次。1 小时前突然抽搐并随即昏迷入院。查体：BP 180/120 mmHg。尿蛋白（+++）。该患者最可能的诊断是
A. 子痫
B. 脑出血
C. 游离转换障碍
D. 癫痫
E. 脑血栓形成

88. 女，25 岁。顺产一体重 4200g 男婴，胎盘娩出后继之出现阴道大量出血，暗红色，子宫轮廓不清。该患者产后出血最可能的原因是
A. 子宫收缩乏力
B. 凝血功能障碍
C. 软产道裂伤
D. 子宫破裂
E. 胎膜残留

89. 女，28 岁，已婚，教师。8 个月前行诊断性刮宫，术后有阴道流血。当听到同事说有癌症的可能时，感到紧张、心悸、气促。之后反复出现紧张、烦躁、坐立不安、心悸、气急、怕死，且间歇期逐渐缩短。家族史、既往史、查体、实验室检查无特殊。病前性格多疑多虑、易急躁。自知力存在。该患者最可能的诊断是
A. 强迫症
B. 焦虑症
C. 恐惧症
D. 疑病症
E. 心因性精神障碍

90. 女，38 岁。人工流产术后 2 年出现痛经，进行性加重，须服用镇痛药。妇科检查：子宫后倾后屈，如妊娠 50 天大小，呈球状，质硬，活动受限。B 超检查示子宫肌层回声不均匀，局部有短线状增强。最可能的诊断是
A. 盆腔结核
B. 子宫内膜炎

C. 慢性盆腔炎
D. 子宫腺肌病
E. 子宫肌瘤

91. 男婴，10个月。牛奶喂养，面色苍白2个月，烦躁，肝肋下2cm，脾肋下可触及。血常规：血红蛋白80g/L，红细胞计数3.6×10^{12}/L，网织红细胞0.01，外周血涂片红细胞大小不等，中心淡染。初步诊断是
A. 营养性巨幼细胞贫血
B. 地中海贫血
C. 维生素B_6缺乏性贫血
D. 再生障碍性贫血
E. 营养性缺铁性贫血

92. 女，30岁。3个月来工作较累，近3周出现兴趣缺乏，易疲劳，言语少，动作迟缓，自觉脑子笨，没有以前聪明，早醒，食欲缺乏，腹胀，便秘，全身酸痛，有时感心悸气短。总觉得自己患了不治之症，给家庭带来许多麻烦。该患者最可能的诊断是
A. 焦虑症
B. 神经衰弱
C. 疑病症
D. 抑郁症
E. 心身疾病

93. 男，35岁。因再生障碍性贫血2年，头晕、乏力、心悸2天入院。入院时检查：贫血貌，Hb 50g/L。患者既往有多次输血史，1个月前在输血过程中曾出现发热反应，体温达39.5℃，经对症处理缓解。此次给予输血治疗，首选的血液制品是
A. 全血
B. 洗涤红细胞
C. 浓缩红细胞
D. 红细胞悬液
E. 少白细胞的红细胞

94. 女，33岁。G_2P_1，白带增多伴有血丝4个月。宫颈活检病理学诊断为CIN Ⅲ。下一步处理应采取
A. 宫颈激光治疗
B. 宫颈锥切术
C. 子宫切除术
D. 根治性子宫切除术
E. 根治性宫颈切除术

95. 男婴，10个月。诊断为流感嗜血杆菌脑膜炎，经抗生素治疗1周后，病情好转，体温正常，近2天又出现发热、搐搦、前囟饱满、颅缝分离。首先考虑的诊断是
A. 脑膜炎复发
B. 脑膜炎后遗症
C. 脑脓肿
D. 脑水肿
E. 硬脑膜下积液

96. 男，30岁。1年来反复发作瞪视不动、意识模糊、奔跑、游走等，持续约3分钟逐渐清醒，事后对行为毫无记忆。最可能的诊断是
A. 精神分裂症
B. 杰克逊（Jackson）癫痫
C. 游离转换障碍
D. 感染性精神病
E. 复杂部分性发作

97. 女，25岁，半年前离婚。某日下班后回到家中突然出现强烈的恐惧感，有如大祸临头，同时心悸、胸闷、呼吸困难，有窒息感，伴全身多汗、脸红、手足发麻、四肢颤抖，5～6分钟后逐渐平静。最可能的诊断是
A. 恐怖症
B. 精神分裂症
C. 慢性焦虑症
D. 心理生理障碍
E. 急性焦虑症

98. 女，30 岁。与丈夫分居。在月经第11天时，丈夫回家，未避孕，要求房事后紧急避孕。首选的简便、安全、有效的措施是

A. 宫内节育器

B. 18-炔诺孕酮

C. 甲地孕酮

D. 甲醚抗孕丸

E. 米非司酮

99. 男孩，2 岁。间断腹泻伴消瘦、食欲缺乏1月余。体重 8kg，身高 80cm。面色苍白，精神差，心音较低钝，心律齐。腹壁皮下脂肪 0.2cm，皮肤弹性差。Hb 81g/L，RBC 4.0×10^{12}/L。最有可能的诊断是

A. Ⅰ度营养不良并发营养性贫血

B. Ⅱ度营养不良并发营养性巨幼细胞贫血

C. Ⅱ度营养不良并发营养性缺铁性贫血

D. Ⅲ度营养不良并发营养性巨幼细胞贫血

E. Ⅲ度营养不良并发营养性缺铁性贫血

100. 男孩，2 岁。因间断抽搐半年就诊。1岁以后智能渐落后，皮肤色泽变浅，头发变黄，常有呕吐。对明确诊断最有意义的检查是

A. 脑电图

B. 血钙

C. 尿有机酸分析

D. 染色体核型分析

E. 血促甲状腺激素（TSH）、甲状腺素（T_4）

A_3/A_4 型选择题

答题说明

以下提供若干个案例，每个案例下设若干道考题。请根据案例所提供的信息，在每一道考题下面的 A、B、C、D、E 五个备选答案中选择一个最佳答案。

（101～103 题共用题干）

男，68 岁。2 个月前因妻子生病住院出现焦虑不安、情绪低落、兴趣减退、失眠、早醒，日渐反应迟钝、行动迟缓，料理家务能力也下降。妻子病愈出院已 1 个月，但患者病情不见好转，怀疑自己患了不治之症，且听见“医院”二字就感到紧张、恐惧、害怕。既往史阴性。入院查体：意识清，能合作，生命体征正常，心肺未见异常，神经系统检查未见异常。心电图（ECG）正常，脑电图（EEG）轻度异常，头颅 MRI 显示左侧基底节有一点状腔隙梗死灶。精神检查：未引出任何精神病性症状，有上述情绪障碍、记忆减退，但常识、抽象思维、理解判断力正常。

101. 该患者精神状态最可能的诊断是

A. 抑郁症

B. 焦虑症

C. 疑病症

D. 脑器质性精神障碍

E. 应激相关障碍

102. 该患者首先要考虑的鉴别诊断是

A. 抑郁症

B. 焦虑症

C. 疑病症

D. 脑器质性精神障碍

E. 应激相关障碍

103. 下列治疗策略中首选

A. 阿米替林+阿普唑仑

B. 左洛复+阿普唑仑

C. 利培酮+阿普唑仑

D. 促智药+阿普唑仑

E. 心理治疗+阿普唑仑

(104～106 题共用题干)

女，70 岁。外阴瘙痒、阴道灼热感 4 天。妇科检查：阴道黏膜有散在出血点，阴道内少许分泌物，呈淡黄色。

104. 该患者首先考虑的诊断为

A. 萎缩性阴道炎

B. 淋球菌性阴道炎

C. 细菌性阴道病

D. 外阴阴道假丝酵母菌病

E. 滴虫阴道炎

105. 其最可能的病因是

A. 雌激素水平低下

B. 淋球菌感染

C. 阴道菌群失调

D. 念珠菌感染

E. 滴虫感染

106. 该患者首选的外用药物是

A. 制霉菌素

B. 红霉素

C. 孕激素

D. 雌激素

E. 甲硝唑

(107～109 题共用题干)

初产妇，27 岁。妊娠 32 周，阴道少量流血及规律腹痛 2 小时。肛门检查：宫颈管消失，宫口开大 1.5cm。

107. 该患者最可能的诊断是

A. 先兆早产

B. 胎盘早剥

C. 前置胎盘

D. 晚期流产

E. 先兆临产

108. 该患者不恰当的处理措施是

A. 静脉滴注硫酸镁

B. 使用缩宫素引产

C. 使用少量镇静药

D. 口服沙丁胺醇

E. 左侧卧位

109. 为促使胎儿肺成熟，应给予

A. 5% 葡萄糖

B. 三磷酸腺苷

C. 倍他米松

D. 硝苯地平

E. 辅酶 A

(110～112 题共用题干)

初孕妇，25 岁，妊娠 31 周。从妊娠 29 周起反复 3 次阴道出血，量少，无腹痛。再次阴道出血同月经量。查体：P 88 次/分，BP 110/70mmHg。子宫软，无宫缩，枕左前位，胎头高浮，胎心率 144 次/分。

110. 首先考虑的诊断是

A. 低置性前置胎盘

B. 中央性前置胎盘

C. 边缘性前置胎盘

D. 部分性前置胎盘

E. 前置血管破裂

111. 应进行的辅助检查是

A. 测定血雌三醇值

B. 血常规及尿常规

C. B 超检查

D. 肛门检查判断宫颈是否扩张

E. 盆腔 X 线检查

112. 错误的处理方法是

A. 出血停止可期待治疗

B. 卧床休息，应用宫缩抑制药

C. 直接阴道检查确定前置胎盘类型

D. 输液备血

E. 继续流血，应行剖宫产术

(113～114 题共用题干)

女，35 岁。孕 2 产 2。近半年来月经不调，8～20/26 天，基础体温双相。月经第 6 天刮出的子宫内膜病理报告为仍可见分泌期内膜。

113. 考虑的诊断为

A. 围绝经期月经紊乱

B. 不全流产

C. 黄体功能不足

D. 黄体萎缩不全

E. 无排卵性异常子宫出血

114. 该患者的下一步治疗应为

A. 月经前半期给雌激素

B. 月经后第 5 天给氯米芬

C. 下次月经前 10～14 天开始口服甲羟孕酮

D. 雌孕激素序贯

E. 雌孕激素联合

(115～117 题共用题干)

女，30 岁。发热、咳嗽 2 天后出现肉眼血尿，1 天后肉眼血尿消失，但 6 周后尿沉渣镜检查 RBC 20～30 个/HP，以变形红细胞为主，尿蛋白阴性。查体未见异常，BP 130/80mmHg。实验室检查：血肌酐正常，ANA、ANCA 均阴性，C3 正常。其父母及哥哥体健。

115. 最可能临床诊断是

A. 急性肾小球肾炎

B. 急进性肾小球肾炎

C. 慢性肾小球肾炎

D. 隐匿型肾小球肾炎

E. 急性肾衰竭

116. 还应除外的疾病是

A. 肾基底膜肾病

B. 奥尔波特（Alport）综合征

C. 狼疮肾炎

D. 急性肾小球肾炎

E. 小血管炎

117. 该患者合适的处理是

A. 定期复查血尿常规

B. 活检

C. X 线检查

D. 手术

E. B 超检查

(118～120 题共用题干)

女，25 岁。平时月经规则，3 个月前妇科检查有小肌瘤，现停经 2 月余，阴道流血 10 天。妇科检查子宫如妊娠 14 周大小，软，轻压痛，双侧附件区触及直径 5cm 囊性包块，壁薄活动好，无压痛。血 hCG 增高明显。

118. 此例最可能的诊断是

A. 异位妊娠

B. 卵巢巧克力囊肿

C. 葡萄胎

D. 子宫肌瘤红色变

E. 早孕合并子宫肌瘤

119. 为确诊应首先进行的检查是

A. B 超

B. 血清 CA125 测定

C. 盆腔 CT

D. 腹部 X 线检查

E. 腹腔镜检查

120. 最合适的治疗是

A. 立即行刮宫术

B. 抗感染治疗

C. 腹腔镜

D. 宫腔镜

E. 性激素治疗

(121～123 题共用题干)

女婴，6 个月。中度脱水、酸中毒，经纠正酸中毒与补液 12 小时后出现嗜睡，呼吸较前为浅，心音低钝，心率 160 次/分，腹胀，肠鸣音弱。血钠 135mmol/L。

121. 为明确诊断，应做的辅助检查是

A. 二氧化碳结合力测定
B. 电解质测定
C. 血浆渗透压测定
D. 腰穿脑脊液检查
E. 心脏超声心动图

122. 治疗应采取的措施是
A. 继续纠酸
B. 补钠
C. 脱水
D. 补钾
E. 能量合剂

123. 每天输液的成分是
A. 5%碳酸氢钠5ml/kg
B. 2∶1含钠液20ml/kg
C. 20%甘露醇2g/kg
D. 10%氯化钾3mmol/kg
E. 果糖-1,6-二磷酸3ml/kg

(124～125题共用题干)

女孩，7岁。水肿、肉眼血尿2天。查体：颜面、眼睑水肿，心肺听诊正常。尿常规：红细胞（+++），蛋白（+）。患儿半个月前患过急性扁桃体炎。

124. 为明确诊断，最有意义的实验室检查是
A. 抗链球菌溶血素O（ASO）与血浆蛋白电泳
B. ASO与红细胞沉降率（ESR）
C. ESR与血尿素氮（BUN）
D. 血BUN与肌酐（Scr）
E. ESR与C3

125. 若患儿在病程中突然出现呼吸急促，心率增快，呈奔马律。双肺布满中、小水泡音，肝大。首先应考虑发生
A. 高血压脑病
B. 急性肺炎
C. 严重循环充血
D. 急性肾功能不全
E. 急性心肌炎

(126～128题共用题干)

男孩，6岁。出生时正常，母乳喂养，5个月后智能渐落后，头发变黄，肤色变白，有时发生抽搐，肌张力较高，可见湿疹。

126. 临床上应首先考虑的诊断是
A. 唐氏综合征
B. 维生素D缺乏性手足搐搦症
C. 苯丙酮尿症
D. 先天性甲状腺功能减退症
E. 癫痫

127. 为协助诊断应选择的检查是
A. 血钙、磷测定
B. 染色体核型分析
C. 血三碘甲腺原氨酸（T_3）、T_4、TSH测定
D. 脑电图检查
E. 尿三氯化铁试验

128. 假如该患儿刚出生不久，为早期诊断，应选择的检查项目是
A. 尿2,4-二硝基苯肼试验
B. 尿三氯化铁试验
C. 格思里（Guthrie）细菌生长抑制试验
D. 血T_3、T_4、TSH测定
E. 染色体核型分析

(129～131题共用题干)

男，30岁。头部外伤6小时，伤后有一过性意识障碍，3小时后再次出现昏迷。检查左颞部头皮血肿，左瞳孔散大。CT扫描示左侧颞部硬脑膜外血肿。

129. 颅内出血的来源是
A. 大脑前动脉
B. 大脑中动脉
C. 脑膜中动脉
D. 颞浅动脉
E. 枕动脉

130. 颞部硬脑膜外血肿已引起
A. 原发性脑水肿

B. 继发性脑水肿

C. 原发性脑干损伤

D. 小脑幕切迹疝

E. 枕骨大孔疝

131. 首选治疗方案

A. 应用止血药

B. 应用脱水药

C. 钻孔引流术

D. 应用皮质激素类药物

E. 甘露醇脱水准备开颅

（132～134 题共用题干）

女，40 岁。2 周前患“感冒”，头痛、恶心、呕吐 2 次，伴发热，当时按“感冒”治疗。此后逐渐出现精神萎靡，疲乏无力，表情淡漠，卧床不起，不食，不语，问话不答，时而独自发笑。既往健康。体温 38.5℃，脉搏 100 次/分，呼吸 20 次/分，血压 120/70mmHg，急性重症面容，体表消瘦，轻度脱水。神经系统检查：嗜睡状态，右下肢肌张力增高，腱反射亢进，有踝阵挛。精神检查：两眼呆滞，缄默不语，表情淡漠，蜡样屈曲，处于木僵状态。脑电图呈广泛中度异常。

132. 下列检查中最有意义的是

A. 脑脊液（CSF）

B. 头颅 CT

C. 血常规，心电图

D. 头颅 X 线检查

E. MRI

133. 最可能的诊断是

A. 精神分裂症紧张型

B. 反应性木僵

C. 病毒性脑炎所致精神障碍

D. 脑肿瘤所致精神障碍

E. 抑郁性木僵

134. 最有效的治疗是

A. 抗精神病治疗

B. 心理治疗

C. 抗抑郁治疗

D. 手术治疗

E. 抗病毒+抗精神病治疗

（135～137 题共用题干）

女婴，5 个月。咳嗽伴发热 3 天，喘憋 1 天。无明显咳痰，体温波动在 38～39℃，喘憋进行性加重。查体：T 38.5℃，P 150 次/分，R 60 次/分，精神、反应可，双肺哮鸣音，双下肺可闻及细湿啰音，腹软，无明显压痛，肝肋下 2cm。

135. 最有可能的诊断是

A. 肺炎支原体肺炎

B. 呼吸道合胞病毒肺炎

C. 肺炎衣原体肺炎

D. 金黄色葡萄球菌肺炎

E. 腺病毒肺炎

136. 该患儿胸部 X 线片的典型表现是

A. 均一片状阴影

B. 双肺纹理粗

C. 大小不等的片状阴影或融合大病灶

D. 小点片状、斑片状阴影伴肺气肿

E. 肺浸润伴多发性肺脓肿、肺大疱

137. 入院后该患儿出现惊厥、双眼凝视、对光反射迟钝。正确的药物治疗不包括

A. 毛花苷 C

B. 甘露醇

C. 地塞米松

D. 酚妥拉明

E. 地西泮

B_1 型选择题

答题说明

以下提供若干组考题，每组考题共用在考题前列出的 A、B、C、D、E 五个备选答案，请从中选择一个与问题关系最密切的答案。每个备选答案可能被选择一次、多次或不被选择。

（138～139 题共用备选答案）

A. 单纯疱疹病毒 1 型

B. 单纯疱疹病毒 2 型

C. 甲型溶血性链球菌

D. 假丝酵母菌

E. 人乳头瘤病毒

138. 可引起尖锐湿疣的病原体是

139. 可引起生殖器疱疹的病原体是

（140～141 题共用备选答案）

A. 骨髓巨核细胞增多，大多为颗粒型巨核细胞

B. 骨髓巨核细胞数量显著减少

C. 骨髓巨核细胞增多，原始巨核细胞显著增多

D. 骨髓巨核细胞增多，小巨核细胞增多

E. 骨髓巨核细胞增多，病态巨核细胞增多

140. 符合再生障碍性贫血表现的是

141. 符合特发性血小板减少性紫癜表现的是

（142～143 题共用备选答案）

A. 血行转移

B. 血行转移和淋巴转移

C. 直接蔓延和种植

D. 直接蔓延和淋巴转移

E. 淋巴转移和种植

142. 宫颈癌主要播散的方式是

143. 卵巢癌主要播散的方式是

（144～145 题共用备选答案）

A. 口服避孕药

B. 阴茎套

C. 宫内节育器

D. 安全期避孕

E. 体外排精

144. 女，35 岁。月经规律，经量多。妇科检查：宫颈呈糜烂样改变，宫颈口松，子宫前位，正常大小。首选的避孕方式是

145. 女，29 岁。3 个月前剖宫产分娩，现行母乳喂养。首选的避孕方式是

（146～147 题共用备选答案）

A. 60～90ml/kg

B. 150～180ml/kg

C. 50～60ml/kg

D. 90～120ml/kg

E. 120～150ml/kg

146. 重度窒息新生儿推迟喂养，第 1 天静脉补液的量是

147. 小儿腹泻，中度脱水，第 1 天静脉补液的量是

（148～150 题共用备选答案）

A. 化脓性扁桃体炎

B. 咽眼结合膜热

C. 流行性感冒

D. 疱疹性咽峡炎

E. 急性鼻炎

148. 腺病毒可引起的上呼吸道感染是

149. 鼻病毒可引起的上呼吸道感染是

150. 链球菌可引起的上呼吸道感染是

参考答案与解析

1. C 【解析】宫内节育器是一种相对安全、有效、简便、经济、可逆、广大妇女易于接受的节育器具，目前已成为我国育龄妇女的主要避孕措施。故选 C。

2. A 【解析】不规则阴道流血是放置宫内节育器（IUD）常见的不良反应，主要表现为经量增多、经期延长或少量点滴出血，一般无须处理，3～6 个月后逐渐恢复。少数患者放置后出现白带增多或伴有下腹胀痛，应对症处理。子宫穿孔、感染、IUD 异位或嵌顿是宫内节育器的并发症。故选 A。

3. E 【解析】苯丙酮尿症未经治疗的患儿，3～4 个月后逐渐表现出智能、运动及发育落后，头发由黑变黄，皮肤白；特征表现为全身和尿液有特殊鼠臭味。故选 E。

4. A 【解析】心脏病产妇胎儿娩出后，产妇腹部放置沙袋，以防腹压骤降而诱发心力衰竭。要防止心力衰竭加重，可静脉注射或肌内注射缩宫素 10～20U，禁用麦角新碱，以防静脉压增高，故 A 正确。不宜再妊娠者，可在产后 1 周行绝育术，E 不正确。故选 A。

5. A 【解析】急性胎儿窘迫主要发生在分娩期，多因脐带异常、前置胎盘、胎盘早剥、宫缩过强、产程延长及休克等引起。临床表现：①产时胎心率异常。②羊水胎粪污染。③胎动异常，缺氧初期胎动频繁，继而减弱及次数减少，进而消失。④胎儿头皮血 pH<7.20，提示酸中毒。故选 A。

6. A 【解析】正常位置的胎盘，在胎儿还没出生以前，紧贴子宫壁。若此时胎盘脱离子宫壁，称为胎盘早剥。胎盘早剥和前置胎盘都是妊娠晚期流血的主要原因。妊娠晚期若出现腹部疼痛，伴阴道暗红色血液流出，考虑胎盘早剥，一旦确诊，应尽快终止妊娠。故选 A。

7. D 【解析】肝素用量监护最常用者为活化部分凝血活酶时间（APTT），正常值为（40±5）秒，肝素治疗使其延长 60%～100% 为最佳剂量。肝素过量可用鱼精蛋白中和，鱼精蛋白 1mg 可中和肝素 100U。故选 D。

8. C 【解析】小于 6 个月的佝偻病婴儿，以颅骨软化为主，表现为囟门增大，边缘薄而软，呈“乒乓”颅。6 个月以后佝偻病婴儿，颅骨软化逐渐消失，至 7～8 个月时，额顶和枕顶骨向双侧呈对称性隆起，称为方颅，重者可呈马鞍状。手腕、足踝部也可形成圆形隆起称手足镯。1 岁左右小儿可有胸骨畸形如串珠肋、鸡胸、漏斗胸及肋膈沟，还有“O”形腿、“X”形腿。由此可见，9～10 个月婴儿最常见的表现为方颅。故选 C。

9. B 【解析】自 1 岁至满 3 岁之前称为幼儿期。此期体格生长发育较婴儿期稍减慢，但智能发育迅速。语言、行动和表达能力明显发展，社会适应能力增强。但对危险的识别能力、自我保护能力有限，因此意外伤害发生率非常高。由于接触感染的机会较婴儿期多，故传染病发生率较高。若断奶后对营养供应不加重视，往往导致体重不增或少增，甚至出现营养不良。故选 B。

10. D 【解析】胸围反映胸廓、胸背肌肉、皮下脂肪及肺的发育程度。出生时胸围比头围小1～2cm，约32cm；1周岁时与头围相等，约46cm；以后则超过头围（胸围=头围+年龄-1cm）。故选D。

11. A 【解析】颅内肿瘤的临床表现主要包括颅内压增高及局灶性症状和体征两大部分。颅内压增高主要表现为头痛、呕吐和视盘水肿，即“三主征”。局灶症状是指颅内肿瘤引起的局部神经功能紊乱，有两种类型：一是刺激性症状，如癫痫、疼痛、肌肉抽搐等；二是正常神经组织受到挤压和破坏而导致的功能丧失，即麻痹性症状，如偏瘫、失语、感觉障碍等。最早出现的局灶性症状具有定位意义，因为首发症状或体征表明了脑组织首先受到肿瘤损害的部位。不同部位的脑肿瘤具有许多局灶性的特异性症状和体征。故选A。

12. D 【解析】卡介苗（BCG）是一种预防接种疫苗，其接种的主要对象是新生儿及结核菌素试验阴性的儿童，接种后可预防儿童结核病，特别是能防止那些严重类型的结核病，如结核性脑膜炎。故选D。

13. E 【解析】内胚窦瘤又称卵黄囊瘤，恶性度高，生长迅速，预后差，B错误。库肯勃瘤是一种特殊的转移性腺癌，预后较差，A错误。颗粒细胞瘤为低度恶性肿瘤，预后良好，C错误。无性细胞瘤为中等恶性的实性肿瘤，D错误。卵泡膜细胞瘤为良性肿瘤，恶性卵泡膜细胞瘤少见，故选E。

14. E 【解析】对于脑出血患者，一般认为年龄不太大、生命体征稳定、心肾功能无明显障碍、血压<200/120mmHg，且符合下列情况者可考虑手术治疗：①小脑出血血肿>10ml者，可考虑手术治疗；血肿>20ml或有脑干受压征应紧急手术。②壳核出血血肿>30ml，或颅内压明显增高有可能形成脑疝者。③对重症原发性脑室出血或丘脑内侧出血血液大量破入脑室者，可行颅骨钻孔、脑室外引流。故选E。

15. B 【解析】细菌性阴道病是一种由加德纳菌、各种厌氧菌及人型支原体等引起的混合性感染，药物治疗首选甲硝唑。故选B。

16. D 【解析】女性不孕因素包括外阴与阴道因素、宫颈因素、子宫因素、输卵管因素、卵巢因素（多见排卵功能障碍）。以输卵管因素和排卵障碍常见，输卵管因素占女性不孕因素的1/3。故选D。

17. E 【解析】侵袭性葡萄胎镜下见侵入肌层的水泡状组织形态与葡萄胎相似，可见绒毛结构与滋养细胞增生和分化不良。绒毛膜癌镜下可见细胞滋养细胞和合体滋养细胞不形成绒毛或水泡状结构成片高度增生、排列紊乱，广泛侵入子宫肌层并破坏血管造成出血坏死。两者确诊及鉴别的主要依据是有无绒毛。故选E。

18. E 【解析】急性颅内压增高时，患者出现血压升高（全身血管加压反应）、心跳和脉搏减慢、脉压增大、呼吸节律紊乱及体温升高等各项生命体征发生变化，这种变化称为库欣反应。这种变化多见于急性颅内压增高的病例，慢性者则不明显。故选E。

19. B 【解析】小儿受结核分枝杆菌感染4～8周后做结核菌素试验即呈阳性反应。试验方法：常用的结核菌素皮内试验为皮内注射0.1ml含5个U的纯蛋白衍生物（PPD）。一般注入左前臂掌侧面中下1/3交界处皮内，使之形成直径6～10mm的皮丘，48～72小时后观察反应结果。故选B。

20. D 【解析】影响胎儿生长的主要危险因素有母亲营养供应、胎盘转运和胎儿遗传潜能，包括孕妇因素（50%～60%的病例与此有关，主要有营养不良、妊娠并发症与合并症等)、胎儿因素、胎盘因素和脐带因素。其中最常见的是妊娠期高血压疾病。故选 D。

21. E 【解析】躯体化障碍以女性多见，诊断要点：①存在各种各样、变化多端的躯体症状至少 2 年，且未发现任何恰当的躯体解释。②不断拒绝多名医生对其躯体症状解释的忠告和保证。③症状及其所行为造成一定程度的社会和家庭功能损害。故选 E。

22. B 【解析】对于重度脱水的患儿宜用静脉补液，主要用以快速纠正水与电解质平衡紊乱。在静脉补液的实施过程中须做到三定：①定输液总量，第 1 天补液总量轻度脱水为 90 ~ 120ml/kg，中度脱水为 120 ~ 150ml/kg，重度脱水为 150 ~ 180ml/kg。②定输液种类，原则为先补充电解质，后补给糖液。③定输液速度，补液总量的 1/2 应在开始的 8 ~ 12 小时内补完，对重度脱水有明显周围循环衰竭者应先快速扩容，20ml/kg 等渗含钠液，30 ~ 60 分钟内快速输入。故选 B。

23. A 【解析】感染性疾病可导致胆红素生成过多，如新生儿败血症。新生儿窒息、先天性甲状腺功能减退症属于胆红素代谢障碍，先天性胆道闭锁、胆汁黏稠综合征属于胆汁排泄障碍。故选 A。

24. A 【解析】营养性巨幼细胞贫血是由于维生素 B_{12} 和/或叶酸缺乏所致的大细胞性贫血。主要临床特点是贫血、神经精神症状、红细胞的胞体变大、骨髓中出现巨幼红细胞、用维生素 B_{12} 和/或叶酸治疗有效。故选 A。

25. B 【解析】卵巢肿瘤的蒂由骨盆漏斗韧带、卵巢固有韧带和输卵管组成。发生急性扭转后，静脉回流受阻，瘤内高度充血或血管破裂，致使瘤体急剧增大，瘤内出血，最后动脉血流受阻，肿瘤发生坏死变为紫黑色，易破裂和继发感染。故选 B。

26. A 【解析】心源性脑栓塞的治疗与动脉粥样硬化性脑血栓性脑梗死治疗方法相同。对于急性期的治疗，要尽可能恢复脑部血液循环。罂粟碱对血管、支气管、胃肠道、胆管等平滑肌都有松弛作用，通过松弛血管平滑肌，使冠状动脉扩张，外周阻力及脑血管阻力降低，所以对心源性脑栓塞早期有较好的作用。故选 A。

27. B 【解析】法洛四联症心脏杂音响度主要取决于肺动脉瓣狭窄程度。故选 B。

28. C 【解析】抗抑郁药物治疗原则包括个体化合理用药，停药时逐渐减量，小计量起始、足疗程，尽可能单一用药，倡导全程治疗。故选 C。

29. D 【解析】重症肌无力时，全身骨骼肌均可受累，常从一组肌群开始，范围逐渐扩大，包括一侧或双侧眼外肌、面部肌肉和口咽肌、胸锁乳突肌和斜方肌、呼吸肌、四肢肌肉等。故选 D。

30. C 【解析】短暂性脑缺血发作是由于某种因素造成的脑动脉一过性或短暂性供血障碍，导致相应供血区局灶性神经功能缺损或视网膜功能障碍。症状持续时间为数分钟至数小时，24 小时内完全恢复，可反复发作，不遗留神经功能缺损的症状和体征。故选 C。

31. E 【解析】多囊卵巢综合征导致患者无排卵或稀发排卵，约 70% 伴有月经紊乱，主要的临床表现为闭经、月经稀发和功能失调性子宫出血。故选 E。

32. D 【解析】《艾滋病防治条例》规定，医疗卫生机构应当对孕产妇提供艾滋病防治咨询和检测，对感染艾滋病病毒的孕产妇及其婴儿，提供预防艾滋病母婴传播的咨询、产前指导、阻断、治疗、产后访视、婴儿随访和检测等服务。故选 D。

33. B 【解析】分泌期为月经周期第 15 ~ 28 日，与卵巢中的黄体期相对应。分泌期早期为月经周期第 15 ~19 日，此期内膜腺体增长，弯曲明显，腺上皮细胞的核下开始出现含糖原小泡，为该期的组织学特征，间质水肿，螺旋小动脉继续增生、弯曲。故选 B。

34. C 【解析】随境转移表现为患者的谈话内容常随周围环境变化而频繁转移，是躁狂发作的主要症状之一，主要见于躁狂症。故选 C。

35. B 【解析】hCG 由合体滋养细胞分泌的糖蛋白激素，受精后第 6 日受精卵滋养层形成时，开始分泌微量 hCG，于妊娠早期分泌量增加很快，约 2 日即增长 1 倍，至妊娠 8 ~ 10 周血清浓度达最高峰，为 50 ~ 100kU/L，持续 10 日左右迅速下降，至妊娠中晚期血清浓度仅为峰值的 10%，持续至分娩。故选 B。

36. D 【解析】新生儿期是指从出生断脐至 28 天之前，新生儿发病率高，死亡率高，尤以第 1 周为高。所以新生儿保健的重点时间是出生后 1 周内。故选 D。

37. D 【解析】对蛋白质-能量营养不良患儿的治疗有去除病因、调整饮食及补充营养物质、药物治疗和治疗并发症。在药物治疗中可应用苯丙酸诺龙。苯丙酸诺龙是蛋白质同化类固醇制剂，其作用在于促进蛋白质合成，在供给充足热量和蛋白质的基础上可应用。故选 D。

38. E 【解析】热性惊厥发热开始即使用地西泮口服，控制惊厥发作。对单纯性热性惊厥，可针对原发病处理，使用解热药和其他物理降温措施，C 不是首要处理方式；A、B 不是热性惊厥的处理方法；D 是热性惊厥伴感染性疾病的处理措施。故选 E。

39. C 【解析】新生儿溶血症的换血量一般为患儿血量的 2 倍，160 ~ 180ml/kg，大约可换出 85% 的致敏红细胞和 60% 的胆红素及抗体。故选 C。

40. D 【解析】叶酸需要在妊娠前 3 个月补充，妊娠早期缺乏叶酸，易发生胎儿神经管缺陷。叶酸的主要来源是动物肝、酵母和绿叶蔬菜，妊娠前 3 个月最好口服叶酸 5mg，每日 1 次。故选 D。

41. D 【解析】妊娠期血流动力学的变化加重了心脏的负担。若原有心功能不全，妊娠期可加重，出现心房颤动、心动过速、急性肺水肿、心力衰竭。心力衰竭最易发生在妊娠 32 ~ 34 周、分娩期及产褥期。故选 D。

42. D 【解析】婴儿的能量需要包括基础代谢率、食物热力作用、活动所需、排泄损失及生长发育所需，思维活动不属于婴儿能量需要。故选 D。

43. B 【解析】猩红热多在发病后 1 ~ 2 天内出疹，故选 B。天花是在 60 ~ 72 小时内出疹，选项 C 不正确。麻疹是在 84 ~ 96 小时内出疹，选项 D 不正确。斑疹伤寒是在超过 96 小时出疹，选项 E 不正确。

44. E 【解析】颅后窝容积较小，因此较小的占位病变即可使小脑扁桃体经枕骨大孔疝入颈椎管上端，形成枕骨大孔疝。故选 E。

45. B 【解析】不宜妊娠的心脏病患者一旦妊娠，或妊娠后心功能恶化者，流产、早产、死胎、胎儿生长受限、胎儿窘迫及新生儿窒息的发生率均明显增高。治疗心脏病的某些药物对胎儿也存在潜在的毒性。多数先天性心脏病为多基因遗传，双亲中任何一方患有先天性心脏病，其后代发生先天性心脏病及其他畸形的概率增加。故选 B。

46. B 【解析】情感淡漠为情感活动减退表现。情感淡漠患者自我感觉很坏，心境抑郁悲观，郁郁寡欢，不愿与人交往。他们对自己的才能往往估计过低，一些小困难也认为不能克服；表现为心境十分沮丧，终日愁眉紧锁，低头不语；或长吁短叹，度日如年；常常自闭、自卑。这些都是情感活动减退的表现。故选 B。

47. D 【解析】胎头跨耻征的检查方法：嘱孕妇排空膀胱后仰卧，双腿伸直，检查者一手放在耻骨联合上方，另一手将胎头向盆腔方向推压。胎头高于耻骨联合平面，称为胎头跨耻征阳性，表示头盆不称，一般不会出现胎头衔接（即胎头入盆）。故选 D。

48. C 【解析】偏头痛分为典型偏头痛、普通型偏头痛、特殊类型偏头痛（偏瘫型、基底型、复杂型、眼肌麻痹型偏头痛等）。普通型偏头痛是临床最常见类型，约占偏头痛患者的 80%。故选 C。

49. E 【解析】麻疹的前驱期一般持续 3～4 天，主要表现为上呼吸道及眼结膜炎，病后第 2～3 天，于第二磨牙相对应的颊黏膜处，可见直径约 1mm 灰白色小点，外周有红晕，即科氏（Koplik）斑，为麻疹前驱期的特征性体征，有诊断价值，其他均为非特异性的表现，故选 E。

50. A 【解析】颅内压增高的原因：①颅内占位性病变挤占了颅内空间，如颅内血肿、颅内肿瘤、脑脓肿。②脑组织体积增大，如脑水肿。③脑脊液循环和/或吸收障碍，可导致梗阻性脑积水和交通性脑积水。④脑血流过度灌注或静脉回流受阻，见于脑肿胀、静脉窦血栓等。⑤先天性畸形使颅腔容量变小，如狭颅症、颅底凹陷症。故选 A。

51. A 【解析】该患者因吞咽困难，水和营养物质缺乏，导致脱水和酸碱失衡、电解质紊乱，目前引起循环衰竭、形成休克，首要的任务是纠正休克，补充血容量。故选 A。

52. B 【解析】根据该患者 56 岁，绝经后阴道不规则流血、右附件肿块、子宫内膜增生，考虑为卵巢颗粒细胞瘤。此类肿瘤产生较高水平雌激素，常合并子宫内膜增生。故选 B。

53. D 【解析】输卵管妊娠流产或破裂，长期反复内出血所形成盆腔血肿不消散，血肿机化变硬并与周围组织粘连，称为陈旧性宫外孕。该患者有停经史，考虑与妊娠有关的疾病，妊娠黄体出现于妊娠时，非病理性。故选 D。

54. A 【解析】该患者为中年男性，表现为频繁全身抽搐和昏迷，高热和血白细胞增多，诊断考虑为癫痫大发作持续状态，合并感染，治疗上应首先控制癫痫发作、抗感染、维持水与电解质平衡和全身支持治疗，在控制癫痫持续状态和全身情况后，行脑肿瘤切除术。故选 A。

55. B 【解析】肺炎链球菌肺炎为支气管肺炎最常见病原体，>2 岁小儿多发；胸部 X 线示大叶实变影；白细胞计数升高，伴核左移；其感染治疗首选青霉素，用药时间应维持到体温正常后 5～7 天，临床症状基本消失后 3 天。而支原体、衣原体感染至少应用 2～3 周，如为葡萄球菌感染，因易复发及产生并发症，应用药至体温正常后 2 周。故选 B。

56. C 【解析】精神分裂症单纯型的诊断：多以青少年起病，病情进展缓慢，表现为个人行为的某些方面发生显著而持久的总体性质的改变，丧失兴趣、缺乏目的、懒散、自我专注及社会退缩，极少有幻觉、妄想或仅出现一过性幻觉、妄想；病期在 1 年以上。精神分裂症紧张型主要以紧张综合征为主要临床表现，紧张性木僵和紧张性兴奋交替出现，或单独出现，以木僵多见。结合患者表现，考虑为精神分裂症单纯型，故选 C。

57. C 【解析】2 岁男孩，发热 4 天后出疹，主要表现为全身皮肤红色斑丘疹，疹间皮肤正常，应考虑麻疹。麻疹脑炎为麻疹的并发症之一，常发生在出疹后 2～6 天，临床可有嗜睡、烦躁、呕吐、惊厥、昏迷、脑膜刺激征等表现。根据题干信息，该患儿最可能为麻疹脑炎。故选 C。

58. C 【解析】药物性帕金森综合征有长时间服用利血平、氟哌啶醇、氯丙嗪、氟桂利嗪、曲美他嗪等服药史。血管性帕金森综合征多有脑卒中史，症状呈阶梯样加重。多系统萎缩常有尿频、尿急、尿失禁、排尿困难等自主神经症状，长时间站立后头晕，甚至晕厥，平卧后头晕好转。外伤性帕金森综合征有头部外伤史。复方左旋多巴（如美多芭）是治疗原发性帕金森病最基本、最有效的药物，对强直、少动、震颤等均有良好疗效。故选 C。

59. C 【解析】该患儿出现心肌炎、关节炎和发热症状，实验室检查抗链球菌溶血素 O 升高，可诊断为风湿热。治疗除应用青霉素抗感染外应及早应用激素治疗。故选 C。

60. B 【解析】常用的去除白细胞的血液成分有去白细胞的红细胞和去白细胞的血小板，其主要适应证：①多次妊娠或反复输血已产生白细胞抗体引起发热反应的患者。②须长期反复输血的患者。故选 B。

61. D 【解析】肝活体组织检查是确定酒精性肝病分期及分级的可靠方法，是判断其严重程度和预后的重要依据。故选 D。

62. C 【解析】内感性不适是躯体内部产生的各种不舒适或难以忍受的异样感觉，如牵拉、挤压、游走、蚁爬感等，性质难以描述，没有明确的局部定位。内脏性幻觉是产生于某一固定的器官或躯体内部的异常感觉，如感到某一内脏在扭转、断裂、穿孔，或感到有虫在器官内爬行等。故选 C。

63. B 【解析】妊娠合并重型肝炎时应适时终止妊娠：凝血功能、清蛋白、胆红素、转氨酶等重要指标改善并稳定 24 小时左右，或出现胎儿窘迫、胎盘早剥或临产时立刻终止妊娠。宜主动选择有利时机，采用剖宫产方式终止妊娠。故选 B。

64. B 【解析】周期性瘫痪的特点：多见于青年男性，发病诱因多为过度劳累、饱餐、寒冷等。多在夜间发病，呈四肢弛缓性瘫痪，很少侵犯呼吸肌。多数周期性瘫痪原因不明，部分患者有家族史。伴发甲状腺功能亢进症、肾病或其他代谢性疾病的则为继发性周期性瘫痪。发作时血钾降低，但尿钾不多，可能由于钾转移至肝及肌细胞内所致。该患者为青年男性，有甲状腺功能亢进症病史，发病时出现肌无力、血钾降低，应考虑为周期性瘫痪。故选 B。

65. C 【解析】重度子痫前期诊断：血压≥160/110mmHg；蛋白尿≥5. 0g/24h 或随机尿蛋白≥（+++）；至少伴有持续性头痛或视觉障碍，或持续性上腹部不适；或血小板<100×10^9/L，或血肌酐>106μmol/L 及转氨酶升高。本例为重度子痫前期，首先解痉（首选硫酸镁）和降颅内压，子痫前期治疗 24 ~ 48 个小时仍无明显好转时终止妊娠。故选 C。

66. E 【解析】该产妇第二产程进展缓慢，胎头已达盆底，可徒手将胎头枕部转向前方，自然分娩或阴道助产。胎儿持续性枕左横位，即胎体纵轴与母体纵轴呈平行，胎头枕部位于母体左侧，应逆时针转 90°，以助其自然分娩。故选 E。

67. C 【解析】该患者血清钠低于 135mmol/L，提示低渗性脱水。正常血清钾为 3. 5 ~ 5. 5mmol/L，该患者血清钾为 4. 5mmol/L，在正常范围。故选 C。

68. A 【解析】重症肌无力常见的首发症状为眼外肌不同程度的无力，除眼外肌外，其他骨骼肌也可受累，四肢肌肉受累以近端重。上述症状常以晨起时减轻，重复活动后症状加重，休息后又有程度不等的缓解，因而有“晨轻暮重”的趋势。肌疲劳试验和新斯的明试验阳性。根据该患者表现，可诊断为重症肌无力。故选 A。

69. E 【解析】当患者发生急性输血相关性溶血时，应立即停止输血，大剂量应用糖皮质激素，碱化尿液，利尿，预防休克、肾衰竭、弥散性血管内凝血（DIC），必要时透析治疗等。故选 E。

70. E 【解析】该患者昏迷后有“中间清醒期”，这是提示硬脑膜外血肿的有力症状，其他较晚出现的神经系统定位体征提示脑疝出现，更支持硬脑膜外血肿的诊断，故选 E。脑挫伤不会有“中间清醒期”，而且神经系统定位体征一开始就会出现。脑内出血、脑水肿也不会有“中间清醒期”，通常表现为颅内压增高的症状。急性硬脑膜下积血常无“中间清醒期”，而且脑疝出现较晚（1～3 天后）。

71. D 【解析】隐匿性肾炎是仅表现为肾小球性血尿和/或蛋白尿的一组肾小球疾病，该患者无蛋白尿，故不选 B。该患者无明显尿频、尿急、尿痛，排除急性肾盂肾炎、肾结核，不选 A、C。肾肿瘤时 B 超较敏感，可发现临床无症状、静脉尿路造影无改变的早期肿瘤，不选 E。肾病综合征存在高凝状态，当治疗不当，或遇到感染，血管穿刺时可诱发血栓形成，以肾静脉血栓最为多见，典型表现为突发腰痛，血尿甚至肉眼血尿、少尿等。结合该患者的表现，考虑为肾静脉血栓形成。故选 D。

72. C 【解析】该患者有停经史，出现阴道流血、下腹痛，子宫增大如鹅蛋大小，宫口闭，考虑先兆流产可能。B 型超声可明确妊娠囊位置、形态以及有无胎心搏动，确定妊娠部位和胚胎是否存活，对确诊最有意义。故选 C。

73. B 【解析】法洛四联症（TOF）是一种常见的先天性心脏病。其基本病理为室间隔缺损、肺动脉狭窄、主动脉骑跨和右心室肥厚。由于组织缺氧，活动耐力较差，动则呼吸急促，严重者可出现缺氧性发作、意识丧失或抽搐。肺动脉狭窄的程度直接影响了血供。故选 B。

74. D 【解析】腺垂体分泌的 7 种激素分别为生长激素、催乳素、促黑素、促甲状腺激素、促肾上腺皮质激素、卵泡刺激素、黄体生成素。前 3 种激素作用于靶组织或细胞。后 4 种激素作用于相应的腺体。做激素检查需要做与垂体有关的激素检查，血管升压素是下丘脑分泌储存在神经垂体内的，与垂体病变的判断无关。故选 D。

75. A 【解析】先兆子宫破裂的临床表现：①产妇烦躁不安和下腹疼痛，排尿困难或出现血尿及少量阴道出血。②心率、呼吸加快，子宫收缩频繁，呈强直性或痉挛性收缩，可出现病理性缩复环。③胎动频繁，胎心加快或减慢，胎儿心电图可出现不同程度的胎儿窘迫征象。本题中患者接受过缩宫素静脉滴注，出现的症状符合先兆子宫破裂的临床表现。故选 A。

76. B 【解析】前驱期也称发疹前期，一般为 3～4 天。主要表现类似上呼吸道感染症状：①发热。②咳嗽、流涕、流泪、咽部充血等卡他症状，以眼部症状突出，如结膜发炎、眼睑水肿、眼泪增多、畏光、下眼睑边缘有一条明显充血的横线（Stimson 线），对诊断麻疹极有帮助。③Koplik 斑，在发疹前 24～48 小时出现，沙砾大小的灰白色小点，周围有红晕，常在 1～2 天内迅速增多，可累及整个颊黏膜并蔓延至唇部黏膜，于出疹后逐渐消失，可留有暗红色小点。部分病例可有全身不适、食欲缺乏、精神不振等非特异性症状。故选 B。

77. D 【解析】维生素 D 缺乏时血钙下降，而甲状旁腺不能代偿性分泌，甲状旁腺激素相应地增加，当总血钙<1.75～1.88mmol/L，或离子钙<1.0mmol/L 时出现手足抽搐。该患儿有维生素 D 缺乏的症状，表现为惊厥、血钙降低，符合维生素缺乏性手足搐搦症的临床特征。故选 D。

78. D 【解析】强迫症的临床表现主要有强迫观念、强迫情绪、强迫意向和强迫行为。强迫观念中强迫怀疑即是对已完成的某件事的可靠性有不确定感。强迫行为可表现为强迫检查，即反复检查门是否锁紧、煤气是否关好、账目或答案是否有错等。故选 D。

79. C 【解析】骨盆入口前后径的正常值为 11cm，骶耻外径正常值为 18～20cm，髂嵴间径正常值为 25～28cm，初产妇，妊娠 39 周，子宫收缩可正常，最窄棘间径是指坐骨棘间径正常值为 10cm。故选 C。

80. A 【解析】记忆力减退是遗忘综合征患者的常见症状。严重患者常以虚构的形式来弥补记忆缺损。痴呆又称慢性脑综合征，常有智力障碍。故选 A。

81. E 【解析】根据病史、查体及实验室检查可知患者妊娠合并乙型重型肝炎。妊娠合并重型肝炎在短期内病情多难以康复，临床上应积极治疗，待病情有所稳定后选择人力充足的有利时机终止妊娠，即凝血功能、清蛋白、胆红素、转氨酶等重要指标改善并稳定 24 小时左右；或在治疗过程中出现以下产科情况，如胎儿窘迫、胎盘早剥或临产。故选 E。

82. B 【解析】戒酒综合征发生于停酒或突然减少酒用量的 6～28 小时内，其表现如下。①轻度症状：主要是情绪障碍（焦虑、烦躁、易激惹等）和睡眠障碍，此外，可出现舌震颤和四肢肌肉震颤。②中度症状：除轻度症状的表现外，患者还可出现幻觉和妄想，幻觉以听幻觉为主，最常见的妄想为被害妄想、关系妄想。③重度症状：意识障碍为主，表现为震颤性谵妄等。故选 B。

83. A 【解析】急性肾小球肾炎表现为少尿、血尿、轻中度的蛋白尿、水肿及高血压，该患儿表现与此相符。泌尿系感染常有发热、腰痛、尿路刺激症状、尿常规可见管型、白细胞升高。肾病表现为高度的蛋白尿、重度的高脂血症、重度的低清蛋白血症及水肿。可见，该患儿并无肾病及泌尿系感染症状和体征，排除 B、C、D、E。故选 A。

84. D 【解析】该孕妇有头痛、眼花、视物不清，突发全身抽搐 1 次，考虑子痫可能。子痫处理原则为控制抽搐，纠正缺氧和酸中毒，控制血压，抽搐控制后终止妊娠。孕妇妊娠已满 36 周，应积极控制抽搐，病情控制后 2 小时内终止妊娠。故选 D。

85. D 【解析】小儿运动发育的口诀为“二抬四翻六会坐，七滚八爬周会走”。7 个月能发出“爸爸”“妈妈”等复音，但无意识。1～6 个月体重（kg）= 出生体重+月龄×0.7；7～12 个月体重（kg）= 6+月龄×0.25。结合所给信息，该小儿最可能为 7 个月。故选 D。

86. C 【解析】腹部皮下脂肪层厚度是判断营养不良程度的重要指标。该患儿皮下脂肪消失、精神萎靡、反应差、体温低，腹泻与便秘交替进行，提示重度营养不良，结合轻度水肿，最可能是重度营养不良水肿型。营养不良消瘦型表现为肌肉松弛、萎缩，呈“皮包骨”样。故选 C。

87. A 【解析】妊娠子痫表现为头痛、血压≥（160～180）/110mmHg，不能用其他原因解释的抽搐，且进展迅速，表现为全身高张阵挛、惊厥、有节律的肌肉收缩和紧张，持续 1.0～1.5 分钟，面部充血、口吐白沫、深昏迷。根据该孕妇的表现及查体结果，最可能诊断为妊娠子痫。故选 A。

88. A 【解析】正常情况下胎盘娩出后，子宫收缩呈球状、质硬。子宫收缩乏力时，子宫质软、轮廓不清，阴道流血多。根据题干信息，考虑为子宫收缩乏力。故选 A。

89. B 【解析】焦虑是一种不愉快的、痛苦的情绪状态，同时伴有躯体方面的不舒服体验。而焦虑症就是一组以焦虑症状为主要临床表现的情绪障碍，往往包含两组症状。①情绪症状：患者感觉自己处于一种紧张不安、提心吊胆、恐惧、害怕、忧虑的内心体验中。②躯体症状：患者紧张的同时往往会伴有自主神经功能亢进的表现，如心悸、气短、口干、出汗、颤抖、面色潮红等，有时还会有濒死感，心里难受，觉得自己就要死掉了，严重时还会有失控感。故选 B。

90. D 【解析】本例为中年女性，主要表现为痛经进行性加重，妇科检查见子宫均匀性增大、如妊娠 50 天大小，质硬，B 超检查示子宫肌层回声不均匀，应首先考虑为子宫腺肌病。子宫肌瘤多表现为月经过多，经期延长，子宫增大。故选 D。

91. E 【解析】根据该患儿表现面色苍白，烦躁，肝大，血红蛋白和红细胞数均减少，血红蛋白减少比红细胞计数减少明显，血涂片见红细胞大小不等，中心淡染，考虑为营养性缺铁性贫血。因该病血常规特点为小细胞低色素性贫血，又因该小儿 10 个月，牛奶喂养，可能是未及时添加辅食导致缺铁，故选 E。

92. D 【解析】情感低落、思维迟缓、兴趣缺乏伴躯体不适等体征为抑郁发作的特征。故选 D。

93. E 【解析】发热反应是最常见的输血不良反应，主要是指非溶血性发热性输血反应，多与多次输入人类白细胞抗原（HLA）不相容的血液而引起的抗原抗体反应，或者血液在保存过程中释放出的细胞因子有关。对需反复输血而又出现发热反应的患者，可输注去除白细胞的血液制品。洗涤红细胞也可用于反复输血产生非溶血性发热性输血反应者，但不作为最优选择。故选 E。

94. B 【解析】CINⅢ较好的治疗方法是宫颈锥切术，经宫颈锥切术确诊、年龄较大、无生育要求的也可行子宫全切除术。故选 B。

95. E 【解析】根据题干描述，该患儿“曾诊断为流感嗜血杆菌脑膜炎，经抗生素治疗 1 周后，病情好转，体温正常，近 2 天又出现发热、搐搦、前囟饱满、颅缝分离。”符合化脓性脑膜炎的并发症硬脑膜下积液的诊断标准。硬脑膜下积液主要发生在 1 岁以下婴儿。凡化脓性脑膜炎经有效治疗 48 ~ 72 小时后，体温不退，意识障碍、惊厥或颅内压增高等症状无好转，甚至进行性加重者，首先应怀疑本病可能性。故选 E。

96. E 【解析】复杂部分性发作以往又称精神运动性发作，或者颞叶发作，主要以意识障碍和精神症状为主要表现。患者发作时会突然与外界失去接触，并进行一些无意识的动作，复杂部分性发作的持续时间一般可达数分钟或更长时间，这段时间之后，患者的意识会逐渐清醒，但清醒之后对发作经过无记忆。故选 E。

97. E 【解析】惊恐发作又称急性焦虑症，特点是发作的不可预测性和突发性，发作时常表现为明显的自主神经症状，如心悸、有剧烈的心跳、呼吸困难、胸闷、四肢发麻等，甚至出现不能控制的发抖、出汗。故该患者惊恐万分，似有濒死之感，有时害怕自己完全失去控制而精神失常。发作时间一般是 5 ~ 20 分钟，很少超过 1 小时。发作时意识清楚，发作过后有担心再发作的心理。故选 E。

98. E 【解析】米非司酮是抗孕激素制剂，可用于紧急避孕，有效率高，不良反应少而轻，相较于宫内节育器，操作更简便。故选 E。

99. C 【解析】婴幼儿营养不良分度：①Ⅰ（轻）度体重低于正常均值 15% ~ 25%，腹部皮褶厚度为0.4～0.8cm，肌张力、精神状态基本正常。②Ⅱ（中）度体重低于正常均值25%～40%，腹部皮褶厚度为0.4cm以下，肌张力减低、肌肉松弛，精神状态不稳定、易疲乏、烦躁不安。③Ⅲ（重）度体重低于正常均值40%以上，腹部皮褶厚度消失，肌张力减低、肌肉萎缩，精神萎靡、反应低下。根据所给信息，可知患儿为Ⅱ度营养不良。该患儿面色苍白，精神差，心音低钝。血红蛋白偏低，而营养性巨幼细胞贫血患儿常多呈虚胖，或伴颜面轻度水肿，毛发稀疏发黄等，支持缺铁性贫血诊断。故选C。

100. C 【解析】根据该患儿的临床表现（间断抽搐，1岁以后智能渐落后，皮肤色泽变浅，头发变黄，常有呕吐），可基本判断为苯丙酮尿症。为明确诊断，可以行尿有机酸分析，检测尿中苯丙氨酸，若呈现黄色沉淀则为阳性结果，也可以做血苯丙氨酸和酪氨酸生化定量。故选C。

101. A 【解析】抑郁症是一种常见的精神疾病，有一定的心理社会因素为诱因，主要表现为情绪低落、兴趣减低、悲观、思维迟缓、缺乏主动性、自责自罪、饮食与睡眠差，担心自己患有各种疾病，感到全身多处不适，严重者可出现自杀念头和行为。该患者发病是由其妻生病住院引起的，症状与抑郁症符合，患者精神状态最可能的诊断是抑郁症。故选A。

102. D 【解析】该患者头颅MRI显示左侧基底节有一点状腔隙梗死灶，因此需要首先与脑器质性精神障碍鉴别。故选D。

103. E 【解析】抑郁症的治疗分抗抑郁药物治疗和心理治疗，对有些患者来说，抗抑郁药物更有效；而对另外一些患者来说，心理治疗更为有效；而对大多数患者来说，二者一起使用可能最有效。心理治疗加抗抑郁药物（阿普唑仑）治疗为首选。故选E。

104. A 【解析】萎缩性阴道炎表现为白带增多，多为黄水状，可有外阴瘙痒、灼热感、下腹坠胀不适。妇科检查见阴道黏膜皱襞消失，上皮菲薄，黏膜充血，表面有散在小出血点或点状出血斑。故选A。

105. A 【解析】萎缩性阴道炎是由于卵巢功能衰退，雌激素水平降低，阴道黏膜抵抗力减弱，致病菌易于侵入而引起，故选A。

106. D 【解析】补充雌激素是萎缩性阴道炎的主要治疗方法。雌激素可局部给药，也可全身给药。可用雌三醇软膏局部涂抹。故选D。

107. A 【解析】早产主要表现是子宫收缩，最初为不规则收缩，常伴有少量阴道流血或血性分泌物，以后可发展为规律宫缩，其过程与足月临产相似。宫颈管消失后扩张。妊娠满28周不足37周出现至少10分钟一次的规律宫缩，伴宫颈管缩短，可诊断为先兆早产。故选A。

108. B 【解析】早产治疗原则：若胎膜未破，胎儿存活、无胎儿窘迫，无严重妊娠并发症时，应设法抑制宫缩，尽可能延长孕周。若胎膜已破，早产不可避免时，应设法提高早产儿存活率。本例中孕妇胎膜还未破，应设法抑制宫缩。硫酸镁、镇静药、沙丁胺醇和左侧卧位都可以使宫缩频率降低，不能用缩宫素。故选B。

109. C 【解析】对妊娠34周前的早产，应用肾上腺糖皮质激素后24小时至7天，能促进胎儿肺成熟，明显降低新生儿肺透明膜病的发病率。在分娩前7天给予地塞米松或倍他米松。故选C。

110. B 【解析】完全性（中央性）前置胎盘初次出血时间早，多发生在妊娠28周左右，出血频繁，出血量较边缘性前置胎盘多。故选B。

111. C 【解析】B超可清楚显示子宫壁、宫颈及胎盘的关系，为目前诊断前置胎盘的最有效方法，准确率在95%以上。故选C。

112. C 【解析】阴道检查和肛查可增加宫颈内口胎盘破裂的危险性，为前置胎盘禁忌的检查手段。故选C。

113. D 【解析】黄体萎缩不全时基础体温双相，下降缓慢，月经期第5~6天仍能见呈分泌反应的子宫内膜。无排卵性异常子宫出血时基础体温单相，子宫内膜不出现分泌期改变。黄体功能不足时基础体温双相，子宫内膜活检显示分泌反应落后2天以上。故选D。

114. C 【解析】黄体萎缩不全的治疗如下。①孕激素：使黄体及时萎缩，内膜完整脱落。自下次月经前10~14天开始，每日口服甲羟孕酮10mg，连用10天，有生育要求者可肌内注射孕酮。无生育要求者可口服单相避孕药。②绒促性素。③复方短效口服避孕药。故选C。

115. D 【解析】本题考点为隐匿型肾小球肾炎，也称无症状性血尿和/或蛋白尿，该患者无水肿、高血压及肾功能损害，而仅表现为肾小球源性血尿和/或蛋白尿的一组肾小球病。根据题干信息，无症状的变形红细胞血尿。故选D。

116. D 【解析】急性肾小球肾炎几乎均有肾小球源性血尿，故应与之鉴别；“尿蛋白阴性”可以除外肾小球基底膜疾病；“抗核抗体（ANA）阴性”可除外系统性红斑狼疮（SLE）；“ANCA（抗中性粒细胞胞质抗体）阴性”可除外小血管炎；“父母及哥哥体健”可除外性连锁遗传的奥尔波特（Alport）综合征。故选D。

117. A 【解析】隐匿型肾小球肾炎无须特殊疗法。但应采取以下措施：①对患者应定期（至少每3~6个月1次）检查，监测尿沉渣、尿蛋白、肾功能和血压的变化，女性患者在妊娠前及其过程中更须加强监测。②保护肾功能，避免肾损伤的因素。③对反复发作的慢性扁桃体炎与血尿、蛋白尿发作密切相关者，可待急性期过后行扁桃体摘除术。④可用中医药辨证施治。故选A。

118. C 【解析】停经后阴道出血，子宫体积明显大于停经月份，血人绒毛膜促性腺激素（hCG）增高明显，应考虑葡萄胎的可能，卵巢双侧囊性包块应考虑合并卵巢黄素化囊肿。故选C。

119. A 【解析】当考虑葡萄胎时，B型超声检查可明确诊断。B超示无妊娠囊或胎心搏动，宫腔内充满不均质密集状或短条状回声，呈“落雪状”，若水泡较大而形成大小不等的回声区，则呈“蜂窝状”。可确诊为葡萄胎。故选A。

120. A 【解析】当确诊为葡萄胎时后，应首选刮宫术，仔细做全身检查，及时清除宫腔内容物，大于12周或感到一次刮净有困难时，可于1周后行第二次刮宫。故选A。

121. B 【解析】低钾血症表现为精神萎靡，肌张力减低，腱反射减弱或消失，腹胀，肠鸣音减少或消失，心音低钝，心律失常。心电图出现T波低平、倒置，ST段下移，QT间期延长，U波增大。患儿心音低钝，心率160次/分，腹胀，肠鸣音弱，提示可能存在低钾，应查电解质明确诊断。故选B。

122. D 【解析】根据该患儿表现，提示可能存在低钾，治疗主要为补钾。故选D。

123. D 【解析】临床常用的钾制剂是10%氯化钾。患儿一般每天可给予钾3~4mmol/kg，严重低钾者可给予4~6mmol/kg。氯化钾静脉滴注浓度不得超过0.3%。每天静脉补钾时间不应少于8小时。故选D。

124. A 【解析】该患儿有急性扁桃体炎病史，有血尿、蛋白尿、水肿的表现，故考虑为急性链球菌感染后肾炎，应做ASO与血浆蛋白电泳。故选A。ESR在急性炎症时会增快，

为非特异性指标，BUN一般用于肾功能的评价，此两项指标对明确疾病的诊断无太大帮助。

125. C 【解析】严重循环充血常发生在起病1周内，由于水钠潴留，血浆容量增加而出现循环充血。当肾炎患儿出现呼吸急促和肺部出现湿啰音时，应警惕循环充血的可能性，严重者可出现呼吸困难、端坐呼吸、颈静脉怒张、频咳、咳粉红色泡沫样痰、双肺满布湿啰音、心脏扩大，甚至出现奔马律、肝大而硬、水肿加剧。少数可突然发生，病情急剧恶化。结合题干信息，考虑为严重循环充血。故选C。

126. C 【解析】苯丙酮尿症的临床特点：①神经系统，早期可有神经行为异常，如兴奋不安、多动或嗜睡、萎靡；少数呈现肌张力增高、腱反射亢进，出现惊厥（约25%），继之智能发育落后日渐明显，80%有脑电图异常。四氢生物蝶呤（BH_4）缺乏型的神经系统症状出现较早且较严重，常见肌张力减低、嗜睡、惊厥，如不经治疗，常在幼儿期死亡。②外貌，因黑色素合成不足，在出生后数月毛发、皮肤和虹膜色泽变浅。皮肤干燥，有的常伴湿疹。③其他，由于尿和汗液中排出苯乙酸，呈特殊的鼠尿臭味。结合该患儿临床表现，考虑诊断为苯丙酮尿症。故选C。

127. E 【解析】尿三氯化铁试验用于较大婴儿和儿童的筛查。将三氯化铁滴入尿液，如立即出现绿色反应，则为阳性，表明尿中苯丙氨酸浓度增高。此外，二硝基苯肼试验也可以测尿中苯丙氨酸，黄色沉淀为阳性。故选E。

128. C 【解析】新生儿期筛查方法：新生儿喂奶3天后，采用Guthrie细菌生长抑制试验可以半定量测定新生儿血液苯丙氨酸浓度。当苯丙氨酸含量>0.24mmol/L，应复查或采静脉血进行苯丙氨酸定量测定。正常人苯丙氨酸为0.06～0.18mmol/L，而患儿苯丙氨酸可为1.2mmol/L以上。故选C。

129. C 【解析】颞部硬脑膜外血肿出血来源最常见的是脑膜中动脉破裂。故选C。

130. D 【解析】根据同侧瞳孔散大、意识不清可诊断为小脑幕切迹疝。故选D。

131. E 【解析】脑疝是由于急剧的颅内压增高造成的，在做出脑疝诊断的同时应按颅内压增高处理原则快速静脉滴注甘露醇脱水，以缓解病情，确诊后迅速完成开颅术前准备，尽快手术去除病因。故选E。

132. A 【解析】上呼吸道感染常为病毒感染。该患者上呼吸道感染后出现精神症状，考虑病毒性脑炎所致精神障碍的可能性大。病毒感染后血和脑脊液IgG可增高，如发现超出正常范围的病毒特异性抗体浓度有助于确诊本病。故选A。

133. C 【解析】病毒性脑炎多为急性或亚急性起病，部分患者病前有上呼吸道或肠道感染史。精神症状可以是首发症状，也是主要临床表现。精神运动性抑制症状较多见，表现为言语减少或缄默不语、情感淡漠、迟钝、呆板甚至不饮不食呈木僵状态。多数患者在早期有意识障碍，表现为嗜睡、精神萎靡、神志恍惚、定向障碍、大小便失禁等。结合该患者表现，考虑病毒性脑炎的可能性大。故选C。

134. E 【解析】早期抗病毒治疗是关键。积极的对症治疗（如降温、脱水）合并激素治疗和支持疗法（如补充液体、加强护理）十分重要。对兴奋躁动、幻觉妄想等症状可给予适当抗精神病药物。故选E。

135. B 【解析】呼吸道合胞病毒肺炎多见于1岁以内婴儿，临床上轻症患者发热、呼吸困难等症状不重；中、重度患者发热可为低至中度，也可高热，有较明显的呼吸困难、喘憋、发绀、鼻翼扇动、三凹征等。喘憋严重时可合并心力衰竭、呼吸衰竭。肺部听诊多可闻

及中细湿啰音，也可闻及哮鸣音、呼气性喘鸣，有时伴呼吸音减弱。根据该患儿的表现诊断为呼吸道合胞病毒肺炎。故选 B。

136. D 【解析】呼吸道合胞病毒肺炎胸部 X 线表现为两肺可见小点片状、斑片状阴影，部分患儿有不同程度的肺气肿。故选 D。

137. A 【解析】该患儿出现惊厥、双眼凝视、对光反射迟钝，考虑为中毒性脑病。肺炎合并中毒性脑病的治疗包括脱水疗法（甘露醇）、改善通气、扩血管（酚妥拉明）、止痉（地西泮）、糖皮质激素（地塞米松）、促进脑细胞恢复。毛花苷 C 为强心药，治疗不包括 A。故选 A。

138～139. E、B 【解析】尖锐湿疣又称生殖器疣或性病疣，是一种由 6、11 型人乳头瘤病毒感染（HPV）引起的性病，主要通过性接触传染。故 138 题选 E。生殖器疱疹是由单纯疱疹病毒（HSV）感染泌尿生殖器及肛周皮肤引起的一种慢性复发性难治愈性的性传播疾病，主要为 HSV-2 感染。故 139 题选 B。

140～141. B、A 【解析】再生障碍性贫血时，多部位骨髓增生低下，红系、粒系、巨核系明显减少，形态大致正常。故 140 题选 B。特发性血小板减少性紫癜时，骨髓巨核细胞数量正常或增加（慢性型显著增加），巨核细胞发育成熟障碍，有血小板形成的巨核细胞（产板型）显著减少（$<30\%$），幼稚、颗粒型巨核细胞增多。故 141 题选 A。

142～143. D、C 【解析】宫颈癌主要为直接蔓延及淋巴转移。直接蔓延最常见，癌组织局部浸润，向邻近器官及组织扩散。淋巴转移是当癌灶局部浸润后侵入淋巴管形成瘤栓，随淋巴液引流进入局部淋巴结，在淋巴管内扩散。故 142 题选 D。直接蔓延和腹腔种植是卵巢恶性肿瘤主要的转移途径，淋巴转移也是重要的转移途径，血行转移少见。其特点是即使外观为局限肿瘤，也可在腹膜、大网膜、腹膜后淋巴结、横膈等部位有亚临床转移。通过直接蔓延及腹腔种植广泛种植于盆腹膜及大网膜、横膈、肝表面。故 143 题选 C。

144～145. A、B 【解析】口服避孕药使用方便，生育年龄的健康妇女均可使用；宫颈口松者不宜用宫内节育器，宫颈糜烂样改变者不适合阴茎套避孕，安全期避孕、体外排精不十分可靠。故 144 题选 A。哺乳期禁用口服避孕药，剖宫产者应在术后半年放置宫内节育器，阴茎套是哺乳期的最佳避孕方式。故 145 题选 B。

146～147. C、E 【解析】重度窒息患儿第 1 天补液量为 50～60ml/kg，若患儿在血气正常后，出现低血容量表现时，可用全血或血浆每次 10ml/kg 静脉滴注。故 146 题选 C。轻度、中度、重度脱水第 1 天补液量分别为 90～120ml/kg、120～150ml/kg、150～180ml/kg，包括累计损失量、继续损失量和生理需要量。故 147 题选 E。

148～150. B、E、A 【解析】各种病毒和细菌均可引起上呼吸道感染（简称上感），但 90% 为病毒引起，其中两种特殊类型的上感：疱疹性咽峡炎的病原体为柯萨奇 A 组病毒，以发热、咽炎、结膜炎为特征。咽眼结合膜热的病原体为腺病毒 3、7 型，好发于春、夏季，散发或发生小流行。故 148 题选 B。鼻病毒可引起急性鼻炎。故 149 题选 E。在上呼吸道感染中，化脓性扁桃体炎主要是由溶血性链球菌引起。故 150 题选 A。